陳存仁編校

皇漢醫學叢書 四

上海科学技术文献出版社

第四册

中國醫籍考（下）

醫籍考卷四十一

東都　丹波元胤紹翁編

方論十九

褚氏（澄）雜藥方　七錄二十卷（唐志。作十二卷。）　佚

南齊書本傳曰。褚澄。字彥道。初湛之尚始安公主。薨。納側室郭氏。生淵。後尚吳郡公主。生澄。淵事公主孝謹。主愛之。湛之亡。主表淵爲嫡。澄尚宋文帝女廬江公主。拜駙馬都尉。歷官清顯。善醫術。建元中。爲吳郡太守。豫章王感疾。太祖召澄爲治立愈。尋遷左民尚書。淵薨。澄以錢萬十千。就招提寺。贖太祖所賜淵白貂坐褥。壞作裘及纓。又贖淵介幘犀導。及淵常所乘黃牛。永明元年。爲御史中丞袁彖所奏。免官禁錮。見原。遷侍中。領右軍將軍。以勤謹見知。其年卒。澄女爲東昏皇后。永元元年。追贈金紫光祿大夫。

褚氏遺書　宋志一卷　存

蕭淵序曰。黃巢造變。從亂羣盜。發人冢墓。掘取金寶。遇大穴焉。方丈餘。中環石十有八片。形製如槨。其蓋六石。題曰有齊褚澄所歸。啓蓋棺骨已蛇蟻所穴。環石內向。文字曉然。盜疑兵書。移置戶外。視之棄去。先人

偶見讀徹。囑鄰鄉愼護、明年具舟載歸。欲送官以廣其傳。遭時兵革不息。先人亦不幸。遺命異物終當化去。神書理難久藏。其以褚石爲吾棺槨之石。褚石隱則骸骨全。褚石或與吾名亦顯。淵募能者調墨。治刻百本散之。餘遵遺誡。先人諱廣字叔常。淸泰二年。五月十九日。古揚蕭淵序。

釋義堪序曰。靖康初。金人犯順。羣盜乘間。在處有之。去揚城北二十五里。陳源橋。有蕭家。世居其間。蓋貧不能自振矣。守一冢甚勤。曰吾十二世祖。葬父于此。吾家冢凡數百、世世惟守此耳。盜疑其起家者富而厚葬。日夕窺之。二家因語人曰、吾十二世祖。葬其父明經廣叔常。用石刻祕經爲槨。從治遺命也。已而不忍其柩有將廢之兆。遂敕子孫世守之耳。窺者仍故。二家因會鄉人啓視之。漆棺如新。刻石十有九片。其一蓋蕭淵序也。乃移柩葬居側。而舉石於門外。有告蕭得埋寶者。遂納石於今予時持鉢。將爲南嶽之遊。遇蕭門結葬緣。適見其事。謾錄諸策。以俟能者。二年結制前五日。僧國釋義堪書。

丁介跋曰。右褚澄遺書一卷。初得蕭氏父子護其石。而其書始全。繼得僧義堪筆之紙。而其書始全。今得劉繼先鋟之木。而其書始傳。亦可謂多幸矣。澄字彥通。河南陽翟人。宋武帝之甥。尚書左僕射湛之之子。廬江公主之夫。齊太宰侍中錄尙書公淵之弟。仕宋。自駙馬都尉。遍歷清顯。仕齊。至侍中。領右軍將軍。永明元年卒。（南史云。永元元年卒。誤也。）東昏侯立其女爲皇后。追贈金紫光祿大夫。實永元元年。去其卒時。已七十年矣。遺書題其贈官。豈蕭廣得其槨石。考之史傳。而附題於前乎。初齊高帝愛子豫章王嶷。自江陵赴都。得疾日臻。帝憂形於色。乃大赦天下。聞澄傳楊淳祕方。召澄治立愈。帝喜甚。擢澄左民尙書以寵之。其守吳郡也。民有李道念以公事至郡。澄遙見謂曰。汝有奇疾。道念曰。某得冷疾五年矣。澄診其脈曰。非冷也。由多食雞子所致。可煮蘇一斗服之。卽吐物如升許。涎裹之動。抉涎出視。乃一雞雛。翅距已具而能走。澄曰。未也。盍服其餘藥。從之。凡吐十三枚。疾乃瘳。其妙皆此類也。是書幽眇簡切。多前人所未發。而豈徒哉。問子篇稱建平王。當是澄之妻之姪景素。其生子六。卽延齡延年輩云。嘉泰元年日南至。甘泉寄士丁介跋。

徐常吉曰。尊生祕經一卷。六朝時齊褚澄所著。唐末黃巢亂。發其塚之石刻。維揚人蕭廣手摹之。其書始傳。（事玄要言）

四庫全書提要曰。褚氏遺書一卷。舊本題齊褚澄撰。澄字彥道。陽翟人。褚淵弟也。尙宋文帝女廬江公主。拜駙馬都尉。入齊爲吳郡太守。官至左民尙書。事蹟具南齊書本傳。是書分受形。本氣。平脈。津潤。分體。精血。

除疾。審微辨書。問子十篇。大旨發揮人身氣血陰陽之奧。宋史始著於錄。前有後唐清泰二年蕭淵序。云黃巢時。羣盜發塚得石刻棄之。先人偶見載歸。後遺命卽以褚石爲槨。又有釋義堪序。云石刻得之蕭氏冢中。凡十有九片。其一。卽蕭淵序也。又有嘉泰元年丁介跋。稱此書得蕭氏父子護其石。而始全。繼得僧義堪筆之紙而始存。今得劉義。先鋟之木。而始傳云。考周密癸辛雜識。引其非女非男之身一條。則宋代已有此本。所謂刻於嘉泰中者。殆非虛語。其書於靈樞素問之理。頗有發明。李時珍王肯堂俱採用之。其論寡婦僧尼。必有異乎妻妾之療。發前人所未發。而論吐血便血飲寒涼。百不一生。尤千古之龜鑑。疑宋時精醫理者所著。而僞託澄以傳。然其言可採。雖贋本不可廢也。中頗論精血化生之理。所以辨病源戒保嗇耳。高儒百川書志列之房中類。則其誤甚矣。

按儲泳祛疑說。稱是書曰尊生祕經。故徐常吉從識其目。然近世傳本。未有以此題識者也。

亡名氏集略雜方　隋志十卷　佚

雜藥方　隋志一卷　佚

雜藥方　七錄四十六卷　佚

雜藥方　隋志十卷　佚

湯丸方　隋志十卷　佚

雜丸方　隋志十卷　佚

百病膏方　七録十卷　佚

雜湯丸散酒煎薄帖膏湯婦人少小方　七録九卷　佚

療下湯丸散方　七録十卷　佚

醫方論　隋志七卷　佚

孔中郎雜藥方　七録二十九卷　佚

陽氏眄藥方　七録二十八卷　佚

夏侯氏闕名藥方　七録七卷　佚

王氏季琰藥方　七録一卷　佚

亡名氏治卒病方　七録一卷　佚

遼東備急方　七録三卷　佚

　七録曰。都尉臣廣上。

如意方　隋志十卷　佚

梁武帝所服雜藥方　隋志一卷　佚

坐右方　新唐志十卷　佚

陶氏弘景方　隋志三卷　佚

陶弘景曰。余祖世已來。務敦諱方藥。本有范汪方一部。斟酌詳用。多護其故。內護家門。傍及親族。其有虛心告請者。不限貴賤。皆摩踵救之。凡所救活數百千人。自余投纓宅嶺。猶不忘此。日夜翫味。常覺欣欣。余亦撰方三卷。幷效驗方五卷。又補葛氏肘后方三卷。蓋欲承嗣善業。令諸子姪。不敢失墜。可以補身濟物者也。（本草序例）

效驗方　隋志六卷。梁五卷。（舊唐志。作十二卷。）　佚

靈奇祕奧　（本朝現在書目。作靈奇奧祕術。）　宋志一卷　佚

王氏（顯）藥方　三十五卷　（本朝現在書目。有中尉王顯雜藥方一卷。）　佚

北魏書本傳曰。王顯。字世榮。陽平樂平人。自言本東海郯人。王朗之後也。祖父延和中南奔。居于魯郊。又居彭城。伯父安上。劉義隆於板行館陶縣。世祖南討。安上棄縣歸命。與父母俱徙平城。例敍陽都子。除廣寗太守。顯父安道。少與李亮同師。俱學醫業。粗究其術。而不及亮也。安上還家樂平。頗參士流。顯少歷本州從事。雖以醫術自通。而明敏有決斷才用。初文昭太后之懷世宗也。夢爲日所逐。化而爲龍繞后。后寤而驚悸。遂成心疾。文明太后敕召徐謇及顯等。爲后診脈。謇云。是微風入臟。宜進湯加鍼。顯云。按三部脈。非有心疾。將是懷孕生男之象。果如顯言。久之。召補侍御師尚書儀曹郎。號稱幹事。世宗自幼有微疾。久未差愈。

顯攝療有效。因是稍蒙盼識。又罷六補之初。顯爲領軍千烈間通規策。頗有密功。累遷游擊將軍。拜廷尉少卿。仍在侍御。營進御藥。出入禁內。乞臨本州。世宗嘗許之。積年未授。因是聲聞傳於遠近。顯每與人言。時旨已決。必爲刺史。遂除平北將軍。相州刺史。尋詔馳驛還京。復掌藥。又遣還州。元愉作逆。顯討之不利。入除太府卿。御史中尉。顯前後歷職。所在著稱。糾折庶獄。究其姦回。出內惜愼。愛國如家。及領憲臺。多所彈劾。百寮肅然。又以中尉屬官。不悉稱職。諷求更換。詔委改選。務盡才能。而顯所舉。或有請屬。未皆得人。於是衆口諠譁。聲望致損。後世宗詔顯撰藥方三十五卷。班布天下。以療諸疾。東宮既建。以爲太子詹事。委任甚厚。世宗每幸東宮。顯常近侍。出入禁中。仍奉醫藥。賞賜累加。爲立館宇。寵振當時。延昌二年秋。以營療之功。封衛南伯。四年正月。世宗夜崩。肅宗踐阼。顯奉璽策。隨從臨哭。微爲憂懼。顯卽蒙任遇。兼爲法官。恃勢使威。爲時所疾。朝宰託以侍療無效。執之禁中。詔削爵位。臨執呼寃。直閤以刀鐶撞其腋下。傷中吐血。至右衛府。一宿死。始顯布衣爲諸生。有沙門相顯。後當富貴。誡其勿爲吏官。吏官必敗。由是世宗時。或欲其遂攝吏部。每殷勤避之。及世宗崩。肅宗夜卽位。受璽册。於儀須兼太尉及吏部。倉卒百官不具。以顯兼吏部行事矣。

王世榮單方　隋志一卷　佚

李氏(修)藥方(舊唐志作李思。)　隋志五十七卷。本百十卷。　佚

北魏書本傳曰。李修。字思祖。本陽平館陶人。父亮。少學醫術。兄元孫。隨畢衆敬。赴平城。亦遵父業而不及。以功賜爵義平子。拜奉朝請。修略與兄同。晚入代京。歷位中散令。以功賜爵下蔡子。遷給事中。太和中。當在禁內。高祖文明太后時有不豫。修侍鍼藥。治多有效。賞賜累加。車服第宅。號爲鮮麗。集諸學士。及工書者百餘人。在東宮撰藥方百餘卷。皆行于世。先是咸陽公高允。雖年且百歲。而氣力尚康。高祖文明太后時令修診視之。一日奏言。允脈竭氣微。大命無遠。未幾果亡。遷洛。爲前軍將軍。領太醫令。後數年卒。贈威遠將軍。青州刺史。子大授。襲汶陽令。醫術又不逮父。

亡名氏辨病形證　隋志七卷　佚

瘧論幷方　隋志一卷　佚

雜要方　隋志一卷　佚

范氏(世英)千金方　隋志三卷　佚

徐王方　隋志五卷　佚

徐王八世家傳效驗方　隋志十卷　佚

按東海徐熙字仲融。以醫著于晉宋間。奕葉相傳。至之才凡六世。併其族祖叔嚮及嗣伯爲八世。之才撰其傳家試驗之方。以爲編者。之才封西陽郡王。故稱徐王。

家傳祕方　隋志二卷　佚

陳氏（山提）雜藥方　舊唐志十卷　佚

北史恩倖傳曰。神武時有蒼頭陳山提。蓋豐樂俱以驅馳便僻。頗蒙恩遇。魏末。山提通州刺史。

雜藥方　舊唐志六卷　佚

雜丸方　舊唐志一卷　佚

文氏（義方）通玄經（崇文總目。作支義方。藝文略。作周支義。）　宋志十卷　佚

支觀通玄方（本朝現在書目。無支觀二字。）　宋志十卷　佚

釋氏（曇鸞）療百病雜丸方　隋志三卷　佚

論氣治療方　隋志一卷　佚

釋氏（鸞）調氣方（外臺祕要方。引崔氏產乳序。作鸞調氣方。）　舊唐志三卷　佚

姚氏（僧坦）集驗方　隋志十卷（隋志。別載姚大夫集驗方十二卷。）　佚

後周書曰。姚僧坦字法衞。吳興武康人也。父菩提。梁高平令。嘗嬰疾歷年。乃留心醫藥。梁武帝性又好之。每招菩提。討論方術。言多會意。由是頗禮之。僧坦幼通洽。居喪盡禮。年二十四。卽傳家業。梁武帝召入禁中。

面加討試。僧坦詶對無滯。梁武甚奇之。時武陵王所生葛脩華患宿積。時方術莫效。帝令僧坦視之。僧坦還說其狀。武帝歎曰。卿用意綿密。乃至於此。以此候疾。何疾可逃。朕每留情。頗識治體。今聞卿說。蓋開人意。十一年。帝因發熱。欲服大黃。僧坦曰。大黃乃是快藥。然至尊年高。不宜輕用。帝弗從。遂至危篤。梁元帝嘗有心腹疾。諸醫咸謂。宜用平藥。可漸宣通。僧坦曰。脈洪而實。此有宿妨。非用大黃。必無差理。帝從而愈。及大軍克荊州。爲燕公于謹所召。太祖禮接。太祖遣使馳驛徵僧坦。謹固留不遣。謂使人曰。吾年時衰暮。疢疾嬰沈。今得此人。望與之偕老。太祖以謹勳德隆重。乃止。明年隨至長安。伊婁穆以疾還京。請僧坦省疾。自云。自腰至臍。以有三縛。兩脚緩縱。不復自持。僧坦卽診脈。處湯三劑。穆初服一劑。上縛解。再服中縛解。又服三縛悉除。而兩脚疼痺。猶自攣弱。更爲合散。稍得屈伸。至九月。遂能起行。大將軍襄樂公賀蘭隆先有氣疾。加以水腫。喘息奔急。坐臥不安。或有勸其服决命大散者。其家疑未能决。乃問僧坦。僧坦曰。意謂此患。不與大散相當。若欲自服。不煩賜問。因而委去。其子殷勤拜請曰。多時仰屈。今日始來。意不下治。意實未盡。僧坦知其可差。卽爲處方。諸患悉除。大將軍樂平公竇集暴感風疾。精神瞀亂。無所覺知。諸醫先視者皆云。已不可救。僧坦後至云。困矣。終當不死。若專以見付。相爲治之。其家欣然。僧坦爲合湯散。所患即瘳。大將軍永世公叱伏列椿苦痢積時。而不廢朝謁。燕公于謹嘗問僧坦曰。樂平永世俱有痼疾。若如僕意。永世差輕。對曰。夫患有深淺。時有克殺。樂平雖困。終當保全。永世雖輕。必不免死。謹曰。君言必死。當在何時。對曰。不出四月。果如其言。謹歎異之。文宣太后寢疾。醫巫雜說。各有同異。高祖引僧坦問曰。太后患勢不輕。諸醫並云無慮。朕人子之情。可以意得。君臣之義。言在無隱。公以爲何如。對曰。臣無聽聲視色之妙。特以經事已多。準之常人。竊已憂懼。帝泣曰。公既決之矣。知復何言。尋而太后崩。四年。高祖親戎東討。至河陰遇疾。口不能言。瞼垂覆目。不得視。一足短縮。又不得行。僧坦以爲諸藏俱病。不可並治。軍中之事。莫先於語。乃處方進藥。帝遂得言。又治目。目疾便愈。未及治足。足疾亦瘳。比至華州。帝已痊復。是歲。高祖幸雲陽。遂寢疾。乃招僧坦赴行在所。內史柳昂私問曰。至尊貶膳日久。脈候如何。對曰。天子上應天心。或當非愚所及。若凡庶若此。萬無一全。尋而帝崩。宣帝初在東宮。嘗苦心痛。乃命僧坦治之。其疾即愈。及即位。恩禮彌隆。大象二年。除太醫下大夫。帝尋有疾。僧坦宿直侍疾。帝謂隋公曰。今日性命。唯委此人。僧坦診候。知帝危殆。乃對曰。臣荷恩即重。恩在効力。但恐庸短不逮。敢不盡心。帝頷之。及靜帝嗣位。遷

上開府儀同大將軍。隋開皇初卒。嘗撰集驗方十二卷。行紀三卷。行於世。太平御覽

姚大夫單方　藝文略一卷本朝現在書目。有雜藥方一卷。姚大夫撰。　佚

亡名氏集驗方　隋志十二卷　佚

名醫集驗方　隋志六卷舊唐志。作三卷。　佚

謝氏士泰刪繁方唐志。作謝士太。　隋志十三卷　佚

吳氏闕名山居方　隋志三卷　佚

亡名氏新撰藥方　隋志五卷本朝現在書目。作一卷。　佚

釋氏莫滿單複要驗　隋志二卷　佚

釋氏道洪方　隋志一卷　佚

亡名氏雜療方　隋志十三卷　佚

雜藥酒方　隋志十五卷　佚

趙婆療瘰方　隋志一卷　佚

亡名氏療百病散　隋志三卷　佚

大略丸　隋志五卷　佚

靈壽雜方　隋志二卷　佚

宋氏俠經心錄宋志。作治風經錄。不著撰人名氏。　隋志八卷本朝現在書目。作六卷。舊唐書本傳。作十卷。宋志。作五卷。　佚

舊唐書本傳曰。宋俠者。□州清漳人。北齊東平王文學孝王之子也。亦以醫術著名。官至朝散大夫。藥藏監撰經心録十卷。行於世。

龍樹菩薩藥方　隋志四卷　佚

西域諸仙所說藥方　隋志二十三卷目一卷本二十五卷　佚

香山仙人藥方　隋志十卷　佚

西域波羅仙人方　隋志四卷　佚

西域名醫所集要方　隋志四卷　佚

婆羅門諸仙藥方　隋志二十卷　佚

婆羅門藥方　隋志五卷　佚

耆婆所述仙人命論方　隋志二卷目一卷本三卷　佚

乾陀利治鬼方　隋志十卷　佚

新録乾陀利治鬼方　隋志四卷本五卷闕　佚

隋煬帝勑撰四海類聚單要方 隋志。無隋煬帝勑撰字。今據唐志録之。　隋志三百卷 唐志。作十六卷。　佚

四海類聚方　隋志二千六百卷　佚

許氏 澄 備急單要方　隋志三卷 本朝現在書目。作新録單要方五卷。魏孝澄撰。　佚

隋書許智藏傳曰。宗人許澄。亦以醫術顯。父奭仕梁太常丞中軍長史。

隨柳仲禮入長安。與姚僧坦齊名。拜上儀同三司。澄有學識。傳父業。尤盡其妙。歷尙藥典御。諫議大夫。封賀川縣伯。父子俱以藝術名重於周隋二代。

吳氏景賢諸病源候論（唐志無賢字）　隋志五卷目一卷（唐志作五十卷）　佚

巢氏元方諸病源候論　新唐志五十卷　存

宋綬序曰。臣聞人之生也。陶六氣之和。而過則爲沴。醫之作也。求百病之本。而善則能全。若乃分三部九候之殊。別五聲五色之變。揆盈虛於表裏。審躁靜於性韻。達其消息。謹其攻療。茲所以輔含靈之命。裨有邦之治也。國家丕冒萬宇。交脩庶職。執技服於官守。寬疾存乎政典。皇上秉靈圖而迪成憲。奉母儀而隆至化。明燭幽隱。惠綏動植。憫斯民之疢苦。岢嘉醫之極濟。且念幅員之遼邈。閭巷之窮阨。肆業之士。罕盡精良。傳方之家。頗承疑舛。四種之書或闕。七年之習未周。以彼粗工。肆其億度。大害生理。可不哀哉。是形憯怛。或懷重愼。以爲昔之上手。效應參神。前五日而逆知。經三折而取信。得非究源之微妙。用意之詳密乎。蓋診候之教。肇自軒祖。中古已降。論著彌繁。思索其精。博利于衆。迺下明詔。疇咨舊聞。上稽聖經。旁摭奇道。發延閣之祕蘊。敕中尙而讎對。諸病源候論者。隋大業中大醫巢元方等奉詔所作也。會粹羣說。沈研精理。形脈之證。罔不該集。明居處愛欲風濕之所感。示針鑱橋引湯熨之所宜。
誠術藝之楷模。而診察之律度。監署課試。固常用此。乃命與難經素問。
圖鏤方版。傳布海內。洪惟祖宗之訓。務惟存育之惠。補農經之闕漏。班
禁方於遐邇。逮今搜採。益窮元本。方論之要殫矣。師藥之功備矣。將使
後學優而柔之。視色毫而靡忒。應心手而胥驗。大哉。味百草而救枉者。
古皇之盛德。憂一夫之失所者。二帝之用心。弭茲札瘥。躋之仁壽。上聖
愛人之旨。不其篤歟。翰林醫官副使趙拱等。參校既終。繕錄以獻。爰俾
近著。爲之題辭。顧惟空疎。莫探祕賾。徒以述善誘之深意。用勸方來。揚
勤卹之至仁。式昭大庇云爾。謹序。

趙希弁曰。巢氏病源候論五十卷。右隋巢元方等撰。元方大業中被命。
與諸醫共論衆病所起之源。皇朝昭陵時。詔校本刻牘頒行。宋綬爲序。

陳振孫曰。巢氏病源論五十卷。隋太醫博士巢元方等撰。大業六年也。
惟論病證。不載方藥。今按千金方諸論。多本此書。業醫者。可以參校。

王應麟曰。天聖四年十月十二日乙酉。命集賢校理晁宗慤王舉正校
定黃帝內經素問。難經。巢氏元方病源候論。五年四月乙未。令國子監
摹印頒行。詔學士宋綬撰病源序。

呂復曰。病源論五十卷。乃隋大業中太醫博士巢元方等奉勑撰集。原

諸病候。而附以養生導引諸法。裒成一家之書。醇玼相混。蓋可見矣。宋之監署。乃用爲課試。元復循襲。列醫門之七經。然附會雜採。非復當時之舊。具眼者當自見之。吳景賢亦作病源一書。近代不傳。

郎瑛曰。巢氏病源一書。論證論理。可謂意到而辭暢者矣。予嘗惜其常時元方不附方藥。使再具之。體用俱全。是書眞不可及也。七修類藁

王禕曰。巢元方著病源候論。王冰撰天元玉册。要皆有所祖述。然元方言風寒二氣。而不著濕熱之說。冰推五運六氣之變。而患在滯而不通。此其失也。青巖叢說

朱彝尊跋曰。右諸病源候論五十卷。隋太醫博士巢元方奉勅。與諸醫共論疢疾所起之源。及九候之要。太業六年書成。進于朝。論凡一千七百二十篇。言之詳矣。隋唐經籍志。不著于錄。而宋志有之。蓋太平興國中。命王懷隱王祐陳昭遇等。進聖惠方。每部取元方之論冠其首。神宗以之課試醫士。是編始大顯於時。書錄解題。謂千金方諸論。多本此書。考宋制醫。以巢氏論與千金翼同目爲小經。而千金方不與。然則今所傳孫眞人書。殆未足深信矣。曝書亭集

四庫全書提要曰。巢氏諸病源候論五十卷。隋大業中。太醫博士巢元方等奉詔撰。考隋書經籍志。有諸病源候論五卷。目一卷。吳景賢撰。舊

唐書經籍志。有諸病源候論五十卷。吳景撰。皆不言巢氏書。宋史藝文志。有巢元方巢氏諸病源候論五十卷。又無吳氏書。惟新唐書藝文志。二書並載。書名卷數並同。不應如是之相複。疑當時本屬官書。元方與景一爲監修。一爲編撰。故或題景名。或題元方名。實止一書。新唐書偶然重出。觀晁公武讀書志稱隋巢元方等撰。足證舊本所列。不止一名。然則隋志吳景作吳景賢。賢或監字之誤。其作五卷。亦當脫一十字。如止五卷。不應目錄有一卷矣。此本爲明汪濟川方鑛所校。前有宋綬奉勑撰序。考玉海載天聖四年十月十二日乙酉。命集賢校理晁宗慤王舉正。校定黃帝內經素問難經。巢氏病源候論。五年四月乙未。令國子監模印頒行。詔學士宋綬撰病源序。是其事也。書凡六十七門。一千七百二十論。陳振孫書錄解題。稱王燾外臺祕要諸論。多本此書。今勘之信然。又第六卷。解散諸候。爲服寒食散者而作。惟六朝人有此證。第二十六卷。猫鬼病候。見於北史及太平廣記者。亦惟周齊時有之。皆非唐以後語。其爲舊本無疑。其書但論病證。不載方藥。蓋猶素問難經之例。惟諸證之末。多附導引法。亦不言法出誰氏。考隋志。有導引圖三卷。註曰。立一。坐一。臥一。或卽以其說編入歟。讀書志。稱宋朝舊制。用此書課試醫士。而太平興國中。集聖惠方。每門之首。亦必冠以此書。蓋其時去古未遠。漢以來經方脈論。存者尚多。又裒集衆長。共相討論。故其言深密精邃。非後人之所能及。內經以下。自張機王叔和葛洪數家書外。此爲最古。究其旨要。亦可云證治之津梁矣。王偉靑巖叢說。嘗譏其唯知風寒二氣。而不著濕熱之說。以爲疎漏。然病機萬變。前人所未及言。經後人闡明者甚多。不可以一節是書也。

按友人山本恭庭允作諸病源候論疏證五十卷。解題一篇。詳確可喜。蓋其言曰。今本謬誤。固已甚矣。且外臺秘要引。有傷寒十日至十二日候。傷寒毒攻眼候。今本有與此題目相同。其文卽異。重下候。聖惠方。引有食癇候。醫心方引有小兒鬼舐頭候。考之今本。並無所見。癭瘤門有多忘候。嗜眠候。鼾眠候。體臭候。狐臭候。漏腋候。並與題目不相涉。知是他篇錯文。則其所脫佚。亦不止五候也。三因方曰。巢氏病源。具列一千八百餘件。蓋爲示病名也。是陳言所見。應天聖官刊。其所謂卽本書原數。而今本唯有一千七百二十六論。其爲殘闕亦明矣。且張從正儒門事親。引是書卷三十七帶下候文曰。巢氏內篇四十四卷云云。此知原有內外之篇目。其卷第亦不同也。不知今本何以差錯至此云。

再按吳景賢名。見于隋書麥鐵杖傳。則提要有吳景監撰之說者。實係臆測。然以是書爲巢吳同編。理似當然。姑據新唐志。並載二家之書。以俟後考。

甄氏立言古今錄驗方 原作甄權。今據唐書立言傳。及本朝現在書目。　舊唐志五十卷　佚

醫籍考卷四十二

東都　丹波元胤紹翁編

方論二十

孫氏思邈千金方　新唐志三十卷本朝現在書目作三十一卷。　存

自序曰。夫清濁剖判。上下攸分。三才肇基。五行俶落。萬物淳朴。無得而稱。燧人氏出。觀斗極以定方名。始有火化。伏羲氏作。因之而畫八卦。立庖廚。滋味既興。痾瘵萌起。大聖神農氏愍黎元之多疾。遂嘗百藥。以救療之。猶未盡善。黃帝受命。創制九鍼。與方士岐伯雷公之倫。備論經脈。旁通問難。詳究義理。以爲經論。故後世可得依而暢焉。春秋之際。良醫和緩。六國之時。則有扁鵲。漢有倉公仲景。魏有華佗。並皆探賾索隱。窮幽洞微。用藥不過二三。灸炷不逾七八。而疾無不愈者。晉宋以來。雖復名醫間出。然治十不能愈五六。良由今人嗜慾泰甚。立心不常。淫放縱逸。有闕攝養所致耳。余緬尋聖人設教。欲使家家自學。人人自曉。君親有疾。不能療之者。非忠孝也。末俗小人。多行詭詐。倚傍聖教。而爲欺紿。遂令朝野士庶。咸恥醫術之名。多教子弟。誦短文。搆小冊。以求出身之道。醫治之術。闕而弗論。吁可怪也。嗟乎。深乖聖賢之本意。幼遭風冷。屢

造醫門。湯藥之資。罄盡家產。所以青衿之歲。高尚茲典。白首之年。未嘗釋卷。至於切脈診候。採藥合和。服餌節度。將息避慎。一事長於己者。不遠千里。伏膺取決。至於弱冠。頗覺有悟。是以親鄰中外。有疾厄者。多所濟益。在身之患。斷絕醫門。故知方藥本草。不可不學。吾見諸方。部帙浩博。忽遇倉卒。求檢至難。比得方訖。疾已不救矣。嗚呼。痛夭枉之幽厄。惜墮學之昏愚。乃博採羣經。刪裁繁重。務在簡易。以爲備急千金要方一部。凡三十卷。雖不能究盡病源。但使留意於斯者。思過半矣。以爲人命至重。有貴千金。一方濟之。德踰於此。故以爲名也。未可傳於士族。庶以貽厥私門。張仲景曰。當今居世之士。曾不留神醫藥。精究方術。上以療君親之疾。下以救貧賤之厄。中以保身長全。以養其生。而但競逐榮勢。企踵權豪。孜孜汲汲。惟名利是務。崇飾其末。而忽棄其本。欲華其表。而悴其內。皮之不存。毛將安傅。進不能愛人知物。退不能愛躬知己。卒遇邪風之氣。嬰非常之疾。患及禍至。而後震慄。身居厄地。蒙蒙昧昧。戇若遊魂。降志屈節。欽望巫祝。告窮歸天。束手受敗。賫百年之壽命。將至貴之重器。委付庸醫。恣其所措。咄嗟喑嗚。厥身已斃。神明消滅。變爲異物。幽潛重泉。徒爲涕泣。痛夫舉世昏迷。莫能覺悟。自育若是。何榮勢之云哉。則此之謂也。

舊唐書本傳曰。孫思邈京兆華原人也。七歲就學。日講千餘言。弱冠善談莊老及百家之說。兼好釋典。洛州總管獨孤信見而歎曰。此聖童也。但恨其器大適小。難爲用也。周宣帝時。思邈以王室多故。乃隱居太白山。隋文帝輔政。徵爲國子博士。稱疾不起。嘗謂所親曰。過五十年。當有聖人出。吾力助之以濟人。及太宗卽位。召詣京師。嗟其容色甚少。謂曰。故知有道者。誠可尊重。羨門廣成。豈虛言哉。將授以爵位。固辭不受。顯慶四年。高宗召見。拜諫議大夫。又固辭不受。上元元年。辭疾請歸。特賜良馬。及鄱陽公主邑司。以居焉。當時知名之士。宋令文孟詵盧照鄰等。執師資之禮。以事焉。思邈嘗從事九成宮。照鄰留在其宅。時庭前有病梨。照鄰爲賦。其序曰。癸酉之歲。余臥疾長安光德坊之官舍。父老云。是鄱陽公主邑司。昔公主未嫁而卒。故其邑廢。時有孫思邈處士居之。邈道合古今。學殫數術。高談正一。則古之蒙莊子。深入不二。則今之維摩詰耳。其推步甲乙。度量乾坤。則洛下閎安期先生之儔也。照鄰有惡疾。醫所不能愈。乃問思邈。名醫愈疾。其道何如。思邈曰。吾聞善言天者。必質之於人。善言人者。亦本之於天。天有四時五行。寒暑迭代。其轉運也。和而爲雨。怒而爲風。凝而爲霜雪。張而爲虹蜺。此天地之常數也。人有四支五藏。一覺一寢。呼吸吐納。精氣往來。流而爲榮衞。彰而爲氣色。

發而爲音聲。此人之常數也。陽用其形。陰用其情。天人之所同也。及其失也。蒸則生熱。否則生寒。結而爲瘤贅。陷而爲癰疽。奔而爲喘乏。竭而爲燋枯。診發乎面。變動乎形。推是以及天地亦知之。故五緯盈縮。星辰錯行。日月薄蝕。孛彗飛流。此天地之危診也。寒暑不時。天地之蒸否也。石立土踊。天地之瘤贅也。山崩土陷。天地之癰疽也。奔風暴雨。天地之喘乏也。川瀆竭固。天地之燋枯也。良醫導之以藥石。救之以鍼劑。聖人和之以至德。輔之以人事。故形體有可愈之疾。天地有可消之災。又曰。膽欲大而心欲小。智欲圓而行欲方。詩曰。如臨深淵。如履薄冰。謂小心也。赳赳武夫。公侯干城。謂大膽也。不爲利回。不爲義疚。行之方也。見機而作。不俟終日。智之圓也。思邈自云開皇辛酉歲生。至今年九十三矣。詢之鄉里。咸云數百歲人。話周齊間事。歷歷如眼見。以此參之。不啻百歲人矣。然猶視聽不衰。神采甚茂。可謂古之聰明博達不死者也。初魏徵等受詔。脩齊梁陳周隋五代史。恐有遺漏。屢訪之。思邈口以傳授。有如目觀。東臺侍郎孫處約。將其五子侹儆俊佑佺。以謁思邈。思邈曰。俊當先貴。佑當晚達。佺最名重。禍在執兵。後皆如其言。太子詹事盧齊卿童幼時。請問人倫之事。思邈曰。汝後五十年。位登方伯。吾孫當爲屬使。可自保也。後齊卿爲徐州刺史。思邈孫溥。果爲徐州蕭縣丞。思邈初謂齊卿之時。溥猶未生。而預知其事。凡諸異迹。多此類也。永淳元年卒。遺令薄葬。不藏冥器。祭祀無牲牢。經月餘顏貌不改。舉屍就木。猶若空衣。時人異之。自註老子。莊子。撰千金方三十卷。行於代。又撰福祿論三卷。攝生眞錄。及枕中素書。會三教論。各一卷。子行。天授中爲鳳閣侍郎。

段成式曰。孫思邈嘗隱終南山。與宣律和尚相接。每往來互參宗旨。時大旱。西域僧請於昆明池。結壇祈雨。詔有司備香燈。凡七日。縮水數尺。忽有老人夜詣宣律和尚求救曰。弟子昆明池龍也。無雨久。非由弟子。胡僧利弟子腦。將爲藥。欺天子言祈雨。命在旦夕。乞和尚法力加護。宣公辭曰。貧道持律而已。可求孫先生。老人因至思邈石室求救。孫謂曰。我知昆明龍宮。有仙方三千首。爾傳與予。將救汝。老人曰。此方上帝不許妄傳。今急矣。固無所恡。有頃。捧方而至。孫曰。爾特還。無慮胡僧也。自是池水忽漲。數日溢岸。胡僧羞恚而死。孫復著千金方三十卷。每卷入一方。人不得曉。酉陽雜俎

林億等序曰。昔神農徧嘗百藥。以辨五苦六辛之味。逮伊尹而湯液之劑備。黃帝欲創九鍼。以治三陰三陽之疾。得岐伯而砭艾之法精。大聖人有意於拯民之瘼。必持賢明博通之臣。或爲之先。或爲之後。然後聖人之所爲。得行於永久也。醫家之務。經是一聖一賢。而能事畢矣。後之

留意於方術者。苟知藥而不知灸。未足以盡治療之體。知灸而不知針。未足以極表裏之變。如能兼是聖賢之蘊者。其名醫之良乎。有唐眞人孫思邈者。乃其人也。以上智之材。抱康時之志。當太宗治平之際。思所以佐迺后庇民之事。以謂上醫之道。眞聖人之政。而王官之一守也。而乃祖述農黃之旨。發明岐摯之學。經掇扁鵲之難。方採倉公之禁。仲景黃素。元化綠帙。葛仙翁之必效。胡居士之經驗。張苗之藥對。叔和之脈法。皇甫謐之三部。陶隱居之百一。自餘郭玉范汪僧垣阮炳。上極文字之初。下訖有隋之世。或經或方。無不採摭。集諸家之所祕要。去衆說之所未至。成書一部。總三十卷。目錄一通。臟腑之論。針艾之法。脈證之辨。食治之宜。始婦人而次嬰孺。先脚氣而後中風。傷寒癰疽。消渴水腫。七竅之痾。五石之毒。備急之方。養性之術。總篇二百三十二門。合方論五千三百首。莫不十全可驗。四種兼包。厚德過於千金。遺法傳於百代。使二聖二賢之美。不墜于地。而世之人。得以階近而至遠。上識於三皇之奧者。眞人善述之功也。然以俗尙險怪。我道純正。不可述剞腹易心之異。世務徑省。我書浩博。不可道聽塗說而知。是以學寡其人。寖以紛靡。賢不繼世。簡編斷缺。不知者。以異端見黜。好之者。以闕疑輟功。恭惟我朝以好生爲德。以廣愛爲仁。迺詔儒臣。正是墜學。臣等術謝多通。職專典校。於是請內府之祕書。探道藏之別錄。公私衆本。搜訪幾遍。得以正其紕繆。補其遺佚。文之重複者削之。事有不倫者緝之。編次類聚。朞月功至。綱領雖有所立。文義猶或疑阻。是用端本以正末。如素問九墟。靈樞甲乙。太素巢源諸家本草。前古脈書。金匱玉函。肘后備急。謝士秦刪繁方。劉涓子鬼遺論之類。事關所出。無不研核。尚有所闕。而又泝流以討源。如五鑒經。千金翼。崔氏纂要。延年祕錄。正元廣利。外臺祕要兵部手集。夢得傳信之類。凡所派別。無不考理。互相質正。反覆稽參。然後遺文疑義。煥然悉明。書雖是舊。用之惟新。可以濟函靈。俾明聖好生之治。可以傳不朽。副主上廣愛之心。非徒爲太平之文致。實可佐皇極之錫福。校讎既成。繕寫伊始。恭以上進。庶備親覽。太子右贊善大夫臣高保衡。尚書都官員外郎臣孫奇。尚書司封郎中充祕閣校理臣林億。尚書工部侍郎兼侍講臣錢象先謹上。

葉少蘊曰。孫眞人爲千金方兩部。說者謂凡修道養生者。必以陰功協濟。而後可得成仙。思邈爲千金前方。時已百餘歲。因以妙盡古今方書之要。獨傷寒未之盡。似未盡通仲景之言。故不敢深論。後三十年。作千金翼。論傷寒者居半。蓋始得之。其用志精審不苟如此。今通天下言醫者。皆以二書爲司命也。思邈之爲神仙。固無可疑。然唐人猶記中間有

用蝱蟲水蛭之類。諸生物命。不得升舉。天之惡殺物者如是。則欲活人者。豈不知之。避暑錄話

趙希弁曰。千金方三十卷。右唐孫思邈撰。思邈博通經傳。洞明醫術。著用藥之方。診脈之訣。針灸之穴。禁架之法。以至導引養生之要。無不周悉。後世或能窺其一二。未有不爲名醫者。然議者頗恨其獨不知傷寒之數云。

陳振孫曰。千金方三十卷。唐處士孫思邈撰。自爲之序。名曰千金備急要方。以爲人命至重。有貴千金。一方濟之。德踰於此。其前類例數十條。林億等新纂。

喬世寧序曰。千金方。世罕刻本。華州舊有石刻千金寶要。所選取僅十之一。今蜀廣中板行者是也。後得建寧本頗全。乃又脫誤不可讀。間嘗欲覽古遂生之說。究極悠邈。顧安得盡據也。其書爲唐孫眞人思邈所著。蓋刪輯上古以來醫書。定爲此編也。史稱公道洽古今。學殫術數。今考其書信然。自華佗以後一人而已。世以其遺書神驗。遂傳爲龍宮所授。以余所見新唐書。與眞人自序。皆不道龍宮事。其說在道經續仙傳中。是道家劉奇侈稱。希異爲勝耳。世俗傳訛既久。而學士大夫亦往往稱焉。何也。世又有別刻海上救急一二方。皆贋本依託。尤大謬誤人者。余

覽之益悵然慨焉。故爲校定千金方正本。余父封君。命余弟世定。自刻於家。將以示世之好孫公者。建寧本類三十卷。今依道經定次。爲九十三卷云。余又得孫公四言詩一首。其暢發玄旨備矣。顧其詩不盛傳。而近世獨稱嘆世吟。此鄙誕無足采者。決非孫公語。世何以稱焉。世又傳孫公嘗騎虎山行。益甚要眇無徵者。或云。龍虎坎離。道家煉氣之說。而傳者誤耶。余覽載籍。孫公蓋深隱獨行之士。與玄晏所述高士類也。其云膽欲大。心欲小。智欲圓。行欲方。古今以爲名言。但其論攝養事。多似老子。乃舊唐書。遂列之方技。其後道經類說。前定錄。酉陽雜俎。湘山野錄諸書。益多附載諸怪異事。誣矣。誣矣。余嘗欲列孫公事蹟。稍爲論次其事。俾覽者信焉。會自刻千金方成。因辨證其略如此。以俟洽聞者訂議焉。孫公華原人。今爲余耀州地。城東三里。爲五臺山。其上蓋有眞人洞云。眞人所著。又有馬陰內傳一卷。煉雲母訣二卷。攝養錄二卷。氣訣一卷。燒煉祕訣一卷。龍虎通玄訣一卷。龍虎亂日篇一卷。福壽論一卷。枕中素書一卷。會三教論一卷。龍虎論一卷。龜經一卷。筭經一卷。五兆經訣一卷。福祿論三卷。將續求刻之。嘉靖二十二年。夏四月十三日。承德郎南京戶部貴州司署郎中。耀州喬世寧序。

錢曾曰。千金方三十卷。孫思邈雍州之華原人。救昆明池龍。得仙方三

十首。散入此書中。逐卷一方。後人無從辨之。新刻本攙改僞謬。不可是正。此猶是原書也。讀書敏求記

張璐曰。自云生于開皇。乃託辭也。如果生於隋。何周宣帝時。便以王室多故。隱居太白山耶。千金方衍義

徐大椿曰。仲景之學。至唐而一變。仲景之治病。其論藏府經絡。病情傳變。悉本內經。而其所用之方。皆古聖相傳之經方。並非私心自造。間有加減。必有所本。其分兩輕重。皆有法度。其藥悉本于神農本草。無一味游移假借之處。非此方不能治此病。非此藥不能成此方。精微深妙。不可思議。藥味不過五六品。而功用無不周。此乃天地之化機。聖人之妙用。與天地全不朽者也。千金方則不然。其所論病。未嘗不依內經。而不無雜以後世臆度之說。其所用方。亦採擇古方。不無兼取後世偏雜之法。其所用藥。未必全本於神農。兼取雜方單方及通治之品。故有一病而立數方。亦有一方而治數病。其藥品有多至數十味者。其中對證者固多。不對證者亦不少。故治病亦有效有不效。大抵所重。耑在于藥。而古聖製方之法不傳矣。此醫道之一大變也。然其用意之奇。用藥之功。亦自成一家。有不可磨滅之處。醫學源流論

王鳴盛曰。舊唐書方伎孫思邈傳。上文明云周宣帝時。隱太白山。隋文

帝輔政。徵爲博士。此何以自云開皇辛酉歲生。開皇辛酉。隋文帝在位之二十一年。是年改元仁壽。至照鄰作序之年癸酉。是唐高宗在位之二十四年。咸亨四年。當云年七十三。思邈蓋不欲以長生不死。驚駭世人。故自隱其年。而詭詞云開皇辛酉生。故云以此參之。不啻百歲人矣。非自相矛盾也。但七十三。而云九十三者。此傳刻之誤也。原本亦誤。舊書於傳末直云永淳元年卒。更不言年若干。蓋的年實無可考。而以上文歷敘者參詳之。則自是百餘歲人。不言可知矣。新書則改云永淳初卒。而又添一句云年百餘歲。永淳之號。本只二年。初與元年。有何分別。何必作。而所添之句。則反成贅疣。凡宋祁之務欲自炫其長。而實則無加于舊者。多如此。十七史商榷

四庫全書提要曰。千金要方九十三卷。唐孫思邈撰。思邈華原人。唐書隱逸傳。稱其少時周洛州刺史獨孤信稱爲聖童。及長隱居太白山。隋文帝輔政。以國子博士徵不起。則思邈生於周朝。入隋已長。然盧照鄰病梨賦序。稱癸酉歲。於長安見思邈。自云開皇辛酉歲生。今年九十二。則思邈生於隋朝。照鄰乃思邈之弟子。記其師言必不妄。惟以隋書考之。開皇紀號。凡二十年。止於庚申。次年辛酉。已改元仁壽。與史殊不相符。又由唐高宗咸亨四年癸酉。上推九十二年。爲開皇二年壬寅。實非

辛酉。干支亦不相應。然自癸酉。上推九十三年。正得開皇元年辛丑。蓋照鄰集。傳寫譌異。以辛丑爲辛酉。以九十三爲九十二也。史又稱思邈卒於永淳元年。年百餘歲。自是年上推至開皇辛丑。正一百二年。數亦相合。則生於後周。隱居不仕之說。爲史誤審矣。思邈嘗謂人命至重。貴於千金。一方濟之。德踰於此。故所著方書。以千金名。凡診治之訣。鍼灸之法。以至導引養生之術。無不周悉。猶慮有闕遺。更撰翼方輔之。考晁陳諸家著錄。載千金方千金翼方。各三十卷。錢曾讀書敏求記所載。卷數亦同。又謂宋仁宗命高保衡林億等。校正刊行。後列禁經二卷。合二書計之。止六十二卷。此本增多三十一卷。疑後人併爲一書。而離析其卷帙。葉夢得避暑錄話。稱思邈作千金前方。時已百餘歲。妙盡古今方書之要。獨傷寒未之盡。以未盡通仲景之言。故不敢深論。後三十年。案百餘歲。及三十年之說。皆因仍舊誤。今姑仍原文錄之。作千金翼論傷寒者居半。蓋始得之。其用精審不苟如此云云。則二書本相因而作。亦相濟爲用。合之亦未害宏旨也。太平廣記。載思邈曾救昆明池龍。得龍宮三十首。散入千金方各卷之中。蓋小說家附會之談。固無足深辨焉。

按是書原三十卷。其析爲九十三卷者。道藏中所輯。耀州喬世定錄出刊之。詳見于兄世寧序中。提要不識其說。妄爲傳會之談。可謂疎矣。僧法藏華嚴傳記。作六十卷。是併前後二方而言之也。

千金翼方　新唐志三十卷　存

自序曰。原夫神醫祕術。至賾參於道樞。寶餌凝靈。宏功浹於真畛。知關籥玄牡。駐歷之功已深。轡策天機。全生之德爲大。稽炎農於紀籙。資太一而反營魂。鏡軒后於遺編。事岐伯而宣藥力。故能嘗味之績。鬱騰天壤。診體之教。播在神寰。醫道由是濫觴。時義肇基于此。亦有志其大者。高密問紫文之術。先其遠者。伯陽流玉册之經。擬斯壽於乾坤。豈伊難老。儔厥齡於龜鶴。詎可蠲痾。茲迺大道之真以持身。抑斯之謂也。若其業濟含靈。命懸茲乎。則有越人徹視於腑臟。秦和洞達於膏肓。仲景候色而驗眉。元化刳腸而湔胃。斯皆方軌疊跡。思韞入神之妙。極變探幽。精超絶代之巧。晉宋方伎。既其無繼。齊梁醫術。曾何足云。若夫醫道之爲言。實惟意也。固以神存心手之際。意析毫芒之裏。當其情之所得。口不能言。數之所在。言不能諭。然則三部九候。迺經絡之樞機。氣少神餘。亦鍼刺之鈞軸。況乎良醫則貴察聲色。神工則深究萌芽。心考錙銖。安假懸衡之驗。敏同機駭。曾無挂髮之淹。非天下之至精。其孰能與於此。是故先王鏤之于玉板。往聖藏之以金匱。豈不以營壘至道。括囊其賾者歟。余幼智蔑聞。老成無已。才非公幹。夙嬰沈疾。德異士安。早纏尫瘵。所以志學之歲。馳百金而徇經方。耄及之年。竟三餘而勤藥餌。酌華公之緣帙異術同窺。探葛生之玉函。奇方畢綜。每以生者兩儀之大德。人者五行之秀氣。氣化則人育。伊人稟氣而存。德合則生成。是生曰德而立。既知生不再於我。人處物爲靈。可幸蘊靈心闕。頤我性源者。由檢押神秘。幽求今古。撰方一部。號曰千金。可以濟物攝生。可以窮微盡性。猶恐岱山臨月。必昧秋毫之端。雷霆在耳。或遺玉石之響。所以更撰方翼三十卷。共成一家之學。譬輗軏之相濟。運轉無涯。等羽翼之交飛。摶搖不測。矧夫易道深矣。孔宣繫十翼之辭。玄文奧矣。陸績增玄翼之說。或沿斯義。述此方名矣。貽厥子孫。永爲家訓。雖未能譬言中庶。比潤上池。亦足以慕遠測深。稽門叩鍵者哉。儻經目於君子。庶知余之所志焉。

林億等序曰。臣聞方伎之學。其來遠矣。上古神農播穀嘗藥。以養其生。黄帝岐伯君臣問對。垂於不刊。爲萬世法。中古有長桑扁鵲。漢有陽慶倉公張機華佗。晉宋如王叔和葛稚川皇甫謐范汪胡洽深師陶景之流。凡數十家。皆祖述農黄。著爲經方。迨及唐世孫思邈出。誠一代之良醫也。其行事見諸史傳。撰千金方三十卷。辨論精博。囊括衆家。高出於前輩。猶慮或有所遺。又撰千金翼方以輔之。一家之書。可謂大備矣。其書之得於今。訛舛尤甚。雖洪儒碩學。不能辨之。仁宗皇帝詔儒臣。校正醫書。臣等今校定千金翼方。謂平物之繁。必先得其要。故首之以藥錄纂要。凡治病者。宜別藥之性味。故次之以本草。人之生育。由母無疾。故次之以婦人。疾病之急。無急於傷寒。故次之以傷寒。然後養其少小。故次之以小兒。人身既立。必知所以自養。故次之以養性。養性者。莫善於養氣。故次之以辟穀。氣之盈。乃可安閒。故次之以退居。退居者。當事補養。故次之以補益。若補益失宜。則風疢乃作。故次之以中風。風者。百病之長也。邪氣緣而畢至。故次之以雜病。又次之以萬病。愈諸疾者。必資乎大藥。故次之以飛鍊。乳石性堅。久服生熱。故次之以瘡癰。衆多之疾。源于脈證。故次之以色脈。色脈既明。乃通腧穴。故次之以鍼灸。而禁經終焉。總三十卷。目錄一卷。臣以爲晉有人。欲刊正周易及諸藥方。與祖訥論。祖云。辨釋經典。縱有異同。不足以傷風教。至於湯藥。小小不達。則後人受弊不少。是醫方不可以輕議也。臣等不敢肆臆見。妄加塗竄。取自神農以來書。行於世者而質之。有所未至。以俟來者。書成繕寫。將預聖覽。恭惟皇帝陛下。天縱深仁。孝述前烈。刊行方論。拯治生類。俾天下家藏其書。人知其學。皆得爲忠孝。亦皇風之高致焉。太子右贊善大夫臣高保衡。尚書都官員外郎臣孫奇。太常少卿充祕閣校理臣林億等謹上。

又後序曰。夫疾病之至急者有三。一曰傷寒。二曰中風。三曰瘡癰。是三種者。療之不早。或治不對病。皆死不旋踵。孫氏撰千金方。其中風瘡癰。可謂精至。而傷寒一門。皆以湯散膏丸。類聚成篇。疑未得其詳矣。又著千金翼三十卷。辨論方法。見於千金者十五六。惟傷寒謂太醫湯藥雖行。百無一效。乃專取仲景之論。以太陽方證。比類相附。三陰三陽。宜忌。霍亂發汗吐下後。陰易勞復病。爲十六篇。分上下兩卷。亦一時之新意。此於千金爲輔翼之深者也。從而著之。論曰。傷寒熱病。自古有之。名賢濬哲。多所防禦。至於仲景。特有神功。尋思旨趣。莫測其致。有以見孫氏尊而神之之心也。是二書者。表裏相明。至纖至悉。無不該備。世又傳千金髓者。觀其文意。殊非孫氏所作。乃好事者爲之耳。王道集外臺祕要方。各載所出。亦未之見。似出於唐之末代博雅者。勿謂其一家書也。至於合藥生熟之宜。炮炙之制。分兩升斗之齊。並載千金凡例中。此不著云爾。

趙希弁曰。千金翼方三十卷。右唐孫思邈撰。思邈著千金方。復掇集遺軼。以羽翼其書。成一家之學。林億等謂。首之以藥錄。次之以婦人傷寒。小兒養性。辟穀退居。補益雜病。瘡癰色脈。鍼灸。而禁經終焉者。皆有指意云。

陳振孫曰。千金翼方三十卷。孫思邈撰。千金方既成。恐其或遺也。又爲

此以翼之。亦自爲序。其末兼至禁術。用之亦多驗。書錄解題

王肯堂序曰。醫書不經秦火。而上古禁方。流傳於世者。無一焉。今獨張仲景方最古。其次莫如孫眞人千金方。如是止矣。眞人以應化聖賢。現神仙身。行良醫事。其所著書。抉玄扃頎祕笈。宜不涉世情一字。顧房中補益篇。稍類泥水。而婦人左脅膀胱兩部中。雜出淫媟不典之方。於養生濟物無當也。疑爲後人附益。非眞人手澤。後獲千金翼方於故友徐士彰諫議家。則前所疑者悉無有。而釋氏玄門千金不傳之祕。前書所不及者。往往而見。於是益知此爲眞人晚年定本。其視前書。一出一入。何止隻字千金而已。按仙傳拾遺及宣室志。記眞人以永淳初元尸解。開元中。復有人見隱於終南山。與宣律師往還。因拯昆明池龍胡僧之難。得龍宮方三十首。且感神人之識。去千金方藥之害物命者。以草木代之。作千金翼三十篇。每篇有龍宮仙方一首。今按服水法中有云。武德中。龍齎此卷授余。則得龍宮方。非尸解後明甚。然亦可以證龍宮方之實有。而非好事者寓言也。方中時有用物命者。豈亦後人附益耶。抑傳者妄也。千金方收入道藏。今關中江右。皆有刻。乃至宋元刻本。藏書家多有之。而獨翼方不傳。道藏亦不載。世多有不聞其名者。豈世人業重仙眞祕之。神物呵禁。不容妄窺耶。三從子廷鑑以母病。欲刻醫書。冀

獲冥祐。請於余。余以此書授之。而表弟孫仲來助余。校訂尤力。苦無它本讐校。其烏焉帝虎之譌。灼然無疑者。然後改正。不然。寧仍其舊。以俟他日得宋刻善本而更之。故譌不可讀者。時有同好。幸無訶焉。得者當起殷重心。生難遭想。心眞人之心。行眞人之行。而後可以用眞人之方。其爲眞人不難矣。此則余與廷鑑刻是書意也。萬曆乙巳十月八日。余以謝諸公之枉弔先慈者。舟抵武林德勝壩。大雨不可登岸。蓬窓黯闇無聊。而廷鑑遣使。來告書成。且懇序。因書以歸之。念西居士王肯堂宇泰。

按王宇泰刊本。較之家藏元板。不唯誤文居多。甚至脱數十頁。元板目錄末有大德乙未良月梅溪書院刻梓木記。先考得之于城東醫生白氏。其文字端雅。卷帙完好。惜使王氏校刊之日。不視是善本。

千金髓方　新唐志二十卷　佚

按本事方。有云千金髓。有腎氣攻背項強一證。則其書南宋時猶存矣。

又按朝鮮國醫方類聚引。有千金月令一書。醫官小島學古尙質就以採輯。得說一十九首。方三百二十一首。檢其文義。與千金方。實出一手。決非贋鼎矣。考新唐志農家類云。孫氏千金月令三卷。孫思邈。（宋志。作齊人月令。）殆此書也。而陶九成說郛卷第六十九。載有其書。僅舉節物十二條。蓋是以時令爲主。因以及醫方者。故附于此。

郭氏思千金寶要　八卷　存

自序曰孫眞人千金方。一部三十卷。三百一十八門。門中各有論論下各有方。論以論說人所以得病之由。君子小人。皆宜熟知。方以治人之已病。而人有未嘗得見此集者。幷藥有物多而難合者。貧下細民。因此不獲治療。枉壞軀命者。可勝言哉。況一州一縣。幾家能有千金方。而有者亦難於日日示人。因此孫君之仁術仁心。格而不行處有之。鬱而不廣處有之。孫君此書。上本黃帝岐伯。次祖扁鵲華佗張仲景陳延之儒汜王叔和小品肘后。龍宮海上。而下及當時之名公方論藥術。幷自撰經試者。世皆知此書爲醫經之寶。余亦槩嘗閱諸家方書內。唯千金一集。號爲完書。有源有證。有說有方。有古有今。有取有捨。闢百聖而不慚。貫萬精而不忒。以儒書擬之。其醫師之集大成者歟。唐之盧照鄰謂。思邈高談正一。則古之蒙莊。深入不二。則今之摩詰。斯言得其深致矣。思久欲闡揚此書。以廣之海內。而在公牽迫。終不克遂。今休閑矣。遂取千金方中諸論。逐件條而出之。以告人。使人知防之於未然之前。又將千金方中諸單方。逐件列而出之。以示人。使人知治之於已病之後。其思家與知識家。經用神驗者。亦附之其中。各別稱說。買巨石刊之。以廣其傳。以救急者爲先。以稍可待者爲次。以尋常大病爲三。以尋常次病爲四。孫君之書。以婦人小兒爲首。以男子婦人雜病爲後。思今皆依之。而特取諸病目前交急者爲首。此思急於救人。推行孫君之妙法本意也。謹敢以千金寶要命篇。誓施萬本。長者仁人。當共斯善。宣和六年四月初一日。徽猷閣直學士。通奉大夫致仕。河陽郭思謹序。

秦王守中序曰。千金寶要者。宋徽猷閣直學士郭思按唐孫眞人先生所集千金方中纂要者也。宣和六年。思曾刻石于華州公署。我明正統八年。華州知州劉整重刻。景泰六年。和州楊勝賢以石刻冬月不使摹印。易刊木板。往年春予得之。喜其方之簡便。藥之近易。醫不煩而取效速。信有切于人之實用。迺珍如拱璧。不容自祕。已命壽之梓矣。竊惟寶要纂自眞人千金方中。天下之遊耀州眞人洞者。歲無虛日。日無虛時。顧獨不立石于眞人洞前。非所以廣其傳也。因刻于洞前云。隆慶六年。歲在壬申。春三月上吉。秦王守中識。

李海立題詞曰。此書初得華州石刻。舛譌最多。繼得華州木刻。及蜀中及郭武定木刻。其譌猶華之石刻也。其門類錯亂者。茲皆類明。拾遺一段。茲皆附之各類。小兒兩類。併而爲一。爲其便于檢閱也。其間有字句之謬。可以意會者。乃敢更之。中有文字高古。不能讀者。不敢輒易。乃仍舊焉。自千金論起。至若有所舉重段止。以欲人知所避忌也。自五勞七傷。有小腹痛起。至婦人新產上廁段止。既無治法。又無令人避忌之意自五勞段數至第二十二段。中有凡是病者皆須服之之句。後淋閉論末。又云悉服之立驗。或亦萬病玉壺。各有所主也。因併及之。

錢曾曰。郭思千金寶要八卷。宣和六年。河陽郭思取千金方中諸論。逐件條而出之。使人知治于已病之後。幷附經用神驗者。各別稱說。推行孫眞人妙法之本意。仍以千金寶要名篇。買巨石鐫之。立于華州公廨。吾家墨刻舊本。字畫完整。古香襲人。暇日當取以校對。始知是本之佳否也。

孫星衍序曰。千金寶要十七卷。附論及千金須知。爲十八卷。宋宣和時。郭學士思從孫徵君思邈所撰千金方撰要。刻石華州公署。自明正統景泰間。俱有木石刻本。至隆慶六年。秦王守中復刊石耀州眞人洞。四庫書未及收錄。余遊關中。得其搨本藏笈中。按家徵君生於後周。卒於唐永淳之代。葉夢得避暑錄話。稱其作千金前方時。已百餘歲。後三十年。作千金翼。段成式酉陽雜俎。則謂昆明池龍宮。有仙方三千首。徵君因救龍得之。因上帝不許妄傳。復著千金方三十卷。每卷入一方。千金方。本與千金翼方爲二書。是以舊唐書本傳。止載千金方三十卷。晁公武陳振孫書目。則云各三十卷。今俗本千金翼方九十三卷。不知何人更其次第。千金前方。竟不可別。此宣和時擇要本。當從前方錄出者。龍宫仙方在其内。眞世間祕異之書。不可不廣其傳。以公同志。書中謂今俗稱豆瘡。爲小兒丹毒。又有反花瘡。元人奇效良方。始謂之痘疹。可證俗人謂此疾出於近代者非也。縊死人可救。落水人經一宿猶可活。倉卒間不知其方。書備其術。尤爲濟人之仁術。世之從政者。不師葢公獄市勿擾之言。惟株累鍛鍊之是務。置一切積貯水利農田學校利益於人之事於不問。以致傷元氣。感召災殃。誠不如尋覽方書。胸中常有活人之念。爲善最樂。在此不在彼矣。

按孫季述所刻。併附論及千金須知。俱爲八卷。與讀書敏求記所載符。其分門凡十七篇。季述序曰。是書十七卷。合論及須知爲十八卷。恐是失檢。序又曰。俗本千金翼方九十三卷。不知何人更其次第。千金前方。竟不可別。考是以喬世定所刻前方。爲翼方者。何錯誤至此乎。

張氏學懋千金寶要補　二卷　存

自序曰。此宋徽猷閣直學士郭思按唐孫眞人千金方。而纂其簡易者也。宣和六年。思刻石于華州。我明正統八年。知州劉整重刻。景泰六年。知州楊勝賢以石刻艱於摹印。易刻木板。而傳稍廣焉。但字多譌舛。隆慶六年。秦王復勒石于耀州眞人祠前。爲文學謝沾書。稍正其譌。而門類錯亂。有以滯下方。混于小兒丹毒方中者。余恐其誤人。乃求全本千金要方。並王宇泰太史新刻千金翼方。分門考訂。又按仙傳所載眞人著千金三十篇。每篇有龍宫仙方一首。政恐郭氏尚在掛漏。間以己意擇而補之。其上各加一補字者。不敢失郭氏原本也。嗟嗟。眞人神化濟世。全在千金一書。今海内僅見閩中江右刊行二板。而時醫亦鮮能習之。蓋非苦其方之珍繁。則憚于藥之炮煉。雖神奇應驗。理在目前。其如不明不行何哉。郭氏所纂。不過采其倉卒救急。藥簡而易辨者。以便民耳。若其全本。首婦人。次嬰孺。次男子老人。次鍼灸導引。養性攝生。以至服食所載。飛鍊鍾乳雲母五色石英等法。採製松脂茯苓黄精枸杞等方。種種具備。誠遵而行之。小可療疾。大則延年。耳食者乃反以爲忌嫐。以爲不可試也。噫。此何異認上味醍醐。爲毒藥也哉。余欲訪宋元道藏。訂證全方。覓一有力者刊行。以廣眞人弘濟之意。徒有其志而未逮也。倘邀眞人冥祐。假以餘年。庶得竟未竟之願耶。金陵醫士程初陽文格徐呂梁經洪皆篤信眞人。藏有千金方。而善用之者。若欒恒所文愿范華宇應春。同力校正。得並書。泰昌庚申歲重九日。蜀梓州張學懋誌。

張氏（璐）千金方衍義　三十卷　存

自序曰。易云。眇能視。跛能履。明乎非所能。而自以爲能。不自知其才德之兼絀也。余自慚固陋。乏經國濟世之略。生遭世變。瑣尾流離。迨永清大定。而後章句荒落。株守蓬廬。惟有軒岐性命之學。日尋繹焉而不倦。

時吾里有李瑾懷茲者。與余爲膠漆契。博聞強記。潛心醫學。君子人也。所可識者。務博而不知所宗。淺涉而未探突奧。嘗與之究玉函金匱。及千金方一書。非不有識堪資。而求所謂恢心貴富。尙有憾焉。深歎述古之難。如昌黎所云。補苴罅漏。張皇幽眇。洵非末學所可幾也。夫長沙爲醫門之聖。其立法誠爲百世之師。繼長沙而起者。惟孫眞人千金方。可與仲景諸書。頡頏上下也。伏讀三十卷中。法良意美。聖謨洋洋。其辨治之條分縷析。製方之反激逆從。非神而明之。其孰能與於斯乎。余自束髮授書以來。即留心是道。曩所輯纘緒二論。及醫通一十六卷。付梓行世。深歎學識迂疎。僅可爲後學自邇自卑之一助。迄今桑榆在望。尙欲作蜣螂不朽。亦自愚矣。而此書不爲之闡發。將天下後世。竟不知有是書。深可懼也。因不揣愚昧。彙取舊刻善本。參互考訂。逐一發明。其反用激用之法。貫串而昭揭之。其于針灸一門。闕以俟專家補之。俾學者開卷了然。胸無窒礙。照宋刻本仍隸三十卷。倣趙以德衍金匱之義。又殊愧敷衍成文。爰名曰千金方衍義。後之君子。有以討論修飾。授之剞劂。亦斯書之幸甚。余不學無術。老無思索。意之所致。信筆成書。殆所謂眇之能視。不足以有明。跛之能履。不足以與行也。康熙歲次戊寅。十一月既望。八十二老人石頑張璐路玉序。

孫氏（思邈）醫家要妙　崇文總目五卷　佚

醫籍考卷四十三

東都　丹波元胤紹翁編

方論二十一

蘇氏遊**玄感傳屍方**（宋志。作蘇巉玄感論。註曰。巉。一作遊。按據外臺秘要方。作蘇巉誤。）　舊唐志一卷　佚

許氏孝宗**篋中方**（宋志。作一卷。）　新唐志三卷　佚

按新唐志。作許孝宗。誤。今改正。蓋孝宗顯慶四年。與李勣等。同修本草圖經者。仕至尚藥奉御。

亡名氏延年秘錄　舊唐志十二卷（崇文總目。作十卷。）　佚

崔氏知悌**纂要方**（新唐志。作崔行功。）　舊唐志十卷　佚

按是書。舊新唐志所記崔氏名不同。今據外臺秘要方所引考之。若灸骨蒸法圖。註曰。崔氏別錄骨蒸灸方圖。并序。中書侍郎崔知悌撰。出第七卷中云。似是出于知悌者。然蘇沈內翰良方。載崔氏增損理中丸。稱西晉崔行功方。則未知孰是也。再考外臺。又載崔氏療鬼氣辟邪惡阿魏藥安息香方。後有余時任度支郎中語。又小續命湯方下曰。余昔至戶部員外郎。患風疹。又云。余曾任殿中少監。以狀說向名醫。徵之舊新唐書。崔知悌及行功傳。無是官銜。特大中十二年唐技所進郎官石柱題名。戶部員外郎。有崔知悌名。則知其出于知悌者。仍據舊志。定爲知悌書矣。良方稱行功爲西晉人。此以其方後。有予以告領軍韓康伯右衛毛仲祖光祿王道預臺郎顧君苗著作殷仲堪之語也。然崔氏所援諸書。若大小前胡湯。金牙散。並稱出胡洽。療骨蒸蒼梧道士方後。載蘇遊玄感論。又載欒公調氣方。劉涓子甘草湯。則知是書。決非晉人所著。至加減

理中丸。是崔氏採阮河南等方論者也。

王氏勃醫語纂要藝文略。作醫語纂要論。　宋志一卷　佚

舊唐書本傳曰。王勃字子安。絳州龍門人。六歲解屬文。構思無滯。詞情英邁。與兄勔勮。才藻相類。父友杜易簡常稱之曰。王氏三珠樹也。勃年未及冠。應幽素舉及第。乾封初。詣闕上宸遊東岳頌。時東都造乾元殿。又上乾元殿頌。沛王賢聞其名。召爲沛府修撰。甚愛重之。諸王鬭雞。互有勝負。勃戲爲檄英王雞文。高宗覽之怒曰。據此是交構之漸。即日斥勃不令入府。久之補虢州參軍。勃恃才傲物。爲同僚所嫉。有官奴曹達犯罪。勃匿之。又懼事洩。乃殺達以塞口。事發。當誅。會赦除名。時勃父福畤爲雍州司戶參軍。坐勃左遷交趾令。上元二年。勃往交趾省父。道出江中。爲採蓮賦以見意。其辭甚美。渡南海墮水而卒。時年二十八。

新唐書本傳曰。勃嘗謂人子不可不知醫。時長安曹元有祕術。勃從之游。盡得其要。

孟氏詵必效方　舊唐志十卷　佚

補養方　舊唐志三卷　佚

楊氏闕名太僕醫方幼幼新書。作楊太鄴方。　新唐志一卷註曰。失名。天授二年上。　佚

張氏文仲隨身備急方　新唐志三卷　佚

舊唐書本傳曰。張文仲洛州洛陽人也。少與鄉人李虔縱京兆人韋慈藏。並以醫術知名。文仲則天初爲侍御醫。時特進蘇良嗣於殿廷。因拜跪便絕倒。則天令文仲慈藏隨至宅候之。文仲曰。此因憂憤邪氣激也。若痛衝脅。則劇難救。自朝候之。未及食時。卽苦衝脅絞痛。文仲曰。若入心不可療。俄頃心痛。不復下藥。日旰而卒。文仲尤善療風疾。其後則天令文仲集當時名醫。共撰療風氣諸方。仍令麟臺監王方慶監其脩撰。文仲奏曰。風有一百二十四種。氣有八十種。大體醫藥雖同。人性各異。庸醫不達藥之性。使冬夏失節。因此殺人。唯脚氣頭風上氣。嘗須服藥不絕。自餘則隨其發動。臨時消息之。但有風氣之人。春末夏初。及秋暮。要得通泄。卽不困劇。於是撰四時常服。及輕重大小諸方十八首。表上之。文仲久視年終於尙藥奉御。撰隨身備急方三卷。行於代。

法象論　宋志一卷　佚

王氏方慶　隨身左右百發百中備急方　十卷　佚

按右見于舊唐書本傳。與張文仲所撰。其目相類。唯卷帙不同。豈文仲就方慶之書。節抄成編者歟。

元氏希聲　行要備急方　宋志一卷　佚

按外臺祕要方。載張文仲療諸風方九首。稱元侍郞希聲集。

段氏元亮　病源手鏡　新唐志一卷　佚

伏氏適醫苑　新唐志一卷　佚

吳氏昇蘇敬徐王唐侍中三家脚氣論　宋志一卷（據外臺祕要方。當作二卷。）　佚

王燾曰。吳氏竊尋蘇長史唐侍中徐王等脚氣方。身經自患三二十年。各序氣論。皆有道理。具述灸穴。備說醫方。咸言總試。但有效驗。比來傳用。實愈非虛。今撰此三本。勒爲二卷。色類同者。編次寫之。仍以朱題蘇唐徐姓號。各於方論下。傳之門內。以救疾耳。（外臺祕要方）

玄宗開元廣濟方　新唐志五卷　佚

舊唐書玄宗紀曰。開元十一年九月己巳。頒上撰廣濟方於天下。仍令諸州。各置醫博士一人。

王應麟曰。天寶五載。八月癸未。詔廣濟方。令郡縣長吏選其要者。錄于大板。以示坊村。

天寶單行方　佚

按右見于證類本草積雪草圖經註。

劉氏貺眞人肘后方　新唐志三卷　佚

舊唐書劉子玄傳曰。子玄子貺。博通經史。明天文律曆。音樂醫算之術。終於起居郎。修國史。撰六經外傳三十七卷。續說苑十卷。太樂合璧記三卷。眞人肘后方三卷。天官舊事一卷。

王氏燾外臺祕要方　新唐志四十卷　存

自序曰。昔者農皇之治天下也。嘗百藥。立九候。以正陰陽之變。診以救性命之昏札。俾厥土宇。用能康寧。廣矣哉。洎周之王。亦有冢卿。格于醫道。掌其政令。聚毒藥以供其事焉。歲終稽考。而制其食。十全爲上。失四下之。我國家率由茲典。動取厥中。置醫學。頒良方。亦所以極元氣之和也。夫聖人之德。又何以加乎此乎。故三代常道。百王不易。又所從來者遠矣。自雷岐倉緩之作。彭扁華張之起。迨茲厥後。仁賢間出。歲且數千。方逾萬卷。專車之不受。廣廈之不容。然而載祀綿遠。簡編虧替。所詳者雖廣。所略者或深。討簡則功倍力煩。取捨則論甘忌苦。永言筆削。未暇尸之。余幼多疾病。長好醫術。遭逢有道。遂躡亨衢。七登南宮。再拜東掖。便繁臺閣。二十餘載。久知弘文館圖籍方書等。繇是覩奥升堂。皆探其祕要。以婚姻之故。貶守房陵。量移大寧郡。提携江上。冒犯蒸暑。自南徂北。既僻且陋。染瘴嬰痾。十有六七。死生契闊。不可問天。賴有經方。僅得存者。神功妙用。固難稱述。遂發憤刊削。庶幾一隅。凡古方纂得五六十家。新撰者向數千百卷。皆研其總領。覈其指歸。近代釋僧深崔尚書孫處士張文仲孟同州許仁則吳昇等十數家。皆有編錄。並行於代。美則美矣。而未盡善。何者。各擅風流。遞相矛盾。或篇目重雜。或商較繁蕪。今並味精英。鈐其要妙。俾夜作晝。經之營之。捐衆賢之砂礫。掇羣才之翠羽。皆出入再三。伏念旬歲。上自炎昊。迄於盛唐。括囊遺闕。稽考隱秘。不愧盡心焉。客有見余此方曰。嘻博哉學乃至於此耶。余答之曰。吾所好者壽也。豈進於學哉。至於遁天倍情。懸解先覺。吾常聞之矣。投藥治疾。庶幾有瘳乎。又謂余曰。稟生受形。咸有定方。藥石其如命何。吾甚非之。請論其目。夫喜怒不節。飢飽失常。嗜慾攻中。寒溫傷外。如此之患。豈由天乎。夫爲人臣。爲人子。自家刑國。由近兼遠。何談之容易哉。則聖人不合啓金縢。賢者曷爲條玉板。斯言之玷。竊爲吾子羞之。客曰唯唯。嗚呼。齊梁之間。不明醫術者。不得爲孝子。曾閔之行。宜其用心。若不能精究病源。深探方論。雖百醫守疾。衆藥聚門。適足多疑。而不能一愈之也。主上尊賢重道。養壽祈年。故張王李等數先生繼入。皆欽風請益。貴而遵之。故鴻寶金匱青囊綠帙。往往而有。則知日月所照者遠。聖人所感者深。至於嗇神養和。休老補病者。可得聞見也。余敢採而錄之。則古所未有。今並繕緝。而能事畢矣。若乃分天地至數。別陰陽至候。氣有餘。則和其經渠以安之。志不足。則補其復溜以養之。溶溶液液。調上調下。吾聞其語矣。未遇其人也。不誣方將。請俟來哲。其方凡四十卷。名曰外臺秘要方。非敢傳之都邑。且欲施於後賢。如或詢謀。亦所不隱。是歲天寶十一載。歲在執除。月之哉生明者也。

新唐書王珪傳曰。珪孫燾。性至孝。爲徐州司馬。母有疾。彌年不廢帶。視絮湯劑。數從高醫游。遂窮其術。因以所學作書。號外臺祕要。討繹精明。世寶焉。歷給事中。鄴郡太守。治聞於時。

孫兆序曰。夫外臺者。刺史之任也。祕要者。祕密樞要之謂也。唐王燾臺閣二十餘年。久知弘文館。得古今方。上自神農。下及唐世。無不採摭。集成經方四十卷。皆諸方祕密樞要也。以出守于外。故號曰外臺祕要方。凡一千一百單四門。以巢氏病源。諸家論辨。各冠其篇首。一家之學。不爲不詳。王氏爲儒者。醫道雖未及孫思邈。然而採取諸家之方。頗得其要者。亦崔氏孟詵之論也。且古之如張文仲集驗小品方。最爲名家。今多亡逸。雖載諸方中。亦不能別白。王氏編次各題名號。使後之學者。皆知所出。此其所長也。又謂鍼能殺生人。不能起死人。其法云亡且久。故取灸而不取鍼。亦醫家之弊也。此方撰集之時。或得缺落之書。因其闕文。義理不完者多矣。又自唐歷五代。傳寫其本。訛舛尤甚。雖鳩都祕府。亦無善本。國家詔儒臣。校正醫書。臣承命。已其書方證之重者刪去。以從其簡。經書之異者。註解以著其詳。魯魚亥豕。煥然明白。臣謂三代而下。文物之盛者。必曰西漢。正以侍醫李柱國較方伎。亦未嘗命儒臣也。

臣雖濫吹儒學。但盡所聞見。以脩正之。有所闕疑。以待來哲。總四十卷。并目錄一卷。恭惟主上盛德承統。深仁流化。頒此方論。惠及區宇。贊天地之生育。正萬物之性命。使歲無疵癘。人不夭橫。熙熙然樂於聖造者也。前將仕郎。守殿中丞。同校正醫書。臣孫兆謹上。

洪邁曰。外臺祕要。載制虎方。稱到山下先閉云云。虎即走。予謂人卒逢虎。魂魄驚怖。竄伏之不暇。豈能雍容步趨。仗咒語七字而脫耶。因讀此方。聊書之以發一笑。此書。乃唐王珪之孫燾所作。本傳云。燾視母疾。數從高醫游。遂窮其術。因以所學作書。討繹精明。世寶焉。蓋不深考也。容齋四筆

趙希弁曰。外臺祕要方四十卷。右唐王燾撰。燾之序云。嘗得古方書數千百卷。因述諸病證候。刪集方藥符禁鍼灸之法。

陳振孫曰。外臺祕要四十卷。唐鄴郡太守王燾撰。自爲序。天寶十一載也。其書博采諸家方論。如肘後千金。世尚多有之。至於小品深師崔氏許仁則張文仲之類。今無傳者。猶間見於此書。大凡醫書之行于世。皆仁廟朝所校定也。按會要嘉祐二年。置校正醫書局於編集院。以直集賢院掌禹錫林億校理。張洞校勘。蘇頌等並爲校正。後又命孫奇高保衡孫兆同校正。每一書畢。即奏上。億等皆爲之序。下國子監板行。並補

註本草圖經。千金翼方。金匱要略。傷寒論。悉從摹印。天下皆知學古方書。嗚呼。聖朝仁民之意溥矣。

王褘曰。王燾外臺祕要所言。方證符法灼灸甚詳。然謂鍼能殺生人。而不能起死人。則一偏之論也。青巖叢

徐大椿曰。唐王燾所集外臺一書。則纂集自漢以來諸方。匯萃成書。而歷代之方。於焉大備。但其人本非耑家之學。故無所審擇。以爲指歸。乃醫方之類書也。然唐以前之方。賴此書以存。其功亦不可泯。但讀之者。苟胸中無成竹。則衆說紛紜。羣方淆雜。反茫然失其所據。醫學源流論

四庫全書提要曰。外臺祕要四十卷。唐王燾撰。燾郿人。王珪孫也。唐書附見珪傳。稱其性至孝。爲徐州司馬。母有疾。彌年不廢帶。視絮湯劑。案視絮二字未詳。然王海所引亦同。是宋本已然。姑仍其舊。數從高醫游。遂窮其術。因以所學。作外臺祕要。討繹精明。世寶焉。歷給事中。鄴郡太守。藝文志載外臺祕要四十卷。又外臺要略十卷。今要略久佚。惟祕要尚傳。此本爲宋治平四年孫兆等所校。明程衍道所重刻。前有天寶十一載燾自序。又有皇祐三年內降劄子。及兆校上序。其卷首題林億等名。考書錄解題。引宋會要云云。則卷首題林億名。乃統以一局之長。故有等字也。燾居館閣二十餘年。多見宏文館圖籍方書。其作是編。則成於守鄴時。其結銜稱持節鄴郡諸軍

事。兼守刺史。故曰外臺。案猗覺寮雜記曰。外臺。見唐高元裕傳。故事三司監院官。帶御史者。號外臺。書錄解題。作外臺祕要方。自序亦同。唐書及孫兆序中。皆無方字。蓋相沿省其文耳。書分一千一百四門。皆先論而後方。其論多以巢氏病源爲主。每條下。必詳註原書在某卷。世傳引書註卷第。有李涪刊誤。及程大昌演繁露。而不知例創於燾。可以見其詳確。其方多古來專門祕授之遺。陳振孫在南宋末。已稱所引小品深師崔氏許仁則張文仲之類。今無傳者。猶間見於此書。今去振孫四五百年。古書益多散佚。惟賴燾此編以存。彌可寶貴矣。其間及禁術。蓋千金翼方。已有此例。唐小說載賈耽以千年梳治蝨瘕爲異聞。其方乃出於此書第十二卷中。宋小說載以念珠取誤吞漁鉤爲奇伎。其方乃在今八卷中。又唐制。臘日賜口脂面藥。今不知爲何物。其方亦具在三十一卷中。皆足以資博物。三十七卷。三十八卷。皆乳石論。世說載何晏稱服五石散。令人神情開朗。玉臺新詠。有姬人怨服散詩。蓋江左以來。用爲服食之術。今無所用。又二十八卷。載猫鬼野道方。與巢氏病源同。亦南北朝時鬼病。唐以後絕不復聞。然存之亦足資考訂也。衍道刻此書。頗有校正。惟不甚解唐以前語。與後世多異。如痢門稱療痢稍較。衍道註曰。較字疑誤。考唐人方言。以稍可爲校。故薛能黃蜀葵詩。有記得玉人春病校句。馮班校才調集。辨之甚明。衍道知其有誤。而不知較爲校誤。猶爲未審。然大致多所訂定。故今亦並存焉。

按外臺有三義。逸周書王會解曰。受贄者八人。東面者四人。陳幣當外臺。又魏志王肅傳註曰。薛夏太和中。以公事移蘭臺。蘭臺自以臺也。而祕書署耳。推使當有坐者。夏報之曰。蘭臺爲外臺。祕書爲內閣。臺閣一也。何不相移之有。又唐書高元裕傳所載。三司監院官帶御史者。趙升朝野類要曰。安撫轉運。提刑提舉。實分御史之權。亦似漢繡衣之義。而代天子巡狩也。故曰外臺。考王燾所以命是書。其自序。署曰銀青光祿大夫。持節鄴郡諸軍事兼守刺史上柱國清源縣開國伯。而不載帶御史。則提要所謂是編成於守鄴時。故稱外臺者。恐未的確。自序又曰。兩拜東掖。便繁臺閣二十餘歲。久知弘文館圖籍方書等。繇是覩奧升堂。皆探其秘要云。據此其義取魏志蘭臺爲外臺之謂者也。先考弟子竹本崧庵崧曰。王燾傳所謂視絮湯藥者。提要以爲未詳。誤。曲禮云。毋絮羹。鄭玄註。絮猶調也。釋文。絮勑慮反。謂加以鹽梅也。視絮。即調劑之義也。

外臺要略　新唐志十卷　佚

徒都子膜子外氣方 宋志。作膜外氣方。　崇文總目一卷　佚

聖濟總錄曰。諸家方書。論水氣甚詳。未嘗有言膜外氣者。唐天寶間。有徒都子者。始著膜外氣方書。本末完具。自成一家。今併編之。然究其義。本於肺受寒邪。傳之於腎。腎氣虛弱。脾土又衰。不能制水。使水濕散溢於肌膚之間。氣攻於腹膜之外。故謂之膜外氣。其病令人虛脹。四肢腫滿。按之沒指。是也。

鄭樵曰。膜外氣方。即水氣也。

德宗貞元集要廣利方　新唐志五卷　佚

舊唐書德宗紀曰。貞元十二年。正月乙丑。上制貞元廣利藥方五百八十六首。頒降天下。太平御覽。作親爲之制序。敕題于天下通衢。其方總六十三種。三百八十六首。

陸氏贄集驗方　新唐書本傳。作今古集驗方五十篇。　新唐志十五卷　佚

舊唐書本傳曰。贄在忠州十年。常閉關靜處。人不識其面。復避謗不著書。家居瘴鄉。人多癘疫。乃抄癘方。爲陸氏集驗方五十卷。行於世。

葉夢得曰。陸宣公在忠州。集古方書五十卷。史云。避謗不著書。故事爾。避謗不著書可也。何用集方書哉。或曰。忠州邊蠻夷多瘴癘。宣公多疾。蓋將以自治。尤非也。宣公豈以一己爲休戚者乎。是殆援人於疾苦死亡。而不得者。猶欲以是見之在它人不可知。若宣公此志必矣。避暑錄話

趙希弁曰。陸宣公經驗方二卷。右唐陸宣公贄在忠州時所集。而山陰陸游所跋也。或問朱文公曰。陸宣公既貶避謗。闔門不著書。祇爲古今集驗方云。此亦未見陸宣公是處。豈無聖經賢傳。不以傳可以玩索。可以討論。

楊萬里跋曰。陸宣公之貶也。杜門集古方書而已。或曰。避謗者歟。或曰。窮而不怨也。楊子曰。宣公之心。利天下而已矣。其用也。則醫之以奏議。

其不用也。則醫之以方書。有用有不用者。宜公之身也。宜公之心。亦有用有不用乎哉。（文集）

李氏（暄）嶺南脚氣論　新唐志一卷　佚

新唐書宰相世系表曰。李暄。長州主簿。

脚氣方　新唐志一卷　佚

青溪子萬病拾遺（宋志。作李溫。）　新唐志三卷　佚

消渴論　新唐志一卷　佚

藝文略曰。青溪子消渴論一卷。唐李暄撰。

脚氣論　新唐志三卷　佚

崇文總目曰。新撰脚氣論三卷。李暄撰。

按據崇文總目。藝文略。青溪子即李暄別號也。宋志。作李溫。豈有所避而改者歟。

亡名氏袖中備急要方　新唐志三卷　佚

鍼灸服藥禁忌　新唐志五卷　佚

鄔氏（嵩）醫門金寶鑑（藝文略。作醫門金鑑。）　新唐志三卷　佚

醫籍考卷四十四

東都　丹波元胤紹翁編

方論二十二

亡名氏嶺南急要方　新唐志二卷　佚

賈氏耽備急單方　新唐志一卷　佚

新唐書本傳曰。賈耽字敦詩。滄州南皮人。天寶中。舉明經補臨清尉。上書論事。徙太平河東節度使。王思禮署爲度支判官。累進汾州刺史。治凡九年。政有異績。召授鴻臚卿。兼左右威遠營使。俄爲山南西道節度使。梁崇義反東道。耽進屯穀城。取均州。建中三年。徙東道。德宗在梁。耽使司馬樊澤奏事。澤還。耽大置酒會諸將。俄有急詔至。以澤代耽。召爲工部尚書。俄爲東都留守。貞元九年。以尚書右僕射同中書門下平章事。俄封魏國公。順宗立。進檢校司空左僕射。時王叔文等干政。耽病之。屢移病乞骸骨。不許。卒年七十六。贈太傅。謚曰元靖。耽嗜觀書。老益勤。尤悉地理。至陰陽雜數。罔不通。其器恢然。蓋長者也。

劉氏禹錫傳信方　新唐志二卷　佚

唐才子傳曰。劉禹錫字夢得。中山人。貞元九年進士。又中博學宏詞科。

工文章。時王叔文得幸。禹錫與之交。嘗稱其有宰相器。朝廷大議。多引禹錫及柳宗元與議禁中。判度支鹽鐵案。憑藉其勢。多中傷人。御史竇羣劾云。挾邪亂政。即日罷。憲宗立。叔文敗。斥朗州司馬。州接夜郎。俗信巫鬼。每祠歌竹枝。鼓吹俄延。其聲傖儜。禹錫謂屈原居沅湘間。作九歌。使楚人以迎接神。乃倚聲作竹枝辭十篇。武陵人悉歌之。始坐叔文貶者。雖赦不原。宰相哀其才且困。將澡用之。乃悉詔補遠州刺史。諫官奏罷之。時久落魄。鬱鬱不自抑。其吐辭多諷託。遠意感權臣。而憾不釋。久之召還。欲任南省郎。而作玄都觀看花君子詩。語譏忿。當路不喜。又謫守播州。中丞裴度言。播猿狖所宅。且其母年八十餘。與子死決。恐傷陛下孝治。請稍內遷。乃易連州。又徙夔州。後由和州刺史入爲主客郎中。至京後遊玄都詠詩。且言始謫十年還輦下。道士種桃。其盛若霞。又十四年而來。無復一存。唯兔葵燕麥。動搖春風耳。權近聞者蓋薄其行。裴度薦爲翰林學士。俄分司東都。遷太子賓客。會昌時。加檢校禮部尚書。卒。公恃才而放。心不能平。行年益晏。偃蹇寡合。乃以文章自適。善詩精絕。與白居易酬唱頗多。嘗推爲詩豪。曰。劉君詩在處。有神物護持。有集四十卷。今傳。

薛氏弘慶兵部手集方　新唐志三卷註曰。兵部尚書李絳所傳方。弘

太和河中少尹。佚

薛氏景晦 古今集驗方 新唐志十卷註曰。元和刑部郎中。貶道州刺史。

佚

崔氏元亮 海上集驗方 新唐志十卷 佚

新唐書本傳曰。崔玄亮。字晦叔。磁州昭義人。貞元初。擢進士第。累署諸鎭幕府。父喪客高郵。臥苦終制。地下濕因得痺病。不樂進取。元和初。召爲監察御史。累轉駕部員外郎。淸愼介特。澹如也。稍遷密歙二州刺史。歙人馬牛生駒犢。官籍蹄噭。故吏得爲姦。玄亮焚其籍一不問。民山處輸租者苦之。下令許計斛輸錢。民賴其利。歷湖曹二州。辭曹不拜。太和四年。繇太常少卿。改諫議大夫。朝廷推爲宿望。拜右散騎常侍。每遷官。輒讓形於色。鄭註搆宋申錫。捕逮倉卒。內外震駭。玄亮率諫官叩延英。苦諍反復數百言。文宗未諭。玄亮置笏在陛曰。孟軻有言。衆人皆曰殺之。未可也。卿大夫皆曰殺之。未可也。天下皆曰殺之。然後察之。乃寘於法。今殺一凡庶。當稽典律。況欲誅宰相乎。臣爲陛下惜天下法。不爲申錫言也。俯伏流涕。帝感悟。衆亦服其不撓。繇此名重朝廷。頃之移疾歸東都。召爲虢州刺史。卒年六十六。贈禮部尚書。玄亮晩好黃老淸靜術。故所居官。未久輒去。遺言山東士人利便近。皆葬兩都。吾族未嘗遷。當歸葬釜陽。正首丘之義。諸子如命。

鄭氏注藥方　新唐志一卷　佚

按新唐書。鄭注絳州翼城人。世微賤。以方伎遊江湖間。太和末。仕至校檢尙書左僕射。鳳翔隴右節度使。與李訓等謀誅宦者。事敗被殺。

韋氏宙集驗獨行方　新唐志十二卷　佚

新唐書韋丹傳曰。丹子宙。推蔭累調河南府司錄參軍。李班表河陽幕府。宣宗謂宰相墀曰。丹有子否。以宙對。帝曰。與好官。乃拜侍御史。三遷度支郎中。盧鈞節度太原。表宙爲副。時回鶻已破。諸部入塞下。剽殺吏民。鈞欲得信重吏視邊。宙請往。自定襄雁門五原。絕武州塞。略雲中。踰句注。徧見酋豪。鐫諭之。視亭障守卒。增其稟約。吏不得擅以兵侵諸戎。犯者死。於是三部六蕃諸種皆信悅。召拜吏部郎中。出爲永州刺史。還爲大理少卿。久之拜江西觀察使。政簡易。南方以爲世官。遷嶺南節度使。南詔陷交趾。撫兵積備。以幹聞。加檢校尙書。左僕射。同中書門下平章事。咸通中卒。

玉壺備急方　崇文總目。作別集玉壺備急大方。　宋志三卷　崇文總目。作一卷。　佚

司空氏輿發焰錄　新唐志一卷註曰。圖父。大中時商州刺史。　佚

舊唐書司空圖傳曰。圖父輿。精吏術。大中初。戶部侍郎盧弘正領鹽鐵。

奏與爲安邑兩池稅鹽使檢校司封郎中。先是鹽法條例疎闊。吏多犯禁。與乃特定新法十條奏之。至今以爲便。入朝爲司門員外郎。遷戶部郎中。卒。

許氏詠 六十四問 宋志。作六十四問方秘要方。註曰。詠。一作泳。 新唐志一卷 佚

按新唐書宗室傳曰。永安壯王孝基曾孫涵子鯛。貞元初爲饒州別駕。妻高以善歌入宮。因御醫許詠通書坐誅。宋志註。作許泳。豈其人歟。

青蘿子道光通元秘要術 崇文總目。無青蘿子道光五字。不著撰人名氏。 新唐志三卷註曰。失姓。咸通人。 佚

葉氏長文 啓玄子元和紀用經 宋志一卷 存

工部尚書致仕許寂序曰。昭皇在御。余嘗布衣奉詔。講易禁殿。忤言驚俗。尋乞還山。茹芝採藥。與羽人梁自然爲山水師友。丹竈之外。博究經方。採世活人。歲千百數。春和秋爽。多歷名山。一日授余啓元三章曰。君食熟酪。可施此藥。余雖敬受。莫測其所謂也。後辟兵入蜀。方悟熟爲蜀。因施藥治人。多獲康愈。由是蜀人遂無夭枉。同光從王入朝。齒髮已衰。旋乞致仕。卜林泉於洛。居歲餘。又悟酪爲洛。自洛人得藥。起死者不可勝數。白牛師語歷驗無差。食於蜀。食於洛。余神其事。乃書經之首。以傳後世。

程永培跋曰。宋史藝文志。載有啓元子元和紀用經一卷。世傳絕少。李時珍著本草綱目。引用方書。無所不採。而獨遺此卷。或未嘗寓目耶。王肯堂準繩。曾引其說。以後諸家。絕未見有用其方者。今按此卷。乃傳自越之許寂。寂本四明山道士。後至蜀歷官至尚書。蜀降唐。遂家於洛。寂於蜀洛兩郡。治人病無不愈。余偶得之。如獲至寶。是夜虛室生白。乃此書之光也。執方療病。輙應手愈。第本有闕字。然亦不刊。留之以待補者。余乃據啓元子素問原註補之。尚有不及補者。則目力所限。考據難周。又不敢參以私意。仍留木以俟博覽君子。

按乾隆中程永培刊六醴齋叢書收有是書。無葉長文序。題云唐啓玄子王冰著。又有許寂序。所言虛誇難信。然檢其文。決非宋以後物。且與陳氏三因方所引相合。則要爲古書無疑矣。

蘇氏越羣方祕要方　宋志註。要一作會。

新唐志三卷　佚

李氏繼皐南行方　崇文總目。作南得方。

新唐志三卷　崇文總目。作十卷。

佚

唐宣成公太和濟要方　舊闕唐宣成公四字。今據藝文略錄之。宋志。作濟安。

崇文總目五卷　宋志。作一卷。

佚

白氏仁敍唐興集驗方　新唐志五卷　佚

包氏會應驗方　新唐志一卷　宋志。作三卷。　佚

梅氏崇獻方　藝文略。作道士梅崇獻。

新唐志五卷　佚

醫門秘錄　崇文總目五卷　佚

姚氏和衆延齡至寶方舊作童延齡至寶方。今據藝文略改訂。崇文總目。作姚和撰誤。　新唐志十卷　佚

錢侗曰。延齡至寶方十卷。姚和撰。按唐志宋志。延齡上。並有衆童二字。通志略。删去童字。作姚和衆撰。以衆字倂爲人名。謬矣。後醫書類五。有保童方一卷。宋志。亦作姚和衆撰。則又承通志之誤。

按唐志延齡上。有衆童二字者。是上文有姚和衆童子秘訣二卷。故誤添此字。錢侗謂以衆字倂爲人名。謬。此說反非。證類本草多引姚和衆方。

李氏昭明嵩臺集　新唐志三卷　佚

陳氏元北京要術　新唐志一卷　註曰。元爲太原少尹。崇文總目。作二卷。　佚

册府元龜曰。陳立。京兆人。家世爲醫。後唐明宗朝。爲太原少尹。集平生驗方七十五首。幷修合藥法百件。號曰要術。刊石置於太原府衙之左。以示於衆。病者賴焉。

按元立二字。必有一誤。五代史後唐明宗紀。天成元年。八月甲寅。醫官張志忠爲太原少尹。別不載陳氏名。豈係闕文歟。

亡名氏醫鑑　崇文總目一卷　佚

證病源　崇文總目五卷　佚

張氏泳新集普濟方　宋志五卷　佚

册府元龜曰。周張詠。顯德初。進新集普濟方五卷。詔付翰林院考試。尋以詠爲翰林醫官。

劉氏翰經用方書　三十卷　佚

册府元龜曰。劉翰。顯德初。進經用方書一部三十卷。論候一十卷。今體治世集二十卷。上覽而嘉之。乃以爲翰林醫官。其書付史館。

論候　十卷　佚

全體治世集 劉翰。宋志作劉輸。全體。崇文總目。作金體。藝文略。册府元龜。作今體。並訛。　宋志二十卷 崇文總目。作三卷。

佚

僞蜀羅氏普宣 廣正集靈寶方 宋志。無廣正集三字。　藝文略一百卷　佚

僞蜀吳氏羣 意醫紀曆　藝文略一卷　佚

亡名氏法家論語　崇文總目一卷　佚

問醫療訣 藝文略。作素問醫療訣。　崇文總目一卷　佚

石氏昌璉 明醫顯微論 舊脫明字。據藝文略訂補。　崇文總目一卷　佚

亡名氏大元新論　崇文總目一卷　佚

金匱錄　崇文總目五卷　佚

王氏顔 續傳信方 藝文略。作僞唐王顔撰。　崇文總目十卷　佚

華氏宗壽 昇元廣濟方 藝文略。作僞唐華宗壽撰。　崇文總目十卷　佚

張氏叔和新書病總要略 宋志。新書。作新集。 崇文總目一卷 佚

葉氏傳古醫門指要用藥立成訣 宋志。作葉傳右醫門指要訣。 崇文總目一卷 佚

孫氏廉金鑑方 舊闕名氏。今據宋志錄。藝文略。作孫兼。 崇文總目三卷 佚

李氏鉞新修榮衛養生用藥補瀉論 宋志。作李越。 崇文總目十卷 佚

亡名氏博濟安衆方 崇文總目二卷 宋志。作三卷。 佚

集諸要妙方 崇文總目一卷 佚

纂集韓待詔肘後方 崇文總目一卷 佚

鄭氏闕名惠心方 崇文總目三卷 佚

纂祕要藥方 崇文總目二卷 宋志。作三卷。 佚

圖田逼元祕術方 宋志。作圖田逼元方。 崇文總目三卷 佚

惠民方 崇文總目一卷 宋志。作三卷。 佚

亡名氏祕要藥方 崇文總目一卷 佚

裴氏孝封新集應病逼神方 舊闕名氏。今據藝文略錄。 崇文總目一卷 宋志。藝文略。作二卷。 佚

王氏守愚普濟方 崇文總目五卷 佚

崔氏闕名應驗方 崇文總目□卷 佚

亡名氏塞上方 崇文總目三卷 佚

備急方 崇文總目一卷 佚

刪繁要略方　崇文總目一卷　佚

備急簡要方　崇文總目一卷　佚

病源丸經（藝文略。丸作北。）　崇文總目一卷　佚

醫明要略　崇文總目一卷　佚

問答病狀　崇文總目一卷　佚

問病錄　崇文總目一卷　佚

蕭氏（存禮）百一問答方　崇文總目二卷　佚

安氏（文恢）萬全方（舊闕名氏。今據宋志錄。宋志註。全。一作金。藝文略。作安愜。）　崇文總目三卷　佚

亡名氏集諸纂驗方　崇文總目一卷　佚

雜藥方　崇文總目一卷　佚

錄驗備急諸方　崇文總目一卷　佚

諸家明方　崇文總目一卷　佚

段氏（詠）走馬備急方（宋志注。一作泳。）　崇文總目一卷　佚

亡名氏祕要方　崇文總目一卷　佚

千金纂錄　崇文總目二卷　佚

還元丹方　崇文總目一卷　佚

養生益壽備急方　崇文總目一卷　佚

巾箱集　崇文總目一卷　佚

王氏闕名祕方　崇文總目五卷　佚

沈氏承澤集妙方舊闕名氏。今據宋志錄。藝文略。作沈承。　崇文總目三卷　佚

亡名氏川玉集藝文略。作穿玉。　崇文總目一卷　佚

骨蒸論　崇文總目一卷　佚

蕭氏宗簡水氣論舊闕名氏。今據宋志錄。宋志注。蕭。一作蘭。　崇文總目三卷　佚

朱氏元朴風疾論　崇文總目一卷　佚

亡名氏五痨論　崇文總目一卷　佚

吳氏希言風論仙眺經宋志。作山兆經。注。兆。一作䶵。　崇文總目二卷宋志。作一卷。　佚

醫門括源方　宋志一卷　佚

章氏秀言草木諸藥單方舊闕名氏。今據宋志錄。藝文略。作張秀言。　崇文總目一卷　佚

亡名氏奏問單方藝文略。作秦聞。　崇文總目一卷　佚

單方　崇文總目一卷　佚

王氏朝昌新集方　崇文總目二卷　佚

李氏八百方　崇文總目一卷　佚

亡名氏返魂丹方　崇文總目一卷　佚

通元祕錄　崇文總目三卷　佚

孔氏周南靈方志　崇文總目一卷　佚

蔣氏淮瘰黃歌　崇文總目一卷　佚

亡名氏靈奇璧奥　崇文總目三卷　佚

西京曹氏水氣論宋志。作巢氏。　崇文總目一卷宋志。作五卷。　佚

楊氏天業三十六種風論宋志。作楊太業。　崇文總目一卷　佚

華氏顒醫門簡要　崇文總目十卷　佚

醫籍考卷四十五

東都　丹波元胤紹翁編

方論二十三

王氏懷隱等太平聖惠方（舊作懷德。訛。今訂正。）宋志一百卷　存

太宗御製序曰。朕聞皇王治世。撫念爲本。法天地之覆載。同日月以照臨。行道德而和慘舒。順寒暄而知盈縮。上從天意。下契羣情。同憚焦勞。以從人欲。乃朕之願也。且夫人稟五常。藥治百病。能知疾之可否。究藥之徵應者。則世之良醫也。至如風雨有不節之勞。喜怒致非理之患。疾由斯作。蓋自物情。苟非窮達其源。窺測其奧。徒煩服食。以養於壽命。消息可保於長生矣。自古同今。多乖攝治。疾之問起。積之於微。勢兆已形。求諸服餌。方既弗善。藥何救焉。書曰。藥不瞑眩。厥疾弗瘳。誠哉是言也。且如人安之道。經絡如泉。或馳騁性情。乖類形體。莫知傷敗。至損壽齡。蓋由血脈榮枯。肌膚盛弱。貪其嗜欲。不利機關。及至虛羸。不防他故。四時逆順。六氣交爭。賢者自知。愚者未達。是以聖人廣慈仁義。博愛源深。故黃帝盡岐伯之談。虢君信越人之術。揆度者明於切脈。指歸者探于幽玄。論之則五音自和。聽之則八風應律。譬猶影響。無不相從。求妙删

繁。備諸方册。討尋精要。演說無所不周。詮括簡編。探賾悉聞盡善。莫不考祕密。搜隱微。大矣哉。爲學乃至於此耶。則知天不愛其道。而道處其中。地不愛其寶。而寶含其內。夫醫者意也。疾生於內。藥調於外。醫明其理。藥效如神。觸類而生。參詳變易。精微之道。用意消停。執見庸醫。證候難曉。朕昔自潛邸。求集名方。異術玄針。皆得其要。兼收得妙方千餘首。無非親驗。並有準繩。貴在救民。去除疾苦。并徧於翰林醫官院。各取到經手家傳應效藥方。合萬餘道。令尚藥奉御王懷隱等四人。較勘編類。凡諸論證。並該其中。品藥功效。悉載其內。凡候疾之深淺。先辨虛實。次察表裏。然可依方用藥。則無不愈也。庶使天高地厚。明王道之化成。春往秋來。布羣黎之大惠。昔炎帝神農氏長於姜水。始教民播種。以省煞生。嘗味草木。區別藥性。救夭傷之命。延老病之生。黔首日用。而不知聖人之至德也。夫醫道之難。昔賢猶病。設使誦而不能解。解而未能別。別而未能明。明而未能盡。窮此之道者。其精勤明智之士歟。朕尊居億兆之上。常以百姓爲心。念五氣之或乖。恐一物之失所。不盡生理。朕甚憫焉。所以親閱方書。俾令撰集。冀溥天之下。各保遐年。同我生民。躋於壽域。今編勤成一百卷。命曰太平聖惠方。仍令雕刻印版。徧施華夷。凡爾生靈。宜知朕意。

宋史本傳曰。王懷隱宋州睢陽人。初爲道士。住京城建隆觀。善醫診。太宗尹京。懷隱以湯劑祗事。太平興國初。詔歸俗。命爲尚藥奉御。三遷至翰林醫官使。三年。吳越遣子惟濬入朝。惟濬被疾。詔懷隱視之。初太宗在藩邸。暇日多留意醫術。藏名方千餘首。皆嘗有驗者。至是詔翰林醫官院。各具家傳經驗方以獻。及萬餘首。命懷隱與副使王祐鄭奇醫官陳昭遇參對編類。每部以隋太醫令巢元方病源候論冠其首。而方藥次之。成一百卷。太宗御製序。賜名曰太平聖惠方。仍令鏤板頒行天下。諸州各置醫博士掌之。懷隱後數年卒。

趙希弁曰。太平聖惠方一百卷。右太宗皇帝在潛邸日。多蓄名方異術。太平興國中。內出親驗者千餘首。乃詔醫局各上家傳方書。命王懷隱王祐鄭彥陳昭遇校正編類。各於編首。著其疾證。淳化初書成。御製序引。

陳振孫曰。太平聖惠方一百卷。太平興國七年。詔醫官使尚藥奉御王懷隱等編集。御製序文。淳化三年書成。

王應麟曰。太宗留意醫術。自潛邸。得妙方千餘首。太平興國三年。詔醫官院。獻經驗方。合萬餘首。集爲太平聖惠方百卷。凡千六百七十門。萬六千八百三十四首。幷序論總目錄。每部以隋巢元方病源候論冠其首。凡諸論證品藥功效。悉載之。目錄一卷。御製序。淳化三年。二月癸未。賜宰相李昉。參政黃中沆。樞臣仲舒準。五月己亥。頒天下。諸州置醫博士掌之。

何氏（希彭）聖惠選方　藝文略六十卷　佚

蔡襄後序曰。生者。天地之德成者。聖人之業。運化流物。隨之不遺。生之理至矣。推本與治。安而有倫。成之之道著矣。是故作天下之美利者。其聖人之事乎。傳稱神農味百草。皇帝錄內經。以除民疾。其術能死者生。而夭者壽。以言乎功。雖大禹之疏洚水。驅龍蛇。湯武之用金革。戡禍亂。特救患於一時。孰與無窮之賴乎。故曰。作天下之美利者。皆聖人之事也。宋當天命。出九州之人於火鼎之中。吹之濯之。太宗皇帝平一宇內。極所覆之廣。又時具氣息。而大蘇之。乃設官賞金繒之利。購集古今名方。與藥石診視之法。國醫詮次類分百卷。號曰太平聖惠方。詔頒州郡。傳於吏民。然州郡承之。大率嚴管鑰。謹曝涼而已。吏民莫得與其利焉。閭俗左醫右巫。疾家依巫作祟。而過醫之門。十纔二三。故醫之傳益少。余治州之明年。議錄舊所賜書。以示於衆。郡人何希彭者。通方伎之學。凡聖惠方。有異域環奇。怪誕難致之物。及金石草木。得不死之篇。一皆致之。酌其便於民用者。得方六千九十六。希彭謹上（舊註。今上御名。）自守。爲鄉閭所信。因取其本。謄載於版。列牙門之左右。所以道聖主無窮之澤。淪究于下。又曉人以依巫之謬。使之歸經常之道。亦刺史之要職也。慶曆六年十二月八日。右正言直史館。知軍州事。蔡某序。文集

亡名氏聖惠經用方　藝文略一卷　佚

賈氏黃中神醫普救方　宋志一千卷目十卷　佚

宋史本傳略曰。賈黃中字媧民。滄州南皮人。唐相耽四世孫。父玭。字仲寶。晉天福三年進士。解褐。宋初為刑部郎中。終水部員外郎。知浚儀縣。年七十卒。黃中幼聰悟。方五歲。玭每旦令正立。展書卷比之。謂之等身書。課其誦讀。六歲舉童子科。七歲能屬文。觸類賦詠。父常令蔬食。曰。俟業成。乃得食肉。十五舉進士。授校書郎。集賢校理。遷著作佐郎。直史館。建隆三年。遷左拾遺。歷左補闕。開寶八年。通判定州。判太常禮院。嶺南平。以黃中為採訪使。廉直平恕。遠人便之。還奏利害數十事。皆稱旨。會克江表。選知宣州。太宗即位。遷禮部員外郎。太平興國二年。知昇州。丁父憂。起復視事。五年召歸闕。有薦黃中文學高第。召試中書。拜駕部員外郎。知制誥。八年。與宋白呂蒙正等同知貢舉。遷司封郎中。充翰林學士。雍熙二年。又知貢舉。俄掌吏部選。端拱初。加中書舍人。二年。兼史館修撰。淳化二年秋。與李沆並拜給事中參知政事。四年冬。與沆並罷。守

本官。明年知襄州。上言母老。乞留京。改澶州。至道初。遘疾。詔令歸闕。特拜禮部侍郎。代至。兼祕書監。黄中素嗜文籍。既居内閣。甚以爲慰。二年以疾卒。年五十六。

又李宗訥傳曰。太平興國初。詔賈黄中。集神醫普救方。宗訥暨劉錫吳淑呂文仲杜鎬舒雅皆預焉。

王應麟曰。太平興國六年十月丙戌。詔賈黄中等。於崇文院編錄醫書。雍熙三年十月。纂成千卷。目錄十卷。名神醫普救方。御製序。

至道單方　佚

按右見于針灸資生經。

陳氏堯叟集驗方　一卷　佚

宋史本傳曰。陳堯叟字唐夫。解褐光祿寺丞。直史館。與省華同日賜緋。遷祕書丞。久之充三司河南東道判官。時宋亳陳潁民饑。命堯叟及趙况等。分振之。再遷工部員外郞。廣南西路轉運使。嶺南風俗。病者禱神不服藥。堯叟有集驗方。刻石桂州驛。

王應麟曰。天禧二年八月丁未。内出陳堯叟所集方一卷。示輔臣。上作序。紀其事。命有司刊板。賜廣南官。仍分給天下。玉海

朗氏簡集驗方　佚

宋志本傳曰。朗簡字叔廉。杭州臨安人。幼孤貧。借書錄之。多至成誦。進士及第。補試祕書省校書郎。知寧國縣。徙福清令。縣有石塘陂。歲久湮塞。募民浚築。溉廢田百餘頃。邑人爲立生祠。調隨州推官。及引對。眞宗曰。簡歷官無過。而無一人薦。是必恬於進者。特改祕書省著作佐郎。知分宜縣。徙知賓州。縣吏死。子幼。贅婿僞爲券。冒有其貲。及子長屢訴不得直。乃訴于朝。下簡劾治。簡示以舊牘曰。此爾翁書耶。曰然。又取僞券示之。弗類也。始伏罪。徙藤州。興學養士。一變其俗。藤自是始有舉進士者。通判海州。提點利州路刑獄官。罷知泉州。累遷尚書度支員外郎。廣南東路轉運使。擢祕書少監。知廣州。捕斬賊馮佐臣。入判大理寺。出知越州。復歸判尚書刑部。出知江寧府。歷右諫議大夫給事中。知揚州。徙明州。以尚書工部侍郎致仕。祀明堂。遷刑部。卒。年八十有九。特贈吏部侍郎。簡性和易。喜賓客。卽錢塘城北治園廬。自號武林居士。道引服餌。晚歲顏如丹。尤好醫術。人有疾。多自處方以療之。有集驗方數十□行于世。一日謂其子絜曰。吾退居十五年。未嘗小不懌。今意倦。豈不逝歟。就寢而絕。

錢氏（惟演）篋中方（舊闕撰人名氏）　宋志一卷　佚

彭乘曰。錢文僖公集篋中方。蘇合香丸註云。此藥本出禁中。祥符中。嘗

賜近臣。墨客揮犀

王氏袞博濟方　宋志三卷　讀書後志。作五卷。　未見

晁公武曰。王氏博濟方三卷。皇朝太原王袞撰。慶曆間。因官滑臺。暇日出家藏七十餘方。擇其善者爲此書。名醫云。其方用之無不效。如草還丹。治大風。太乙丹。治鬼胎。尤奇驗。文獻通考〇按今本讀書志失載

陳振孫曰。王氏博濟方三卷。太原王袞撰。慶曆七年序。

四庫全書提要曰。博濟方五卷。宋王袞撰。袞太原人。其仕履未詳。惟郎簡原序。稱其嘗爲錢塘酒官而已。此書。諸家書目皆著錄。惟宋史藝文志。陳振孫書錄解題。俱作三卷。晁公武讀書志。作五卷。稍有不同。蓋三五字形相近。傳寫者有一譌也。公武又稱。袞於慶曆間。因官滑臺。暇日出家藏七十餘方。擇其善者爲此書。名醫云。其方用之無不效。如草還丹。治大風。太乙丹。治鬼胎。尤奇驗。今案袞自序。有云鄉侍家君之任滑臺。道次得疾。遇醫之庸者。誤投湯劑。疾竟不瘳。據此則官滑臺者。乃袞之父。而公武卽以爲袞。殊爲失考。袞又言。博採禁方。逾二十載。所得方論。凡七千餘道。因於中擇其尤精要者。得五百餘首。而公武乃云。家藏七十餘方。則又傳寫之誤也。原書久無傳本。惟永樂大典內。載有其文。袞輯編次。共得三百五十餘方。視袞序所稱五百首者。尚存十之七。謹

分立三十五類。依次排比。從讀書志之目。釐爲五卷。其中方藥多他書所未備。今雖不盡可施用。而當時實著有奇效。足爲醫家觸類旁通之助。惟頗好奇異。往往雜以方術家言。如論服杏仁則云。彭祖夏姬商山四皓。煉杏仁爲丹。王子晉服四十年而騰空。丁令威服二十年而身飛。此類殊誕妄不足信。今故取服食諸法。編附卷末。以著其謬。俾讀者知所持擇焉。

慶曆善救方　宋志一卷　佚

王安石後序曰。孟子云。先王有不忍人之心。斯有不忍人之政。臣某伏讀善救方。而竊歎曰。此可謂不忍人之政矣。夫君者。制命者也。推命而致之民者。臣也。君臣皆不失職。而天下受其治。方今之時。可謂有君矣。生養之德。通乎四海。至於蠻夷荒忽。不救之病。皆思有以救而存之。而臣等雖賤。實受命治民。不推陛下之恩澤。而致之民。則恐得罪於天下。而無所辭誅。謹以刻石樹之縣門外左。令觀赴者自得。而不求有司云。皇祐元年二月二十八日序。（臨川文集）

王應麟曰。慶曆八年二月癸酉。以南方病毒者乏方藥。爲頒善救方。

馬端臨曰。慶曆善救方一卷。兩朝藝文志云。詔以福州奏獄醫林士元藥下蠱毒。人以獲全。錄其方。令國醫類集附益。八年頒行。

周氏（應）簡要濟衆方（玉海曰。一云廣濟。）　宋志五卷　佚

宋史仁宗紀曰。皇祐三年五月乙亥。頒簡要濟衆方。命州縣長吏。按方劑救民疾。

蘇軾跋曰。先朝值夷狄懷服。兵革寢息。而又體質恭儉。在位四十有二年。宮室苑囿無所益。故民無暴賦。而生齒歲登。墾田日廣。至於法令。則去苛慘。尚寬簡。守令則進柔良。退貪殘。牛酒以禮高年。粟帛以旌孝行。廣惠以稟惸獨。寬恤以省力役。除身丁之算。弛鹽榷之令。用能導迎休祥。年穀登衍。其裕民之德。固已浹肌膚而淪骨髓矣。然猶慊然。憂下民之疾疹。無良劑以全濟。於是詔太醫集名方。曰簡要濟衆。凡五卷。三册。鏤板模印。以賜郡縣。俾人得傳錄。用廣拯療。意欲錫以康寧之福。躋之仁壽之域。已而縣與律令同藏。殆愈一紀。窮達之民。莫或聞知。聖澤壅而不宣。吏之罪也。乃書以方版。揭之通會。不獨流傳民間。痊疴愈疾。亦欲使人知上恩也。後之君子。儻不以爲諳。歲一檢舉之。使無遺毀焉。（東坡大全集）

王應麟曰。皇祐簡要濟衆方五卷。皇祐中。仁宗謂輔臣曰。外無善醫。其令太醫簡聖惠方之要者。頒下諸道。仍敕長史拯濟。令醫官使周應編。三年頒行。

按弟堅曰。是書。陳晁二氏。並不著錄。惟唐慎微劉完素書引之。而朝鮮國醫方類聚載藏府一類。其方出聖惠者。僅薏苡散酸棗人丸硇砂丸三方。餘皆彼書所無。不知何故也。平胃散一方世爲出局方。不知其本於是書。自餘諸方。亦多可資用者矣。

司馬氏光醫問　宋志七卷　蘇軾司馬溫公行狀。作七篇。　佚

葛氏懷敏神效備急單方　宋志一卷　佚

東都事略曰。葛懷敏始以父蔭。授西頭供奉官。懷敏通時事。善希合。故多薦其才者。嘗爲益州路提點刑獄。知隰莫保雄滄滁六州。陝西用兵。爲涇原秦鳳經略安撫副使。元昊寇鎮戎軍。賊引兵僞遁。懷敏遂率諸將趣定州。環慶路都監劉賀以蕃兵五千。與賊戰不勝而潰。懷敏入保定川砦。涇原鈐轄曹英又敗於砦之東北隅。懷敏所部人奔駭。懷敏爲衆所擁。幾蹂踐死。輿至甕城乃蘇。賊遂圍城。懷敏與諸將謀。赴鎮戎軍。賊斷其歸路。與諸將遇賊。遂長驅。直抵渭州。初懷敏之除鄜延也。范仲淹言其怯懦不知兵。遂徙涇原。卒敗事。奏至。贈鎮西軍節度使。謚曰忠隱。

文氏彥博藥準　宋志一卷　佚

自序曰。余嘗苦頭眩。治之多方。彌歲不解。會國醫龔世昌診脈問狀。乃云。爲有寒痰。久之使然。非它苦也。授余香芎散。并其方。服未半劑而愈。

途不復發。余既神其效。又觀其立方有法。不與常類。方用九物。物別爲之解。凡藥性之溫寒。味之甘辛。幷其主療。略具於左。雖簡而備。使觀之者有據。服之無疑。無疑有效。猶夫任人。各知其才之所長。用無疑。事罔不濟。乃知古之良醫。治病必考於本草而立方。方藥既精。厥疾必瘳。班固云。經方者。本草石之寒溫。原疾病之深淺。陶隱居云。道經載扁鵲數法。其用藥猶是本草家意。張仲景最爲衆方之祖。悉依本草。近世庸醫。鮮通本草。求其方藥之驗。固亦難矣。余嘉龔醫之方。專用本草之意。因采仲景幷外臺千金及諸家經驗方。共若干。輒加註傳于門內。以備處療。謂之藥準。以其依本草立方。則用之有準云。文集

陳振孫曰。藥準一卷。潞公文彥博寬夫撰。所集方纔四十首。以爲依本草而用藥。則有準。故以此四十方。爲處方用藥之準也。

孫氏用和傳家祕寶方　宋志五卷　讀書後志。作十卷。書錄解題。作三卷。　佚

趙希弁曰。孫尙祕寶十卷。右皇朝孫尙撰。呂惠卿帥邊日。尙之子在屬部。因取此書。刻板傳于世。

陳振孫曰。孫氏傳家祕寶方三卷。尙藥奉御太醫令孫用和集。其子殿中丞兆。父子皆以醫名。自昭陵迄於熙豐。無能出其右者。元豐八年。兆弟宰爲阿東漕。屬呂惠卿帥。幷從宰得其書。序而刻之。兆自言爲思邈

之後。晁氏讀書志。作孫尚祕寶方。凡十卷。

邵伯溫曰。仁宗初納光獻皇后。后有疾。國醫不效。帝曰。后在家用何人醫。后曰。妾隨叔父官河陽。有疾服孫用和藥輒效。尋召用和。服其藥果驗。自布衣除尚藥奉御。用和自此進用。用和本衞人。以避事客河陽。善用張仲景法治傷寒。名聞天下。二子奇兆皆登進士第。爲朝官。亦善醫。邵氏聞見錄

劉氏元賓神巧萬全方舊訛作劉元賓　宋史十二卷　存

按是書輯在于醫方類聚中。弟堅嘗爲錄出。跋曰。右宋劉元賓子儀撰。其方藥採之聖惠者。十居七八。多可施用。其論說亦原本古人。間加己見。至如其舉傷寒各治辨中風諸證。最爲賅備。頗有發明。奈何世久失傳。元明諸家。罕徵引者。今檢醫方類聚中所載。按條掇拾。雖未復舊觀。然大要略具矣。仍謹依類排纂。詳加訂正。從宋史原目。釐爲十二卷云。

劉氏彝贛州正俗方　宋史二卷　佚

宋史本傳曰。劉彝字執中。福州人。幼介特。居鄉以行義稱。從胡瑗學。瑗稱其善治水。凡所立綱紀規式。彝力居多。第進士。爲邵武尉。調高郵簿。移朐山令。治簿書。恤孤寡。作陂池。教種藝。平賦役。抑姦猾。凡所以惠民者無不至。邑人紀其事。目曰治範。熙寧初。爲制置三司條例官屬。以言新法非便罷。神宗擇水官。以彝悉東南水利。除都水丞。久雨汴漲。議開

長城口。彝請但啓揚橋斗門。水卽退。爲兩浙轉運判官。知虔州。俗尙巫鬼。不事醫藥。彝著正俗方以訓。斥淫巫三千七百家。使以醫易業。俗遂變。加直史館。知桂州。禁與交人互市。交趾陷欽廉邕三州。坐貶均州團練副使。安置隨州。又除名爲民。編隸涪州。徙襄州。元祐初。復以都水丞召還。病卒于道。年七十。著七經中義百七十卷。明善集三十卷。居陽集三十卷。

陳振孫曰。正俗方一卷。知虔州長樂劉彝執中撰。以虔俗信巫無醫藥。集此方以教之。

沈氏括良方　宋志十卷讀書後志。作十五卷。　佚

自序曰。予嘗論治病有五難。辨疾。治疾。飲藥。處方。別藥。此五也。今之視疾者。惟候氣口六脈而已。古之人視疾。必察其聲音顏色。舉動膚理。情性嗜好。問其所爲。攷其所行。已得其大半。而又徧診人迎氣口十二動脈。疾發於五藏。則五色爲之應。五聲爲之變。五味爲之偏。十二脈爲之動。求之如此其詳。而然猶懼失之。此辨疾之難一也。今之治疾者。以一二藥。書其服餌之節。授之而已。古以治疾者。先知陰陽運歷之變故。山林川澤之竅發。而又視其人。老少肥瘠。貴賤居養。性術好惡。憂喜勞逸。順其所宜。違其所不宜。或藥或火。或刺或砭。或湯或液。矯易其故常。捭

摩其性理。擣而索之。投幾順變。間不容髮。而又調其衣服。理其飲食。異其居處。因其情變。或治以天。或治以人。五運六氣。冬寒夏暑。暘雨電雹。鬼靈厭蠱。甘苦寒溫之節。後先勝復之用。此天理也。盛衰強弱。五藏異稟。循其所同。察其所偏。不以此形彼。亦不以一人例衆人。此人事也。言不能傳之於書。亦不能喻之於口。其精過於承蜩。其察甚於刻棘。目不捨色。耳不捨聲。手不釋脈。猶懼其差也。捨藥遂去。而希其十全。不其難哉。此治疾之難二也。古之飲藥者。煮煉有節。飲啜有宜。藥有可以久煮者。不可以久煮者。有宜熾火。有宜溫火者。此煮煉之節也。宜溫宜寒。或緩或速。或乘飲食喜怒。而飲食喜怒為用者。有違飲食喜怒。而飲食喜怒為敵者。此飲啜之宜也。而水泉有美惡。操藥之人有勤惰。如此而責藥之不效者。非藥之罪也。此服藥之難三也。藥之單用為易知。藥之複用為難知。世之處方者。以一藥為不足。又以衆藥益之。殊不知藥之有相使者。相反者。有相合而性易者。方書雖有使佐畏惡之性。而古人所未言。人情所不測者。庸可盡哉。如酒於人。有飲之踰石而不亂者。有濡吻則顛眩者。漆之於人。有終日摶漉而無害者。有觸之則瘡爛者。焉知藥之於人。無似此之異者。此稟賦之異也。南人食猪魚以生。北人食猪魚以病。此風氣之異也。水銀得硫黃而赤如丹。得礬石而白如雪。人之欲酸者。無過於醋矣。以醋爲未足。又益之以橙。二酸相濟。宜其甚酸而反甘。巴豆善利也。以巴豆之利爲未足。而又益之以大黃。則其利反折。蟹與柿。嘗食之而無害也。二物相遇。不旋踵而嘔。此色爲易見。味爲易知。而嘔利爲大變。故人人知之。至於相合而知。他藏致他疾者。庸可易知耶。如乳石之忌參朮。觸者多死。至於五石散。則皆用參朮。此古人處方之妙。而世或未喩也。此處方之難四也。醫誠藝也。方誠善也。用之中節也。而藥或非良。奈何哉。橘過江而爲枳。麥得濕而爲蛾。雞踰嶺而黑。鸜鵒踰嶺而白。月虧而蚌蛤消。露下而蚊喙坼。此形器之易知者也。性豈獨不然乎。予觀越人藝茶畦稻。一溝一隴之異。遠不能數步。則色味頓殊。況藥之所生。秦越燕楚之相遠。而又有山澤膏瘠燥濕之異稟。豈能物物盡其所宜。又素問說陽明在天。則花實戕氣。少陽在泉。則金石失理。如此之論。採掇者固未嘗晰也。抑又取之有早晚。藏之有焙暴。風雨燥濕。動有槁暴。今之處藥。或有惡火者。必日之而後咀。然安知採藏之家。不常烘煜哉。又不能必。此辨藥之難五也。此五者大概而已。其微至於言不能宣。其詳至於書不能載。豈庸庸之人。而可以易言醫哉。予治方最久。有方之良者。輒爲疏之。世之爲方者。稱其治效。常喜過實。千金肘后之類。尤多溢言。使人不復信。予所謂良方者。必目覩其驗。始著於篇。聞不預也。然人之疾。如向所謂五難者。方豈能必良哉。一覩其驗。即謂之良。殆不異乎刻舟以求遺劍者。予所以詳著其狀於方尾。疾有相似者。庶幾偶值云爾。篇無次序。隨得隨註。隨以與人。拯道貴速。故不暇完也。沈括序。

東都事略曰。沈括字存中。吳興人也。博覽古今。於書無所不通。舉進士。爲揚州司理參軍。編校昭文館書籍。熙寧間。除太子中允。爲檢正中書刑房公事。遷集賢校理。察訪兩浙農田水利。遷太常丞。同修起居注。邊吏報北虜將入寇。亟遣中貴人取兩河民車。以爲戰備。民大驚擾。自宰執以下。言不便者牆進。俱不省。一日括持筆立御坐側。神宗顧曰。卿知籍車之事乎。括曰。未知車將何用。神宗曰。北虜以多馬取勝。唯車可以當之。括曰。胡之來。民父子墳墓田廬。皆當棄去。復暇卹車乎。朝廷姑籍其數。而未取何傷。神宗曰。卿言有理。何論者之紛紛也。括曰。車戰之利。見於歷世。巫臣教吳子以車戰。遂伯中國。李靖用偏箱鹿角車。以擒頡利。臣但未知一事。古人所謂輕車者。兵車也。五御折旋。利於輕速。今之民間輜車。重大椎樸。以牛挽之。日不能行三十里。少蒙雨雪。則跬步不進。故俗謂之太平車。或可施於無事之日。恐兵間不可用耳。神宗益喜曰。無人如此語朕者。當更思之。明日。遂罷籍民車。執政問括曰。君以何術。而立談罷此事。上甚多太平車之說也。括曰。聖主可以理奪。不可以言爭。若車可用。其敢以爲非。未幾以右正言知制誥。察訪河北西路。出使遼國使還以淮浙災傷爲體量安撫使。權三司使。遷翰林學士。括詣宰相吳充陳說免役事。謂可變法令。輕役依舊輪差。御史蔡確論括非其職。而遽請變法。括亦待罪求去。確復言括詭求罷免。有詔食供職。臣切惑焉。且括謂役法可變。何不言之於檢正察訪之日。而言之於翰林學士之時。不言之於陛下。而言之於執政。原括之意。但欲依附大臣。巧爲身謀而已。遂罷以集賢院學士知宣州。復龍圖閣待制。召還知審官院。復以言者罷。知青州。尋知延州。王師大舉伐西夏。种諤帥師入銀夏州。而不能有。明年。括請城永樂。命徐禧李舜舉計議邊事。李稷主糧餉。遂城永樂。距銀州五十里。米脂五十里。城成賜名銀州砦。既而賊二十萬重圍永樂城。攻益急。城陷。於是漢番官二百三十人。兵萬二千三百人。皆沒焉。禧舜舉稷死之。神宗以括始議。責爲均州團練副使。隨州安置。徙秀州。復光祿卿。分司南京。以卒。括嘗上熙寧奉元歷。編修天下郡國圖。著述頗多。有春秋機括。筆談。行於世。

趙希弁曰。沈存中良方十五卷。右皇朝沈括存中撰。存中博學通醫術。故類其經驗方。成此書。用者多驗。或以蘇子瞻論醫藥雜說附之。

靈苑方　宋志二十卷　佚

趙希弁曰。靈苑方二十卷。右皇朝沈括存中編。本朝士人。如高若訥林億孫奇龐安常。皆以善醫名世。而存中尤善方書。此中所載。多可用。

劉昉曰。靈苑方。本方不載所作人姓名。

蘇沈良方　宋志十五卷註曰。沈括蘇軾所著。書錄解題。作十卷。　存

趙希弁曰。蘇沈良方十五卷。右皇朝沈括通醫學。嘗集得效方成一書。後人附益以蘇軾醫藥雜說。故曰蘇沈。

陳振孫曰。蘇沈良方十卷。蘇者。東坡。沈。卽存中也。不知何人所錄。其間辨雞舌香一段言。靈苑所辨。猶有未盡者。館閣書目。別有沈氏良方十卷。蘇沈良方十五卷。而無靈苑方。

劉桂曰。蘇沈良方十卷。前有永嘉道士林靈素序。余家有宋刻本。竊意靈素在二公文集中。或雜記。或筆談等書。鈔出彙成一編。附託二公之盛名。以行其方耳。李東垣謂蘇沈良方。猶唐宋類詩。何也。蓋言不能詩者之集詩。猶不知方者之集方也。一詩之不善。止不過費紙而已。不致誤人。一方之不善。則其禍有不可勝言者矣。噫。後之集方書者。尙愼之哉。讀醫說

四庫全書提要曰。蘇沈良方八卷。宋沈括所集方書。而後人又以蘇軾

之說附之者也、考宋史藝文志。有括靈苑方二十卷。良方十卷。而別出蘇沈良方十五卷。註云。沈括蘇軾所著。陳振孫書錄解題。有蘇沈良方十卷。而無沈存中良方。尤袤遂初堂書目亦同。晁公武讀書志則二書並列。而於沈存中良方下云。或以蘇子瞻論醫藥雜說附之。蘇沈良方下亦云。括集得效方成一書。後人附益。以蘇軾醫學雜說附之者。蓋晁氏所載良方。卽括之原本。其云或以蘇子瞻論醫藥雜說附之者。卽指蘇沈良方。由其書初尚並行。故晁氏兩載。其後附蘇說者盛行。原本遂微。故尤氏陳氏遂不載其原本。今永樂大典載有蘇沈良方原序一篇。亦括一人所作。且自言予所作良方云云。無一字及軾。是後人增附之後。併其標題追改也。按明晁瑮寶文堂書目。有蘇沈二內翰良方一部。是正嘉以前。傳本未絕。其後不知何時散佚。今據永樂大典所載。掇拾編次。釐爲八卷。史稱括於醫藥卜算。無所不通。皆有所論著。今所傳括夢溪筆談。末爲藥議一卷。於形狀性味。眞僞同異。辨別尤精。軾雜著。時言醫理。於是事亦頗究心。蓋方藥之事。術家能習其技。而不能知其所以然。儒者能明其理。而又往往未經試驗。此書以經效之方。而集於博通物理者之手。固宜非他方所能及矣。

程永培跋曰。沈氏良方。後人益以蘇氏之說。名之曰蘇沈良方。非當時合著之書也。余藏舊刻印本。書不列存中氏原序。而載有林靈素一敍。亦止論沈末及蘇。其卷首一敍。兼及蘇沈。文頗拙蹇。不著作者姓名。蓋俗筆也。按永樂大典中。有蘇沈良方名曰。蓋從宋史藝文志來者。則知合蘇沈。而傳於今日之本。約略宋末人爲之耳。又考宋史良方十卷。蘇沈良方十五卷。以藏本卷數較之。雖合沈氏。卻雜以蘇說。若從蘇沈良方。則少五卷矣。豈在當時已散佚不全耶。其中誤字甚多。幾至不可讀。爲之訂正。然內證外證。婦人小兒。以至雜說。依稀略備。似非不全之本。蓋古人以醫卜爲賤術。作史者志方書。未必詳加考訂。卽如劉涓子之鬼遺方論。宋史作鬼論。脫去遺方二字。則其他之疎略可知也。此書卷帙未符宋志。其間分合多寡。不可考矣。內中諸方。間已見之博濟靈苑諸書。卽其餘亦莫不應病神驗異常。至有不可以理測者。豈非龍宮之所授耶。今爲授梓。併補敍沈氏原敍一篇。熟讀五難。大有裨益。瘦樵程永培跋。

鮑廷博跋曰。良方託始於沈夢溪。迨宋南渡後。或益以東坡論說。而蘇沈之名著焉。元明以來。其傳漸寡。近年吳郡程君永培始出藏本。授梓以行。會朝廷詔頒內殿聚珍版本於各直省。於是其書復大顯於世。顧殿本初頒。藏弆家爭先快覩。既不數承頒。而程刻又不列坊肆。無以饜四方之求。博因參合兩本。益廣其傳。上以仰副聖天子嘉惠藝林之至意。而程君活人濟世之心。抑又推而廣之矣。殿本輯自永樂大典。大槩詳沈而略蘇。程刻較完。而承訛襲謬。無從是正。往時程君過予。語次及之。若有歉然於中者。蓋慮其貽誤。較他書所繫尤重也。今證以殿本。盡刊其誤。其爲愉快。當何如耶。刊成謹冠提要於簡端。以還殿刻之舊。卷末仍先以程跋。用示不敢掠美之意。乾隆癸丑十月上浣四日。歙鮑廷博識於柳塘寓廬。

蘇氏軾聖散子方　讀書敏求記一卷　未見

自序曰。昔嘗覽千金方三建散。云風冷痰飲。癥癖痎瘧。無所不治。而孫思邈特爲著論。以謂此方用藥節度。不近人情。至於救急。其驗特異。乃知神物效靈。不拘常制。至理開惑。智不能知。今僕所蓄聖散子。殆此類耶。自古論病。唯傷寒最爲危急。其表裏虛實。日數證候。應汗應下之法。差之毫釐。輒至不救。而用聖散子者。一切不問陰陽二毒。男女相易。狀至危急者。連飲數劑。卽汗出氣通。飲食稍進。神宇完復。更不用諸藥連服取差。其餘輕者。心額微汗。止爾無恙。藥性微熱。而陽毒發狂之類。入口卽覺清涼。此殆不可以常理詰也。若時疫流行。平旦於大釜中煮之。不問老少良賤。各服一大盞。卽時氣不入其門。平居無疾。能空腹一服。

則飲食倍常。百疾不生。眞濟世之具。衞生之寶也。其方不知所從出。得之於眉山人巢君穀。穀多學好古。祕惜此方。不傳其子。余苦求得之。謫居黃州。比年時疫。合此藥散之。所活者不可勝數。巢始授余。約不傳人。指江水爲盟。余竊隘之。乃以傳蘄水龐君安時。安時以善醫聞於世。又善著書。欲以傳後。故授之。且使巢君之名。與此方同不朽也。文集

又後序曰。聖散子。主疾功效非一。去年春。杭之民病。得此藥全活者。不可勝數。所用此中下品藥。略計每千錢卽得千服。由之積之。其利甚博。凡人欲施惠而力能自辦者。猶有所止。若合衆力。則人有善利。其行可久。今募信士。就楞嚴院修製。自立春後起施。直至來年春夏之交。有入名者。徑以施送本院。昔薄拘羅尊者以訶梨勒施一病比丘。故獲報身。身常無衆疾。施無多寡。隨力助緣。疾病必相扶持。功德豈有限量。仁者惻隱。當崇善因。吳郡陸廣秀才。施此方幷藥。得之於智藏主禪月大師寶澤。乃鄉僧也。其陸廣見在京。施用幷藥。在麥麴巷居住。文集

朱子曰。蘇軾字子瞻。老蘇之長子。中進士第。再中制科優等。事仁宗英宗神宗哲宗。官至禮部尚書。兼端明殿翰林侍讀二學士。

葉夢得曰。子瞻在黃州。蘄州醫龐安常亦善醫傷寒。得仲景意。蜀人巢穀出聖散子方。初不見于世前醫書。自言得之于異人。凡傷寒不問證

候如何。一以是治之無不愈。子瞻奇之。爲作序。比之孫思邈三建散。雖安常不敢非也。乃附其所著傷寒□中。天下信以爲然。疾之毫釐不可差。無過于傷寒。用藥一失其度。則立死者皆是。安有不問證候而可用者乎。宣和後。此藥盛行于京師。太學諸生。信之尤篤。殺人無數。今醫者悟始廢不用。巢穀本任俠好奇。從陝西將韓存寶出入兵間。不得志客黃州。子瞻以故與之遊。子瞻以穀奇俠。而取其方。天下以子瞻文章。而信其方。事本不相因。而趨名者。又至于忘性命。而試其藥。人之惑。蓋有至是也。（避暑錄話）

陳言曰。此藥以治寒疫。因東坡作序。天下通行。辛未年。永嘉瘟疫。被害者不可勝數。往往頃時寒疫流行。其藥偶中。抑未知方土有所偏宜。未可考也。東坡便謂與三建散同類。一切不問。似太不近人情。夫寒疫亦能自發狂。蓋陰能發躁。陽能發厥。物極則變。理之常然。不可不知。（三因方）

俞弁曰。聖散子方。因東坡先生作序。由是天下神之。宋末辛未年。永嘉瘟疫。服此方被害者。不可勝紀。今閱葉石林避暑錄云。宣和間。此藥盛行於京師。太學生信之尤篤。殺人無數。醫頓廢之。昔坡翁謫居黃州。時其地瀕江多卑濕。而黃之居人所感者。或因中濕而病。或因雨水浸淫而得。所以服此藥而多效。是以通行于世。遺禍於無窮也。弘治癸丑年。

吳中疫癘大作。吳邑令孫磐令醫人脩合聖散子。遍施街衢。并以其方刊行。病者服之。十無一生。率皆狂躁昏瞀而卒。噫。孫公之意本以活人。殊不知聖散子方中有附子良姜吳茱萸荳蔻麻黄藿香等劑。皆性燥熱。反助火邪。不死何待。若不辨陰陽二證。一槩施治。殺人利於刀劍。有能廣此說。以告人人。亦仁者之一端也。續醫說

錢曾曰。聖散子方一卷。此方不過二十二味。諸病可治。東坡得之于眉山人巢穀。謫居黄州。時疫盛行。合此藥散之。所活不勝數。因制序以傳不朽。惜其方世罕之見。郭五常得之于都憲袁公。即爲梓行于鄖陽。附録華佗危病十方及經驗三方。繼得者復刊爲續録。坡序稱濟世之具。衛生之寶。眞此書之謂也。

杜氏壬醫準　一卷　佚

葉少蘊曰。嘗見杜壬作醫準一卷。記其平生治人用藥之驗。其一記郝質子婦產四日。瘈瘲戴眼。弓背反張。壬以爲痓病。與大豆紫湯獨活湯而愈。政和間。余妻纔分娩。猶在蓐中。忽作此證。頭足反接。相去幾二尺。家人驚駭。以數婢張拗之不直。適記所云。而藥囊在獨活。乃急爲之召醫未至。連進三劑。遂能直。醫至則愈矣。更不復用大豆紫湯。古人處方神驗類爾。但世所用之。不當其疾。每易之。自是家人有臨乳者。應所須

藥物必備。不可不廣告人。一一方皆在千金第三卷。

醫籍考卷四十六

東都　丹波元胤紹翁編

方論二十四

太醫局方　讀書後志十三卷　佚

趙希弁曰。右元豐中。詔天下高手醫。各以得效祕方進。下太醫局驗試依方製藥鬻之。仍模本傳于世。

張氏耒治風方　書錄解題一卷　佚

陳振孫曰。張耒文潛所傳。凡三十方。

東都事略曰。張耒字文潛。楚州淮陰人也。幼穎異爲文。從蘇轍學。轍見其文愛之。舉進士。爲臨淮主簿。壽安尉。咸平丞。蘇軾亦深知之。稱其文。召爲太學。元祐初。爲正字。遷著佐郎。改著作郎。兼史院檢討。在館八年。顧義自守泊如。擢起居舍人。請郡。以直龍圖閣知潤州。徙宣州。責監黃州酒稅。徙復州。起爲通判黃州。移知兗州。召爲太常少卿。甫數月。後以直龍圖閣知潁州。又徙汝州。復坐元祐黨落職。主管明道宮。初耒在潁。聞蘇軾之訃。以師弟子禮舉喪。言者以爲言。遂貶房州別駕。黃州安置。五年。得自便。居陳州。尋主管崇福宮。卒。年六十。

初氏虞世 古今錄驗養生必用方 宋志三卷 讀書後志作十六卷 佚

趙希弁曰。養生必用方十六卷。右皇朝初虞世撰。序謂古人醫經行於世者多矣。所以別著書者。古方分劑。爲今銖兩不侔。用者頗難。此方其證易詳。其法易用。苟尋文爲治。雖不習之人。亦可無求於醫也。虞世本朝士。一旦削髮爲僧。在襄陽。與十父遊從甚密。

陳振孫曰。養生必用書三卷。靈泉山初虞世和甫撰。紹聖丁丑序。

朱彧曰。世傳婦人有產鬼形者。不能執而殺之。則飛去。夜復歸就乳。多瘁其母。俗呼爲旱魃。亦分男女。女魃竊其家物以出。兒魃竊外物以歸。初虞世和甫名士。善醫。公卿爭邀致。而性不可馴狎。往往尤忽權貴。每貴人求治病。必重誅求之。至於不可堪。其所得賂。旋以施貧者。最愛黃庭堅。常言黃孝於其親。吾愛重之。每得佳墨精楮。奇玩必歸。魯直語朝士云。初和甫於余。正是一兒旱魃。時坐中有厭苦和甫者。卒爾對曰。到吾家。便是女旱魃。可談

陸游曰。初虞世字和甫。以醫名天下。元符中。皇子鄧王生。月餘得癇疾危甚。羣醫束手。虞世獨以爲必無可慮。不三日王薨。信乎醫之難也。老學菴筆記

周密曰。初虞世所集養生必用方。戒人不可妄服金虎碧霞丹。乃詳其

說云。狀元王俊民字康侯。爲應天府發解官。得狂疾。於貢院中。嘗對一石碑。呼叫不已。碑石中若有應之者。亦若康侯之奮怒也。病甚不省覺。取書册中交股刀。自裁及寸。左右抱持之。遂免出試院未久。疾勢亦已平復。起居飲食如故。但愔愔不樂。徐醫以爲有疾。以碧霞金虎丹吐之。或謂心藏有熱。勸服治心經諸冷藥。積久爲夜中洞泄。氣脫肉消。食不前而死。齊東野語

續必用方　藝文略一卷　佚

龐氏安時驗方書　宋志一卷　佚

龐氏家藏祕寶方　書錄解題五卷　佚

陳振孫曰。蘄水龐安時安常撰。安時以醫名世。所著書傳於世者。惟傷寒論而已。此書。南城吳炎晦父錄以見遺。

主對集　一卷　佚

宋史本傳曰。觀草木之性。與五藏之宜。秩其職任。官其寒熱。班其奇偶。以療百病。著主對集一卷。

楊氏康侯護命方　讀書志五卷　佚

通神論　讀書志十四卷　佚

趙希弁曰。楊氏護命方五卷。通神論十四卷。右皇朝楊退修撰。退修以

岐伯語五運六氣。以治疾病。後世通之者。唯王冰一人而已。然猶於變遷行度。莫知其始終次序。故著此方論云。

黃庭堅序曰。天下之學。要之有宗師。然後可臻微入妙。雖不盡明先王之意。惟其有本源。故去經不遠也。今夫六經之旨深矣。而有孟軻荀況兩漢諸儒。及近世劉敞王安石之書。讀之亦思過半矣。至於文章之士難矣。而有左氏莊周董仲舒司馬遷相如劉向揚雄韓愈柳宗元及今世歐陽脩曾鞏蘇軾秦觀之作。篇籍具存。法度粲然。可講而學也。惟神農黃帝岐伯雷公之書。秦越人淳于意皇甫謐張機之論。儒者罕學。學之亦不能到其淵源。近世黎陽高若訥號邃於醫方。若訥既沒。亦不得其傳焉。余有方外之友。曰楊介。嘗謂余言本草素問之意。且曰。五運六氣。視其歲而爲藥石。雖仲景猶病之也。至於本草。則仲景深矣。余涉世故多。未能從介學之。衰老竄逐戎僰瘴癘侵陵。生意無幾。恨不早從楊君之學也。今年以事至青神。有楊康侯子建者。以其所論著醫惠然見投。悉讀之。而其說汪洋。蜀地僻遠。無從問所不知。子建閉戶讀書。貫穿黃帝岐伯無師之學。至能如此。豈易得哉。然其湯液皆以意調置。則不能無旨矣。方皆聖賢妙於萬物之性者。然後能作而巧者述之。而世之者也。今子建發五運六氣。敍病裁藥。錯綜以鍼艾之方。與衆共之。是亦

仁人之用心云爾。豫章別集

按是書趙希弁稱楊退修所著。據黄魯直序楊名康侯字子建。乃著十產論者。然則退修當是康侯別字。或其所自號也。

閻氏孝忠重廣保生信效方　宋志一卷　佚

劉昉曰。保生信效。閻孝忠編。孝忠字資欽。許昌人。

董氏汲脚氣治法總要書錄解題作董汲。　宋志一卷　未見

葉少蘊曰。余崇寧大觀間。在京師。見董汲劉寅輩。皆精曉張仲景方術。試之數驗。非江淮以來俗工可比也。避暑錄話

四庫全書提要曰。脚氣治法總要二卷。宋董汲撰。汲字及之。東平人。始末未詳。錢乙嘗序其斑疹論。則其著書。在元祐元豐之間。是書。書錄解題作一卷。宋史藝文志亦同。久無傳本。今從永樂大典所載。排纂成帙。以篇頁稍繁。分爲二卷。上卷論十二篇。大旨謂脚氣必由於風濕。風濕兼有冷熱。皆原本腎虛。陰陽虛實。病之別也。春夏秋冬。治之異也。高燥卑濕。地之辨也。老壯男女。人之殊也。說賅備矣。下卷方四十六。獨活散。木香散。傳信方防風粥。桑枝煎。專治風。天麻丸。茴香丸。烏蛇丸。趁痛丸。專治濕。薏苡仁湯。海桐皮散。木瓜丸。治風濕相兼。獨活寄生湯。石楠丸。牛膝丸。治風濕挾虛。金牙酒。治風濕瘴癘。八味丸。腎瀝湯。地黄粥。治虛。

神功丸。麻仁丸。三脘散。大黃湯。治實。屬陰者兼冷。木香飲子。治其偏於陰也。屬陽者兼熱。紅雪。治其偏於陽也。絳宮丸。白皮小豆散。木通散。治其屬於陰陽。而兼淋閉者也。松節散。食前丸。食後丸。橘皮丸。治尋常法也。三仁丸。潤腸丸。五柔丸。治老人血枯法也。天門冬大煎。則爲總治法。淋渫蒸熨五方。則爲外治法。而以鍼灸法爲始。原序。方有一十九門。大約不出於此。即闕佚亦廑矣。考脚氣。即素問所謂厥疾。至唐始有此名。治法亦漸以詳備。然李暄及蘇敬徐王唐侍中諸家之書。今多不傳。獨汲此帙尚存。頗爲周密醇正。觀其自述。稱嘗患此疾至劇。因深思其源。遂得祕要。殆所謂三折肱而爲良醫者歟。今特錄而存之。以備專門之一種焉。

旅舍備要方　宋志一卷　佚

劉昉曰。旅舍備急方。瘡疹論二書。皆隱士董汲撰。汲字及之。東平人。

四庫全書提要曰。旅舍備要方一卷。宋董汲撰。陳振孫書錄解題。載有董汲小兒斑疹論。脚氣治法。不及此書。然宋史藝文志載之。卷帙亦同。蓋陳氏偶未見也。汲因客途猝病。醫藥尤難。特集經效之方。百有餘道。內如蚰蜒入耳。及中藥毒。最爲險急。而所用之藥。至爲簡易。其雜傷五方。古書不少概見。今亦罕傳。尤見奇特。蓋古所謂專門禁方。用之則神驗。至求其理。則和扁有所不能解。卽此類也。至於小半夏湯。五苓散。兩方本於漢之張機。今以半夏湯治濕痰。仍其本法。至五苓散。本治傷寒汗後不解。及有水氣之病。今書中引爲通行利水之劑。殆亦變通用之。如河間益元散。本雙解半表半裏之傷寒。而後人取以醫暑歟。其治中暑一方。似卽李杲清暑益氣湯之藍本。其無比香薷散。與後來局方。稍有出入。蓋亦本古方爲加減。然云治兩脚轉筋疼痛。而反去主治之木瓜。則不解其故矣。小兒一門。大槪與同時錢乙藥證直訣相出入。第以柔脆之腸胃。而多用膩粉硃砂諸峻藥。古人氣厚。服之無妨。在後來亦未可槪施也。原本久佚。今從永樂大典收掇排纂。得方尙幾五十。仍舊目分爲一十二類。其觸寒心痛。厥風涎潮等證。有錄無書。無從校補。則亦闕焉。

譚氏永德殊聖方　佚

劉昉曰。洪農譚永德撰。永德沛國下邳人。幼幼新書

陳氏師文校正太平惠民和劑局方　宋史五卷　佚

陳師文等表曰。昔神農嘗百草之味。以救萬民之疾。周官設疾醫之政。以掌萬民之病。著在簡編。爲萬世法。我宋勃興。神聖相授。咸以至仁厚德。涵養生類。且謂札瘥薦臻。四時代有。救恤之術。莫先方書。故自開寶

以來。詔敕近臣。讐校本草。厥後纂次神醫普救。刊行太平聖惠。重定鍼艾俞穴。校正千金外臺。又作慶曆善救。簡要濟衆等方。以□天下。或範金揭石。或鏤板聯編。是雖神農之用心。成周之致治。無以過也。天錫神考。睿聖承統。其好生之德。不特見於方論而已。又設太醫局熟藥所於京師。其恤民瘼。可謂勤矣。主上天縱深仁。考述前列。爰自崇寧。增置柒局。揭以和劑惠民之名。俾夫修製給賣。各有攸司。又設收買藥材所。以革僞濫之弊。比詔會府。咸置藥局。所以推廣祖考之德澤。可謂曲盡。然自創局以來。所有之方。或取於鬻藥之家。或得於陳獻之士。未經參訂。不無舛訛。雖嘗鏤板頒行。未免傳疑承誤。故有藥味脫漏。銖兩過差。製作多不依經。祖襲間有僞妄。至於貼牓。謬戾尤多。殆不可以一二舉也。頃因條具。上達朝廷。繼而被命。遴選通醫。俾之刊正。於是請書監之祕文。採名賢之別錄。公私衆本。搜獵靡遺。事闕所從。無不研核。或端本以正末。或泝流以尋源。訂其訛謬。折其淆亂。遺佚者補之。重複者削之。未閱歲而書成。繕寫甫畢。謹獻于朝。將見合和者得十全之效。飲餌者無纖芥之疑。頒此成書。惠及區宇。遂使熙豐惠民之美意。崇觀述事之洪規。本末巨細。無不畢陳。納斯民於壽康。召和氣於穹壤。億萬斯年。傳之無極。豈不韙歟。將仕郎。措置藥局。檢閱方書。陳承。奉議郎。守太醫令。兼措置藥局檢閱方書裴宗元。朝奉郎。守尚書庫部郎中。提轄措置藥局。
陳師文。謹上。

趙希弁曰。和劑局方十卷。右大觀中。詔通醫。刊正醫局方書。閱歲書成。
校正七百八字。增損七十餘方。

陳振孫曰。太平惠民和劑局方六卷。庫部郎中陳師文等校正。凡二十
一門。二百九十七方。其後時有增補。

王應麟曰。大觀中。陳師文等校正和劑局方五卷。二百九十七道。二十
一門。紹興六年正月四日。置藥局四所。其一曰和劑局。十八年閏八月
二十三日。改熟藥所。爲太平惠民局。二十一年十二月十七日。以監本
藥方頒諸路。

宋史高宗紀曰。紹興二十一年二月乙卯。詔諸州。置惠民局。官給醫書。

周密曰。和劑局方。當時精集諸名方。凡經幾名醫之手。至提領以從官
內臣參校。可謂□矣。然其間差訛者。亦自不少。且以牛黃清心丸一方
言之。凡用藥三十九味。其間藥味寒熱訛雜。殊不可曉。嘗見一名醫云。
此方是前八味。至蒲黃而止。自乾山藥以後。凡二十一味。乃補虛門中
山芋丸。當時不知緣何誤寫在此方之後。因循不曾改正。余因其說而
改之。信然。凡此之類。必多有之。信乎誤註本草。非細故也。癸辛雜識

劉桂曰。或問云。和劑局方。丹溪發揮辨之詳矣。戴原禮乃丹溪高弟。今觀其所著證治要訣方論。皆祖局方。何也。余曰。局方亦何負於人哉。前後活人。不知其幾。丹溪但辨其用藥者誤耳。非方之罪也。血虛證。不宜用香燥之劑。痿痺證。不可混作風治。亦何嘗屏棄之乎。今人遂以局方例不可用。或者有宜北不宜南之說。殊不知內經治寒以熱。治熱以寒。微者逆之。甚者從之。權變得宜。消息以爲治要。可限以南北之方。而無寒熱之異哉。原禮蓋得丹溪之心法者。其有取於局方。非苟然也。續醫說

按是書。據宋志及王海。舊係五卷。書錄解題作六卷者。或析目錄。別爲一卷歟。至讀書志作十卷。恐是誤寫。徐春甫以裴陳二氏。并爲名起。不知何據。弟堅曰。王應麟以和劑惠民二局。爲紹興中所置。據陳師文等表。有崇寧增置七局。揭以和劑惠民之名語。則蓋不創於紹興也。詳宋史職官志曰。崇寧中。置藥局七所。添丞一員。點檢。宣和三年。減置。仍知二局是宣和所罷。而至紹興更置和劑局。改熟藥所。爲惠民局矣。張海鵬學津討源所輯增廣本局方跋云。宋崇寧中。署七局。始有和劑之名。紹興間。改熟藥所。爲太平惠民局。未爲至當也。陳表又云。崇寧以來。所有之方。或取於鬻藥之家。或得於陳獻之士。未經參訂。不無舛訛。雖嘗鏤板頒行。未免傳疑承誤云云。趙希弁亦稱。大觀中。詔通醫。刊正藥局方書。而校正增損。然則是書非昉出師文等。崇寧已後。既爲刊本。師文因以重修者。故宋志冠以師文校正字也。

增廣校正和劑局方　五卷　存

按是書。往歲姫路侯大夫川合元昇鼎得之西京書估。以贈于先子。蓋南宋鐫本也。校通行本。無寶慶以下

方。雖有紹興續添。別不標識。至諸家名方。不題吳直閣增字。則知紹興中吳直閣所增廣也。然茲本不載其名字。所謂吳直閣者。難識爲何人。且茲本但題增廣校正。無太平惠民字。與讀書志所載符。弟堅曰。玉海。書錄解題。並稱師文等舊本。凡二百九十七方。二十一門。今通行本。大觀舊方與續添。雖各爲區別。溢出二方。至分類僅十四門。其舊不可復覩。特至茲本。瞭然可辨。與幼幼新書引合。其存舊色者。無疑矣。詳玉海稱二十一門。併其目錄而言。今茲本諸風一切氣痼冷婦人篇題下。無附脚氣脾胃消渴產圖字。大小篇目。共二十一門。而治傷寒後。有脾胃一門。照通行本。知是紹興所添。若其諸方無重見者。間與通行本不同。有參苓飲子（傷寒諸家名方）思食圓（一切氣諸家名方）降氣湯（諸湯諸家名方）三方。無四斤鐵彈黑龍三圓（諸風）滲濕湯。冰黃散（傷寒）丁香脾積圓（一切氣）二陳湯（痰飲）水煮木香圓。縛虎圓（瀉痢）寸金圓。奪命丹（雜病）化毒排膿內補十全散。沒藥降聖丹（瘡腫）牛膝湯。濟危上丹。琥珀黑龍丹。濟陰丹。琥珀黑散。茂香散。竹茹湯（婦人）人參散。錢氏白朮散（小兒）清遠香（香方）凡二十二方。又一切氣感應圓至紅圓子。共十三方。吳直閣如神圓別爲脾胃不和門。諸局麝香蘇合香圓（一切氣）吳大香連圓（瀉痢）在大觀方內。大觀生氣湯（一切氣）在紹興方內。紹興溫肺湯（痰飲）大觀七棗湯（瀉痢）淳祐春雪膏（眼目）硼砂散（咽喉）寶慶至聖保命丹。挨積圓（小兒）在諸家名方內。蓋通行本所錯。宜訂正焉。又通行本牛黃清心丸。其藥味次第。徵周氏雜識不同。今茲本則否。前八味爲牛黃。金箔。麝香。犀角。雄黃。龍腦。羚羊角。蒲黃。後二十一味。與大山芋圓同。但有黃芩。無熟乾地黃爲異。是則合乎雜識所云。先子嘗以此八味療中風及驚癇。殊有神驗。此等關係匪輕。所以醫方之書。必貴古本也。

許氏（佚）註太平惠民和劑局方 佚

自序曰。本草一編。實醫家之本根。肇于黃帝岐伯。而大備於我宋。若昔聖賢。其於製方之始。雖曰神融心會。與造化合其妙。然藥之君臣佐使。寒溫良毒。與夫治療之所主。凡識其性而用之。各當其宜者。皆自本草中來。後世用方。詎不可於此而究心焉。不然。則紙上之傳。有如藥之舛訛。（謂如以黃芩爲黃耆。是也。性之冷熱。甚於水火。若此之類。不可縷載。始舉其大略如此。）分兩之差誤。（謂如以一錢爲一兩。以一分爲一斤。是也。古人處方之意多不□或少不□增。此尤不可不察。）往往皆莫敢是正。不知冷熱相反。多寡不稱。失之毫釐。謬以千里。以此療疾。無益有傷。雖曰據方炮製。對證投餌。其與實實虛虛。損不足補有餘者。何以異。洪襲父祖業三世矣。今古方書。無不歷覽。就其徑而效神者。惟太平惠民和劑局方爲之最。所恨梓行日久。烏馬失眞。洪於供職暇日。謹證以監本。精加校定。尙慮或者以爲出己意之私。於是按諸家本草所載。具註藥註於逐品之下。將使業醫者。朝夕玩味。自然默會前人製方妙處。是書之成。上足以仰贊聖朝惠朝之萬一。躋天下於壽域。茲實其堦。下足以爲良醫篋笥之寶。其或診病有淺深。用藥合加減。變而通之。無施不可。非特此爾。衞生君子。儻一過目。亦可以釋夫未達之疑。仍併將吳直閣得效名方。及諸局經驗祕方。各隨條類。附于本方之左。又編次和劑指南總論。以冠帙首。期與并行于時。此區區蠅附驥尾之願也。洪欲畀之書市。深恐急於財利者。漫不加意。復蹈前車之覆。則亦洪之罪也。今敬委積慶名家。以陰隲爲念者。鋟木以傳。庶幾志與我同。不至滅裂以悞天下，扁鵲倉公儻復生斯世。必深嘉洪之用心。時嘉定改元歲在戊辰日南長至。勑授太醫助教前差充四川總領所。檢察惠民局許洪謹書。

太平惠民和劑局方指南總論　三卷　存

盧氏祖常　撰進太平惠民和劑類例　佚

按是書世無傳本。祖常於其所著續易簡方中每言及之。蓋似評論病證。以辨治方者矣。

亡名氏增廣太平惠民和劑局方　十卷　存

朱彝尊跋曰。太平惠民和劑局方十卷。載晁氏讀書後志陳氏書錄解題。宋藝文志作五卷。按宋大觀中。詔徧醫。刊正藥局方。於是庫部郎中陳師文等校正。類分二十一門。錄方二百九十有七。然則是書成于汴都也。今考王氏玉海置藥局四所。其一曰和劑局。在紹興六年正月。至若改熟藥所。爲太平惠民局。在紹興十八年又八月。蓋師文等校正本。實止五卷。其後添補紹興寶慶淳祐諸方。曁吳直閣方諸局方。故增益至十卷爾。予家所藏。乃元時雕本。後附太醫助教許洪指南三卷。係建安高氏日新堂板行。

四庫全書提要曰。太平惠民和劑局方十卷。指南總論三卷。舊本題宋庫部郎中提轄措置藥局陳師文等奉勅編。案王應麟玉海云。大觀中。

陳師文等校正和劑局方五卷。二百九十七道。二十一門。晁公武讀書志云。大觀中。詔通醫。刊正藥局方書。閱歲書成。校正七百八字。增損七十餘方。又讀書後志曰。太醫局方十卷。元豐中。詔天下高手醫各以得效秘方進。下太醫局驗試。依方製藥鬻之。仍摹本傳於世。是大觀之本。實因神宗時舊本重修。故公武有校正增損之語也。然此本止十四門。而方乃七百八十八。考玉海。又載紹興十八年閏八月二十三日。改熟藥所爲太平惠民局。二十一年十二月十七日。以監本藥方頒諸路。此本以太平惠民爲名。是紹興所頒之監本。非大觀之舊矣。其中又有寶慶淳祐續添諸方。更在紹興之後。兼附用藥總論指南三卷。皆從圖經本草。鈔撮增入。亦不知何時所加。陳振孫書錄解題。稱和劑局方。其後有增補。殆指此類歟。戴良九靈山房集。有丹溪翁朱震亨傳曰。時方盛行陳師文裴宗元所定。大觀二百九十七方。翁窮晝夜是習。既而悟曰。操古方以治今病。其勢不能以盡合。苟將起度量。立規矩。稱權衡。必也素難諸經乎。又稱震亨得羅知悌之學以歸。諸醫泥陳裴之學者。聞其言。大驚而笑且排。及治許謙末疾良驗。笑且排者。始皆心服。是此書盛行於宋元之間。至震亨局方發揮出。而醫學始一變也。又岳珂桯史曰。和劑局方。乃當時精集諸家名方。凡幾經名醫之手。至提領以從官。內臣參校。可謂精矣。然其間差謬者。亦自不少。且以牛黃清心丸一方言之。凡用藥二十九味。寒熱謬雜。殊不可曉。嘗見一名醫云。此方祗前八味。至蒲黃而止。自乾山藥以下。凡二十一味。乃補虛門中山芋丸。當時不知緣何誤寫。在此方之後。因循不曾改正。余因其說而考之。信然。如此之類。必多有之云云。是併不能無所舛誤矣。然歷代相傳。專門禁方。多有是焉。在用者詳審而已。必因噎而廢食。則又一偏之見矣。

張海鵬跋曰。宋崇寧中置七局。始有和劑之名。紹興間。改熟藥所。爲太平惠民局。取崇觀以來所收局方。分門編纂。名太平惠民和劑局方十卷。指南總論三卷。分十四門。七百八十八方。蓋有紹興至寶慶淳祐時有增補。非大觀中二百九十七道之舊也。今此本十四門。除產前產後二方。胎神遊方催生符。及後附四香。不可謂之方外。止六百七十四方。名增廣太平惠民和劑局方十卷。後有圖經本草藥性總論三卷。無指南之名。既云增廣。而與無增廣二字之本。轉少一百十四方。豈陳裴而後。又有從而詳校增減者歟。癸辛雜志謂。清心丸二十九味。止前八味。至蒲黃而止。自乾山藥以下。凡二十一味。乃山芋丸所誤入者。今此本牛黃清心丸所載。藥味次第。自牛黃至蒲黃。已十九味。後十味以乾山藥而止。與癸辛雜志所云不同。其爲後人重訂之本可知也。要之此書。

雖有朱丹溪駁辨。然當時精集羣方。幾經名醫之論定。獻於朝。行於世。所謂得十全之效。無纖芥之疑者。苟非實有足以惠民。豈竟爲紙上空談。以誤世哉。雖傳寫或間有訛誤。不可因噎而廢食。余因久無刊刻之家。抄錄不無亥豕。所以校對至再至三。以期詳愼無誤。而付之梓。尙望好我者。惠我古本。俾隨時訂正。幸甚幸甚。乙丑四月。虞山張海鵬識。

按太醫局方與和劑局方本自不同。提要誤以此書爲神宗時舊本重修。疎甚。

增註太平惠民和劑局方　十卷　存

按是書不知修平何人。蓋許洪所註。止于吳直閣得效名方及諸局經驗秘方。玆本併寶慶淳祐增添新方。俱加箋解。則宋季人所續修。卷首猶題洪名銜。

朱氏震亨局方發揮　一卷　存

朱震亨曰。和劑局方之爲書也。可以據證檢方。卽方用藥。不必求醫。不必修制。尋贖見成丸散。病痛便可安痊。仁民之意。可謂至矣。自宋迄今。官府守之以爲法。醫門傳之以爲業。病者恃之以立命。世人習之以成俗。然予竊有疑焉。何者。古人以神聖工巧言醫。又曰醫者意也。以其傳授雖的。造詣雖深。臨機應變。如對敵之將。操舟之工。自非盡君子隨時反中之妙。寧無愧於醫乎。今乃集前人已效之方。應今人無限之病。何異刻舟求劍。按圖索驥。其偶然中難矣。

張介賓曰。局方一書。雖云多用熱劑。然於實熱新邪。豈云皆用此法。觀其所載太平丸。戊己丸。香連丸。薷苓湯之類。豈非以寒治熱者耶。又若眞人養臟湯。大已寒丸。胡椒理中湯之類。皆有可用之法。其中隨證酌宜。顧在用之者何如耳。豈局方專以熱劑爲用。而可斥其非耶。且是書之行。乃宋神宗詔天下高醫。各以效方奏進而成者。此其中或過於粉飾者。料不能無。而眞效之方。必亦不少。第在丹溪之言火多者。謂熱藥能殺人。而余察其爲寒多者。則但見寒藥之殺人耳。明者其深察之。景岳全書

四庫全書提要曰。局方發揮一卷。元朱震亨撰。以和劑局方。不載病源。止於各方下條列證候。立法簡便。而未能變通。因一一爲之辨論。大旨專爲闢溫補。戒燥熱而作。張介賓景岳全書云。局方一書。宋神宗案此方成於徽宗之時。介賓以爲神宗。殊爲舛誤。謹附訂於此。詔天下高醫。奏進而成。雖其中或有過於粉飾者。神效之方。亦必不少。豈可輕議。其意頗不以震亨爲然。考震亨之學出於宋內官羅知悌。知悌之學。距河間劉完素。僅隔一傳。完素主於瀉火。震亨則主於滋陰。雖一攻其有餘。其劑峻利。一補其不足。其劑和平。而大旨不離其淵源。故於局方香竄燥烈諸藥。諄諄致辨明。以來沿其波者。往往以黃柏知母。戕傷元氣。介賓鑒其末流。故惟以益火爲宗。掊擊

劉朱。不遺餘力。其以冰雪凜冽爲不和。以天晴日暖爲和。取譬固是。然清風涼雨。亦不能謂之不和。鑠石流金。亦不能强謂之和。各明一義而忘其各執一偏。其病實相等也。故介賓之說。不可不知。而震亨是編。亦竟不可廢焉。

亡名氏諸家名方　書錄解題二一卷　佚

陳振孫曰。福建提擧司所刊。市肆常貨。而局方所未收者。

醫籍考卷四十七

東都　丹波元胤紹翁編

方論二十五

亡名氏混俗順生錄　宋志二卷　佚

玉鑑論　宋志五卷　佚

丁氏（信臣）左藏方　佚

劉昉曰。西京左藏庫使丁信臣。（幼幼新書）

梁氏（逢堯）惠眼觀證　佚

劉昉曰。宜黃戴師憫術。翰林醫學梁逢堯撰。得之前宗正丞蔡僑子周家藏。

亡名氏鳳髓經　佚

飛仙論　佚

聯珠論　佚

保信論　佚

惠濟歌　佚

吉氏（撝之）家傳方　佚

劉昉曰。此書。皆得之前岳州平江令吉撝之諫伯家藏。上六書。舊有寶童方。今別錄于兒科部。故欠其一。並不載所作之人。內吉氏家傳乃諫伯手集之方。

聚寶方　佚

劉昉曰。不載所作之人。得之長沙醫工鄭愈。

五關貫眞珠囊　佚

劉昉曰。不載所作之人。得之長沙醫工毛彬。

盧氏昶醫鏡　佚

史氏堪指南方　宋志二卷　存

陳振孫曰。指南方三卷。蜀人史堪載之撰。凡三十一門。各有論。王璆曰。史載之指南方。嚴州公庫有版。百一選方

魯應龍曰。朱師古眉州人。年三十時。得疾不能食。聞葷腥卽嘔。用火鍇旋煮湯。沃淡飯。數數食之。醫莫能知。史載之曰。俗輩不讀醫經。而妄欲療人。可歎也。君之疾。正在素問經中。名食掛。凡人肺六葉。舒張如蓋。下覆於脾。子母氣和則進食。一或有戾。則肺不能舒。脾爲之蔽。故不嗜食。素問曰。肺葉焦熱掛。遂授一方。買藥服之。三日聞人食肉甚香。取而啖之。遂愈。閑窗括異志

施彥執曰。蔡元長苦大腸祕固。醫不能通。蓋元長不服大黃等藥故也。

時史載之未知名。往謁之閽者齟齬。久之乃得見。已診脈。史欲示奇。曰。請求二十錢。元長曰。何爲。曰。欲市紫苑耳。史遂市紫苑二十文。末之以進。須臾遂通。元長大驚。問其說。曰。大腸肺之傳送。今之秘無他。以肺氣濁耳。紫苑清肺氣。此所以通也。此古今所未聞。但不知用何湯下耳。北牕炙輠錄

宋氏闕名千金方　藝文略三卷　佚

張氏處環方　藝文略三卷　佚

亡名氏意外方　藝文略□卷　佚

韋氏闕名月錄方　藝文略一卷　佚

陳氏闕名太醫方　藝文略一卷　佚

張氏銳雞峯備急方　宋志一卷　佚

陳振孫曰。雞峯備急方一卷。太醫局教授張銳撰。紹興三年爲序。大抵皆單方。

劉昉曰。雞峯備急。蜀醫張銳編。銳字子剛。

張杲曰。予伯祖張諱寧宗廟諱。字子充。歙人也。家舊以財雄鄉里。族人有以醫名者。因留意焉。長聞蘄水道人龐君安常以醫聞淮甸。往從之遊。一日丐者扣門。自言爲風寒所苦。龐君令以藥濟之。丐者問當用何湯。龐

君見其手執敗扇。指以此煎藥。調所服之藥。公初不省其意。乃曰。豈非本草所謂敗扇能出汗者乎。龐曰。然。公辭歸。嘆曰。龐君用藥則善矣。聞川有王朴先生者。其察脈。非特知人之病。而太素之妙。能測人之死生禍福。見於未著之前。服膺幾年。盡得其妙。乃辭而歸。先是宣之南陵有富者。惟一子。而家累萬計。適中寒疾。以爲不可救。則氣息僅存。以爲可療。則邈不知人。召公治之。公笑曰。正有此藥。然此病後三日當蘇。蘇必欲飲水。則以此藥與之。服畢當酣寢。切勿驚動。醒則汗解而安矣。富者如其言。其子之疾果愈。南陵宰其妻亦苦寒疾。醫者環視。無所措手。公探囊中得藥。服之卽起矣。如其言而亦安云云。惜乎公名盛於崇寧大觀時。而享年止四十有九。卒於南昌。是日也。晨起見郡將云。某之大事。在今日午時。後事必當累公。郡將曰。不至此。公曰。吾診脈。血已入心矣。使人候之。果如期而卒。張季明自記其伯祖子充事。

宋氏道方全生集　佚

劉昉曰。全生集。宋道方撰。道方字義叔。拱州人。

王明清曰。宋道方毅叔。以醫名天下。居南京。然不肯赴請。病者扶擕以就求脈。政和初。田登守郡。母病危甚。呼之不至。登怒曰。使吾母死。亦以憂去。殺此人不過斥責。卽遣人禽至庭下。呵之曰。三日之內不痊。則吾當誅汝以徇衆。殺叔曰。容爲診之。既而曰。尚可活。處以丹劑遂愈。田喜甚。云吾一時相困辱。然豈可不刷前耻乎。用太守之車。從妓樂酬以千緡。俾羣卒負於前。增以綵釀。導引還其家。旬日後。田母病復作。呼之則全家遁去。田母遂殂。蓋其疾先已在膏肓。宋姑以良藥□其死耳。揮麈餘話

徽宗聖濟經　宋志十卷　佚

御製序曰。一陰一陽之謂道。偏陰偏陽之謂疾。不明乎道。未有能已人之疾者。陰陽相照。相蓋相治。四時相代。相生相殺。五行更王。更廢更相。人生其間。繇于陰陽。復于四時。制于五行。平則爲福。有餘則爲禍。淫則爲疾。惟非數之所能攝。而獨立于萬形之上。非物之所能制。而周行于萬有之內。爲能以道御時。以神用數。形全精復。與天爲一。昔者黃帝氏益體神而明乎道者也。問道于廣成。見大塊于具茨。而自親事于法宮之中。垂衣裳作書契。造甲子定律曆。所以成天之亹亹者。雖風后力牧常先太鴻。奉令成教之不暇。而不可跂及。然且嘆世德之下衰。憫斯民之散朴。上悖日月之明。下鑠山川之精。中墮四時之施。至于逐妄耗眞。會不終其天年。而中道以夭。迺詢岐伯。作爲內經。通神明之德。類萬物之情。其言與典墳相爲表裏。而世莫得其傳。至號醫者流。與謂易爲卜筮者何異。朕甚悼之。自繼述以來。兢兢業業。夙夜不敢康。萬機之餘。紬

繹訪問。務法上古。探天人之賾。原性命之理。明榮衞之淸濁。究七八之盛衰。辨逆順。鑒盈虛。爲書十篇。凡四十二章。名之曰聖濟經。使上士聞之。意契而道存。中士攷之。自華而摭實。可以養生。可以立命。可以躋一世之民于仁壽之域。用廣黃帝氏之傳。豈不美哉。嗚呼。陰淫寒疾。陽淫熱疾。風淫末疾。雨淫腹疾。陰陽之寇。外傷其形。有如此者。意傷于憂悲而支廢。魂傷于悲哀而筋攣。魄傷于喜樂而皮槁。志傷于恚怒而不能俛仰。情僞之感。內傷其眞。有如此者。積虧成損。積損成衰。患固多藏于細微。而發于人之所忽。益止于吠會。而損在于尾閭。戒之愼之。疾成而後藥。神醫不可爲也。若乃推行道術。輔正而去邪。立學建官。羣多士而教養廩。無告拯病苦。而瑾其亡歿。則布之政令。載在有司。此不復敍。

趙希弁曰。御製聖濟經十卷。右徽宗皇帝所製也。政和八年。五月十一日。詔頒之天下學校。九月二十四日。大司成李邦彥等言。乃者從侍臣之請。令內外學校課試於聖濟經出題。臣等切謂。今內經道德經。既已遵博士訓說。乞更以聖濟經附二經兼講。從之。

王應麟曰。聖濟經十卷。政和中御製弁序。體眞原化。慈切達道。正紀。食頤。守機。衞生。藥理。審劑。凡十篇。陰陽適平。精神內守而次。凡四十二章。一本云。政和八年。五月壬辰。頒御製聖濟經。以廣黃帝之傳。其篇五十。

其章四十有二

吳氏禔註聖濟經　書錄解題十卷　存

陳振孫曰。政和御製。辟廱學生昭武吳禔註。

內閣書目曰。聖濟經解義一册。宋徽宗著。太學生吳禔解釋醫書也。

呂復曰。聖濟經十卷。宋徽宗所作。大要祖述內素。而引援六經。旁及老氏之言。以闡軒岐遺旨。政和間。班是經于兩學。辟廱生吳禔爲之解義。若達道正紀等篇。皆足以裨益治道。啓迪衆工。餘如孕元立本制字命物。二三章。釋諸字義。失於穿鑿。良由不攷六書之過。瑕瑜具存。固無害於美玉也

黃氏維聖濟經解義　宋志十卷　佚

政和聖濟總錄　二百卷目錄一卷　存

文淵閣書目曰。聖濟總錄一部。一百二十册闕。又曰。聖濟總錄一部。九十五册闕。欠四十二卷。

內閣書目錄曰。聖濟總錄二十六册。不全。元大德間重校。莫詳姓氏。

御製序曰。生者。天地之大德。疾者。有生之大患。方術者。治疾之大法。昔者神農氏黃帝氏。獨觀太初。旁燭妙有。味百藥以辨物。審百疾以全生。其制名。其取類。其正君臣。其立佐使。其見於太素玉册之書。雷公岐伯

之問。蓋皆開神明之蘊。窮陰陽之變。原性命之理。而與天地同其覆載。中古以還。鏤之玉版。藏之金匱。功利及草木。惠澤被牛馬。所以遺天下後世甚厚。歷年既久。流弊滋甚。糟粕具在。而精意不傳。內經有病名而莫之究。有治法而莫之習。極其妙。至於通仙。而莫之悟。人之生也。其位參於天地。其靈貴於萬物。形不盈仞。而心侔造化。崑崙尺宅。修之可以長生。寸田神牖。閑之可以反照。天關神廬。息之可以召和。去土。符書金格。鍊丹却粒。御氣凌虛。不假於物。而裕然自足。嗟夫。達士可以神解。昧者且不能養其形。而况於了其心乎。內之五藏六府。外之九竅四關。著之于色。發之于聲。寓之三部九候。一失其平。則疾疢隨至。神聖治於未兆。工巧救其已然。非天下之至精。孰能探天下之至賾。非天下之至粗。孰能祐天下之至神。朕憫大道之鬱滯。流俗之積習。斯民之沈痼。庸醫之妄作。學非精博。識非悟解。五行之數。六氣之化。莫索其隱。莫擬其遠。曰寒曰熱。寒熱之相搏。差之毫釐。失以千里。而有餘者益之。不足者損之。率意用法。草石雜進。夭枉者半。不勝嘆哉。萬機之餘。著書四十二章。發明內經之妙。曰聖濟經。其意精微。其旨邁遠。其所言在理。所以探天下之至賾。亦詔天下以方術來上。并御府所藏。頒之爲補遺一卷。治法一卷。卷凡二百。方幾二萬。以病分門。門各有論。而敍統附焉。首之以風疾之變動。終之以神仙之服餌。詳至於俞穴經絡。祝由符禁。無不悉備。名之曰政和聖濟總錄。其所載在事。所以祐天下之至神。蓋聖人之馭世。本在于上。末在于下。無見于上。則治之道不立。無見于下。則治之具不行。經之所言者道也。醫得之而窮神。總錄之所載者具也。醫用之而已疾。漢張仲景作傷寒論。而雜之以方。唐孫思邈作千金方。而繼之以翼。以謂不如是。則世莫能用其術。然之二人者。游于方術之內者也。彼超然獨見於方術之外。下顧岐伯之流。而與之議。始可謂知道。朕作總錄。於以急世用。而拯民疾。亦斯道之筌蹄云耳。天下後世。宜致思於忘筌蹄。而自得者。俯仰之間。嚬笑之度。御五行之數。運六氣之化。以相天地。以育萬物。至於反營魂而起當生者。豈細事哉。蓋有來者焉。

焦養直序曰。臣聞。天地以溥生爲大德。所以曲成萬物而不遺。聖人贊天地之化育。故斂時五福。以敷錫于庶民。夫民之爲物也。智者寡。愚者衆。起居失常。食飲無節。外爲寒暑燥濕風以賊其形。內爲喜怒思憂恐以亂其氣。形氣迺傷。疾所由作。聖人有憂之。謂祝由不可以盡已也。遂制藥石鍼艾。以攻八風六氣之邪。爲湯液醪醴。以佐四時五行之正。防其未然。拯其已病。然後物各遂其生。民不夭其命矣。亦謂非立憲言。不可以福萬世也。於是上法天道。下因地宜。究陰陽之本。明生死之由。考於古而驗之今。取諸己而施之人。定爲成書。著之玉版。藏之金匱。宣之於布政之堂。秘之於靈蘭之室。以俟來哲。以施無窮。其爲仁民愛物之心。斯可謂極矣。然其言至簡。其論至要。其理至深。後世學者。雖有上智。非研精覃慮。則亦未見窺其奧也。故曠代之中。能以斯術鳴世者。時固有之。若夫神聖工巧。獨得先世不傳之秘。如和緩越人。亦不過十餘人而已。况去聖已遠。支分派別。折而爲衆科業而爲專門。所以人各拘其偏。而莫肯究其全。則益不逮于古矣。積習成常。流弊滋甚。懼大道將遂於湮微。故聖濟總錄。由是而作焉。上下凡二百餘卷。始終幾二百萬言。逐病分門。門各有方。據經立論。論皆有統。蓋將使讀之者。觀論以求病。因方以命藥。則世無不識之病。病無妄投之藥。唯法有逆從。治有先後。在乎智者。擇其所當從其所宜而已。究而言之。實醫經之會要。學者之指南。生民之司命也。惜其始成於政和。重刊於大定。既綿歷百年之久。不能無三豕之訛。今主上神極御天。修飾制度。治具畢張。以謂是書所載。雖先聖之緒餘。其所以康濟斯民。亦致治之一助也。迺詔江浙行省。刊於有司。布之天下。其或繆戾。隨加釐正。復降德音。俾下臣爲之序引。臣誠愚陋。竊不自量。仰惟聖德如天。甄陶萬類。爰自即位以來。于今七年。恩浹飛沈。仁及草木。然夙夜孜孜。廣求民瘼。或一物不得其所。則必之惻然。臣謂此書復出。則上可以輔相天地之宜。下可以永底蒸民之生。物無疵癘。咸躋于仁壽之域矣。大德四年二月。集賢學士嘉議大夫典瑞少監臣焦養直序。

按　先子曰。是書。宋志并諸家書目不載。南宋諸方書未見引據者。蓋是書之成。在於徽宗之季年。聖濟經和劑局方之後。洪邁容齋隨筆云。宣和殿大清樓龍圖閣。所儲書籍。靖康蕩折之餘。盡歸于燕。攷之宋史則云。靖康二年。少帝在青城。金人盡索國子監書版。三館祕閣四部書。大嘗禮物。大成樂舞。明堂大內圖。以至乘輿服御珍玩之物。輦致軍前。意者如此書。鏤版纔成。未及頒布。亦在其中。爾後南北殊域。彼此不通。故南宋之士。不得觀之。遂至併其目而無知者。及金世宗大定中取所獲于汴都。重刊頒行。因傳于今矣。嗚呼。是書成于北宋。而晦于南宋。不傳于中國。而存於夷狄。而徽宗慈心之所寓。不泯于千載者。抑亦奇矣。清程雲來纂要凡例云。大德重校聖濟總錄。元朝奉詔頒行者。大版大字。每卷首篇署元耶律楚材五字。今吉醫官。及予家所藏。大德重校本。亦大版大字。然無耶律楚材字。原文書法端雅。蓋爲宋版之舊。但每卷首頁大德重校聖濟總錄卷第某數字。書刻並劣。係于元人攺刊無疑矣。文化癸酉歲。元胤與衆醫官。議於醫學。爲活字配印本。閱四歲竣工。

程氏 林 聖濟總錄纂要　二十六卷　佚

凡例曰。是書。宋徽宗政和。詔集海內名醫。併出御府所藏。彙成共二百卷。禁方秘論。人所未聞。按病治療。無不奇驗。厥後再刻於金大定。三刻於元大德。自耶律楚材精較。奉詔頒行天下。越今四百餘年。無有剞劂。

此書幾幾泯滅矣。余昔從先叔祖敬通夫子。繙閱刻本。今經三十餘年。又從友人江郢上再觀抄本。撫今追昔。不勝愉快。郢上請余刪繁纂要。以便梓行濟世。因留維揚一載。纂其精粹。去其繁蕪。共得二十六卷。誠醫家之雲笈瓊函。方藥之赤文綠字也。博覽有知之。

一大德重校聖濟總錄。元朝奉詔頒行者。大字大板。每卷首篇。署元耶律楚材五字。明朝武林高相國家抄本。用綿紙硃格。繕寫精工。亦依內府式。大板大字。今刻小板密字。以便行笈可攜。檢方療病也。

一是書方法深奧。博學究心者。方能領會。如虛勞紫雪方。有追攝義。霍亂青金散。有刼奪義。熱痢黃連湯。有反佐義。用之皆取效如神。至若調七傷。平五志。攻六氣。理三因。方中有參附而用硝黃者。有桂附而用芩連者。必須熟讀古人方經。庶幾領會方法之妙也。

一書中婦人門。選其胎前產後帶漏崩中。小兒門。選其急慢諸風。五疳吐瀉。若一切雜證。與大人治法不殊。於大人方中。推類酌量用之。

一書中運氣。集定六十年。每年可按素問稽查。茲不刻。

一書中鍼灸三卷。符禁三卷。古法不易行。乳石發動二卷。今人罕此患。又食治三卷。藥食不合宜。俱不刻。

一方中難得藥品。如金牙銀牙礜石莽草之類。不刻。難合之方。廢時日而不能應。倉卒急需者。亦不刻。

一方中藥名。仍從原本。如天麻爲赤箭。牛蒡爲惡實。又爲鼠粘。甜桔梗爲薺苨。山梔爲越桃。柴胡爲茈胡。土茯苓爲萆薢。香附爲莎草根。薄荷爲雞蘇。砂仁爲縮砂蜜。天花粉爲栝蔞根。輕粉爲膩粉。如此之類。不能更改。　一方中分兩。古法難用。今欲更改。又失古人之意。大約方中一兩。今用一錢。方中一分係二錢五分今用一字。二分半。一匕。有半錢至五錢者。在人以意消息加減可也。　一是書成於北宋。其時四大家。劉河間。李東垣。張子和。朱丹溪。無一切活套應時方法。補中益氣。逍遙。歸脾。二陳。四物。四君之類。醫家遇沈痾痼疾。疑難奇異等證。用時方而不奏效。良工亦束手者。是書有神方也。

又曰。是書三副湊合。仍缺小兒方五卷。一百七十三卷。至一百七十七卷止。余於秘閣內府。江浙齊梁諸鑒古家。遍訪無有藏本。欲補全而未能。同學項視菴搜求小兒今古方論。補全五卷。議論簡要。方法詳明。可稱全璧矣。諸痏以下即其所補也。

又曰。神仙服餌三卷。非烹砂煉石。則嚼栢咀松。或吐納清和。或斬除尸害。皆藏經所備載。亦難行難用也。一概删去。今選其可服餌。延年駐顏者。方十餘道。又補益門方。二十餘道。爲養生家備用。博雅君子。求全書繙閲。則余纂要一書。濟世婆心。廣開聞見。當有賞識者矣。

四庫全書提要曰。聖濟總錄纂要二十六卷。宋政和中。奉敕編。國朝程林刪定林字雲來。休寧人。初徽宗御製聖濟經十卷。四十二章。又詔集海内名醫。出御府所藏禁方秘論。纂輯成編。凡二百卷。其書久而佚脱。林購求殘帙。凡得三本。互相苴。尚闕一百七十三卷至一百七十七卷。不可復見。以其繁重難行。乃撮其旨要。重爲纂輯。門類悉依其舊。所闕小兒方五卷。則倩其友項睿補之。仍冠以徽宗原序。大德四年。集賢學士焦惠校上序。及校刊諸臣銜名。考晁陳二氏書目。但有徽宗聖濟經。不載是書。觀焦惠序。稱始成於政和。重刊於大定。殆汴京破後。隨內府圖籍北行。南渡諸人。未睹其本歟。今未見其原書。然宋代崇尚醫藥。搜羅至富。就所採錄。古來專門授受之方。尚可以見其大略。其每類冠論一篇。亦皆詞簡而理明。均足以資考訂。原本之末。有神仙服餌三卷。或言烹砂煉石。或言嚼柏咀松。或言吐納清和。或言斬除三尸。蓋是時道教方興。故有是妄語。林病其荒誕。一概汰除。惟約取其尋常頤養之藥。三十餘方。其別擇具有條理。故所錄諸方。多可行用。與膠執古法者異焉。

王氏貺濟世全生指迷方讀書附志作指迷集　宋志三卷　未見

趙希弁曰。右考城王貺字子亨所著也。吳丞相敏序之曰。子亨當官不局。遇世變。嘗慨然再請出疆使萬里云。

王明清曰。王克字子亨。本土人。爲南京宋毅叔壻。毅叔既以醫名擅南北。克初傳其學未精。薄游京師。甚淒然。會鹽法忽變。有大賈覩揭示失驚。吐舌遂不能復入。經旬食不下咽。尫羸日甚。國醫不能療。其家憂懼。牓於市曰。有治之者。當以千萬爲謝。克利其所售之厚。姑往應其求。既見賈之狀。忽發笑不能制。心以謂未易措手也。其家人怪而詰之。克謬爲大言答之曰。所笑者。輦轂之大如此。乃無人治此小疾耳。語主人家曰。試取鍼經來。克謾檢之。偶有穴與其疾似是者。克曰。爾家當勒狀與我。萬一不能活。則勿尤我。當爲若鍼之。可立效。主病者不得已。亦從之。急鍼舌之底。抽鍼之際。其人若委頓狀。頃刻舌遂伸縮。如平時矣。其家大喜。謝之如約。又爲之延譽。自是翕然名動京師。既小康。始得盡心肘後之書。卒有聞於世。事之偶然。有如此者。克後以醫得幸。宣和中。爲朝請大夫。著全生指迷論一書。醫者多用之。揮麈餘話

陳振孫曰。指迷方三卷。考城王貺子亨撰。吳丞相敏爲之序。貺爲南京名醫宋毅叔之壻。宣和中。以醫得幸。至朝請大夫。

四庫全書提要曰。全生指迷方四卷。宋王貺撰。是書。宋史藝文志作三卷。而傳本久絕。故醫家罕所徵引。或至不知其名。今檢永樂大典所收。案條掇拾。雖未必盡符原本。然大要已略具矣。方書所載。大都標某湯

某丸。主治某病。詳其藥品銖兩而止。獨覩此書。於每證之前。非惟詳其病狀。且一一論其病源。使讀者有所據依。易於運用。其脈論及辨脈法諸條。皆明白曉暢。凡三部九候之形。病證變化之象。及脈與病相應不相應之故。無不辨其疑似。剖析微茫。亦可爲診家之樞要。謹詳加訂正。分爲二十一門。依類編次。而以論脈諸篇冠之於首。因篇頁相繁。釐爲四卷。不復如其原數焉。

李氏崇慶　燕臺集　宋志五卷　佚

雷氏繼暉　神聖集　宋志三卷　佚

華氏闕名　集　宋志十卷　佚

劉氏闕名　五藏旁通遵養方注。遵。一作導。　宋志一卷　佚

晨昏寧待方　宋志二卷　佚

大寶神驗藥方　宋志一卷　佚

悟玄子安神養性方　宋志一卷　佚

亡名氏雜用藥方　宋志五十五卷　佚

杜氏闕名　集驗　宋志一卷　佚

郭氏仁普　拾遺候用深靈玄錄　宋志五卷　佚

代氏榮　醫鑑　宋志一卷　佚

陳氏總卿經驗方 佚

按陳總卿字華父。右見于施氏續簡易方。

梁氏闕名總要方 佚

何氏元弼神效方 佚

梁氏國佐見效方 佚

按右見于朱氏集驗方。

醫籍考卷四十八

東都　丹波元胤紹翁編

方論二十六

許氏叔微普濟本事方　宋志十二卷　存

自序曰。醫之道大矣。可以養生。可以全身。可以盡年。可以利天下與來世。是非淺識者所能爲也。苟精此道者。通神明奪造化。擅回生起死之功。則精神之運。必有默相於冥冥之中者。豈可謂之藝與技術爲等耶。竊疑上古之時。如岐伯輔黃帝。伊尹相商王。皆有方書。以瘳民瘼。殆及後世。周有和緩。秦有扁鵲。漢有倉公。魏有華佗。宋有徐文伯。唐有孫思邈。又皆神奇出人意表。背望踵躡。代不乏人。自茲以往。其妙不傳。間有能者。僅可一二數。何古人精巧如是。而今人之不逮也。予嘗思之。古人以此救人。故天畀其道。使普惠含靈。後人以此射利。故天嗇其術。而不輕畀予。無足疑者。余年十一。連遭家禍。父以時疫。母以氣中。百日之間。幷失怙恃。痛念里無良醫。束手待盡。及長成人。刻意方書。誓欲以救物爲心。杳冥之中。似有所警。年運而往。今逼桑榆。謾集已試之方。及所得新意。錄以傳遠。題爲普濟本事方。孟啓有本事詩。楊元素有本事曲。皆有當時事實。庶幾觀者見其曲折也。余旣以救物爲心。予而不求其報。則是方也焉得不與衆共之。

孝忠跋曰。右許知可本事方。并目錄制度。共十二卷。是書一方一論。切病證。而用之蠲痾起死。有非常之功。如言氣厥不可作中風候。益腎用滋潤之藥。五蟲能殺人。及區別腸風藏毒蟲痔不同。皆所以破後人之疑誤。至於論說傷寒兩卷。尤發明仲景指意。善用之者。如以是論扣是鑠。一一契合。無毫釐差。山陽范應德先生蓋知可高弟。深得其法。孝忠童稚。嘗從授書。見其切脈用藥。不與今醫者相似。家叔與之游。此方所從發也。後刊板武昌。苦無善本。以正訛謬。及歸老蓑山。意頗闕然。因孝忠侍見屢及之。欲更定而不可。歲且一紀。孝忠來宦夷陵。有蜀人劉奇者。老於醫。砭艾尤工。誦經絡如流水。遂相與許證甚悉。又從鄂渚劉君邦佐參攷焉。問其所未知。釋其所可疑。於是爲備制度炮炙。各疏其下。方證腧穴。有而未具者。附益之。凡六十有一。又校定字畫。增者二百二十有四。減者六。乙者七。正其誤者三百三十有四。鋟木家塾。予以成叔父之志。夫許氏之本心。寃其親之隕於醫。發憤此書。濟世而不求其報。用意到。故無一不可用者。後之人絡脈證候之不分。新陳寒涼之無別。精觕畢用。炮制非法。而於書有疑焉。是不可與言也。淳熙乙巳五月旦日。孝忠謹書。

陳振孫曰。本事方十卷。維揚許叔微知可撰。紹興二年進士。第六人。以藥餌陰功。見於夢寐。事載夷堅志。晚歲取平生已試驗之方。并記其事實。以爲此書。取本事詩詞之例以名之。

四庫全書提要曰。類證普濟本事方十卷。宋許叔微撰。叔微字知可。或曰揚州人。或曰毘陵人。惟曾敏行獨醒雜志。作眞州人。二人同時。當不誤也。紹興二年進士。醫家謂之許學士。宋代詞臣。率以學士爲通稱。不知所歷何官也。是書載經驗諸方。兼記醫案。故以本事爲名。朱國禎湧幢小品。載叔微嘗獲鄉薦春闈。不利而歸。舟次平望。夢白衣人勸學醫。遂得盧扁之妙。凡有病者。診候與藥。不取其直。晚歲取平生已試之方。并記其事。實以爲本事方。取本事詩之例以名之云云。卽指此書。然考獨醒雜志。叔微雖有夢見神人事。而學醫則在其前。不知國禎何本也。叔微於診治之術。最爲精詣。故姚寬西漢叢語。稱許叔微精於醫。載其論脇蟲上行一條。以爲微論。其書屬詞簡雅。不諧於俗。故明以來。不甚傳布。此本從宋槧鈔出。其中凡丸字皆作圓。猶是漢張機傷寒論。金匱要略舊例也。國禎又記叔微所著。尚在擬傷寒歌三卷。凡百篇又有治法八十一篇。及仲景脈法三十六圖翼傷寒論二卷。辨類五卷。今皆未見傳本。疑其散佚矣。

類證普濟本事方後集　十卷　存

亡名氏治病須知　書錄解題一卷　佚

陳振孫曰。不知名氏。專論外證。以用藥之次第。爲不能知脈者設也。

張氏（致遠）瘴論　宋志二卷　佚

宋史本傳略曰。張致遠字子猷。南劍州沙縣人。宣和三年。中進士第。宰相范宗尹薦其才召對。擢爲樞密院計議官。建寇范汝爲已降猶懷反側。而招安官謝嚮陸棠受賊賂。陰與之通。致遠謁告歸知其情。還白執政。請鋤其根株。於是捕嚮棠。及制置司屬官施宜生付獄。詔參知政事蓋庾爲福州宣撫使討賊。韓世忠副之。辟致遠爲隨軍機宜文字。賊平。除兩浙轉運判官。改廣東轉運判官。招撫劇盜曾衮等。賊衆悉降。紹興四年。以監察御史召。未至。除殿中侍御史。五年。除戶部侍郎。進吏部侍郎。尋復爲戶部侍郎。除給事中。尋以老母丐外。以顯謨閣待制。知台州。朝廷以海寇鄭廣未平。改知福州。六年八月。廣等降。致遠選留四百人。置營城外。餘遣還業。復遣廣討他郡諸盜。數月悉平。八年正月。再召爲給事中。出知廣州。尋以顯謨閣待制致仕。十七年卒。年五十八。致遠鯁亮有學識。歷臺省侍從。言論風旨。皆卓然可觀。

鄭氏（樵）鶴頂方　宋志二十四卷　佚

鄭樵曰。五六年。爲天文地理之學。爲蟲魚草木之學。以蟲魚草木之所得者。作爾雅註。作詩名物誌。作本草成書。作草木外類。以方書之所得者。作鶴頂方。作食鑑。作採治錄。作畏惡錄。（夾漈遺稿上皇帝書。）

溫氏（闕名）舍人方　宋志一卷註曰。不知人。佚

卓氏（伯融）妙濟方　宋志一卷　佚

亡名氏備用方　宋志二卷註曰。岳州守臣編。不著名氏。佚

吳氏（得夫）集驗方　宋志七卷　佚

張氏（永）衛生家寶　佚

紹興府志曰。張永。洛陽人。以醫術爲翰林醫學。與太醫令李。會通同時。先時會通治宮中疾。用煎劑弗效。永議爲散進之。卽愈。詔擢會通爲駐泊郎。會通奏功由於永。因同授駐泊郎。行八。人呼爲八伯駐。扈從高宗南渡。因家餘姚。後登進士。積勞至禮部尚書。學士所著衛生家寶。及小兒方。傳於世。子孫精醫者甚多。皆以駐泊爲名。

王氏（俁）編類本草單方　宋志三十五卷　佚

陳振孫曰。本草單方三十五卷。工部侍郎宛邱王俁碩父撰。取本草諸藥條下單方。以門類編之。凡四千二百有六方。

陳造跋曰。一則專。多則雜。事物皆爾。况藥之用於病乎。予幼多疾。好窮藥性。嘗用香附子。用木賊。用露蜂房。皆一再驗。其法盡載本草書。人顧不熟讀之爾。思欲會蕞擷攬。以應須者。未暇也。不意此惠術有先之者。是書板在四明。予宰定海。首得之。列爲三十五卷。始于服餌。終于婦人小兒雜療法亦備矣。然條分類別。一閱可見。益知異人世不乏。才賢有識。所在有之。裴校藏祕。不惟自儒。旁濟疇其夙心。而不假編集之勞。晏享此利。紹興辛亥十一月朔書。書之何。志喜也。江湖長翁集

何氏偁　經驗藥方　宋志二卷　佚

陳振孫曰。何氏方二卷。太常博士括蒼何偁德揚撰。

洪氏闕名　集驗方醫藏目錄。作洪遵。澹寮方。作洪內翰邁。朱氏集驗方。作洪邁。　宋志五卷註曰。不知名。　佚

陳振孫曰。集驗方二卷。鄱陽洪氏。

莫氏伯盛　方　書錄解題一卷　佚

陳振孫曰。刑部郎中吳興莫伯盛致道刻博濟方於永嘉。而以其家藏經驗方。附於後。

李氏朝正　備急總效方　宋志四十卷　佚

陳振孫曰。備急總效方四十卷。知平江府溧陽李朝正撰。大抵皆單方也。

孫氏紹遠 大衍方 書錄解題十二卷 佚

陳振孫曰。朝散大夫孫紹遠稽仲撰。凡藥當豫備者。四十九種。故名大衍。所在易得者不與焉。諸方附於後。

錢氏竽 海上方 宋志一卷 佚

書錄解題曰。海上方一卷。不著名氏。括蒼刻本。館閣書目有此方。云乾道中知處州錢竽編。

李氏觀民 集效方 宋志一卷 佚

陳振孫曰。集效方一卷。南康守李觀民集。

陳氏言 依源指治 六卷 佚

三因極一病證方論 宋志六卷(按通行本作十八卷。)分 存

自序曰。余紹興辛巳。爲葉表弟桷伯材。集方六卷。前敘陰陽病脈證。次及所因之說。集註脈經類分八十一門。方若干道。題曰依源指治。伯材在行朝得書。欲託貴人刊行。未幾下世。遂已。淳熙甲午。復與友人湯致德遠慶德夫。論及醫事之要。無出三因。辨因之初。無踰脈息。遂擧脈經曰。關前一分。人命之主。左爲人迎。右爲氣口。蓋以人迎候外因。氣口候內因。其不應人迎氣口。皆不內外因。儻識三因。病無餘蘊。故曰。醫事之要。無出此也。因編集應用諸方。類分一百八十門。得方一千五十餘道。

題曰三因極一病源論粹。或曰。現行醫方山積。便可指示。何用此爲。殊不知晉漢所集。不識時宜。或詮次溷淆。或附會雜糅。古文簡脫。章旨不明。俗書無經。性理乖誤。庸輩妄用。無驗有傷。不削繁蕪。罔知樞要。乃辨論前人所不了義。庶幾開古賢之蹊徑。爲進學之帡幪。使夫見月忘指可也。於是乎書。青田鶴溪陳言無擇序。

陳振孫曰。三因極一方六卷。括蒼陳言無擇撰。三因者。內因外因。不內外因。其說出金匱要略。其所述方論。往往皆古書也。

處州府志曰。陳言字無擇。青田人。敏悟絕人。長於方脈。治病立效。有不可救者。則預告以期。晷刻無爽。作三因方論。研窮受病之源。用藥之等。醫者宗之。其徒王碩爲簡易方。并三論行於世。

四庫全書提要曰。三因極一病證方論十八卷。宋陳言撰。言字無擇。莆田人。是書分別三因。歸於一治。其說出金匱要略。三因者。一曰內因。爲七情。發自藏府。形於肢體。一曰外因。爲六淫。起於經絡。舍於藏府。一曰不內外因。爲飲食飢飽。叫呼傷氣。以及虎狼毒蟲。金瘡壓溺之類。每類有論有方。文詞典雅。而理致簡核。非他家俚鄙冗雜之比。蘇軾傳聖散子方。葉夢得避暑錄話。極論其謬。而不能明其所以然。言亦指其通治傷寒諸證之非。而獨謂其方爲寒疫所不廢。可謂持平。吳澄集。有易簡歸一序。稱近代醫方。惟陳無擇議論。最有根柢。而其藥不驗。嚴子禮則取其論。而附以平日所用經驗之藥。則兼美矣。是嚴氏濟生方。其源出於此書也。宋史者錄六卷。陳振孫書錄解題亦同。此本分爲十八卷。蓋何鉅所分。第二卷中。太醫習業一條。有五經二十一史之說。非南宋人所應見。然證以諸家所引。實爲原書。其詞氣亦非近代所及。疑明代傳錄此書者。不學亡術。但聞有二十一史之說。遂妄改古書。不及核其時代也。

按侍醫河野君通所藏宋槧三因方。亦爲十八卷。則知非後人所分。陳振孫以無擇自序。有紹興中集方六卷之語。誤與是書相混。宋志遂承其謬也。宋本及通行本太醫習業條。作五經諸史。不載二十一史之語。

王氏碩易簡方　宋志一卷　佚

自序曰。醫言神聖工巧尙矣。然有可傳者。有不可傳者。就其可傳者言之。其略則當先診脈。次參以病。然後知爲何證。始可施以治法。古人所謂脈病證治四者是也。假如頭疼發熱。人總謂之感冒。不知其脈浮盛。其病惡風自汗。其證則曰傷風。治法當用桂枝。若其脈緊盛。其病惡寒無汗。其證曰傷寒。治法當用麻黃。或二證交攻。則兩藥兼用。儻脈之不察。證之莫辨。投傷寒以桂枝。投傷風以麻黃用藥一誤。禍不旋踵。又況六淫外感。七情內賊。停寒蘊熱。痰飲積氣。交互爲患。證候多端。亦有證同而病異證異而病同者。尤難槩舉。若欲分析門類。明別是非。的用何藥。誰不顧此。奈何素不知脈。況自古方論。巳不可勝紀。寧能不惑於治法之衆。將必至於嘗試而後已。用藥顚錯。諸證蜂起。殆有甚於桂枝麻黃之誤。古語有之。看方三年。無病可治。治病三年。無藥可療。正謂是也。故莫若從事於簡要。今取常用之方。凡一劑。而可以外候兼用者。詳著其義於篇。庶幾一見而知。縱病有相類。而證或不同。亦可均以治療。假如中風。昏不知人。四肢不收。六脈沈伏。亦有脈隨氣奔。指下洪盛。當是之時。脈亦難別。徒具諸方。何者爲對。加之有中寒。中暑。中濕。中氣。痰厥。飲厥之類。證大不同。而外候則一。急欲求其要領。則皆由內蓄痰涎。因有所中。發而爲病。總治之法。無過下氣豁痰。可解緩急。氣下痰消。其人必蘇。自餘雜病。以類而求。其稍輕者。對方施治。自可獲愈。或未全安。亦可藉此以俟招醫。若夫城郭縣鎭。烟火相望。衆醫所聚。百藥所備。尙可訪問。其或不然。津塗脩阻。寧無急難。倉皇鬭湊。卽可辦集。今取方三十首。各有增損。備㕮咀生料三十品。及市肆常貨圓藥一十種。凡倉猝之病。易療之疾。靡不悉具。惟虛損癲癇勞瘵癥瘕渴利等患。既難亟愈。不復更錄。是書之作。蓋自大丞相葛公始辭國政。歸休里第。命碩以常所驗治方。抄其劑量。大概以備緩急之須。碩自惟么麽不學。辱丞相知遇。

不敢辭也。已而士夫間。頗亦知之。不以其膚淺。而訪問者踵至。遂因已編類者。揭其綱目。更加辨析於其間。其略亦粗備矣。儻或可采。敢不與衞生家之共之。承節郎新差監臨安府富陽縣酒稅務王碩述。

陳振孫曰。易簡方一卷。永嘉王碩德膚撰。增損方三十首。㕮咀藥三十品。市肆常貨圓子藥十種。以爲倉卒應用之備。其書盛行於世。

劉辰翁曰。自易簡方行。而四大方廢。下至三因百一諸藏方廢。至局方亦廢。亦猶中庸大學顯。而諸傳義廢。至詩書易春秋俱廢。故易簡方者。近世名醫之藪也。四書者。吾儒之易簡方也。須溪記鈔濟菴記

楊士瀛曰。易簡方論。前後活人。不知其幾。近世之士。類以春秋之法繩之。曰易簡繩愆。曰增廣易簡。曰續易簡。借古人之盛名。以自伸其臆說。吁。王氏何負於人哉。余謂易簡方論。後學指南。四時治要。議論似之。自有人心權度存焉耳。況王氏晚年劑量。更定者不一。日月薄蝕。何損於明。若夫索瘢洗垢。矯而過焉。或者公論之所不予也。

亡名氏校正註方易簡方論　一卷　存

題詞曰。此書乃親傳眞本。復加校正。與市肆所買者。大相遼絕。補闕漏者二十餘段。如降氣湯論症氣之類。是也。論中多舉局方等藥。而不載方。今並註其下。計三十餘方。如小續命湯之類。是也。若論中舉其名。而

方見於他段者。則不復更註。如白朮酒。朮附湯之類。是也。至於市肆圓子。不曾該載治療修合之法。則人欲自行修製者。必須參以局方而後可。今並該載其法。略無差闕。信爲大備。家有其書。則凡遇疾病一披閱之。瞭然畢見。且板小字淨。水陸之間。便於攜帶。尤爲盡善。收書者自鑒別。

孫氏志寧增修易簡方論 澹寮方。作增損易簡方。或作增品易簡方。 佚

盧祖常曰。竊見孫志寧增修易簡。已自是扶起王碩。淬礪舊劒。及增撰簡要。又復是推過李子建。掘鑿新坑。倘見而不與匣其劒平其坑。則戕陷人無盡期矣。

盧氏祖常續易簡方論 五卷 存

自後序曰。先哲述顯說。喻醫道之難。有曰虱一風也。其類蟲。其形尠。其患痒。其害輕。惡明而喜暗。去寒而就暖。咂膚咀血。求匹成孕。本不知其自。亦不有其種。初因惱人。搔而獲之。惟一而已。及其盛也。纍纍於衣縫。紛紛於髮鬢。捫之不盡。櫛之復有。在體者不踰肩。在肩者不下項。可謂形性不殊。節守有定。何其色一有異。畏惡頓別。黑者值藜蘆而衰落。白者近水銀而暗亡。觀此。凡爲良工。臨診值病。證之純者。治藥當如童蒙之屬小對。字字淸切。證之駁者。處方當如才子之破合題。字字包盡。又

云。一醫生藥家。有子年十七。已冠。頭上多虱。父取水銀。製髻繩以辟之。踰旬蟣虱如故。荏苒容顏萎黄。精神憔悴。時云頭冷。父疑其子思食致患。更醫。只作思色調理。皆無寸功。父常齋道。一日齋者。見其子尫羸。起問其故。父罄情語之。道人詳其頭冷。便曉患生水銀。徐微笑曰。無藥可治。惟貧道有術以起之。只製銀梗二條。如鼻竅大。各長二寸四分。按二十四氣。梗項須平容。貧道明早料理。患家深信其説。道人果如約至。索銀梗呵咒數四。納患子鼻中。揖曰。且退。近暮再至。緩手取出銀梗。視之大笑。以爪甲剔下水銀十數滴。示其家人。一毫無取。怡怡而去。挽之不留。其子乃安。父因閲神農經。乃見水銀之性。入人肉。令人百節攣縮。入人腦。能蝕人腦。至盡。道人以銀梗引水銀。蓋知以水銀性能蝕銀耳。凡所施爲。無非神其術。以動患家之信心。即是而觀。良工爲學不可不博。見識不可不廣。人命不可不重。取財不可不輕。用藥不可不防患。不如是。不足以盡醫道。安宜不知其難。習易簡簡要爲師。借法而求食也。重命君子。欲服易簡簡要之藥。敢請以糾繆參之。可投則投。可服則服。無蹈病未必殺人。藥之殺人多矣之深戒。

按盧祖常永嘉人。別號砥鏡老人。書中稱愚少嬰異疾。因有所遇。癖於論醫。吾鄉良醫陳無擇先生每一會面。必相加議。據此祖常爲紹興已後人。是書於王氏幷志寧二家。逐件糾剔。不遺餘力。毒詈之甚。非爲續述者。而其名書。似不可解。考澹寮方引是書。作易簡方糾繆。始知後序所謂。請以糾繆參之之語。蓋指其所著。頃讀亡名氏撮壤集。醫書部。有易簡方糾繆。想後人與施氏書合梓。因改舊目。加以後集二字者歟。

施氏發續易簡方論　六卷　存

題詞曰。王德膚作易簡方。大概多選於三因。而附以他方增損之。今世士夫。孰不愛重。皆以治病捷要。無踰此書。但其間有失點勘。未免大醇而小疵。予與德膚。垂歲有半面之好。非敢求多之也。特以人命所關。不容緘嘿。於是表而出之。予豈好辨哉。永嘉施發政卿撰。

後序曰。醫家著書。立言以貽世。而脈理精微。難以遽解。要當明示其虛實冷熱之證。使人易於適從可也。王氏此方。名曰易簡。士大夫往往以便於觀覽。故多用之。然其於虛實冷熱之證。無所區別。謂之爲簡。無乃太簡乎。此予續論之作。所以不能自已也。區區管見若此。烏知後人之不我是耶。淳祐癸卯夏五踰旬。敬書于寓室桂堂。

僧繼洪曰。施發著續易簡方。謂二生飲方。王氏云。治卒中昏不知人。痰氣上壅。咽喉作聲。無問外感風寒。內傷喜怒。或六脈沈伏。或指下浮盛。並宜服之。其誤後學者多矣。殊不知中風中寒。中濕中氣。六脈沈伏者。固可隨證增損用之。若指下浮盛。其脈必浮而洪數。此即挾熱中風之候。烏可投以烏附大熱之劑。如或用此。是以火益火耳。須先以稀涎飲。

微微去其涎。俟稍蘇。然後以加減小續命湯發散之。斯爲得矣。今之爲醫者。所習多易簡。凡見中者。不辨其冷熱。遽投三生飲。三生未效。易以三建湯。三建復然。其技止於重丹而已。欲僥倖萬一之中。而有時足以害人。皆王氏啓之也。更有中暑一證。亦使人噎悶昏不知人。其脈則虚弱而微遲。或者不審。以三生飲治之。禍不旋踵。可不謹諸。是乃施發之說也。繼洪嘗讀醫餘一編。有謂中風脈不大者。非熱也。是風脈也。又中疾氣鬱痰結。脈多沈伏。故亦有浮而非熱。沈而非實者。是乃王氏不拘脈。而用三生飲之祖意也。亦未爲全不是。然則果其脈浮數。而證有挾熱。豈不誤人哉。王氏又云。不問外感內傷。失之尤甚焉。固不可諱施發之說也。第施之辨脈猶未詳。攻王之辭亦有強而奪理處。故嘗謂諸師易簡方論。交相詆訶。各有偏枯。且惟紛紛於藥裏。更不言及人之臟腑有陰陽。禀賦有厚薄。安得公論之士。爲之裁斷云。（澹寮方）

徐氏（若虛）易簡歸一　佚

吳澄序曰。近代醫方。惟陳無擇議論。最有根柢。而其藥多不驗。嚴子禮剽取其論。而附以平日所用經驗之藥。則既兼美矣。王德膚學於無擇。易簡三十方。蓋特爲窮鄉僻原。醫藥不便之地。一時救急而設。非可通於久遠。而語於能醫者流也。是以不免於容易苟簡。其有以來施盧之攻也宜。且加瘧痢之證。病源不一。治法自殊。世有執無痰不成瘧。無積不成痢之說。而槪用一藥者。或驗於甲。而不驗於乙。人但咎其藥之不靈。而孰知由其辨之不明哉。數見病瘧者。對證依施氏用藥。又數見病者。對證依嚴氏用藥。證各不同。無不應手愈。信夫對證之明。而處方之當者。其效如此。德膚局以四獸斷下二藥。豈可不笑也耶。德膚以來。增補其書者凡三。曰孫。曰施。曰盧。豫章徐若虛昔以進士貢儒。而工於醫。又取四易簡而五之。名曰易簡歸一。其論益微密。其方益該備。施盧且當避席。而況王若孫乎。雖然。微密非易也。該備非簡也。非易非簡。而猶曰易簡。蓋不忘其初。吾取其有功於愈疾。有德於人而已。於書之難易繁簡也。夫何計。文集

按醫方類聚中所載王氏易簡方。與德膚書不同。不知出于何人。其體例亦類錄四家而成編。豈徐若虛所著者歟。山本莱園九嘗輯爲一卷。雖非完璧。使覽者易於運用也。

夏氏德懋衞生十全方　宋志十三卷　佚

四庫全書提要曰。衞生十全方三卷。奇疾方一卷。宋夏德撰。德字子益。其里貫始末未詳。是書有唐仲友原序。云友人夏子益哀其師傳之方。經常簡易用輒得效者。爲十卷。幷取舊所家藏他方。掇其佳者。爲二卷。附以自著奇疾方一卷。共十三卷。則此書非一人之所著。觀其治腰腎

疹方。卽唐鄭相國方。其明證也。今從永樂大典錄出。輯爲上中下三卷。雖與原書卷數十不逮其三四。然諸證方藥論說亦已略具其中。如肝脹離魂。眼見禽蟲飛走。及眼赤。渾身生斑。毛髮起如銅鐵。鼻中毛長五尺。口鼻腥臭。水流有鐵色。蝦魚等證。皆罕見之變怪。而治法甚爲平近。蓋本於相傳禁方。不主尋常之軌轍。他如麥功散之治産後中風。率皆平正簡當。則固非徒矜新異者矣。書錄解題僅載奇疾方一卷。宋史藝文志所載。則書名卷數。與仲友序竝合。其奇疾三十八方。已附見傳信適用方中。又散見本草綱目中。然不可以他書所引。轉廢其本書。故仍輯爲一卷。附之於後。至其孰爲師傳之十卷。孰爲家藏舊方之二卷。則已不可辨別。故亦合而編之焉。

治奇疾方　書錄解題一卷　佚

陳振孫曰。夏子益撰。凡三十八道。皆奇形怪證。世間所未見者。

亡名氏中興備急方　宋志二卷　佚

按弟堅曰。衞生家寶方載中興活血丹。稱此方廬山中興寺僧傳。據此。是書亦彼僧所編歟。

陳氏闕名經驗方　宋志五卷　註曰。不知名。　佚

趙希弁曰。陳氏經驗方五卷。右書林陳先生集。李文懿公壁爲之序。

趙氏闕名瘴瘧備急方　宋志一卷　佚

黃氏（環）備問方　宋志一卷　佚

王氏（世明）濟世萬全方　宋志一卷　佚

亡名氏安慶集　宋志十卷　佚

吳氏（彥夔）傳信適用方　宋志一卷　未見

陳振孫曰。傳信適用方二卷。稱拙菴吳彥夔。淳熙庚子。

四庫全書提要曰。傳信適用方二卷。不著撰人名氏。宋史藝文志載此書。亦不云誰作。而別有劉禹錫傳信方二卷。考此書每方之下。皆註傳自某人。中有引及和劑局方者。必非禹錫書也。書錄解題有傳道適用方二卷。稱拙菴吳彥夔淳熙庚子撰。與此本卷帙正同。知此即彥夔之書。傳寫譌信爲道也。此本由宋槧影寫。前後無序跋。所錄皆經驗之方。中有八味圓問難一條。尤深得製方之旨。其餘各方。雖後人之選用。而採擇未精者尚多。末附夏子益治奇疾方三十八道。其書罕見單行之本。明李時珍本草綱目所載。疑或從此鈔出也。

陳氏（抃）手集備急經效方　宋志一卷　佚

陳振孫曰。陳氏手集方一卷。建安陳抃。

余氏（綱）選奇方　書錄解題十卷　佚

陳振孫曰。靑田余綱堯擧撰。

選奇方後集　書錄解題十卷　佚

楊氏(俊)家藏方　宋志二十卷　存

自序曰。夫醫之爲藝。探天地清濁之源。察陰陽消息之機。順四時之宜。藉百藥之功。以治人之疾者也。粵自神農著金石草木之書。黄帝岐伯譔內經素問。其學盛行而不廢。名世之士。若扁鵲和緩。藝成而名立。蓋班班可考。然皆心得其微。取諸左右。砭艾湯熨。變化不測。實未曾爲方以詔後之人也。惟伊尹論湯液。漢長沙太守張機仲景引而申之。始有可傳之方。蓋已末矣。夫疾病之變無窮。而吾之爲方有限。欲以有限之方。通無窮之變。其不附會臆度。繆以毫釐者。鮮矣。是以有經絡形證之辨。有增減參伍之法。神而明之。祈其人。嗚呼。豈以後人若扁鵲和緩者。不可覬一得於千百年之間。而人之有疾。蓋死生於呼吸之際。不得已而有是也歟。由是言之。後之醫。以方爲書者。凡有一得之效。舉不可廢也。余家藏方甚多。皆先和武恭王及余經用。與耳目所聞嘗驗者也。揭來當塗。郡事多暇。日發篋出之。以類編次。凡用藥相似。而責效不同者備列之。得一千一百一十一道。蓋今之爲醫者。皆有自嘗試之方。深藏篋中。不輕以語人。僥倖一旦之售。以神其術。今余之所得。多良醫之深藏而不語人者也。方將使人家有是書。集天下良醫之所長。以待倉卒之用不亦慈父孝子之心乎。於是鋟木郡齋。以廣其傳云。淳熙五年三月乙未朔。代郡楊倓序。

宋史楊存中傳曰。存中子倓。簽書樞密院事。昭慶軍節度使。

陳振孫曰。楊氏方二十卷。樞密楊倓子靖以家藏方一千一百十有一首。刻之當塗。世多用之。

按子靖仕履。宋史欠詳。今考之錢塘六和塔石刻四十二章經第三十八段。子靖所書。署曰。左朝請郎。尚書都官員外郎。兼玉牒所檢討官。兼權戶部員外郎楊倓。崔敦詩。玉堂類藁。有楊倓除節度使制。稱特授靖海軍節度使。依前提舉佑神觀。進封繁畤郡開國侯。加食邑五百戶。食實封二百戶。又有賜徽猷閣學士太中大夫提舉神佑觀楊倓上表再辭免。除靖海軍節度使簽書樞密院事進封雁門郡開國侯加食邑實封。不允。仍斷來章批答。又有賜昭慶軍節度使楊倓辭免知荊南府。不□詔不得。更有陳請詔。又有賜昭慶軍節度使提舉隆興府玉隆萬壽宮楊倓上表。再免知江陵府。不允。不得再有陳請。詔是。皆可以補史之遺文。

胡氏 元質 總效方　宋史十卷　佚

按東窑延璽跋楊氏方曰。樞密洪楊二公。給事胡公。前後守當塗。各有方書。鋟木于郡中。亦遺愛之一端也。其名曰洪氏集驗。楊氏家藏。胡氏經效云。此胡氏方。似元質所著。而宋志總字。恐是經訛。

陸氏 游 續集驗方　宋志二卷　佚

跋曰。予家自唐丞相宣公。在忠州時。著陸氏集驗方。故家世喜方書。予宦遊四方。所獲亦以百計。擇其尤可傳者。號陸氏續集驗方。刻之江西

倉司民爲心齋。淳熙庚子十一月望日。吳郡陸某謹書。文集

朱氏端章 衞生家寶方 宋志六卷 闕

徐安國序曰。傳云。古之人不在朝廷之上。必居醫卜之中。醫卜賤伎。而有道之士。所注意焉。何也。吉凶死生。民之大患也。卜以知來。醫以起死。不與民同患。孰先斯二者。故世之奇人道不時遇。和光同塵。與世俯仰。不鬻卜於人間。則賣藥於都市。蓋憂國惠民無所發洩。不得不然也。若乃進而撫世。澤加於民。視醫卜之伎。猶日中之爝火耳。何足溷吾天君耶。今有人焉。不以聲華榮利易其心。而刻意方藥。形愁思眇。若逃世之士不得志者之所爲。是必愛人利物之誠。發於天性。有不容自已者。則古岐伯伊尹大倉公張長沙其人也。而今於南康郡守朱公端章見之焉。公政不徒善。志在及物。日問民疾苦。州刺史事也。而民之疫癘。則疾苦之大者。吾可勿問乎。迺辨四時寒暑燥濕之氣。處方治藥。家訪廬給。旦旦以之全活者衆矣。復於暇日。召州從事徐安國。出方書數編示之曰。此書傳自先世。或經手錄。無慮百方。世莫得睹。將廣。其慮搜羅未盡。而利不博。盍爲余增廣之。僕久蓄是志耳。剽目竊編類猥多。稟命而退。復加訪討。或僚朋祕以全生。鄉貴貴珍而世鬻。寒儒窮年集驗。方士肘後密傳。一日盡得之。刪去繁重。采掇祕要。與類相從。咸歸於條貫。就道齊

而正焉。公喜而名之曰衞生家寶。共八百餘方。凡四十三門。鋟諸板。以遺天下與來世。噫。是書比千金聖惠雖略。比本事必用則詳。家藏一本。以備緩急老幼可安堵矣。仁人之利。豈不博哉。或曰。用藥如用兵。徒守古法。不知合變。鮮不敗事者。紙上語何可恃耶。僕曰。不然。醫之有方書。如射之有正鵠。雖不必中。而失亦鮮矣。若夫智悟神聖。學精工巧。心術之妙。運於杳冥之中。而應於色脈之表。則方書特土苴爾。故曰。神而明之。存乎其人。淳熙十一年十一月十五日。承議郎簽書南康軍判官廳公事徐安國謹序。

衞生家寶湯方　宋志三卷　闕

葉氏大廉錄驗方　書錄解題三卷　存

陳振孫曰。大社令延平葉大廉撰。

跋曰。葉氏錄驗方。大廉先世所傳。平日受用者也。大廉少好藏書。而於方書尤所注意。宦遊四方。每歲卒傳錄成冊。雖所積卷帙甚富。前此未見人用。或用而未見其效。與夫大廉疑之而未敢輕用者。皆不敢傳之於人。大廉嘗見醫家有能療人之病。而少有授人以方者。每自思之。與其施藥於人。豈若錄已驗之方。使其傳之寖廣。遂略分門類。別爲上中下三卷。俾壽春劉良弼三山許堯臣二醫士。詳加校正。而鑱本於龍舒郡齋。淳熙丙午孟冬朔。延平葉大廉謹書。

李景和跋曰。右葉氏錄驗方。大社頃在龍舒。面以見授。具言集此書之不苟。予歸而試之。如治傷寒神授解肌湯補心七寶丹等藥。皆有奇效。予後爲霅爲婺日。兩獄遇有病囚居民間值時氣。輒施解肌湯爲劑。動以數十斤許。服者無不立愈。得名神捷。誠不忝。江淮間人。多信用之。它所或未之見。予故刻之東陽郡齋。嘉泰甲子九月望。潯陽李景和書。

王氏執中既效方 佚

王璆曰。峽州教授王執中刊一書。名既效方。百一選方

醫籍考卷四十九

東都　丹波元胤紹翁編

方論二十七

亡名氏纂要備急諸方　書錄解題一卷　佚

陳振孫曰。不知何人集。皆倉卒危急所須藥及雜術也。

太醫西局濟世方　宋志八卷　佚

王氏(素)經驗方　宋志三卷　佚

胡氏(闕名)方　書錄解題一卷　佚

陳振孫曰。不著名。

張氏(杲)醫說　書錄解題十卷　存

陳振孫曰。新安張杲季明撰。

羅頊序曰。醫之伐病。猶將之伐敵也。夫決機戰攻之地。以取勝用兵者。固皆有是心。及一旦爲背水陣。則觀者愕然矣。非有淮陰爲之辨析。則孰知其出於兵法。是兵之不可以無其說也。兵不可以無說。醫其可以無說乎。里中張杲季明。自其伯祖子充。以醫顯京洛間。受知于范忠宣。其祖子發。蓋學于伯祖而有得者也。於是其父彥仁。繼子發。而術更妙於充。深微所衍。固三世之醫也。季明則欲博覽遠觀。弘暢其道。凡書之有及於醫者必記之。名之曰醫說。始見則曰。已得幾事矣。再見則曰。近又得幾事矣。其意欲滿千事。則以傳於人。予念醫家之書。本之以素問靈樞。廣之以難經脈訣。而藥之君臣佐使。咸萃於本草。世固不外是而爲醫也。今有出一奇以起人之死。則衆必相與驚異。以爲昔人所未到。自明觀之。其不有似背水陣乎。故予知是書之爲有益也。己酉歲冬。季明攜以過我。且曰。書雖未成。請姑先梓之。以勉杲之意所勿及。會予有鄖郢之役。殊倥偬。然念季明情甚篤。又顓顓於其業。蒐選宜必精。故不暇之盡譔。而徒嘆其當盛年著書。遽肯出與人共之。其存心有足大者。豈非逮事其祖。多異聞。故不以得之紙上者。爲己私分也歟。此予所以益重明也。遂書以冠醫說之首。己酉歲十月六日。朝奉大夫權發遣郢州羅頊序。

李以制跋曰。醫者意也。果可以紙上索乎。雖曰不知書。而曰我知意。余不信也。知書矣。而未之廣。猶不書也。張君季明示余醫書一編。載古今事跡至纖悉。蓋其生平目覽耳聽。凡涉醫者必錄。錄必以其類。今老矣。搜訪尚不輟。將成一家之書。以傳于世。張世以醫名世者。季明用心之勤如此。其能世其世可知也。季明有子。字九萬。鄞郡庠。性敏而能文。使以季明勤於醫之心。而勤於學。其能爲張氏大門戶。亦可知也。噫。季明之用心如此。其必有子以大門戶。又可知也。是則季明之末編報應之說。嘉定甲申首夏末澣。檇李李以制書。

四庫全書提要曰。醫說十卷。宋張杲撰。杲字季明。新安人。其伯祖張擴嘗受業於龐安時。以醫名京洛間。羅願鄂州小集。有擴傳。其敘治驗甚詳。此書前有淳熙己酉羅頊序。亦稱擴授其弟子發。子發授其子彥仁。杲彥仁子也。承其家學。亦喜談醫。嘗欲集古來醫案。勒爲一書。初期滿一千事。猝不易定。因先採掇諸書。據其見聞所及。爲是編。凡分四十七門。前七門。總敘古來名醫醫書。及鍼灸診視之類。次分雜證二十八門。次雜論六門。次婦人小兒二門。次瘡及五絕痺疝三門。而以醫功報應終焉。其間雜採說部。頗涉神怪。又既載天靈蓋不可用。乃復收陳藏器本草人肉一條。亦爲駁雜。然取材既富。奇疾險證。頗足以資觸發。而古之專門禁方。亦往往在焉。三世之醫。淵源有自。固與道聽塗說者殊矣。

周氏恭續醫說會編　醫藏目錄十八卷　存

自序曰。宋張季明作醫說十卷。上自三皇。并歷代以下名醫一卷。醫書。本草。鍼灸。及醫之神者。又一卷。其他神方。診法。并百病類門。與夫醫功報應。警於世者。準是數也。其間所序者。求其精微。取法於後世。闡明三皇以來之道。則未有聞焉。予因其所未備者。搜而得之醫書。則二十三條。鍼灸者。一十九候。脈法之條。十有五。論醫之法。三十有七。用藥者。三十八。其藥戒則二十一。養生調攝并食忌。總計八十餘。通類醫之能否者。則有十四。餘列季明所未有者及百病分門治法。一病而施治有不同者。又將千餘。諸方二百六十餘。則又次之。凡十八卷。名曰醫說會編。使學者求季明之書。參予之所宜者。於素難諸家。泝而通之。醫之術。微有所試矣。予嘗謂。從聖賢之道。求聖賢之心。不過以利濟天下。在達而在上。於天下之物。莫不有被其澤者。其窮而在下。則雖有扶世阜民之志。將安展其所施乎。故先正有曰。達則爲良相。不達則爲良醫。相不可幸而致。醫又安可幸而爲耶。蓋欲其利物之同心也。吾將告夫忠信之人。以仁存心。以及物爲意。則其術必有大過人者。使心馳於利。則必昧乎其術。求免於殺人者寡矣。是何異於宰物者之陽仁義而陰苞苴。又欲求乎盛名。而保祿位。其與索價之醫。望十全之治。求通於時。不亦難矣。所謂良相良醫可乎。醫說之書。幸投於君子。則萬世生民之利。何其博哉。弘治六年癸丑秋九月下澣。崑山周恭書。

歸有光序曰。周寅之先生與大父同里相善。爲詩社友。日相過從。予世父及先人。皆少從學。予年七歲。從授孝經大義。見先生竟日焚香端坐。

時稱隱君子者。必曰先生。先生嘗作八詩。吳文定公爲之序。刑部周充之跋而刻之。先生之子壻河南右方伯朱顯伯梓其詩稿。曰沈疴集。先生尤好方書。嘗取宋張季明醫說增廣其未備。爲五十卷。其自敘以爲學者求季明之書。參予之所宜者。於素難諸家。泝而通之。醫之術其庶幾矣。又病季明書。求其精微。取法於世。闡明三皇以來之道。未有聞焉。則知先生之所以自負。蓋謂其能有所發明。而得其精微者。東倉曹比部用晦嘉其有益於世。因鋟梓以廣其傳。而先生之孫太學生世昌請予序之。予觀其書。皆先生手自繕寫。筆畫端楷。無一字潦草。歎其爲之書不苟也。昔漢成帝河平中。命侍醫李柱國校醫經七家。經方十有一家。後世其書益廣。無慮數百家。今自神農黃帝經方。扁鵲八十一難經。及靈樞甲乙諸書。世多有存者。如六經未嘗不行於世。顧學者得其精微爲難耳。觀先生之所自敘。則知其所自得。愈於季明之書。其可傳無疑也。比部君能梓行之。仁者之用心。尤可歎尚云。隆慶三年夏四月乙亥。門人前進士歸有光舟次安平書。

俞氏弁續醫說　明志十卷　存

自序曰。齊梁之人有言。曰。不明醫術者。不得稱爲孝子。此過論也。宋儒謂治病之委庸醫。比之不慈不孝。事親者不可不知醫。斯言旨哉。時之名醫。若甄權許智藏李明之朱彥脩。咸以毋病習醫、研精覃思。遂究奧妙。蓋君子之存心。無所不用其至也。弁雖不敏、癖于論醫、或聞師友講談之餘。或披閱諸史百家之文、凡有會于心者。輒手抄以備遺忘、積久成袠。劃爲十卷。名曰續醫說云。匪敢與古人頡頏、將來好事者共之。壬午七月望日敍、

吳恩序曰。禦寇有言。醫者理也。理者意也。何稽乎。理言治。意言識。得理與意。料理於未見。曰醫。超然望聞者。無幾也。降則不理不治。不識不明。斯二者。不言不詳。以故聖人尚乎辭說者。謂經始於軒岐緩鵲輩。識其意者也。仲景下。代有名士。有方有論。有原有辨有法。耿耿與繁星。並震而不磨者。聖人以道仁天下、起危養安。斯已矣。而又立言。以匡扶百代、其爲慮不廣且勤哉。神而明之。在人。子容氏有意焉。久矣。苦心探賾。學以聚之。問以辨之。精思以強勉之。董生曰。強勉學問。則聞見博知益精。然會博而歸約。則君子貴乎詳說也。是書述古法今事。積有歲月。得理與意者。纂載不遺。子容之用心。亦勤矣。病其繁也。故略。節取之。以講於家塾。有就有道意。蓋以人之司命。不敢肆然而輕耳。考其言。有先經以始事。有後經以終義。則係之以經曰示無專也。有以脈而辨證。有以證而辨劑。的之已見者則係之以余曰示無私也。得之前烈。參之時賢者。

則係之曰某人曰示無掩焉。蓋得於意則見於言。本始以清其源。推委以别其流。酌中隨時。以明其宜。以通其變。而參伍設置。尙其權也。有論而無方。神其用也。祖乎帝。繼其志也。徵諸今。尙時也。文以定志。達其意也。創屨而成什。要諸理而止也。博而要。辨而精。簡而覈。迹其所到。眞可究之施行者矣。殆與醫案醫原相勝負。其可也。鬼神洩其祕於此矣。子能祕之家塾。不布百代耶。噫。孰知無是心也。俟迺綿邈。光於世世。則後起者。吾諒其惑焉。子容姓俞名弁。以翁約齋號。故自附曰守約云。嘉靖甲午。鄉貢進士。白海吴恩序。

崔氏嘉彥紫虛眞人四原論　讀書敏求記一卷　未見

錢曾曰。四原者。原脈。原病。原證。原治也。

亡名氏摘要方　書錄解題一卷　佚

陳振孫曰。傷寒十勸。及危證十病。末載托裏十補散方。

王氏璆百一選方　宋志二十八卷　存

陳造序曰。予少多病。刻意方書。且博求於人。得於方書之外。往往取效如意。歲丁巳之官京西。正月十八日。謁漢陽史君王公璆。公一見如舊。知問爲政。不吾蘄。因惠百一選方一部四袠。予向之求而得。用而效者。盡在焉。乃嘆得書與識公。皆不早也。公云。吾裒集十九年乃成書。其勤如是。我輩顧安享用之。士君子以仁存心。凡其濟世利人。不能行。慊如也。公之此書。足以躊滿所志。而況政術。父母斯民。有不可掩者在。乎皆不可忘。故識之。（文集）

章楫序曰。方書傳於世衆矣。其斷斷能已疾者蓋寡。古人方書。一藥對一病。非苟云爾也。後世醫家者流。不深明夫百藥和齊之所宜。猥曰醫特意爾。往往出己見。嘗試爲之。以故用輒不效。甚者適以益其病。而殺其軀者有之。毋怪乎饋藥者以未達而不敢嘗。有病者。以不治爲得中醫也。嗟乎。醫方所以除疾疢而保性命。其何至是。得匪其擇之不精。處之不審故歟。是齋王史君璆。博雅君子也。生長名家。蓄良方甚富。皆其耳目所聞見。已試而必驗者。每嘆人有可療之疾。藥不相值。卒於不可療。思濟斯人。詎忍祕而不示。屬守古沔。公餘裒集。始就。迺鋟諸郡齋。目之百一選方。其精擇審處蓋如此。然則公之用心仁矣。是書之衍其傳也宜哉。慶元丙辰孟冬初吉。郡文學天台章楫序。

陳振孫曰。是齋百一選方二十卷。山陰王璆孟玉撰。百一者。言其選之精也。

朱彝尊跋曰。百一選方。不書撰人名氏。題曰是齋。按陳氏書錄解題曰。是山陰王璆孟玉所輯。凡二十卷。宋志藝文志作一十八卷。予家所藏。

乃元人鈔本。按其目僅二十卷爾。殆經後人選擇者歟。

按寬政己未，千田子敬恭借西京荻典藥子元元凱所藏元板重彫家塾。先子序曰。攷歷代醫傳。無載王氏者。據陳造題詞。及章楫序。則其人非醫。倣陸忠宣忠州之錄者。古今醫統作字孟欲。誤矣。又朱彝尊曝書亭集有是書跋云。其所藏元本僅二十卷。因疑後人所選擇者。今此本亦二十卷。即與朱所言符矣。而其分門三十一。錄方二千有餘。條列井井甚備。則未可遽據解題及宋志所載卷數。而斥爲非王氏原帙也。

郭氏坦備全古今十便良方　四十卷　存

宋德之序曰。余素喜仙人劉涓子服朮法。怵桃鴿之戒。未果也。得成都李君康甫方。合五味子爲劑。可不戒而效。歸語同舍生郭君履道。君愕曰。方乃有是耶。余雅知君好方意。未及李君也。服之踰時。睛忽半赤。瘍起赤中。醫卽以大鐵鍼。卷眥剔瘤乃已。後以問郭君。曰。朮溫補而性甚燥。故餌朮者。必□□次其燥以全其溫。乃可補耳。且五味偏多酸。以酸斂燥。併歸於肝。目不病何待。余始知君精於方藥。非時流比也。會余入山。君勸余親近方藥。以自補養。閒取素問本草古今諸方閱之。每患其部帙繁多。難以徧舉。欲集錄其要作一書。各無端緒。一日君相過言曰。坦病癈二十年。以其試藥。以證考方。知世良方誠能去疾。特士大夫知醫者鮮耳。故知方者不畏多疾。而畏病者率不喜方。使人得良方。家儲善藥。雖挈屬遠遊。奮身勇往。僻處窮鄉。可無疾之憂矣。因出所集方四十卷示余曰。神農本草。上中下藥。應天地人。止三百六十種。後醫增入有名未用。冗濫猥雜。而世醫常用。亦不過六十四種。以六十四藥。盡四百四病。如易爻流轉。運用不窮。且簡要本草諸家所箋六十四藥於首。凡養性隄疾。擇材製劑之法。莫不具在。間編畫然。諸方盡廢。余得之喜。勸君爲廣之。踰年而書數至。求余爲序。余嘉君用力精專。措心益廣。近古人強爲善者。故爲具識本末。以告識者。君汾陽人。坦其名。履道其字。慶元二年十有二月甲戌。青山宋德之序。

方氏導家藏集要方　宋志二卷　闕

自序曰。余早年隨侍□□公侍郎。遊官江淮湖廣閩淛。幾□□□。凡山川之險阻。兵民之利病。貨財之源流。粗所諳曉。以眷戀庭闈。都忘出仕之念。年踰四十。不隕絕。而考妣相繼即世。既免喪。門戶之責不輕。故閉勉從仕。既僥倖改秩。試邑佐郡。偶外臺及郡守。皆賢者。遂得行平日之志。郡邑之人頗相愛。秩滿趨朝。荷廟堂處以沅湘。分符之寄。地闕俱遠。自惟齒髮漸衰。豈堪遠涉江湖間。遠丐祠家居。饕竊無功之祿。早眠晏起。心地泰然。乃以數十年家藏名方之得效者。與一二良醫是正。分門編類。以備檢閱。或可療人之疾。亦勝飽食終日。無所用心者焉。故書卷首。以示子孫云。慶元丁巳四月日。覺齋居士方導夷吾。

按　先子曰，陳日華經驗方云。方夷吾所編集要方，刻之臨汀。後在鄂渚，得九江太守王南強書曰。老人久苦淋疾，百藥不效。偶見臨汀集要方中用牛膝者，服之而愈。右見于本草綱目牛膝註。而淋病載下卷。乃係缺佚。殆不堪惋惜也。

張氏松究原方　宋志五卷　佚

自序曰，凡疾必有所從受，然其證不一。或見於手足，或發於頭目，或作於腹背腰脇。故醫者多從其所形見，以療之於外。雖有幸獲少差者，及其證狀見異，始茫無□措。百藥俱試，冀於一得。良由眞見不明，妄以臆度，不審其從受之原。故力雖勞而效途遠。猶木之有蠹，蠹本於心，則枝葉皆病。今徒攉瀫其枝葉，求以去蠹，終不可得。蓋病初不本於枝葉。此僕所以有究原之說也。僕□習倉扁之術，每診一疾，不問貴賤，未嘗不精察體認，以求其受病之源。每用一藥，不問精粗，未嘗不審酌寒溫，以圖其愈病之效。且夫醫之爲術，貴在拯人之急，非徒專己之利。今故博采古先必驗之方，掇拾家傳已試之說，盡其底蘊，萃以成編，流行於時。以備披擇。雖起死之妙，未敢自矜於前賢，然使沈痾之人，不返爲藥石所誤，則是書之傳，豈曰小補。嘉定六年十月日，承節郎新監饒州在城適稅張松茂之序。附于元板傷寒百問卷首

劉氏開方脈舉要　佚

按右見于南康府志。

巳效方　佚

按右見于朱氏集驗方。

溫氏大明　隱居助道方服藥須知百家名書。改作海上仙方前集。　一卷　存

自序曰。余家世南京。高祖因宦遊。寄跡四明。所謂醫書奧旨。初得醫師王承宣心傳之妙。更歷三世。至先君制幹。隨侍魏丞相入都城。遂以儒醫名於時。余讀父書。密受奧旨。自淳熙改元。始續先業。遍遊京邑。纔七八年。因己出入士大夫之門。而朝野以是草木知己。迨今四十餘歲。備見先輩後輩。初學未學。興廢不一。蓋由用藥治病。僥倖於目前。故福善禍淫。報應於身後。吁可憫也。余日迫桑榆之景。心棄利名。隱居求志。恨無以惠人。取五世家傳名方。併生平行醫應效圓散與夫古今聖賢諸方。歷學請問四方名士。海上良法。集爲一册。計詩七十七首。的有起死還生之效。活人以代耕。設或私藏。則所濟者狹矣。謹錄施以傳。非惟世人有疾者。一展卷而識之。得此者。亦可以自助。豈曰小補之哉。時嘉定丙子中秋日。學道隱居溫大明謹序。

劉氏信甫　活人事證方　二十卷　存

小引曰。余幼習儒醫。長游海外。凡用藥取效者。及祕傳妙方。隨手抄錄。

集成部帙。分爲門類。計二十餘卷。每方各有事件引證。皆可取信於人。並係已試經效之方。爲諸方之祖。不私於己。以廣其傳。庶使此方以活天下也。桃谿居士劉信甫編。

葉麟之序曰。醫家之攻疾。如兵家之攻敵。其術一也。是以古之善用兵者。決機制勝。雖若縱横出於己。然求其謀計之所施。無不暗合古法。如韓信之背水。虞詡之增竈。往往皆祖孫吳之故智。此無他。取事之已然者。以爲證。果何往而不收效耶。兵家且然。而況於醫家之療病者哉。攷之往昔。以醫名世者。無出扁鵲和緩之右。觀其望齊侯而退走。辭晉侯而弗治。亦不過按疾在骨髓膏肓。而爲之辭。然後知不證以古方。而嘗試以私意者。皆非三折肱之良醫也。桃溪居士劉君信父。本儒家者流。屢擯名場。而壯志弗就。迺欲活國之手。而爲活人之謀。既而思之。囊有妙劑。僅可以濟一隅。曷若鳩千金之祕方。足以惠天下之爲博也。於是此書作焉。夫作非己私。而證以成效。欲使觀者有據。而用者不疑。仁矣哉。信父之用心也。予嘗怪世之庸醫。未必得周官十全之術。設或遇人危篤之疾。反欲自珍其藥。以爲要利之媒。貪心未饜。雖匕劑而不輕試。尙何望其以祕訣而授人哉。斯人也。其不爲孫思邈之罪人者。幾希矣。正爾傷夫醫道之趨薄。而深有感於劉君子近厚。此所以仵來謁序。而不敢辭。昔嘉定丙子臘月朔旦。從政郎。新監行在惠民和劑局。葉麟之棠伯書。

按 先子曰。是書凡二十門。每方各有事件引證。蓋許白沙本事之流亞也。本邦性全萬安方。有隣福田方。往往援引其方。而世無傳者。每以爲憾焉。吉醫官長達偶擕其所藏宋本來而見借。予驚喜不知所況。遂速付寫手。影鈔以藏于家。但是書。宋藝文志及晁陳二氏。並不著錄。故信甫履歷。不得詳焉。攷葉棠伯序。信甫本儒者。屢擯名場。而爲醫者。迺與葉同嘉定時人。

活人事證方後集 二十卷 存

小引曰。是書前集。盛行于世。第限方之未全。今再求到桃谿劉居士編集常用已效之方。約計一千餘道。分門析類。先原其病候。次引事以證之。使用者無疑。服者必效。此方誠可活天下也。幸詳鑒。

魏氏峴家藏方 十卷 存

自序曰。人受天地沖融之氣以生。莫不亨之以上焉者之壽。然鳧鶴之不能皆齊者。非天之降年爾殊也。七情蠱於內。六淫寇其外。於是乎疾生焉。夫一疾有一證。一證有一方。善醫者。雖復察脈審色。同知其因。方苟未良。何所施巧。此簡冊之在天下。最不厭其博且多者。莫方書若也。峴自問仕以來。垂四十稔。媿無秋豪之善。足以活民。又以素弱多病。百藥備嘗。因摭先大父文節公先人刑部所錄。及峴躬試而效者。得方凡千五十有一。釐爲四十一門。一十卷。集成一書。目曰魏氏家藏。不敢自奇。用鋟諸梓。以廣其傳。雖後所藏非富。未足以盡療世人之疾。或者採而用之。有所全活。則庶幾區區之心。不得於彼。而得於此耳。雖然。康節先生之詩曰。與其病後能求藥。不若病前能自防。又曰。用藥似交兵。兵交豈有寧。善養生者。常致意於金石草木之先。使性不爲情所流。主不爲客所感。各全其上焉者之壽。則是編也。辟諸武事。蓄而弗試。斯善矣。是又書外之意。尤卷卷於世之人云。寶慶丁亥中和節。碧溪魏峴序。

按魏峴始末未詳。自序稱先大父文節公先人刑部所錄。則爲右僕射杞孫。四庫全書總目地理類。有峴所撰四明它山水利備覽。曰峴鄞縣人。官朝奉郎。提舉福建路市舶。

陳氏 自明 管見大全良方 醫藏目錄十卷 未見

撫州府志曰。陳自明。字良甫。臨川人。精於醫。

按是書論方。散見于醫方類聚各證門。惜其非完璧矣。

釋氏 文宥 必效方 宋志三卷 佚

賈似道曰。溫陵醫僧圓通大智禪師文宥善脈。晚年不按脈。望而知。臨終五七年。隔垣知之。凡病人骨肉。往問視之。而知病者之候。予問其故。曰。以氣色知之。茍其氣血同者。憂喜皆先見。古有察色。然而未有隔垣而知。亦甚異也。悅生堂隨筆

嚴氏用和濟生方　十卷　存

自序曰。古人不在朝廷之上。必居醫卜之中。雖然醫之爲藝誠難矣。亦貴乎精者也。所謂精者。當先造于四者之妙而已。古人云脈病證治是也。夫微妙在脈。不可不察。察之有理。乃知受病之因。得病之因。乃識其證。既識其證。則可詳其所治。四者不失。臨病之際。可以療寒以冷。有餘者與之。不足者取之。是謂實實虛虛。損不足而益有餘。苟不明此。鮮有不致斃者。良可嘆哉。用和幼自八歲喜讀書。年十二。受學于復眞劉先生之門。先生名開。立之其字也。獨荷予進。面命心傳。既十七。四方士夫。會不以少年淺學。而邀問者踵至。今留心三十餘歲矣。偶因暇閒。慨念世變有古今之殊。風土有燥濕之異。故人稟亦有厚薄之不齊。若概執古方。以療今之病。往往枘鑿之不相入者。輒因臆見。乃度時宜。採古人可用之方。裒所學已試之效。疏其論治。犂爲條類。名曰濟生方。集既成。不敢私祕。竟鋟諸木。用廣其傳。不惟可以備衞生家緩急之需。抑以示平日師傳濟生之實意云。峕寶祐癸丑上巳。廬山嚴用和序。

江萬序略曰。吾邦廬阜之產。不特多大儒名士。以醫知名。正自傾動。每數千里赴人急。諸公貴人。盡禮請延以上客。四方會莫敢鴈行。望塵靡馳。蓋劉嚴是也。劉開字立之。嚴用和字子禮。嚴由劉教。名譽正等。而心思挺出。頓悟捷得。衆謂嚴殆過其師也。劉死已數年。問藥四來。而今相屬於嚴之戶。於是以生平所處療。而沈思得要者。論著爲方。欲傳之世。曰濟世方云云。

四庫全書提要曰。濟生方八卷。宋嚴用和撰。用和始末未詳。吳澄集有易簡歸一序。稱嚴子禮剽陳氏三因之論。而附以經驗之藥。以其名推之。子禮以卽用和字。其人蓋在陳言後矣。澄又有古今通變仁壽方序曰。世之醫科不一。惟有所傳授。得之嘗試者多驗。予最嘉嚴氏濟生方之藥。不泛不繁。用之輒有功。蓋嚴師於劉。其方乃平日所嘗試而驗者也。則澄蓋甚重此書矣。其書分門別類。條列甚備。皆立論於前。而以所處諸方。次列於後。自序稱論治凡八十。製方凡四百。總爲十卷。用之十五年。收效甚多。因鋟梓以傳。明以來傳本頗稀。又大抵脫佚錯繆。失其本旨。故醫家亦罕相研究。今據永樂大典所載。補闕訂譌。釐爲八卷。書中議論平生。條分縷析。往往深中肯綮。如論補益云。藥惟補柔而不僭。專而不雜。間有藥用羣隊。必使剛柔相濟。佐使合宜。又云。用藥在乎穩重。論欬嗽云。今人治嗽。喜用傷脾之劑。服之未見其效。穀氣先有所損。論吐衄云。寒涼之劑。不宜過進。諸方備列。參而用之。蓋其用藥主於小心畏愼。雖不善學之。亦可以模稜貽誤。然用藥謹嚴。固可與張從正劉完素諸家。互相調劑云。

濟生續方　八卷　存

自序曰。余夙嗜方書。丞卽師授。以醫道行世。五十餘年。比因暇日。論治凡八十。製方凡四百。總爲十卷。號濟生方。總而用之。十有五年。收效甚多。然間有前書所未備。而不可以盡索者。因著續方。爲方又九十。爲評二十四。用鋟諸梓。以廣其傳。或謂古者處劑。不過數種。針灸不過數處。君之方。奚以多爲。余應之曰。醫者意也。生意在天地間。一息不可間斷。續此方所以續此意。續此意所以續此生。請勿以多譏余。時咸淳丁卯良月。廬山嚴用和謹書。

按是書世不見其傳。叔父筠菴君得之一門人。跋其後曰。閱四庫全書提要。著濟生方八卷。稱明以來。傳本頗稀。大抵脫佚錯繆。失其本旨。今據永樂大典所載。補闕訂譌。釐爲八卷。而舉其補益欬嗽吐衂三論。又稱議論平生。用藥主小心。考濟生方。今有足本行于世。中不載補益門。若吐衂。又無不宜過進寒涼之說。續方反備載之。則知彼以二書。綴輯爲一。所謂匡廬面目。未認其真者也云。然其本爛鈔多訛。方評不與序中所言符。元胤從醫方類聚各證門所輯。點勘釐正。併補二評十二方。始爲完全焉。

亡名氏治未病方　宋志一卷　佚

丘氏哲備急效驗方　宋志三卷　佚

亡名氏蘭室寶鑑　宋志二十卷　佚

黎氏民壽簡易方論　十一卷　存

包㦗序曰。醫者。所以全活乃身。延續乃命。關係重矣。豈常人之所能與知哉。蓋必有良法有良方。法非方不徒行。方非法不能用。二者相因而俱良。則出而試之。小如針之投芥。大如矢之破的。莫不影響而神應。可以覘其功效之所自來矣。嘗聞北周善醫姚僧坦者。伊婁穆病。自腰至臍。似有三縛。兩脚從緩。不復自持。僧坦處湯三劑。服其一上縛即解。次服中縛復解。又服悉除。更合一劑。足稍屈伸。曰。終俟霜降。此患當愈。至九月乃能起行。高祖東伐至淮陰。遇疾口不能言。瞼垂覆目。不能瞻視。一足短縮。又不能行。僧坦以爲諸藏俱病。不可並治。軍中之要。莫先於語。帝遂得言決次又治目。目即愈。末乃治足亦瘳。其功效可謂奇矣。此豈非法良方亦良。故有是功效乎。然史徒載其去病之驗。而法與方。俱不可考。此後之論者。所以不能無憾也。今有盱江黎民壽字景仁。資沈敏而思精密。學有師傳。意兼自得。悟法之精。蓄方之富。試之輒效。信者彌衆。爭造其門。或就。或請。日夜不得休。其全活延續之滋多。而影響神應之可驗。幾有姚僧坦之遺風矣。而僧坦方法之不得見者。君皆多多益辨。隨取而隨足。不知其度越常人幾等。或彼常人。或得一法一方。則私以自祕自妙。惟恐人之知也。君則不以爲私。而爲公與人同之。惟恐人之不知也。故明出其方。明著其法。昭白洞達。刊以示人。名曰簡易。使人皆可憑此法。按此方。而信用之。則其及人之功。益遠且大。曰一郡一時云乎哉。雖然。君雖以醫鳴。而其淵源則有在矣。蓋君之考何。精於舉業之文。予嘗與之同預計偕。鄉之彥也。君少習父學。知自貴重。後忽自嘆曰。民壽既未能得志科第。以光先世。則醫亦濟人也。與仕而濟人者同。於是始進醫學。以志在濟人。與泛泛謀利。而醫者已異。且以士爲醫。故讀醫書尤機警。而知道理深處。况其憺然寡欲。視人之病。猶己之病。雖應接不暇。不怠不厭。自奉尤薄。不飲酒。不食肉。不食油鹽。終日夕止一食白飯白水白麪而已。有人之所難堪。而君處之恬然。自謂庶幾身心清潔。可通神明。而不誤於救人者。因此反精力強健。若有神助。未嘗以爲異。救人不知其幾。亦未嘗以此爲功。是心也。恐姚僧坦之所未知者。然則得君之方法者何幸。又能如君之用心哉。予故併及之。觀者宜詳之。景定改元中秋。郡人包恢書。

楊氏士瀛仁齋直指方　二十六卷　存

自序曰。余始撰活人總括。嬰兒指要。俗皆以沽名譏。及脈書一行。於是斂肅而相告曰。誠不易也。誰肯俛困竭慮。以徇之哉。余曰。子亦有知天乎。天將寓其濟人利物之心。故賚我以心通意曉之學。既得於天。還以事之。是蓋造物初心之所期也。或者隙光自耀。藏諸己而不傳諸人。政恐玉毀櫝中。草木俱腐矣。雖然。人有四百四病。幾出於前三册之外者。可不原證擇方。揭爲直指之捷徑乎。明白易曉之謂直。發蹤以示之謂指。剖前哲未言之蘊。摘諸家已效之方。濟以家傳。參之肘後。使讀者心目瞭然。對病識證。因證得藥。猶繩墨誠陳之不可欺。庶幾仁意周流。亹亹相續。非深願歟。余嘗慨而作曰。天之予人以是物。必使之有以用是物。有是物而不能用。非唯咈天。抑亦自弃其天者也。併書此爲同志勉。

景定甲子良月朔。三山楊士瀛登父序。

朱氏崇正 仁齋直指附遺方 國史經籍志二十六卷 存

四庫全書提要曰。仁齋直指方二十六卷。附傷寒類書活人總括七卷。宋楊士瀛撰。瀛字登父。仁齋其號也。福州人。始末無考。前有自序。題景定甲子。爲景定五年。次年即度宗咸淳元年。則宋末人矣。此本爲明嘉靖庚戌所刻。前有余鏜序。稱直指列爲二十八卷。析七十九條。今考七十九條之數。與序相符。而其書實止二十六卷。焦竑國史經籍志。載有此書。亦作二十六卷。蓋序文偶誤。然士瀛所撰。本名仁齋直指。其每條之後。題曰附遺者。明嘉靖中朱崇正所續加。崇正字宗儒。號惠齋。徽州人。即刊此本者也。焦志既題曰仁齋直指附遺方。乃惟註楊士瀛撰。則併附遺屬之士瀛。亦未免小誤也。其傷寒類書活人總括七卷。焦志不著錄。據仁齋直指自序其成書。尚在直指前。此本以卷帙較少。故附刻於後卷。標題亦稱朱崇正附遺。然核其全篇。每條皆文義相屬。絕無所謂附遺者。惟卷一活人證治賦後。有司天在泉圖。五運六氣圖。傷寒脈法指掌圖。目錄中註一附字耳。或因此一卷有附遺。而牽連題及七卷。或因直指有附遺。而牽連題及此書。均未可定。宋槧舊本。既已不存。無從證其虛實。疑以傳疑可矣。

楊氏士瀛醫學眞經　二十卷　佚

按右見于福州府志。

王氏朝弼金匱歌　佚

文天祥序曰。金匱歌者。鄉前輩王君良叔之祕醫方也。初良叔以儒者。涉獵醫書。不欲以一家名方。一日遇病數十輩同一證。醫者曰。此證陰也。其用藥某無疑。數人者駢死。醫者猶不變。良叔曰。是證其必他有以合。少更之。迭服陽證藥。自是皆更生焉。良叔寃前者之死也。遂發念取諸醫書。研精探索。如其爲學然。久之無不通貫。辨證察脈。造神入妙。如庖丁解牛。傴僂承蜩。因自撰爲方劑。括爲歌詩，草紙蠅字。連帙累牘。以遺其後人曰。吾平生精神。盡在此矣。其子季浩以是爲名醫。其子庭舉爰刻志文學。中年始取其所藏讀之。今醫途多奇中。一日出是編。余然後知庭舉父子之有名於人。其源委蓋有所自來矣。天下豈有無本之舉哉。世道不淑。清淳之時少。乖戾之時。人有形氣之私。不能免於病。世無和扁。寄命於嘗試之醫。斯人無辜。同於巖牆桎梏之歸者。何可勝數。齊高彊曰。三折肱。知爲良醫。楚辭曰。九折臂而成醫。言屢嘗而後知也。曲禮曰。醫不三世。不服其藥。言嘗之久而後可信也。人命非細事。言醫者類致謹如此。然則良叔。齊楚人所云醫也。若庭舉承三世之澤。其得不謂之善醫矣乎。予因謂庭舉曰。凡物之精。造物者秘之。幸而得之者不敢輕。然其久未有不發。周公金縢之匱。兄弟之秘情也。至成王時而發。藝祖金匱之誓。母子秘書也。至太宗時而發。君所謂金匱歌者。雖一家小道。然祖宗之藏本。以爲家傳世守之。實其爲秘一也。子之發之也。以其時考之則可矣。庭舉曰。大哉斯言。予祖之澤。百世可以及人。予爲子孫。不能彰掉先志。恐久遂沈泯。上貽先人羞。敢不承教以廣之於人。予嘉庭舉之用心。因爲序其本末如此。良叔諱朝弼。季浩諱淵。庭舉名槐云。（文集）

董氏（常）南來保生回車論　宋志一卷　佚

李氏（端愿）簡驗方　宋志一卷　佚

要傳正明效方　宋志五卷　佚

彭氏宅祕傳良方　佚

李左司保生要方　佚

按右見于澹寮方。

鮑氏志大醫書會同　佚

熊均曰。鮑志大江南括蒼人。官至承直郎博學宏詞科。精通醫術。編集醫書會同。

朱氏佐類編朱氏集驗醫方　孖經室外集十五卷　未見

熊均曰。朱佐。字君輔。咸淳間人。有集驗良方。刊板印行。

阮元曰。類編朱氏集驗醫方十五卷。宋朱佐撰。佐字君輔。湘麓人。前有咸淳二年。眉山蘇景行序。是編分風寒諸門。采掇議論。詳盡曲當。凡所載宋氏醫書。多不傳之。祕笈又皆從當時善本錄出。如小兒病源方論。長生丸。塌氣丸。較影抄本爲詳。

按醫方類聚各證門亦引之。醫官舩橋經中恒。採錄得十卷。

亡名氏古今祕傳必驗方　宋志一卷　佚

醫籍考卷五十

東都　丹波元胤紹翁編

方論二十八

劉氏完素宣明論　國史經籍志十五卷　存

劉完素曰。妙道乃爲對病臨時處方之法。猶恐後學未精貫者。或難施用。復宗仲景之書。率參聖賢之說。推夫運氣造化自然之理。以集傷寒雜病脈證方論之文。一部三卷。十萬餘言。目曰醫方精要宣明論。凡有世說之誤者。詳以此證明之。庶令學者眞僞自分。而易爲得用。且運氣者。得於道同。蓋明大道之一也。

金史本傳曰。劉完素字守眞。河間人。嘗遇異人陳先生。以酒飲守眞。大醉及寤。洞達醫術。若有授之者。乃撰運氣要旨論。精要宣明論。慮庸醫或出妄說。又著素問玄機原病式。或特舉二百八十八字。註二萬餘言。然好用涼劑。以降心火。益腎水爲主。自號通元道士云。

四庫全書提要曰。宣明論方十五卷。金劉完素撰。是書皆對病處方之法。首諸證門。自煎厥。薄厥。飧泄。䐜脹。以及諸痺心疝。凡六十一證。皆採用內經諸篇。每證各有主治之方。一宗仲景。次諸風。次熱。次傷寒。次積聚。次水濕。次痰飲。次勞。次洩痢。次婦人。次補養。次諸痛。次痔瘻。次眼目。次小兒。次雜病。共十七門。每門各有總論。亦發明運氣之理。兼及諸家方論。於軒岐奧旨。實多闡發。而多用涼劑。偏主其說者。不無流弊。在善用者消息之耳。考原病式自序云。作醫方精要宣明論一部三卷。十萬餘言。今刊入河間六書者。乃有十五卷。其二卷之菊葉法。薄荷白檀湯。四卷之妙功藏用丸。十二卷之華澄茄丸。補中丸。楮實子丸。皆註新增字。而七卷之信香十方。青金膏。不註新增字者。據其方下小序。稱灌頂法王子所傳。併有偈咒。金時安有灌頂法王。顯爲元明以後之方。則竄入而不註者。不知其幾矣。卷增於舊。殆以是歟。

素問玄機原病式　國史經籍志一卷　存

自序略曰。觀夫醫者。唯以別陰陽虛實。最爲樞要。識病之法。以其病氣歸于五運六氣之化。明可見矣。謹率經之所言。二百餘字。兼以語辭二百七十七言。緒歸五運六氣而已。凡明病陰陽虛實。無越此法。雖已並載前之二帙。復慮世俗多出妄說。有違古聖之意。今特舉二百七十七字。獨爲一本。名曰素問玄機原病式。遂以比物立象。詳論天地運氣。造化自然之理。二萬餘言。仍以改證世俗謬說。雖不備舉其誤。其意足可明矣。雖未備論諸疾。以此推之。則識病六氣陰陽虛實。幾于備矣。

程道濟序略曰。守眞先生者。本河間人也。姓劉。名完素。字守眞。夙有聰慧。自幼年耽嗜醫書。千經百論。往往過目無所取。皆謂非至道造化之用。因披翫素問一經。朝勤夕思。手不釋卷。三五年間。廢寢忘食。參詳其理。至於意義深遠。研精覃思。期於必通。一日於靜室中。澄神晏坐。沈然畢慮。探索難解之義。神識杳冥。似寤寐間。有二道士者。自門而入。授先生美酒一小盞。若橡椀許。咽而復有。如此三二十次。咽不能盡。二道者笑曰。如厭飲。反吐於盞中。復授道者。倒於小葫中。道者出。恍然一醒覺面赤酒香。杳無所據。急於內外追之不見。而後因至心靈。大有開悟。此說幾乎誕妄。默而不言。以僕爲知言。先生故以誠告。與夫史稱扁鵲遇長桑君飲藥。以此視病。盡見五藏癥結。特以診脈爲名。亦何異焉。因著醫書內經運氣要旨論。醫方精要宣明論二部。總一十七萬餘言。精微浩汗。造化詳悉。而又述習醫要用直格。幷藥方。已板行於世。外又作素問玄機原病式。幷註二萬餘言。特採摭至眞要大論一篇。病機氣宜之說。撮其樞要。自成一家。精貫古今。無非神授。蓋天之未喪斯文也。復生其人。發明醫道。乃今時五宗教之師。以致於此。莫不效驗。直明五運六氣之至要。傷寒雜病之指歸。其言簡。其理明。易爲披究。足以察陰陽二證之隱顯。醫家前後之得失。如式中所說。木極似金。火極似水之類。謂亢則害。承迺制。鬱極迺發。變化之理。大爲要妙。非智者焉能及此。可謂旨意昭明。萬舉萬全。神聖工巧。能事畢矣。眞知要之書也。

朱撝曰。守眞。金河間人。氏劉。完素字守眞。號曰宗眞子。章宗皇帝三聘不起。御賜高尚先生。有內經運氣要旨論。十萬餘言。素問玄機原病式一帙。習醫要用直格書三卷。醫方精要宣明論二帙。（心印紺珠經）

王褘曰。劉守眞論風火之病。以內經病機氣宜十九條者。爲原病式。曲盡精微。其治法則與子和相出入者也。（青巖叢說）

張介賓曰。劉河間原病式所列病機。原出自內經至眞要大論。蓋本論詳言五運六氣。盛衰勝復之理。而以病機一十九條。總於篇末。且曰。有者求之。無者求之。盛者寫之。虛者補之。令其調達。而致和平。是可見所言病機。亦不過契運氣之大綱。而此中有無之求。虛實之異。最當深察。總惟以和平爲貴也。故五常政大論。又詳言五運三氣之辨。則火之平氣。曰升明。火之太過。曰赫曦。火之不及。曰伏明。此虛實之辨。則有如冰炭之異。而內經不偏不倚之道。固已詳明若是。奈河間不能通察本經通旨。遂單採十九條中一百七十六字。演爲二百七十七字。不辨虛實。不察盛衰。悉以實火言病。著爲原病式。以訖於今。夫實火爲病。固爲可畏。而虛火之病。尤爲可畏。實火固宜寒涼。去之本不難也。虛火最忌寒涼。若妄用之。無不致死。矧今人之虛火者多。實火者少。豈皆屬有餘之病。顧可概言爲火乎。歷觀唐宋以前。原未嘗偏僻若此。繼自原病式出。而丹溪得之定城。遂目爲至寶。因續著局方發揮。及陽常有餘等論。即如東垣之明。亦因之而曰。火與元氣不兩立。此後。如王節齋戴原禮輩。則祖述相傳。徧及海內。凡今之醫流。則無非劉朱之徒。動輒言火莫可解救。多致伐人生氣。敗人元陽。殺人於冥冥之中。而莫之覺也。誠可悲矣。即間有一二特達。明知其非。而惜人陽氣。則必有引河間之說。而羣吠之者矣。何從辨哉。矧病機爲後學之指南。既入其門。則如夢不醒。更可畏也。醫道之壞。莫此爲甚。誤謬之源。不可不察。景岳全書

李中梓曰。劉完素選述六書。發明亢制之理。洞如觀火。然偏主于熱。豈能盡六氣之變乎。遂令後世喜用寒涼。伐天和而罔悟。伊誰之咎也。頤生微論

四庫全書提要曰。素問元機原病式一卷。金劉完素撰。完素字守眞。河間人。事蹟具金史方伎傳。是書因素問至眞要論。詳言五運六氣。盛衰勝復之理。而以病機十九條中。採一百七十六字。演爲二百七十七字。以爲綱領。而反復辨論以申之。凡二萬餘言。大旨多主於火。故張介賓作景岳全書。攻之最力。然完素生於北地。其人秉賦多強。兼以飲食醇

釀。久而蘊熱。與南方風土原殊。又完素生於金時。人情淳樸。習於勤苦。大抵充實剛勁。亦異乎南方之脆弱。故其持論。多以寒涼之劑。攻其有餘。皆能應手奏功。其作是書。亦因地因時。各明一義。補前人所未及耳。醫者拘泥成法。不察虛實。概以攻伐戕生氣。譬諸檢譜角觝。宜其致敗。其過實不在譜也。介賓憤疾力排。盡歸其罪於完素。然則參桂誤用。亦可殺人。又將以是而廢介賓書哉。張機傷寒論有曰。桂枝下咽。陽盛乃斃。承氣入胃。陰盛以亡。明藥務審證。不執一也。故今仍錄完素之書。並著偏主之弊。以持其平焉。

薛氏（時平）註釋素問玄機原病式　一卷　存

劉氏（完素）素問病機氣宜保命集　三卷　存

自序曰。夫醫道者。以濟世爲良。以愈疾爲善。蓋濟世者憑乎術。愈疾者仗乎法。故法之與術。悉出內經之玄機。此經固不可力而求。智而得也。况軒岐問答。理非造次。奧藏金册。寶典深隱。生化玄文。爲修行之徑路。作達道之天梯。得其理者。用如神聖。失其理者。似隔水山。其法玄妙。其功深固。非小智所能窺測也。若不訪求師範。而自生穿鑿者。徒勞皓首耳。余二十有五。志在內經。日夜不輟。殆至六旬。得遇天人。授酒美飲。若橡斗許。面赤若醉。一醒之後。目至心靈。大有開悟。衍其功療。左右逢原。

百發百中。今見世醫多賴祖名。倚約舊方。恥問不學。特無更新之法。縱聞善説。反怒爲非。嗚呼。患者遇此之徒。十悞八九。豈念人命死而不復者哉。仁者鑒之。可不痛歟。以此觀之。是未知陰陽變化之道。亢木極似金。金極似火。火極似土。土極似木。故經曰。亢則害。承廼制。謂已亢極。反似勝己之化。俗流未知。故認似作是。以陽爲陰。失其本意。經所謂誅罰無過。命曰大惑。醫徒執迷。反肆傍識。縱用獲效。終無了然之語。其道難與語哉。僕見如斯。道述玄機。刊行於世者。已有宣明等三書。革庸醫之鄙陋。正俗論之舛訛。宣揚古聖之法則。普救後人之生命。今將余三十年間。信如心手。親用若神。遠取諸物。近取諸身。比物立象。直明真理。治法方論。裁成三卷。三十二論。目之曰素問病機氣宜保命集。此集非崖略之説。蓋得軒岐要妙之旨。故用之可以濟人命。捨之無以活人生。得乎心髓。祕之篋笥。不敢輕以示人。非絶仁人之心。蓋聖人之法。不遇當人。未易授爾。彼之明者。當自傳焉。時大定丙午閏七月中元日。河間劉完素守真述。

楊威序曰。天興末。予北渡寓東源之長清。一日遇前太醫王慶先家。於几案間得一書。曰素問病機氣宜保命集。試閲之。廼遇劉高尚守真先生之遺書藁也。其文則出自内經中。摭其要而述之者。朱塗墨注。凡三卷。

分三十二門。門有資次。合理契經。如原道則本性命之源。論脈則盡死生之說。攝生則語存神存氣之理。陰陽則講抱元守一之妙。病機則総始有條有例。治病之法。盡于此矣。本草則驅用有佐有使。處方之法。盡于此矣。至於解傷寒論。氣宜說曲盡前聖意。讀之使人廓然有醒悟。恍然有所發明。使六脈十二經。五藏六府。三焦四肢。目前可得而推見之也。後二十三篇。隨論出證。隨證出方。先後加減。用藥次第。悉皆蘊奧。精妙入神。嘗試用之。十十皆中。眞良醫也。雖古人不是過也。雖軒岐復生。不廢此書也。然先生有序。序已行藏。言幼年已有直格宜明原病式三書。雖義精懇。然有不盡聖理處。今是書也復出。與前三書相爲表裏。非日後之醫者龜鑑歟。至如平昔不治醫書者得之。隨例驗證。度己處藥。則思亦過半矣。予謂是書。雖在農夫工販。緇衣黃冠儒宗。人人家置一本可也。若已有病。尋閱病源。不至亂投湯劑。况醫家者流者哉。惜哉。先生卒。書不世傳。使先生之道。竊入小人口。以爲己書者有之。予憫先生道。屛翳于茆茨荆棘中。故存心精較。今數年矣。命工鏤版。擬廣世傳。使先生之道。出于茆茨荆棘中。亦起世膏肓之一端也。歲辛亥正月望日。大鹵楊威序。

寧獻王序略曰。是書者。金世宗大定二十六年丙午。守眞所撰之書也。

時在宋孝宗淳熙十三年焉。始守眞蘄惜無傳。至胡元憲宗元年辛亥。乃宋理宗淳祐十一年也。相去六十五年矣。大鹵楊政亨謂天下之寶。當與天下共之。不可私也。乃鋟諸梓。惜乎古板於兵燹不存。久矣世無其傳。今命工重刊既完。必用序以紀其實。姑書於篇端云。或曰。不書中國之正朔。而用金虜之正者何。當宋季也。河間爲金虜所有而執用之故也。歲在宣德辛亥。三月初二日丙寅。臞仙書。

李濂曰。劉守眞晚年著素問病機氣宜保命集凡三卷。分三十二門。首原道原脈攝生。以及于處方用藥君臣佐使之法。無所不備。而秘藏篋笥。不以示人。醫史

李時珍曰。張元素病機氣宜保命集四卷。一名活法機要。後人誤作河間劉完素所著。僞撰序文詞調于卷首。以附會之。

四庫全書提要曰。病機氣宜保命集三卷。金張元素撰。元素字潔古。易州人。八歲應童子舉。二十七試進士。以犯廟諱下第。乃去而學醫。精通其術。因抒所心得。述爲此書。凡分三十二門。首原道原脈攝生陰陽諸論。次及處方用藥。次第加減。君臣佐使之法。於醫理精蘊。闡發極爲深至。其書初罕傳播。金末楊威始得其本刊行。而題爲河間劉完素所著。明初寧王權重刊。亦沿其誤。并僞撰完素序文詞調於卷首。以附會之。

至李時珍作本草綱目。始糾其謬。而定爲出於元素之手。於序例中。辨之甚明。考李濂醫史。稱完素嘗病傷寒八日。頭痛脈緊。嘔逆不食。元素往候。令服某藥。完素大服其言。遂愈。元素自此顯名。是其造詣深邃。足以自成一家。原不必託完素以爲重。今特爲改正。其僞託之序。亦並從刪削焉。

按線溪野老劉守真三消論跋云。麻徵君寓汴梁日。訪先生後裔。就其家。得三消論氣宜病機之書。又杜思敬濟生拔萃。稱東垣活法機要。與潔古家珍。及劉守真保命。大同小異。考徵君則麻九疇。爲張子和友。乃在當時。其言若此。與楊序所謂先生卒。書不世傳。屏翳于茆茨荊棘中者符。杜思敬編書。在于元延祐二年。時八十一歲。其生距守真之時。未爲遼闊。則是書之出自守真。斷可知矣。且其所述方論。與宣明論原病式相出入。李時珍有何所證。以爲張元素之書。夫元素所著。雖佚不可見。東垣李明之嘗從受其法。則讀明之諸書。以溯源委。其理趣判然。與是書不同。元素子璧。著有保命集論類要。時珍豈非以此相混者耶。提要未察此義。隨襲其謬。併以序文詞稱寧王僞撰。郢書燕說。莫甚此焉。活法機要。爲李明之所著。時珍又爲是書一名。實爲歧誤。

三消論　一卷　存

線溪野老跋曰。三消之論。劉河間之所作也。因麻徵君寓汴梁。暇日訪先生後裔。或舉教醫學者。卽其人矣。徵君親詣其家。求先生平昔所著遺書。乃出三消論。氣宜病機二書。未傳于世者。又多不全。止取三消論。

於卷首增寫六位藏象二圖。其餘未遑潤色。即付友人穆子昭。子昭乃河間門人穆大贇之後也。時覓官于京師。方且告因徵君。欲因是而惠之。由是余從子昭。授得一本。後罹兵火。遂失其傳。偶於鄉人霍司承君祥處。復見其文。然傳寫甚誤。但依倣而錄之。以付後之學者。許爲刊正云。時甲辰年冬至日。線溪野老書。

靈秘十八方　佚

按右見于古今醫統。

張氏元素家珍　一卷　未見

按右見于菉竹堂書目。

醫學啓源　讀書敏求記三卷　未見

錢曾曰。金易水張元素著。潔古治病。不用古方。刻期見效。劉守眞嘗病傷寒。潔古診其脈。而知其用藥之差。守眞大服。自是名滿天下。是書採輯素問五運六氣。內經治要本草而成。其門下高弟李明之請蘭泉張建吉甫。序于卷首。

張氏璧醫學新說　佚

按右見于醫學源流。

張氏從正儒門事親　三卷　存

頤齋引曰。醫之爲道尚矣。自本草靈素之書作。而傳之者。代不乏人。和緩以降。若越人。若淳于。若張若華。皆明其理。神其術。而能濟衆於夭閼者也。然其著書垂世。爲醫流之指南者。獨長沙公而已。爾後百論千方。紛然雜出。覽之者。但若可采用之。則莫適所從。求其洞達是理。而□□夫至要者。殆若晨星。然近世惟河間劉守眞深得長沙遺意。故能以斯道。嗚呼大定明昌。南渡以來。宛丘張子和出。專探歷聖之心。□發千載之秘。辨實於虛。識燠於寒。以至陰陽之所以造化。運氣之所勝復。風土之異宜。形神之殊禀。無一不究其極。凡所拯療。如取如攜。識者謂長沙河間。復生於斯世矣。興定中。召補太醫。居無何求去。蓋非好也。於是退而從麻徵君知幾。常公仲明輩。日游㶏上。相共講明奧義。辨析至理。深悼傳習之弊。力矯而正緒。遂以平日所著論議。及嘗試之效。緝爲一卷。命曰儒門事親。其意以謂非吾儒不能明辨而是正之。以傳于天下後世也。是□之成。一法一論。其大義皆子和發之。至於博之以文。則徵君所不辭。專議者咸謂非宛丘之術。不足以稱徵君之文。非徵君之文。不足以弘宛丘之術。所以世稱二絕。而尤爲難得歟。惜其眞本爲徵君藏于名山中。不可復見。今之板行者。尚爲錯亂疑闕。殆傳者之過也。嗚呼。術業如子和。不得居中以司天下之命。而躋之壽域。徒使之卒□□□

其書又□殊博雅君子手。而傳之者。或失其眞。又不能無遺恨。此予所以屢歎而深惜之。異時有好事。購得眞本重刊而行之。俾學者獲覩完□。以惠天下後世。則子和爲不死矣。歲在單閼陽月晦日。頤齋引。

金史本傳曰。張從正。字子和。睢州考城人。精於醫。貫穿素難之學。其法宗劉守眞。用藥多寒涼。然起疾救死多取效。古醫書有汗下吐法。亦有不當汗者。汗之則死。不當下者。下之則死。不當吐者。吐之則死。各有經絡脈理。世傳黄帝岐伯所爲書也。從正用之最精。號張子和汗下吐。妄庸淺術。習其方劑。不知察脈原病。往往殺人。此庸醫所以失其傳之過也。其所著。有六門三法之目。存於世云。

劉祁曰。張子和爲人放誕無威儀。頗讀書作詩嗜酒。久居陳。游余先子門。後召入太醫院。旋告去。隱然名重東州。麻知幾九疇與之善。使子和論說其術。因爲文之。有六門三法之目。將行于世。會子和知幾相繼死。迄今其書存焉。歸潛志

朱震亨曰。愚閱張子和書。惟務攻擊。其意以爲正氣不能自病。因爲邪所客。所以爲病也。邪去正氣自安。因病有在上在中在下。深淺之不同。立爲汗吐下三法以攻之。初看其書。將謂醫之法盡於是矣。後因思内經有謂之虚者。精氣虚也。謂之實者。邪氣實也。其邪所客。必因正氣之

虛。然後邪得而客之。苟正氣實。邪無自入之理。由是於子和之法。不能不致疑於其間。又思內經有言。陰平陽祕。精神乃治。陰陽離決。精氣乃絕。又思仲景有言。病當汗解。診其尺脈濇。當與黃芪建中湯補之。然後汗之。於是以子和之書。非子和之筆也。馳名中土。其法必有過於明輩者。何其書之所言。與內經仲景之意。若是之不同也。（格致餘論）

李濂曰。張子和與麻知幾常仲明輩。日遊濦水之上。講明奧義。辨析玄理。遂以平日聞見。及嘗試之效。輯為一書。名之曰儒門事親。以為惟儒者能明辨之。而事親者。不可以不知也。是書凡十四卷。蓋子和草創之。知幾潤色之。而仲明又摭其遺。為治法心要。兵塵鴻洞。藏諸查牙空穴中。幸而復出人間。謂非鬼神呵護之力可乎。其中妙論精義。不可縷述。善讀者當自得之。

朱撝曰。張子和。宛丘人。氏張。戴人是也。有儒門事親。書三十篇。十形三療一帙。治病百法一帙。三復指迷一帙。治法心要一帙。三法六門世傳方一帙。

四庫全書提要曰。儒門事親十五卷。金張從正撰。從正字子和。號戴人。睢州考城人。興定中。召補太醫。尋辭去。事蹟具金史方伎傳。從正與麻知幾常仲明輩。講求醫理。輯為此書。劉祁歸潛志。稱麻知幾九疇與之善。使子和論其術。因爲文之。則此書實知幾所記也。其例。有說。有辨。有記。有解。有誡。有箴。有詮。有式。有斷。有論。有疏。有述。有衍。有訣。有十形三療。有六門三法。名目頗碎。而大旨主於用攻。其曰儒門事親者。則以爲惟儒者能明其理。而事親者當知醫也。從正宗河間劉守眞。用藥多用寒涼。其汗吐下三法。當時已多異議。故書中辨謗之處爲多。丹溪朱震亨亦譏其偏。後人遂幷其書置之。然病情萬狀。各有所宜。當攻不攻。與當補不補。厥弊維均。偏執其法固非。竟斥其法亦非也。惟中間負氣求勝。不免過激。欲矯庸醫恃補之失。或至於過直。又傳其學者。不知察虛實。論病久暫。概以峻利施治。遂致爲世所藉口。要之未明從正本意耳。

按醫統正脈中所輯。是書凡十四卷。以嘉靖中邵伯崖刊本爲祖者。原係于一部叢書。蓋所謂儒門事親。止其前三卷。其他麻知幾幷弟子輩。述子和之說。以所編也。歸潛志曰。麻九疇知幾。初名文純。易州人。晚更好醫方。與名醫張子和遊。盡傳其學。爲文精密功健。詩尤奇峭。妙處似唐人。西京伊良子氏藏元中統中高鳴刻本儒門事親。亦三卷。先子仍據朱好謙心印紺珠。訂其篇目。述之于所著醫賸。今原其說。更據醫方類聚各證門所列。以加詳核。識于左。使人知其舊觀。

治病百法　二卷　存

按邵氏刊本第四第五兩卷。是也。

十形三療　三卷　存

劉純曰。廣陵丘克容先生云。今醫之專門於劉張者。率以發汗吐下施治。蓋本諸張子和十形三療。若曰風寒暑濕燥火。內傷外傷。內積外積。視其中人身之上若下。必三法之可已。果子和之遺意歟。何其與內經仲景之言。大不相似也。內經不曰邪氣盛則實。精氣奪則虛。又曰。虛則補之。實則寫之。邪盛而實。當寫三法。或可以也。精奪而虛。當補。將無他治歟。第曰木鬱則達之。火鬱則發之。土鬱則奪之。金鬱則泄之。水鬱則折之。是以發汗吐下之別稱也。向使此無彼易果例用歟。仲景治外感。分六經。別腑臟。亦嘗發汗吐下也。而太陽有解肌。少陽則三禁。併病用刺法。豈無其故歟。子和亦曰。不讀本草。焉知藥性。又曰。識病得法。工中之甲。仗三法療十形。又何必知藥性。求得法哉。豈子和眞書亡於金源氏之南遷。此特後人附會其說。而執迷妄意者。遂以鹵莽之言。爲的確之論。甚至認虛爲實。假寒爲熱。其於適事爲故。與夫各安其氣之說。略不加究。志古之士。獨無憾焉。

按邵柏崖刊本第六第七第八三卷。是也。子和受法於劉守眞。藥多用寒涼。金史幷歸潛志備述之。則是書出自子和。亦不可疑。朱彥修劉宗厚律以自家之說爲後人所附會。殆屬偏執。

雜記九門　一卷　存

按邵氏刊本第九卷。是也。

撮要圖　一卷　存

按邵氏刊本第十卷。是也。

治病雜論　一卷　存

按邵氏刊本第十一卷。是也。

三法六門　一卷　存

按邵氏刊本第十二卷。是也。

治法心要　一卷　存

按邵氏刊本第十三卷。是也。據醫史。是書係常仲明撫子和遺說。而錄成者也。

世傳神效名方　一卷　存

按邵氏刊本第十五卷。是也。

三復指迷　一卷　佚

張氏經驗方　國史經籍志二卷　佚

李氏杲　內外傷辨惑論　醫藏目錄三卷　存

自序曰。僕幼自受難素於易水張元素先生。講誦既久。稍有所得。中年以來。更事頗多。諸所診治。坦然不惑。曾撰內外傷辨惑論一篇。以證世人用藥之誤。陵谷變遷。忽成老境。神志既惰。懶於語言。此論束之高閣十六年矣。崑崙范尊師曲相獎借。屢以活人爲言。謂此書果行。使天下之人。不致夭折。是亦仁人君子。濟人利物之事。就令著述不已。精力衰耗。書成而死。不愈於無益而生乎。予敬受其言。僅力疾成之。雖未爲完備。聊答尊師慈憫之志。師。宋文正公之後也。丁未歲重九日。東垣老人李杲明之題。

四庫全書提要曰。內外傷辨惑論三卷。金李杲撰。杲字明之。自號東垣老人。眞定人。嘗以納貲得官。監濟源稅。案元硯堅作東垣老人傳。稱杲以辛亥年卒。年七十二。則當生於世宗大定二十年庚子。金亡時年五十五。入元十七年乃終。故舊本亦或題元人。而元史亦載入方伎傳也。初杲母嬰疾。爲衆醫雜治而死。迄莫知爲何證。杲自傷不知醫理。遂捐千金。從易州張元素學。盡得其法。而名乃出於元素上。卓爲醫家大宗。是編發明內傷之證。有類外感。辨別陰陽寒熱有餘不足。而大旨總以脾胃爲主。故特製補中益氣湯。專治飲食勞倦虛人感冒。法取補土生金。升清降濁。得陰陽生化之旨。其闡發醫理。至爲深微。前有自序。題丁未歲。序中稱此論束之高閣十六年。以長歷推之。其書蓋出於金哀宗之正大九年辛卯也。

脾胃論　國史經籍志三卷　存

元好問序曰。天之邪氣感。則害人五藏。八風之邪。中人之高者也。水穀之寒熱感。則害人六腑。謂水穀入胃。其精氣上注於肺。濁溜於腸胃。飲食不節。而病者也。地之濕氣感。則害人皮膚筋脈。必從足始者也。內經說百病皆由上中下三者。及論形氣兩虛。卽不及天地之邪。乃知脾胃不足。爲百病之始。有餘不足。世醫不能辨之者。蓋已久矣。往者。遭壬辰之變。五六十日之間。爲飲食勞倦所傷而歿者。將百萬人。皆謂由傷寒而歿。後見明之辨內外傷及飲食勞倦傷一論。而後知世醫之誤。學術不明。誤人乃如此。可不大哀耶。明之既著論矣。且懼俗蔽不可以猝悟也。故又著脾胃論丁寧之。上發二書之微。下袪千載之惑。此書果行。壬辰藥禍。當無從而作。仁人之言。其意博哉。己酉七月望日。遺山元好問序。

羅天益後序曰。黃帝著內經。其憂天下後世。可謂厚且至矣。秦越人述難經以證之。傷寒爲病最大。仲景廣而論之。爲廣世法。至於內傷脾胃之病。諸書雖有其說。略而未詳。我東垣先生作內外傷辨。脾胃論。以補之。先生嘗閱內經所論。四時皆以養胃氣爲本。宗氣之道。內穀爲寶。蓋飲食入胃。游溢精氣。上輸於脾。脾氣散精。上歸於肺。沖和百脈。頤養神明。利關節。通九竅。滋志意者也。或因飲食失節。起居不時。妄作勞役。及喜怒悲愉。傷胃之元氣。使營運之氣減削。不能輸精皮毛經絡。故諸邪乘虛而入。則疢動於體。而成痼疾。致眞氣蓊然而內消也。病之所起。初受熱中。心火乘脾。末傳寒中。腎水反乘侮土。乃立初中末三治。及君臣佐使之制。經禁病禁時禁之則。使學者知此病用此藥。因心會道。泝流得源。遠翊軒岐。吻合無間。善乎魯齋先生之言曰。東垣先生之學。醫之王道也。觀此書可見矣。至元丙子三月上巳日。門生羅天益謹序。

四庫全書提要曰。脾胃論三卷。金李杲撰。杲既著辨惑論。恐世俗不悟。復爲此書。其說以土爲萬物之母。故獨重脾胃。引經立論。精鑿不磨。明孫一奎醫旨緒論云。東垣生當金元之交。中原擾攘。士失其所。人疲奔命。或以勞倦傷脾。或以憂思傷脾。或以饑飽傷脾。病有緩急。不得不以急者爲先務。此眞知杲者也。前有元好問序。考遺山文集。有杲所著傷寒會要引一篇。備載其所治驗。元史方伎傳全取之。而此序獨不見集中。意其偶有散佚歟。又有羅天益後序一篇。天益字謙父。杲晚年弟子。盡得其傳。元硯堅東垣老人傳。稱杲臨終取平日所著書。檢勘卷帙。以次相從。列於几前。囑謙父曰。此書付汝者。卽其人也。

蘭室秘藏　國史經籍志三卷　存

四庫全書提要曰。蘭室秘藏三卷。金李杲撰。其曰蘭室秘藏者。蓋取黃帝素問藏諸靈蘭之室語。前有至元丙子羅天益序。在杲歿後二十五年。疑即硯堅所謂臨終以付天益者也。其治病分二十一門。以飲食勞倦居首。他如中滿腹脹。如心腹痞。如胃脘痛諸門。皆諄諄於脾胃。蓋其所獨重也。東垣發明內傷之類外感。實有至理。而以土爲萬物之母。脾胃爲生化之源。脾虛損論一篇。極言寒涼峻利之害。尤深切著明。蓋預睹劉張兩家末流攻伐之弊。而早防其漸也。至於前代醫方。自金匱要略以下。大抵藥味無多。故唐書許允宗傳。記允宗之言曰。病之於藥。有正相當。惟須單用一味。直攻彼病。藥力自專。病即立愈。今人不能別脈。莫識病證。以情臆度。多安藥味。譬之於獵。未知兔所。多發人馬。空地遮圍。或冀一人偶然逢也。如此療病。不亦疎乎。其言歷代醫家。傳爲名論。惟杲此書。載所自製諸方。動至一二十味。而君臣佐使。相制相用。條理井然。他人罕能效之者。斯則事由神解。不涉言詮。讀是書者。能喻法外之意則善矣。

活法機要　醫藏目錄一卷　存

醫學發明　醫藏目錄一卷　存

萬愈方　醫藏目錄一卷　未見

醫說辨惑論　未見

熊均曰。李杲字明之。自號東垣先生。潔古老人之門弟也。金亡值元。遂爲元人。著作甚多。惟有用藥珍珠囊。脾胃論。内外傷辨。醫學發明。五經活法機要。蘭室秘藏。瘡瘍論。醫說辨惑論等書。刊行。

東垣試效方　九卷　存

硯堅序曰。醫之用藥。猶將之用兵。兵有法。良將不拘於法。藥有方。良醫不拘於方。非曰盡廢其舊也。昔人因病製方。邪之微甚。人之虛實。莫不詳辨而參酌之。然後隨其六氣所侵。藏府所受。劑品小大平毒多寡。適與病等。絲髮不舛。故投之無不如意。後人不揣其本。而□其方。但曰此方治此病。幸而中者時有之。不幸而誤者。固多矣。諺云。□方三年。無病不治。醫病三年。無方可治。斯言□鄙。切中世醫之病。東垣老人李君明之可謂用藥不拘於方者也。凡求治者。以脈證別之。以語言察之。以內經斷之。對證設方。其□如響。間有不合者。略增損輙效。蓋病之變無第。君之方□□無窮。所以萬舉萬全也。羅謙父受學其門。君嘗而以□病所製方錄之。其悉月增□益。浸以歲編。凡有聞於君者。又綴而爲論。將板行以世。以廣君之道。抑予聞李君教人。講釋經書之暇。每令熟讀本草。川陸所產。治療所主。氣味之厚薄。補瀉之輕重。根莖無用。華葉異宜。一一精究。初不以方示之。意蓋有在矣。謙父不私所有。推以及人。善則善矣。李君教人之本意。殆不然也。君所著醫學發明。脾胃論。内外傷辨。

藥象論等書。皆平日究心。將以惠天下後世者。必須合數書而觀之。庶知君製方之旨。免泥而不通之患。若持此編。謂君之能盡在是。非李君望於後人也。至元三年立春後五日。邙城硯堅序。

王博文序曰。東垣先生受學於易上老人張元素。眞積力久。自得於心。其法大槩有四。曰明經。別脈。識證。處方而已。謂不明經。則無以知天地造化之蘊。不別脈。則無以察病邪之所在。氣血之虛實。不識證。則不能必其病之主名以療之。不處方。則何以尅其必效。故先生每治人之疾。先診其脈。旣別脈矣。必斷之曰。此藥證也。則又歷謂其難素諸經之旨。以明其證之無差。然後執□處方。以命其藥味。君臣佐使之制。加減炮製之宜。或丸或散。俾病者餌之。以取其效。一洗世醫膠柱鼓瑟。刻舟覓劒之弊。所以爲一代名士者。以此也。今太醫羅君謙夫。師先生有年矣。盡傳其平生之學。亦爲當世聞人。今將此方。釐爲九卷。鋟梓以傳。不獨使其師之術業。表見於世。□亦惠天下後學之士。俾獲安全之利也。其用心之忠厚。誠可嘉尚。□爲序其端。噫。先生此方。特立法之大□耳。不知變者。按以治疾。或有不效。則尤之曰。此製方之不精也。則誤矣。孟子曰。梓匠輪輿。能與人規矩。不能使人巧。又曰。大匠不爲拙工。改廢繩墨。羿不爲拙射。變其彀率。引而不發。躍如也。中道而立。能者從之。吾於此書亦云。先生姓李氏。諱杲。字明之。東垣其自號云。至元十七年歲次庚辰清明後二日。通議大夫燕南河北道提刑按察使東魯王博文序。

按明初吳縣倪維德校訂是書。刊行于世。見醫史朱右。敕山老人傳。及明史本傳。

醫籍考卷五十一

東都　丹波元胤紹翁編

方論二十九

趙氏大中風科集驗名方 舊闕撰人名氏。驗字作論。今據讀書敏求記補訂。 國史經籍志二十八卷 闕

趙素序曰。夫方者。乃九州風物之宜。治病之方也。上古大聖人帝羲帝農帝軒。憂患後世生靈之疾苦。所以作也。曰方。曰法。曰術。迺雷公巫彭之所授也。上自周秦。下及唐宋。皆以風論爲首。諸科爲亞。其次方書。偏曲闊略。未可以爲後世法則也。予雲游三十載。髣髴半天下。歷江湖。省蠻蜀之藥。適幽雲曉羌戎之劑。齊楚不同。夏麗各異。居方隅未可言有所得也。諺云。不願爲相者。可以爲醫。非諳於病者。難以知藥。噫醫非細事。可知五行萬物之數之氣之味之性用。方劑始可爲據也。故將耳聞目見。得效作驗者。書爲十集。目之曰風科集驗名方。實非利祿之學。以備國家無疆之地。貧醫藥夭横之急爾。昔歲在昭陽赤奮若仲夏著雍敦牂朔旦。大元國特賜虛白處士河中心庵趙素才卿敬題。

大元諸路覆實官安慶光華序曰。予世居恒山。幼適欠州。太祖親差馳馹。燕然覆天下材穀。每於致知格物。恨未究底蘊。幸遇吾師明陽先生

朝經暮典。溫故知新。迺至醫卜道釋。儒農工商。技藝罔不傳習。目若權衡。手如刀尺。未有不知其要略者。歲庚子間。又會心菴。乃明陽嗣法之子。至丙午歲。蒙恩特賜皇極道院。賜號虛白處士。來鎮陽也。予一日中酒風。吐血數椀。諸醫不救。處士用一物解之。不三日保康。翌日親謁。詰其所處之方。遂出示一書。題曰風科經驗名方。通乎聖惠。迺北京太醫趙大中奉勑編修。值金亂遁於吳山。有覃懷趙子中。傳習湮沒其本。虛白處士涉於荊湖間。獲元本失其序引。歲丙申挾策。歸明大元。復居恆山。仕官名家。凡有中風者。治之不踰月而痊癒。奚可數焉。予憐其編緝諸風未備者。補綴完美。不揆荒蕪而序。其筆汗之勞。使疾人不置拐杖。而復登車上馬。天下萬世。有賴不爲細事矣。

左斗元序曰。先正有言。達則願爲良相。不達願爲良醫。醫固非良相比也。然任大責重。其有關於人之休戚則一也。醫豈易言哉。醫之良。非醫之良也。方良也。元貞丙申夏。官醫提舉劉公君卿訪予沙羨寓舍。出示虛白趙處士所著風科一編。曰此濟世奇書也。然傳愈久。訛愈多。盍不特以一亥爲三豕而已。知君平日愛人以德。有志活人。敢以校讎爲請。予不敏。載念自幼多疾。視人之疾。猶己之疾。今既不得如王珪陸宣公。達以行其志。獨不能推二公當時輯祕要裒集驗方之心。以淑諸人乎。

途不復辭讓。迺研精披究。於是取素問。靈樞。難經。中藏巢源。千金。外臺。聖惠醫說等書。及南北經驗名方。并說文字書。逐一參訂。譌者正之。脫者補之。複者削之。舛者竄之。略者增之。疑者缺之。又取經子史集古今聖賢。名醫治風藥品。治理製度動風食忌。列于前。庶成全書。門類七十有七。今增廣一百六十有五道。計二百四十二類。元方六百三十二。今續添一千三百四十七道。計一千九百七十九方。釐爲二十八卷。每類則取聖賢議論。病證源流。或脈法鍼法灸法。備載篇首。使覽者卽瞭然於心目之間。其願爲良醫者。皆有所依據。察脈以驗病。遵方而用藥。可以已疾而免醫誤之誚。乃予之深願。亦劉公相屬之盛心。是書也。予朝斯夕斯。疲精竭神。閱歷兩朞。始克就緒。不惟始終條理秩秩。較之元本。不爲無補。昔呂文靖公集中書條例成。謂人曰。自予有此例。雖使一庸夫執之。亦可以爲相。今風科既成。予亦曰。使常人得此。亦可作明醫云。大德戊戌端陽日。後學廬陵左斗元辰叟自敘。

元好問皇極道院銘序曰。虛白處士趙君已入全眞。而能以服膺儒教爲業。發源語孟。漸於伊洛之學。方且探三聖書。而問津焉。計其眞積之力。雖占候醫卜。精詣絕出。特徵。曳裾王門。大蒙寵遇。三年以母老得請歸。在鎭陽行臺。奉被恩旨。發泉公帑。築館迎祥觀之故基。是爲皇極道

院。季月日實敍而銘之。處士名素。字才卿。河中人。虛白其賜號云

錢會曰。風科集驗名方二十八卷。此書乃趙大中編輯。値金亂逭于吳山。覃懷趙子中傳習之。虛白處士趙素才卿獲原本于湖湘。訂譌補缺。元方六百三十二。續添一千三百四十七。通計一千九百七十九方。釐爲二十八卷。得成全書。才卿被召。賜還處于皇極道院。元遺山爲之作銘。是書傳極少。醫家尠有知虛白處士者。予故著其詳于此。

釋氏繼洪嶺南衛生方　醫藏目錄四卷　存

亡名氏序曰。嘗讀沈括良方序。謂治病有五難。辨疾難。治疾難。飮藥難。處方難。別藥難。而於治疾尤詳。且謂古之治疾者。先知陰陽運歷之變故。山林川澤之竅發。而又視其老少肥瘠。貴賤居養。性術好惡。憂喜勞逸。順其所宜。違其所不宜。其精過於承蜩。其察甚於刺棘。可謂至密矣。而恐非醫之戔戔者所能與比。至嶺南。見外方至者。病不虛日。雖居民亦鮮有不病者。因思嶺以外號炎方。又瀕海。氣常燠而地多濕。與中州異。氣燠故陽常泄。而患不降。地濕故陰常盛。而患不升。業醫者苟不察粤地山川竅發之異。有以奪陰陽運歷之變。而徒治以中州常法。鮮有不失者。何也。夫以其常泄之陽。而重汗。則元氣不固。以其常盛之陰而輕利之。則其氣愈陷。是醫藥之害。與山川之害。交爲吾人病也。每思有

以濟之而未得其術。一日獲嶺南衞生方讀之曰。此仁人之用心也。雖其處方投劑。在臨證審的之。然其論瘴病始末。誠有以握其要領矣。因手校之若干。葉江施公圖公諸人。乃遂慨然。相捧其梓。以廣其傳。復命婁醫安道。附八論及藥性於其後。八論者。慮人惑於病證之似也。使知有所辨藥性者。慮僻壤之鮮醫。或可因證考藥。而增減之。使知有所據亦昔人辨疾別藥意也。讀是編者。誠知嶺外受病之由。與所以服藥之宜。而又能參以老少肥瘠貴賤之別。及居養性術。好惡憂喜。勞逸之殊。庶幾順其宜。違其所不宜。握陰陽升降之機。而不敢爲山川風氣所侵。以各全其天年云。

婁安道曰。按諸證皆有發熱。不可悉歸於瘴也。故敢搜輯八證。標其類之尤者。以便于分析。使可便召名醫之專門者調治。况北人初至百粤。及於遐荒絕域之地。其業醫者。既詳且繆。一時未諳。槩以瘴論。反歸咎於是書也。倘留心於是。則或少逭橫夭者之一二。求同志者以發揚云爾。并附東垣藥性譜于後。以便處方觀覽。

按是書原三卷。其第四卷婁安道附錄也。卷首載李待制璆瘧論。故醫藏目錄。誤爲璆所著。

澹寮集驗祕方　十五卷　存

自序略曰。早歲南遊。輒刊瘴瘧諸方于嶺表。或謂可以濟人緩急。茲復以生平所取雜方。編次門類。以鄙見質之同志。若瘳一切人疾苦。然後復俾一切人知病。是衆生良藥。皆猶藥王上而頓悟味因。余之願得矣。

至元癸未解制後五日。汝川釋繼洪書。

許氏國禎御藥院方　十一卷　存

高鳴序曰。聖朝以三代相生養之道。域民於仁壽。唯血氣之屬。不能無病。又立醫師。掌醫之政令。如周制而加詳焉。醫之術固深。大槩已效之方。爲前人所寶藏者。尤爲難得。太醫提點榮祿許公。暨二三僚友。取御藥院壬寅所刊方書板。正其訛。補其缺。求其遺亡。而附益之。將宏肆流傳。俾人人如在良醫左右。余嘉其用心。從而敍述之。自仲景傷寒論。論證處方之後。後世以方爲書者。無慮數百家。至御藥院。號稱大備。蓋裒集諸家之善。而增損持擇。雖湯液齊和。昭然無纖介畸件。殆與黃帝內外經扁鵲八十一難相表裏。其功用豈淺淺哉。雲起太山。膚寸而合。不崇朝而徧雨乎天下。格物君子。請以是觀之。至元丁卯八月九日。翰林直學士河東高鳴序。

元史曰。許國禎。曲沃人。博通經史。尤精醫術。金末避兵嵩州永寧縣。河南平。歸寓太原。元世祖在潛邸。以醫徵至瀚海。留守。掌醫藥。莊太后有疾。國禎刻期而愈。世祖即位。授榮祿大夫。提點太醫院院事。賜金符。至元三年。改授金虎符。十二年。遷禮部尚書。嘗上疏。言節財賦。禁服色。明法律。嚴武備。設諫官。均衞兵。建學校。立朝儀。事多施行。凡所薦引。皆知名士。世祖嘉之。遂拜集賢大學士。進階光祿大夫。卒。年七十六。特贈金紫光祿大夫。謚忠憲。後追封薊國公。

按　先子曰。是書舊逸撰人名氏。高鳴序云。太醫提點榮祿許公。暨二三僚友。取御藥院壬寅所刊方書板。正其訛。補其缺云。元史許國禎傳。世祖即位。授榮祿大夫。提點太醫院事。考壬寅。元太宗十四年。乃宋淳祐三年也。據此。其書係于太宗朝所集。高序成于至元四年。距壬寅二十五年。許遷禮部尚書。在至元十三年。乃知所謂許公者。爲國禎矣。又考證類本草。引御藥院方十餘道。今徵是書。無一所見。宋志及晁陳二氏。俱不載其目。蓋宋嘗有御藥院方矣。古今醫統。載此書方藥。而其採摭書目。則云宋太宗朝無名氏集。抑考核之不審也。佐伯毛利君高標所藏。係朝鮮國活板。蓋依元本而配印者。寬政戊午冬。千賀芳久倣乾隆聚珍之式。刷印是書二百五十部。請先子跋之。庚申春。先子建言。以數部付崎陽鎮臺豐後守肥田□□。送清商沈敬瞻。爾來闃無消息。不知何故。

醫學源流　未見

按右見于古今醫統。

羅氏天益　衞生寶鑑　國史經籍志二十四卷　存

硯堅序曰。太醫羅先生。學於東垣李君。源流於易水張君。其道大行。耀夫二君之傳。久而泯沒也。集錄銓次。而刻之梓者。非一編矣。暇日攜成書四帙見示。而曰。且將板行。一序毋吝。繙而閱之曰。藥誤永鑑者。知前車之覆。恐後人蹈之也。曰名方類集者。古今之方。擇之已精。詳而錄之。使後人有所據依也。曰藥類法象者。氣味厚薄。各有所用。證治增損。欲後人信之也。曰醫驗紀述者。遇如是病。用如是藥。獲如是效。使後人悟之也。大抵皆仁者之用心。抑論之天下之事。辨之不明。固有似是而非。利於此而害於彼者。況醫之爲道。陰陽虛實。千狀萬態。神聖工巧。存乎其人。合四者而一之。名曰衞生寶鑑。夫鑑之本明。其應物也。無心乎妍醜而妍醜莫能揜。得是書者。誠能習而讀之。玩而味之。了然於心而無疑。一旦臨用。如鑑之虛明。物來而應。若妍若醜。無纖毫之差。其用豈不博哉。不然。未用時置之高閣。倉卒間但備檢閱。殆有辨之不明。似是而非。其所失不啻霄壤。詩云。伐柯伐柯。其則不遠。執柯以伐柯。睨而視之。猶以爲遠。殆非先生垂示後人之意也。至元辛巳冬至日。鄖城硯堅題于卷首。

王惲序曰。夫醫與造化參。學之精者爲難。至著書垂訓。其後世必然之用者。爲尤難。羅君謙甫。東垣先生之高弟。嘗謂予言。初受簡席下。東垣先生曰。汝將爲二人之學歟。聞道之士乎。請曰。愚雖不敏。幸家君生與教理之深指。迺所願也。故十數年間。雖祁寒盛暑。親灸不少輟。眞積力久。盡傳其私淑不傳之妙。大抵人之疾疢。不外夫陰陽變徵。我能參兩間會一身。推窮其所受根源。方爲可爾。用是以所得日用之間。如敵在目中。然後審藥爲攻。未嘗不如吾之所必取也。因集爲一書。題曰衞生寶鑑。曰辨誤者。證世之差謬。明其理之所自也。曰擇方者。别夫藥之精粗寒燠。以酌其疾證之宜否也。曰紀驗者。述其己之拯療與彼之深淺。見其功效之實也。僕平昔所得者如是。吾子其爲我序之。余聞醫之爲學。古聖賢致知格物之一端也。軒岐已來。難素靈樞等書。累千萬言。自非以醫爲任者。孰克而究之。若羅君者。可謂以醫爲任。而究其理之所自歟。昔王彦伯醫聲。既日列三四竈。煮藥於庭。老幼塞門來請。彦伯曰。熱者飲此。寒者飲此。風者氣者各飲此。初不計其酬謝。今羅君亦以道心濟物。復能著書垂後。冀必然之用。其仁心普濟。當以彦伯同流。其誰曰不然。故樂爲題其端云。至元癸未清明日。中議大夫治書侍御史汲郡王惲敘。

亡名氏衞生寶鑑補遺　一卷　存

題詞曰。羅謙甫先生衞生寶鑑一書。分門别類。纖悉具備。惟治傷寒之法雖紀述一二。而不全録。蓋以其一門理趣幽深。未易殫舉。况其玄機妙旨。已備於仲景以下歷代名醫書中。先生之意。欲可醫者。究心尋繹。

庶得其奧。今猶恐遐方僻壤。臨病倉卒。醫者欲求全書檢閱。豈可得乎。故粗述仲景諸公治内傷外感經驗方。并中暑方。附刊卷末。名曰補遺。庶免鹵莽滅裂之輩。妄投匕劑。誤傷於人耳。若欲究其理致。則仲景治外感。三百九十七法。一百一十三方。東垣治内傷。初中末三法。及歷代名醫方論。具有全書。誠能刻意推求。以施治療。而全人生。亦仁者之用心也。茲不能盡述也。

按補遺。不知出于何人。永樂十五年。太醫院判韓公達跋曰。令醫士錢垣。繕寫羅氏衛生寶鑑二十四卷。并補遺一卷。計四百八十一板。共一十五萬五千餘字。募工刊完。據此。知其成乎元季人之手。

羅氏天益經驗方　佚

熊均曰。羅天益號謙甫先生。東垣弟子也。著衛生寶鑑藥象圖。又有經驗方。

亡名氏經驗祕方　八卷　存

經驗良方　十五卷　存

按右二書。元人所著。輯在于醫方類聚中。弟堅錄出之。文淵閣書目。有經驗良方云。一部四冊闕。豈是書否。

施圓端效方　三卷　存

文淵閣書目曰。端效方。一部。一冊闕。

按是書。亦是醫方類聚採輯本。弟堅繕錄成編。

王氏好古伊尹湯液仲景廣爲大法濟生堂書目作醫家大法　四卷讀書敏求記作一卷　存

題辭曰。夫以醫名世者。各人皆知之。惟伊尹湯液。人莫知之也。何哉。以其仲景命世之才。獨能廣而行之於當時。人惟知有仲景。而不知有伊尹也。然所廣之書十卷。世又未聞。是以歷年縣遠。而此亦莫知之也。但見傷寒論及本草所載雜見諸方。凡稱仲景。皆是知仲景。而又能歸其元書。嘗言之者。啓玄子文潞公許學士朱奉議潔古老人東垣李明之先生十數人而已。或能知者。止能用藥。而忘其言。不知者。不能用藥。而無所言。則無怪其後世之不知也。由是尋方檢論者多。而從源註本者少。予憫其如此。故纂此一書。先之以軒岐之七方十劑。次之以炎帝之四氣七情。總之以仲景之經絡標本。補之以和扁之虛實部分。悉歸之大易生化之源。神則可以測天地之變化幽玄。微則可以求疾病未形之隱奧。因脈定證。因證製方。不必錙銖。或中。大則願不快哉。其間圖景顯設。內外詳備。明哲視之。洞曉玄機。不必重樓幽闕。明堂絳宮。九眞列位。百神攸居而後已。仙家之道。必於是焉基之。嗟乎。遊魂行屍。酒甕飯囊。豈知乎此。甲午夏六月古趙王好古信之題。

錢曾曰。伊尹湯液仲景廣爲大法一卷。伊尹湯液。散見諸書。醫家未覩其全。仲景獨能廣而行之。古趙王好古復纂成此書。又爲仲景之功臣矣。

醫壘元戎　國史經籍志十二卷　存

自序曰。革車千乘。帶甲十萬。籌策沈機。神鬼猜泣。奇正萬全。歷古如此。況良醫之用藥。獨不若臨陣之用兵乎。奈何世人以平昔鹵莽之浮學。應倉卒無窮之疾變。其不眩駭顛仆者寡矣。況患固多藏於細微。而發於人之所忽。由輕蹈危。療之求當。苟無妙算深謀成法以統之。則倒戈敗績之不暇。尚何勝之可圖哉。則前日門類品目之定。盡計不及之也。予自河南。與諸友將弟兵。日從事於患難之場。而隨病察脈。逐脈定方。開之劫之。薄之發之。以盡其宜。吐之補之。汗之下之。以挂其當。攻守不常。出沒無定。大綱小紀。經緯悉陳。本數未度。條理具設。前乎此古人之所隱祕深藏。或不盡意者。不啻胸中自有十萬精銳。如太阿之在匣中。其輝未嘗耀於外。一旦撤而揮之。有以恐人之耳目。特八陣之奇鋒。七擒之利刃。其敵可劫。其勝可決。而其安可圖。如此而後已。故曰醫壘元戎云。丁酉九月二十九日。趙州教授。兼提舉管內醫學王好古進之撰。

跋曰。是書已成於辛卯。至丁酉春。爲人陰取之。元藁已絕。更無餘本。予職州庠。杜門養拙。虀鹽之暇。無所用心。想像始終。十得七八。試書首尾。僅得復完。猶遺一二。尚未之備。故今日得而今日錄。明日得而明日書。

待以歲月。久則方成。無欲速無忘心也。好古。

四庫全書提要曰。醫壘元戎十二卷。元王好古撰。好古字進之。趙州人官本州教授。據好古所作此事難知序。蓋其學出於李杲。然此書海藏黃耆湯條下。稱杲爲東垣李明之先生。而易老大羌活湯條下。稱先師潔古老人。則好古實受業張元素。殆如趙匡陸淳因受春秋於啖助。而淳又從匡講問歟。自跋稱是書已成於辛卯。（金哀宗正大八年）至丁酉春。（元滅金之第四年）爲陰取之。元槀已絕。更無餘本。予職州庠。杜門養拙。齋鹽之暇。無可用心。想像始終。十得七八。試書首尾。僅得復完。前有自序。亦題丁酉歲。蓋初成於金末。而重輯於元初也。其書以十二經爲綱。皆首以傷寒。附以雜證。大旨祖長沙緒論。而參以東垣易水之法。亦頗採用和劑局方。與丹溪門徑小異。然如半硫丸條下。註云此丸古時用。今時氣薄不用。則斟酌變通。亦未始不詳且愼矣。其曰醫壘元戎者。自序謂良醫之用藥。若臨陣之用兵也。此本爲嘉靖癸卯。遼東巡撫右都御史餘姚顧遂所刻。萬歷癸巳兩淮鹽運使鄞縣屠本畯又重刻之。體例頗爲參差。蓋書帕之本。往往移易其舊式。今無原本可校。亦姑仍屠本錄之焉。

此事難知　醫藏目錄二卷　存

自序曰。予讀醫書幾十載矣。所仰慕者。仲景一書爲尤焉。然讀之未易洞達其趣。欲得一師指之。徧國中無有能知者。寤而思。寐而思。天其勤恤。俾我李公明之授予及所傳之妙。旬儲月積。浸就編帙。一語一言。美無可狀。始而終之。終而始之。卽無端之圜璧也。或有人焉。厭聞而惡見者。豈公徒使然之哉。彼未嘗聞未嘗見。恥夫後於人之過也。因目之曰此事難知。以其不因師指也。人徒見是書。爲傷寒之法。而不知上合軒岐之經。中契越人之典。下符叔和之文。玆又言外不傳之祕。具載斯文矣。時至大改元。秋七月二十有一日。古趙王好古識。

四庫全書提要曰。此事難知二卷。元王好古撰。是編專述李杲之緒論。於傷寒證治尤詳。其問三焦有幾。分別手足。明孫一奎極稱其功。惟謂命門包絡。與右尺同論。又謂包絡亦有三焦之稱。未免誤會經旨耳。史稱杲長於傷寒。而會要一書。元好問實序之。今其書已失傳。則杲之議論。猶賴此以存其一二。前有至大元年自序。稱得師不傳之祕。旬儲月積。浸就篇帙。蓋好古自爲裒輯。今本東垣十書。竟屬之杲。殆爲謬誤。考明李濂醫史。亦以是書爲杲作。則移甲爲乙。已非一日矣。

葛氏彥和醫學會同　二十卷　佚

李濂葛應雷補傳曰。葛應雷字震父。姑蘇人也。攻于醫。嘗著醫學會同二十卷。推五運六氣之標本。察陰陽升降之左右。以定五藏六府之虛實。合經絡氣血之流注。而知疾病之候。死生之期。處方制劑、砭焫率與它醫異時按察判官李某。中州名醫也。因診父病。復咨於應雷。聞其咨論。父子相顧駭愕曰。南方亦有此人耶。乃盡出所藏劉守眞張潔古書。與之討論。無不脗合。而劉張之學。行於江南。實自是始。應雷由平江醫學教授。擢江浙醫學提舉。

陳繼葛彥和墓誌略曰。吳中以儒爲醫。而德被人者。世稱葛氏。宣義郎思恭。以醫顯宋季。生進義校尉從豫。博極羣書。尤邃醫家言。其生官醫提領應澤應雷兄弟。皆偉秀讀書。皆精義理。言行皆卓卓。志所存者。皆慕古人。業醫皆出羣輩。應澤爲詩文十二卷。繡版以傳。應雷病世之言醫者。執方拘論。莫究原委。宣洩補益。守護攻伐之法。不識時用。乃著醫家會同二十卷。以暢其道。江南言劉張法者。自應雷始。文集

蘇州府志曰。葛應雷扁其齋曰恆。謂醫不可無恆也。

王氏幼孫簡便方　一卷　佚

程文海自觀先生王君墓碣曰。唐之季。太原王該奉母黃。避地江南。至廬陵家焉。好善急義。世稱長者。王家宋紹興中有廬溪先生庭珪。與胡忠簡公銓友。皆以剛直名。王益顯。由該十五世。至迪功郎次魚。次魚生鄉貢進士鐵。鐵生如箎。如箎生宜孫。仍孫幼孫。宜孫善爲文好奇古。幼

孫字季稚。是爲自觀先生。性篤孝。母劉疾苦痰。醫莫之治。一日夢讀南陽活人書。或指甘桔湯。良覺如夢立愈。寶祐丙辰。赴闕上書。言國事萬餘言。不報。歸教授于鄉。宋之亡。其友文丞相兵敗執以歸。過廬陵。謁于驛舍。爲文祭之。期以必死。辭氣慷慨。左右嗚咽。莫能仰視。自是日與賓客過從。守經執禮。浩然以終也。數詣府陳救荒弭盜之術。民賴焉。有妖僧惑衆自利。日就禱以千數。白于邑屏之。其與鄉人處。諄諄然且教且諫。有鬬者。輒自解曰。獨不愧王先生乎。嘗宿友人胡斗南菜羹亭。食有羹。曰古人食必祭。卽唱四句曰。惟神生也。何神逝也。何處飄然乘風。尙或余顧。食已危坐。至旦曰。予逝矣。予逝矣。未幾卒于家。年七十六。娶劉氏。勤儉孝慈。先三年卒。子男福德吉長觀眞東德長丞世。女適彭嘉龍。孫男二。留祿卒。以大德二年正月十有一日。葬以二月三日。墓在邑之里田大山之原。有中庸大學章句二卷。太極圖說。擬答朱陸辨。深衣圖辨。經籍論。易通貫三爲一圖。家傳諸系。簡便經驗二方。各一卷。雜著若干卷。歐陽先生守道謂其學從陸氏。文自蘇氏云。烏乎。亦尙德博雅君子哉。延祐改元閏三月。其子眞以狀來京師。乞銘。眞又賢。宜銘。銘曰。死可生。生可亡。孝且忠。窮何傷。螺之山。下有江。江洋洋。王氏昌。文集

經驗方　一卷　佚

元氏好問 集驗方 佚

自序曰。予家舊所藏名醫書。往往出於先世手澤。喪亂以來。寶惜固護。與身存亡。故卷帙獨存。壬寅冬。閑居州里。因錄手所親驗者。爲一編。目之曰集驗方。付摶拊輩使傳之。且告之曰。吾元氏由靖康迄今。父祖昆弟。仕宦南北者。又且百年。官無一廛之寄。而室乏百金之業。其所得者。此數十方而已。可不貴哉。十二月吉日。書于讀書山之東龕。

周氏候 備生方 佚

元好問序曰。定襄周候夢卿。弱冠從其兄戶籍。判官器之。作舉子。遭罹兵亂。投迹戎行。屢以戰多。取千戶封。佩金符。然其舉子習氣故在也。中年以來。頗以醫藥卜筮爲事。孤虛王遁風角鳥占。俱號精備。軍旅間病患倉猝。爲之投劑。救療既廣。遂爲專門之業。以夏課綴葺之勤。而移之芝朮蔆桂之下。好事者有祕方。可責目前之效者。必來告之。歲月既久。浸成卷帙。凡若干卷。若干首。以周氏備生方目之。予以世契之故。得傳錄焉。竊謂醫藥大事也。古人以爲藥猶兵。然兵殺人之器。善用之者。能以殺人者生人。不善用之。則反以生人者殺人。世之君子。留意于性命之學者。良有旨哉。予於周候不獨美其已試之功。與兼愛之心。又以見其角逐風塵之際。雖有獨揮千軍之勇。果非樂于戰鬬。以人命爲輕者。

故爲道所以然者。冠諸篇。遺山元某引。（文集）

王氏（東野）集驗方　五卷　存

吳澄送王東野序曰。吉永新王氏世執醫伎。而東野始以發身。提領官醫。自州而路。比至京師。因貴近上其名。遂得給事聖宮。洊膺寵錫。徽政院請立廣惠局。以濟民病。實自東野倡其議。被恩命。受同提舉官。又陞提舉官。一時榮遇。有如此者。其後局廢。東野不復仕。年六十三。將其帑歸故鄉。予觀者進之人。舍舊者必圖新。出此者必入彼。有所未饜。則顧而之它。奔走伺候。無休息時。鑽刺彌縫。營求百端。以僥倖於萬一。孰肯輕去名利都府。而退就田里也哉。今東野未至耄老。而知止足之分。迴車復路。以脩其初服。脫然無所係戀。超超然有高尙肥遯之風。其賢於人遠矣。東野所受賜賚不貲。悉以買田。贍其鄉之醫學。家藏集驗方。鋟木以傳。夫財者人之所祕。而不私諸己。其用心之廣爲何如。儒流或未之能。而醫流能之。予所以再三嘉歎。而於其歸也。書以爲贈。（文集）

程文海永新州醫學祭田記曰。國家仁民愛物。無所不用其極。天下郡縣。建醫學置官吏。與儒學等。醫有功於民甚大。誠有國者所宜先。昔人方之相業。可見已。大德初。王東野爲吉安路永新州官醫提領。七年遷本路副提領。至大四年。赴調京師。改臨江。未行。徽政院使羅司徒薦其名。與聖宮。命爲太醫。歲年之間。三錫楮幣。凡七千五百緡。皇慶二年夏。又命乘傳還江南。迎妻子。初爲永新。時手建廟學。歲三月三日。九月九日。有事于三皇。唯取給醫家。至是盡以所受上賜買田五十畝入學。奉春秋之祀。還朝謁余記。東野永新人也。大父文信。父慶隆。皆有善行。其祖母又賢。日夜課東野學不懈。而東野長好倉公之術。遂稱良醫。又被寵用。凡所錫賚。不以仁妻子。不以事緇黃。惓惓買田。鄉校以圖誅求。可謂不負矣。嗟夫。永新之學者。既無公上供給之勞。又當國家崇重之日。益勵所學。以擴其仁民愛物之心。此則東野之志。而國家之望也。凡吏于茲學者。其亦勉之哉。延祐改元二月朔記。文集

按是書收輯在于朝鮮國醫方類聚中。弟堅錄出。以還原目。

杜氏 思敬 濟生拔萃 醫藏目錄十九卷 存

自序曰。醫之爲業。切於用世。而學士大夫目爲工技。賤不之省。業其家者。又或不能至到。苟焉以自肥。此醫道之晦而不弘也。若乃發於論注。開惠後學。則安得不資於前人也。素問述鍼刺。仲景始方論。今諸家所集浩繁。孰能徧覽校試。而果適用者。固在乎明者之擇焉也。昔嘗聞許文正公語及近代醫術。謂潔古之書。醫中之王道。服膺斯言。未暇尋繹。潔古者。張元素也。潔古。其號也。雲岐子璧。其子也。東垣李杲明之。海藏

王好古進之。宗其道者也。羅天益謙夫。紹述其術者也。皆有書行於世。往年致政中書。家居淡上。因取而讀之。大抵其言理勝。不尚幸功。圓融變化、不滯一隅。開闔抑揚。所趣中會。其要以扶護元氣爲主。謂類王道。良有以也。於是擇其尤切用者。節而錄之。門分類析。有論有方。詳不至冗。簡不至略。仍首鍼法。以放古制。幷及餘人之不戾而同者。以示取舍之公。劃爲五帙、帙具各書。總名之曰濟生拔萃。蓋不敢徇人言。妄以諸家爲非。尤不敢執己見。謾以此書爲是。自度行年八十有一。目力心思。不逮前日。從事簡要。庶於己便。復思刻板廣傳。喜與羣人同茲開惠。雖然。醫不專於藥。而舍藥無以全醫。藥不必於方。而舍方無以爲藥。若夫學究天人。洞識物理。意之所會。治法以之者。將不屑於此。是書也。雖於大方之家。無所發揮。苟同余之志者。亦未必無所補也。延祐二年十月初吉。寶善老人銅鞮杜思敬序。

殷氏 簡 簡驗方　補元志卷闕　未見

吳氏 以寧 去病簡要　補元志二十七卷　未見

余氏 幼白 蒼生司命　佚

歙縣志曰。余士冕。字子敬、父幼白。精岐黃理。輯有蒼生司命。冕尤能世其家學。沉痾立起。試多奇中。補訂前書未備者。曰諸證析疑。子之儁醫驗。一如其父。

余氏 士冕 諸證析疑 佚

潘氏 濤 醫學繩墨 佚

江西通志曰。潘濤。上高人。累世以業醫名。至濤益顯。全活者甚衆。嘗著醫學繩墨一書。其目有十。一切脈。二問證。三斷病名。四辨逆順。五明標本。六立治。七審輕重。八處方。九用藥。十調理。行於世。

亡名氏烟霞聖效方 未見

澹軒方 未見

醫林方 未見

按右三書。醫方類聚各證門所援。味其方論。似成于元人。仍著于此。

野夫多效方 文淵閣書目一部一册闕 佚

濟急單方 文淵閣書目一部一册闕 佚

拾遺妙方 文淵閣書目一部一册闕 佚

諸方撮要 文淵閣書目一部一册闕 佚

醫籍考卷五十二

東都　丹波元胤紹翁編

方論三十

陸氏仲遠千金聖惠方　佚

江南通志曰。陸仲遠。青陽人。醫不嗜利。有逸士風。能察腧穴經脈。審榮衞順逆。軒履到門。日數百。而園池竹石。觥籌鏗鏗然樂也。年老思九子芙蓉不能去。日著千金聖惠方。子孫守之。遂家於此。

堯氏允恭德安堂方　補元志一百卷　未見

王氏開增注醫鏡密語　補元志一卷　未見

倪燦曰。王鏡澤失其名。蘭陵人。

按王鏡澤名開字啓元。見于金華府志。今據著其名。

孫氏允賢醫方集成　佚

王元福序略曰。文江孫氏集諸方取切要者。各以類編。名爲大成。各類首又取三因及嚴氏諸家之說。合而爲編。庶觀者得其說而求其方。瞭然在目矣。編成求序。鋟梓以廣其傳。使閱方者。一覽而盡得之。可省蒐方之繁。而行遠者。亦可挾以自便。或可爲衞生之一助云。辛酉至治初元文江王元福序。

熊氏彥明類編南北經驗醫方大成　十卷　存

題詞曰。醫方集成一書。四方尚之久矣。蓋所謂濟生拔萃。宣明論。瑞竹堂。孫子和徐同知□方。尤爲切要所不可遺。本堂今得名醫選取奇方。增入孫氏方中。俾得通貫。名曰醫方大成。重新繡梓。以廣其傳。合衆流而歸一源。使覽者便之。不必求之他書可也。明醫之士。幸共鑒之。

熊均曰。孫允賢文江人。元仁宗延祐中。選醫方集成。予先祖彥明公選宣明拔萃等方。而附益之。是謂醫方大成。

四庫全書提要曰。類證南北經驗醫方大成十卷。舊本題元文江孫允賢撰。本名醫方集成。此本爲錢曾也是園所藏。猶元時舊刻。目錄末題至正癸未菊節。進德書堂刊行。前有題識曰。醫方集成一書。四方尚之久矣。本堂今得名醫選取奇方。增入孫氏方中。俾得通貫。名曰醫方大成云云。則坊賈所爲。非允賢之舊矣。

按　先子曰。是書稱南北經驗者。謂南北之域。寒燠各異。然書中諸方。用之通治。俱得其效驗。故以命書者也。後閱吉田意菴宗恂釋是書。南北之義。與先子之說相符。

熊氏宗立醫書大全　二十四卷　存

自序曰。醫爲專門。方貴經驗。古今方書。傳於世者甚衆。蓋初學之士。猶臨海問律。焉能適從哉。書林舊刊文江孫氏醫方集成。後之名醫。續增宣明拔萃等方。又謂之大成。是皆經歷效驗。有不待試而百發百中者。誠衞生之捷徑也。然其方中證類混雜。分兩欠明。俾我同志不無憾焉。余自幼多病。喜讀醫書。暇日因取前方。芟證歸類。措方入條。復選諸名方中、有得奇效。而孫氏未嘗採者。與夫家世傳授之祕。總彙成編。凡二十四卷。目之曰醫書大全。各卷分門。各門析類。各類載方。方名之上。次序順流。以一二三四之數而標記之。與目錄互相貫通。使人展卷。提其綱領。而節目分明。治病之際。審其證候。而方藥備具。得無檢閱之繁。庶免狐疑之患。書成藏于家塾。以供自治之需。非敢謂之當也、坊中好事者。固請梓行。與衆共之。余不能已。因述其梗槩。題諸篇端云。正統十一年。歲在丙寅暮春之初。鼇峯熊宗立道軒序。

按天文中洛醫吉田意守宗桂鈔出是書諸論。題曰醫方大成論。以便初學。越前一柏翁者。亦嘗爲之。

陳氏子靖醫方大成　佚

吳澄序曰。以一藥治一病者。本草也。以數藥治一證者。醫方也。醫方祖於本草。而其合數藥以爲一方也。審其五氣。酌其五味。定其君臣佐使。如樂師調律。如軍師布陣。主對處置。一一得宜、非心通乎大化。智周乎小物、不能也。是蓋出於上古聖神之所爲、而後世名醫、以漸增益焉者也。然上古之方。如所謂伊尹湯液論。不復可見。今之所存。惟傷寒論之方最古。而千金次之。後賢增益。以至于今多矣。公家之聖惠則太繁。私家之易簡則太略。上方觀道士陳子靖。賦質淸粹。務學精勤。用力於醫。尤專類古今諸家之方。而去取之。名曰醫方大成。所取率皆嘗試有效者。備而不繁。要而不略。實醫方之至善。其可以參贊上古聖神。後世名醫。弘濟生民之功行者夫。

艾氏元英　如宜方　二卷　未見

四庫全書提要曰。如宜方二卷。元艾元英撰。元英東平人。始末無考。此本爲三山張志寧所刊。前有二序。一爲至正乙未林興祖作。一爲至治癸亥吳德昭作。其書首列藥石炮製總論。不過數十味。未免簡略。第一卷述證。自中風至雜病。凡三十類。第二卷載方。凡三百有餘。其曰如宜者。如某證宜用某湯。某證宜用某圓散是也。其說一定不移。未免執而不化。焦氏經籍志高氏百川書志俱不著錄。然相其版式。猶元代閩中所刊。非依託也。

按萬歷壬寅陳嘉猷重刊是書。附以其家傳脈法。併歷試效方。改名曰回生捷錄。

王氏珪　泰定養生主論　醫藏目錄十六卷　存

自序曰。中陽立是。淸淨幽居。將二十載。以靜待動。備見正邪。其爲枉病枉死。盲醫瞎灸。莫知所由。故澄心適興。信筆而書。或一日得數千言。或迤邐連月。不欲措一辭。中間論不避嫌語其害生者。方不貴多。載其必效者。今年六月。峻絕人事。謾編成卷。一家之說。未能盡善。故泄二教之機奧。引九流之緒餘。疎謬之辭。固不足取信於人。盡其在我。庶可杜門。然則是書之於世也。如郵亭之於歧路。而示人曰。此去則有虎狼出沒。彼去則爲驛程大道。征人感念曰。此蹊徑也。憧憧往來者。莫非行役乎。彼大道也。行役幾希。而我獨進之耶。或者一旦遇害。則征人唯曰命矣。夫彼之大道。又烏知其爲果無狼虎乎。余故知世人之情。聞鵲聲則衆喜之。如有所得。殊不知鵲亦能噪凶。聞鴉聲則衆惡之。如有所失。殊不知鴉能使人避凶。而亦能報吉。故鴉純吉。而鵲半凶。而終不惡鵲。終不喜鴉。嗚呼。凶乎吉乎。喜乎惡乎。事在於彼不在此。而鵲不得不噪。鴉不得不報。唯人自裁之。雖欲勿用。養生其舍諸。故首以原心。爲發明之始。次序婚合孕育。嬰幼童壯。衰老宣攝避忌。以禦未然之病。然後運氣標本。陰陽虛實。脈證病治。以爲全生去病之法。然後類方對證。以爲規矩之用。備述痰證一條。以爲方書補闕拾遺之式。更類雜治活法。常驗之方。並無毫髮苟簡穿鑿之妄。倉卒乏醫之處。雖不能明脈問疾用藥。井井有條。外選肘后祕寶。諸家備急數門。續抄古今明訓二道。自省一篇。

以爲閑邪存誠之要。用質高明。非敢固望人人共爲枯槁幽棲。然後盡善。但於一切攝方用藥之時。知有所生之心耳。或曰。吉人之辭寡。而子之辭。無乃喋喋乎。余曰。吾聞晉書云。平蜀之後。其將問蜀士曰。孔明言句。何其瑣碎。士曰。簡辭惟聖。與聖則可。彼師旅之衆。故當詳喻。於是余之反復而言。正欲人人共曉之也。始作於泰定改元。又莊子云。宇泰定者。發乎天光。故命曰泰定養生主論。莊子亦有養生主論。養生而有主。則不惑於二三說也。逸人洞虛子王中陽自序。

楊易跋曰。右泰定續養生主論一編。予得之藩參東皐冒公。舊本但稱洞虛子。稱中陽。竟不知作者名氏。比讀匏菴吳先生集。始爲元之其人。王均章之書也。其略云。均章名珪。自號中陽老人。生元盛時。年未四十。棄官歸隱虞山之下。慕丹術。尤邃於醫。年餘九十而卒。又謂見吳思菴跋。乃考之元史。無其傳。敏德吳公思菴集。無其跋。蓋薄榮願慕高蹈之流。而國史家集。偶遺之也。所著之書。凡數種。此特其一。且長於繪事。錢氏所藏虞山圖。乃其手寫隱居所。有柴關冊竈藥欄之屬。亦以其詩而知耳。東皐公雅好醫術。而篤於奉親。間嘗以是編及予。知予有老母也。茲欲刻梓以傳。又將推及予之心。以及于人人。養生君子。時一閱焉。當不待藏刀牧羊之悟。其亦思過半矣。夫正德辛未夏六月初吉。進士建安楊易謹跋。

四庫全書提要曰。泰生養生主論十六卷。舊本題元洞虛子王中陽撰。其書論婚孕老幼。陰陽氣運。節宣之宜。並摘錄服證方劑。以資調攝。取莊子字泰定者。發乎天光。及養生主之語名之。前有中陽自序。及至元戊寅段天祐序。蓋正德間兵部郎中冒鸞所重刊也。後有楊易跋。謂吳寬集中。載中陽爲吳人。名珪字均章。自號中陽老人。生元盛時。年四十。棄官歸隱虞山之下。慕丹術。尤邃於醫。

薩德彌實瑞竹堂經驗方　國史經籍志十五卷　存

王都中序曰。曩予誦范文正公良相良醫之言。未嘗不斂衽嘉嘆。何則。良相輔弼元首。佐治邦政。興利除害。選賢任能。使人樂其業。而其仁之見諸事者。足以澤被四海。良醫導人有脈。療理有證。脫疴起痼。斡元氣而開壽域。使人安其生。而其仁之蘊諸心者。亦足以被及萬姓。蓋出處之轍雖殊。而吾人之用心則一。君子不可斯須而忘吾仁。則吾仁之在天下。不可勝用矣。謙齋薩公志文正之志。學文正之學。初以驄馬繡衣。風威所及。奸貪破膽。而生靈奠安。由栢垣而登薇府。一以是心民以是厚。茲守建昌。殆將小試龔黃事業。爲異日姚宋良相之效。公平□哉。公猶以爲未盡。乃退而考訂名家方書。及遊宦博採以經驗諸方。分門別類。爲書一十五卷。鋟梓郡庠。題曰瑞竹堂經驗方。將以傳之萬世。如公之仁。可爲至矣。予辱公之知。屬序編首。俾人誦茲集者。不唯知公之心良於醫。抑以知公之志良於相。相者皆自其仁心中之流溢也歟。時泰定丙寅九月望日。閩中王都中序。

程文海薩德彌實謙齋御史瑞竹詩曰。江南御史彈琴處。插竹爲援竹自成。不見稚叢緣節上。渾疑隣筍過牆生。淸陰已比甘棠愛。直氣先占衣繡榮。回首荊臺舊亭下。高枝應有鳳凰鳴。文集

四庫全書提要曰。瑞竹堂經驗方五卷。元沙圖穆蘇原作薩理彌實今改正撰。沙圖穆蘇。元史無傳。其事蹟不可考。以吳澂王都中二序核之。則其字爲謙齋。嘗以御史出爲建昌太守。是書卽其在郡時所撰集也。原書本十五卷。楊士奇等文淵閣書目。載有一部一册。而晁瑮寶文堂書目內。亦列其名。則是明中葉以前原帙尚存。其後遂尠傳本。今據永樂大典所載。搜採編輯。計亡闕已十之五六。而所存者尚多。謹依方詮次。分立二十四門。釐爲五卷。中間如調補一門。不輕用金石之藥。其處方最爲醇正。又女科之八珍散。卽四君子湯四物湯之倂方。其用尤廣。明薛己醫案。已詳著之。至瘡科所載返魂丹。與今世瘍醫所用梅花點舌丹奪命丹相類。內托千金散。以治癰毒。亦見殊功。是皆可資利濟之用。惟幼科之

褐丸子。與蘇沈良方中所列褐丸。名目相類。治療亦同。特彼用烏頭、桂、香附、乾姜、陳皮、配合。攻補兼行。頗爲周密。此乃用黑牽牛、京三稜、蓬莪朮諸品。殊病其過於峻利。蓋金元方劑。往往如斯。由北人氣稟壯實。與南人異治故也。此在於隨宜消息。不可以成法拘矣。

張氏 道中 古今通變仁壽方 佚

吳澄序曰。世之醫方不一。唯有所傳授得之嘗試者多驗。予最喜嚴氏濟生方之藥。不泛不繁。用之輒有功。蓋嚴師於劉。其方乃平日所嘗試而驗者也。淮南張道中學脈法於朱鍊師永明。朱之師劉君。名開。劉之師崔君。名嘉彥。傷寒一科。專學於李。祖李氏意。集諸家所用藥。分門類證。名之曰古今通變仁壽方。觀其中風傷寒二部。藥皆精審。視濟生方加詳焉。是亦有所傳授得之嘗試。豈苟然也哉。其所學於崔劉者。探今原別有編類文。不止藥方而已。文集

徐氏 文中 加減十二方 一卷 存

徐克昭曰。徐文中。字用和。宣州人也。自少傳其婦翁鍼藥方術。又善符咒。鞭龍縛鬼。以此名湖間。始爲縣吏。即棄去。又爲安陸府吏。後棄去。遊吳。吳大戶患濕腿腫。文中與療。鍼行病除。留爲郡吏。時鎮南王妃臥疾。不可起坐。王府御醫。皆不能愈。南臺侍御史禿魯。以文中名聞。即馳驛

就吳郡召之。至則王以禮見。賜坐便殿。道妃所疾苦。延入診視。王曰。疾可爲乎。對曰。臣以針石。加於玉體。不痊其安用臣。遂請妃擧手足。妃謝不能。文中因請診候。按手合谷曲池。而鍼隨以入。妃不覺知。少選請擧如前。妃復謝不能。文中曰。鍼氣已行。請擧玉手。妃不覺爲一擧。請足足擧。王大喜。明日妃起坐。王大設宴。賜賞賚無算。聲震廣陵。皆以爲盧扁復出也。（稗史集傳）

亡名氏加減十八方　國史經籍志一卷　存

四庫全書提要曰。靈祕十八方加減一卷。舊本題德府良醫所良醫胡嗣廉校編。前有嘉靖十七年可泉子序。云不知何人所輯。則嗣廉但校正編次耳。非所撰也。其書以世人多用和劑局方。不知加減之用。因以此十八方。各詳其因證加減之法。以便於用。然病機萬變。相似者多。但據證以加減藥味。似非必中之道。仍與執局方者等也。十八方後。又附補中益氣湯等四方。共爲二十二方。亦不知何人所加。或即嗣廉續入歟。

按是書。收在于臞仙活人心下卷。蓋演徐文中之方而所編。仍附于此。

潘氏（陽妝）加減方　一卷　未見

朱撝曰。劉守真先生。金朝人也。初傳得劉君榮甫。再傳得劉君吉甫。三

傳得陽坡潘君。心印紺珠經序

按右見于菉竹堂書目。

李氏仲南永類鈐方　醫藏目錄二十二卷　存

自序曰。嘗聞病家有抱病以用醫者矣。有人子而不知醫藥。納死生□他人之手者矣。醫家有曰。家傳秘密貴藥。而不錄方。因有以藥試病者矣。世之方藥何限矣。僅可以備醫氏之搜檢。而或尙昧於所施。病者醫者。隱忍詿冒。何所倚哉。鈐方之作。本之醫經。傷寒有法。雜病有方。傷寒屬外因。言法者一定之例也。雜病通三因。立方者。當謹所向也。要知傷寒之法。可以推而治雜病。而雜病之方。未嘗不出於仲景百十三方也。今人諱疾惡曰傷寒之名。棄其書而不讀。迺攻雜病之方以出奇。是皆棄其本者。是編以風寒暑濕四中四傷。居其前。以傷寒雜病。通爲一門。凡仲景傷寒證中。有此病者。因以雜病之亦有此病者。附其後。而加三因之所向以明之。弁以脈病因證治。增爲五事。鈐而爲圖。貫串彼此。互爲發明。泛觀者。必以博爲煩。詳考之。當知其約且要也。醫學家不獨得處用感發之助。衛生家實可備持循切急之救。豈復有隱忍詿冒之失哉。雖然。醫經猶易經也。醫者意也。易者變也。程子之序易曰。至微者理也。予所傳者辭也。由辭以得意。則在于人焉。愚曰。易之陰陽。亦猶夫病之有陰陽也。羲黄是書。理固由此而出也。推意而知變者。當自得之。鈐成。允賢孫君常恨其集成之略。摘治法於此。補訂加詳焉。倡諸公之刻則盛。中天隱德君子也。方本曰錫類者。天池先兄夸言之。今曰永類。誠欲著吾永感也。至順二年辛未至日。棲碧山中李仲南序。

滕賓序略曰。是編曰錫類鈐方者。吾天池李君名迺季棲碧所爲也。棲碧平生無世俗嗜好。見其光四方。其弟館百里外。念伯季既不可以俱出。而雙親老恩。有以壽之者。則謝諸公館聘。結道院水月間。以延方外。必有如眇道士回先生者。過之有以壽其親也。既於還丹之學有得會。而迺翁還。初先生不相待矣。則慨曰。丹之道遠矣。庶幾明方脈。以壽吾母耳。則大集古人醫書。條其鈐列。爲錫類之書。蓋諸科之方藥。一閱而無不在目者矣。倉卒遇證。如暮夜求水火。無不應者。嗟乎。棲碧方著是書。豈蒐獵岐黄之遺哉。求以生其親而不可得。則是啣哀茹痛。恨得其道之不早。而先君子之不可復生也。而其壽母夫人者猶在此。則此書之傳。豈非以錫類爲孝哉。

錢曾曰。永類鈐方二十二卷。棲碧山中人李仲南。校檢古今醫書。并以脈病因證治。增爲五事。鈐而爲圖。貫串彼此。發明成書。使人一覽了然。其初名曰錫類。後改爲永類者。仲南以書成于親歿之後。啣哀茹痛。所謂著其永感耳。

危氏亦林世醫得效方　國史經籍志二十卷　存

自序曰。工欲善其事。必先利其器。器利而後工。乃精醫者。舍方書何以爲療病之本。自難經湯液靈樞傷寒論等篇出。而後之醫師。著述者殆數百家。蓋發縱指示。俾對病而知證。因證而得藥。其用心亦仁矣哉。僕幼而好學。弱冠而業醫。重念先世授受之難。由鼻祖自撫而遷于南豐。高祖雲仚遊學東京。遇董奉廿五世孫京。授以大方脉家。而醫道日行。伯祖子美。復傳婦人正骨金鏃等科。其父碧崖。得小方科於周氏伯熙。載進學眼科。及療瘵疾。至僕再參究瘡腫咽喉口齒等。及儲積古方。并近代名醫諸方。由高祖至僕。凡五世矣。隨試隨效。然而　方浩若滄海。卒有所索。目不能周。乃於天曆初元。以十三科名目。依按古方。參之家傳。昕夕弗怠。刻苦凡十稔。編次甫成。爲十有九卷。名曰世醫得效方。首論脉病證治。次由大方脉雜醫科以發端。至瘡腫科而終編。分門析類。一開卷間。綱舉而目張。由博以見約。固非敢求異於昔人。直不過欲便於觀覽云耳。欽惟國朝念羣黎之疾苦。惠民有局。設教有學。於醫尤切。然自愧山林鄙陋。見聞不博。妄意纂集。舛謬惟多。尤賴當道縉紳醫師。進而教之。訂其訛。補其偏。俾繡諸梓。則庶幾廣聖皇好生之仁於無窮。

豈不韙歟。仍至元三年歲丁丑七月既望，嘉禾後學達齋危亦林拜手謹書，

哈剌歹等題辭曰。南豐危亦林世醫得效方。編次有法。科目無遺，江西提舉司校正之。牋上于院。下諸路提舉司重校之。復白于院。院之長貳僚屬皆曰善。付其屬俾繡梓焉。噫。是方之效。豈以此一言而遂傳歟。至元五年。太醫院識。

四庫全書提要曰。世醫得效方二十卷。元危亦林撰。亦林字達齋。南豐人。官本州醫學教授。是編積其高祖以下五世所集醫方。合而成書。一曰大方脈科。分子目九十有一。二曰小方脈科。分子目七十一。三曰風科。分子目十。四曰產科。兼婦人雜病科。分子目三十有三。五曰眼科。分子目十二。六曰口齒兼咽喉科。分子目六。七曰正骨兼金鏃科。分子目二十九。八曰瘡腫科。分子目二十四。共十九卷。附以孫眞人養生法節文一卷。其總目鍼灸一科。有科無書。校檢其文。皆散附各科之中。蓋標題踈舛。實非闕佚。自序稱。搜始於天歷元年。迄功於後至元三年。其用力亦云勤篤。前有至元五年太醫院題識。備列院使十一人。同知院事二人。僉院事二人。同僉院事二人。判官二人。經歷二人。都事二人。掾史一人。銜名。蓋江西官醫提舉司。以是書牒醫院。下諸路提舉司重校。覆

白於醫院。而後刊行。亦頗矜愼。序中稱其高祖遇仙人董奉二十五世孫。傳其秘方。雖技術家依託之言。不足深詰。而所載古方至多。皆可以資考據。未可以罕所發明廢之也。

仁存孫氏闕名治病秘方　十卷　闕

文淵閣書目。孫氏仁存方。一部四册闕。

按　先子曰。是書鄉有同僚藏去者。借而閱之。舊人鈔本。蓋二百年前物。缺自首卷至第四卷。所存第五卷以下。僅六本。是雖零殘。然希世之異編。因鈔而藏之。甲子冬。偶詣少將雲州公治卿邸。座間有書數卷。公舉見示。乃是書鏡本。亦恨闕第一卷。然文字端雅。紙刻精妙。實元板也。余遂貸歸。鈔補前四卷。雖未至完。然各病門類。於是始具矣。但無序跋。故不得知孫氏何代人。熊均醫學源流曰。仁存孫氏治法方。雖有板刻以行。未詳其年代出處。今考其書體例。論病集方之旨。亦爲元人無疑矣。本草綱目附方。引孫氏仁存堂經驗方。考諸是書。靡有載者。豈別有其書者歟。

孫氏仁存堂經驗方　未見

按右見于本草綱目附方。

亡名氏神異諸方　文淵閣書目一部一册闕　佚

醫籍考卷五十三

東都　丹波元胤紹翁編

方論三十一

羅氏知悌心印紺珠　一卷　佚

戴良曰。羅名知悌。字子敬。世稱太無先生。宋理宗朝寺人。學精於醫。得金劉完素之再傳。而旁通張從正李杲二家之說。然性褊甚。恃能厭事。難得意云。九靈山房集丹溪翁傳

朱震亨曰。泰定乙丑夏。始得聞羅太無并陳芝岩之言。遂往拜之。蒙叱罵者五七次。趦趄三閱月。始得降接。因觀羅先生治一病僧。黃瘦倦怠。羅公診其病因。乃蜀人。出家時。其母在堂。及游浙右。經七年。忽一日念母之心不可遏。欲歸無腰纏。徒爾朝夕西望而泣。以是得病。時僧二十五歲。羅令其隔壁泊宿。每日以牛肉猪肚甘肥等。煮糜爛與之。凡經半月餘。且時以慰諭之言勞之。又曰。我與鈔十錠作路費。我不望報。但欲救汝之死命爾。察其形稍蘇。與桃仁承氣。一日三貼。下之皆是血塊痰積。方止。次日只與熟菜稀粥將息。又半月。其人遂如故。又半月餘。與鈔十錠遂行。因大悟攻擊之法。必其人充實。稟質本壯。乃可行也。否則邪

去而正氣傷。小病必重。重病必死。羅每日有求醫者來。必令其診視脈狀回稟。羅臥聽口授。用某藥治某病。以某藥監某藥。爲引經。往來一年半。並無一定之方。至於一方之中。自有攻補兼用者。亦有先攻後補者。有先補後攻者。又大悟古方治今病。焉能脗合。隨時取中。其此之謂乎是時羅又言。用古方治今病。正如拆舊屋揍新屋。其材木非一。不再經匠氏之手。其可用乎。（格致餘論）

錢曾曰。羅知悌心印紺珠一卷。知悌字子敬。號太無先生。集六散三丸十六湯。以總持萬病。意在康濟斯民。甚盛心也。是册繕寫精楷。乃名手所書。宜珍祕之。

朱氏（震亨）格致餘論　國史經籍志一卷　存

自序曰。素問載道之書也。詞簡而義深。去古漸遠。衍文錯簡。仍或有之。故非吾儒不能讀。學者以易心求之。宜其茫若望洋。淡若嚼蠟。直以爲古書不宜於今。厭而棄之。相率以爲局方之學。間有識者。又以濟其方技。漫不之省。醫道隱晦。職此之由。可嘆也。震亨三十歲時。因母之患脾疼。衆工束手。由是有志於醫。遂取素問讀之。三年似有所得。又二年。母氏之疾以藥而安。因追念先子之內傷。伯考之瞀悶。叔考之鼻衄。幼弟之腿痛。室人之積痰。一皆歿於藥之誤也。心膽摧裂。痛不可追。然猶慮學之未明。至四十歲。復取而讀之。顧以質鈍。遂朝夕鑽研。缺其所可疑。通其所可通。又四年而得羅太無諱知悌者爲之師。因見河間戴人東垣海藏諸書。始悟濕熱相火爲病甚多。又知醫之爲書。非素問無以立論。非本草無以立方。有方無論。無以識病。有論無方。何以模倣。夫假設問答。仲景之書也。而詳於外感。明著性味。東垣之書也。而詳於內傷。醫之爲書。至是始備。醫之爲道。至是始明。由是不能不致疑於局方也。局方流行。自宋迄今。罔間南政。翕然而成俗。豈無其故哉。徐而思之。濕熱相火。自王太僕注文。已成湮沒。至張李諸老。始有發明。人之一身。陰不足而陽有餘。雖諄諄然見於素問。而諸老猶未表章。是局方之盛行也。震亨不揣蕪陋。陳於册。并述金匱之治法。以證局方之未備。間以己意。附之於後。古人以醫爲吾儒格物致知一事。故目其篇曰格致餘論。未知其果是否耶。後之君子。幸改而正諸。

宋濂題辭曰。金之以善醫名。凡三家。曰劉守眞氏。曰張子和氏。曰李明之氏。雖其人年之有先後。術之有攻補。至於惟陰陽五行。升降生成之理。則皆以黃帝內經爲宗。而莫之有異也。張一再傳。其後無所聞。李雖多門弟子。又在中州。人有罕知之者。獨劉之學。授之荊山浮屠師。師來江南。始傳太無羅知悌于杭。太無宋寶祐中人。受幸穆陵。得給事禁中。

性倨甚。無有能承其學者。又獨至烏傷朱君。始能傳之。初君之未從太無也。手抄陳師文裴宗元所定大觀二百九十有七方。晝夜而習焉。既而悟曰。故方新病。安有能相値者。泥是且殺人。乃盡棄去。渡淛河。走吳中。尋師而求其說。久之不能得。復走宛陵。走南徐。走建業。皆無。吳中時纍纍道途。聞方不能所適。忽有以太無爲告者。遂還杭拜之。凡十往返不得通。君乃立其門。終日不動。太無憐其志。爲敷暢三家之旨。而一折以經。越數年。悉受其學以歸。鄉之羣醫。方泥裴陳之學。聞君言皆大驚。已而又皆大服。翕然共尊事之。君年既高。所見益粹精。其自得者。類多前人所未發。乃徇門人張翼等請。著爲書若干篇。名之曰格致餘論。持以示金華宋濂。濂竊受而讀之。見其立言深察謹詳。未嘗不歎君用志之勤也。蓋當大觀之方盛行。世之人烏知有所謂內經之學。君獨能崎嶇數十百里。必欲求師而受其說。雖險阻艱難。更屢迭挫。曾不爲之少動。所以卒能成其學。向使君之志稍變焉。烏有今日哉。傳曰。用志不分。其道乃成。殆君之謂矣。君之此書。其有功於生民者甚大。宜與三家所著。並傳於世。故濂得備書傳學用功之所自於篇端。其見君之自序者。因不暇及也。君名震亨。字彥脩。許文懿公之高第弟子。公講學入華山。時君卽從之遊。而聞道最先。剛明正直。不可干私。其安貧守道。雖古君子弗過也。而醫又特其一事云。至正七年冬十有一月日南至。金華宋濂書於浦陽東明山中。

劉桂曰。丹溪醫之聖者也。其爲格致餘論一書。超邁今古。奚容輕議。然沈潛反覆。竊有可疑者焉。論中左大順男右大順女之説。丹溪獨指氣血之陰陽。反遺脈位之陰陽。乃以醫人之左右手立論。有戾經旨者。可疑者一也。醇酒宜冷飲之論。吾見世人飲熱酒者亦無恙。飲冷酒者。雖盛暑亦致病焉。可疑者二也。至如倒倉一法。丹溪自云得之西域異人。近世余目擊士大夫數人。信行此法。死者相繼。可疑者三也。噫。西域之人。殊方異域。風氣不同。稟賦亦異。此法豈可行於東南柔弱之人乎。門人誤錄於勞瘵吐血門中。爲禍甚大。且勞瘵欬血。眞陰虧損。藏府脾胃虛弱。津液枯竭。不宜吐瀉。昔徐文伯治范雲之疾。有取汗之戒。尚促天年。況吐下之法。施于勞損之人可乎。或以是罪余輕議前人。余應之曰。孫眞人千金方。有房中補益法。丹溪辯之曰。苟無聖賢之心。神仙之骨。未易爲也。又曰。若以房中爲補。殺人多矣。丹溪能爲孫公之忠臣。余顧不能爲丹溪之忠臣乎。語曰。不以人廢言。使丹溪復生。其殆不廢余言矣。續醫説

四庫全書提要曰。格致餘論一卷。元朱震亨撰。震亨字彦修。金華人。受

業於羅知悌。得劉守眞之傳。其說謂陽易動陰易虧。獨重滋陰降火。創爲陽常有餘。陰常不足之論。張介賓等。攻之不遺餘力。然震亨意主補益。故諄諄以飲食色慾爲箴。所立補陰諸丸。亦多奇效。孫一奎醫旨緒餘云。丹溪生當承平。見人多酗酒縱欲。精竭火熾。復用剛劑。以至於斃。因爲此救時之說。後人不察。遂以寒涼殺人。此不善學丹溪者也。其說可謂平允矣。是編前有序云。古人以醫爲吾儒格物致知之一事。故特以是名書。蓋震亨本儒者。受業於許謙之門。學醫特其餘事。乃性之所近。竟不以儒名。而以醫名。然究較方伎者流。爲能明其理。故其言如是。戴良九靈山房集。有丹溪翁傳。敍其始末甚詳云。

丹溪醫案　國史經籍志一卷　存

丹溪醫論　二卷　未見

朱氏傳方　一卷　未見

丹溪隨身略用經驗良方　二卷　未見

按右見于菉竹堂書目。

丹溪集　二卷　未見

按右見于述古堂書目。

丹溪脈因證治　二卷　存

喻昌曰。朱丹溪脈因證治一書。先論脈。次因。次證。後乃論證。其書即不行。而心法一書。羣方錯雜。則共宗之。寓意草

丹溪手鏡　三卷 述古堂書目作二卷　存

陳乾陽序略曰。丹溪先生之書。爲世所誦習。如格致餘論。局方發揮。傷寒辨疑。本草衍義補遺等集。以列於張劉諸大家。毋或敢置喙矣。獨手鏡一帙。爲先生所祕惜。左右行遊。常挾與俱。不輕以示人。迄今垂三百年。海內之急。欲一見之不啻如長桑陽慶所稱禁方。而不可得。以爲殆非人間有也。不佞嘗爲言明府吳公。乃僶得之於其後裔。神物之出。豈有其候耶。先生之後。與廢者數矣。然皆徒祕其書。相戒毋泄。而不能有所表章。故亦時有魚豕之憾。公於是爲一一攷正。而命剞劂以廣之。不佞陽獲卒業焉。其文簡質。而旨奧衍。其洞人之臟腑陰陽。而爲之劑。往往於單辭片語。輒能奇中。然大要淵源於黃帝語。非素問弗道也。

錢曾曰。丹溪手鏡二卷。此爲清常手校本。序稱丹溪著醫書數帙。皆行于世。此乃耄年所作。故傳之獨祕獨遲。未知清常從何本是正。其校書可謂專勤矣。

金匱鉤玄　國史經籍志一卷　佚

李濂曰。戴原禮訂正丹溪先生金匱鉤玄三卷。間以己意著其後。

四庫全書提要曰。金匱鉤元三卷。元朱震亨撰。明戴原禮校補。中稱戴云者。原禮說也。末附論六篇。不刻於目錄中。一曰火豈君相五志俱有論。一曰氣屬陽動作火論。一曰血屬陰難成易虧論。一曰滯下辯論。一曰三消之疾燥熱勝陰論。一曰泄瀉從溼治有多法論。皆不題誰作。觀其滯下辨論。引震亨之言。則亦原禮所加也。震亨以補陰爲宗。實開直補眞水之先。其以鬱治病。亦妙闡內經之旨。開諸家無窮之悟。雖所用黃蘗知母。不如後人之用六味圓直達本原。所製越鞠丸。亦不及後人之用逍遙散和平無弊。然篳路藍縷。究以震亨爲首庸。是書詞旨簡明。不愧鉤元之目。原禮所補。亦多精確。明史方伎傳。載此書於原禮傳中。卷數與今本同。稱其附以己意。人謂不愧其師。其爲醫家善本可知矣。原禮浦江人。洪武中御醫。本名思恭。以字行。故史作戴思恭。朱國禎湧幢小品曰。戴元禮國朝之聖醫也。太祖稱爲仁義人。太孫卽位。拜院使云云。元禮卽原禮。蓋國禎得諸傳聞。故音同字異耳。

按焦氏經籍志。別載平治薈萃方三卷。然與鉤玄一書名異耳。仍不著錄。其編輯在于薛己二十四種中。

丹溪秘傳方訣　十卷　存

張應鵬跋曰。右丹溪秘傳方訣。彥脩先生家藏書也。證下有論。論下有方。辭雖簡略。包括無遺。誠若良金美玉。爲世之稀有者。予久慕斯集。弗獲一覩。近因考績歸省。偶得觀于友人朱思貞家。目駭心異。喜而不寐者累夕。遂求思貞原本用鍥諸梓。庶使先生利濟之心。不致於泯沒。而紛紜之庸醫。不致於繆誤。思貞素以仁愛存心。兄能旁通于醫者。樂然付與。因捐俸命工。計日刊成。仍僭書于卷末。以記歲月云。時成化十一年歲次乙未八月九日。四明張應鵬誌。

丹溪治法語錄　一卷　未見

丹溪心法　國史經籍志三卷　未見

楊氏珣　丹溪心法類集　醫藏目錄四卷　存

程氏充　丹溪心法　四卷　存

自序略曰。泰定中。丹溪朱先生起江東。先生許文懿公高弟。諱震亨字彥修。婺之烏傷人。爲元鉅儒。因母病脾。刻志於醫曰。醫者。儒家格物致知一事。養親不可缺。遂遍遊江湖。尋師無所遇。還杭拜羅太無。乃得劉張李之學以歸。窮研素問之旨。洞參運氣之機。闢局方之非宜。悟戴人之攻擊。別陰陽於疑似。辨標本於隱微。審察血氣實虛。探究眞邪強弱。一循活法。無泥專方。誠醫道之宗工。性命之主宰。而集先賢之大成者也。其徒趙以德劉叔淵戴元禮氏。咸能翼其道。遺書傳播有年。景泰中楊楚玉集其心法。刊於陝右。成化初。王季瓛附方。重梓於西蜀。志欲廣布海內。使家傳人誦。不罹夭枉。其用心仁矣。而楊之集。篇目或有重出。而亦有遺。附以他論。使玉石不分。王因之附添諸方。多失本旨。充江左一愚。夙志於此。每閱是書。實切病焉。輒不自揆。妄意竊取平治薈萃經驗方。及玉機微義。衛生寶鑑。濟生拔萃。東垣河間諸書校究之。尾會首。因證求方。積日既久。復得今中書烏傷王允達先生。以丹溪曾孫朱賢家藏的本寄示。合而參考。其或文理乖訛。意不相貫者。詳求原論。以正其誤。篇目錯綜。前後重疊者。芟去繁冗。以存其要。此有遺而彼有載者。采之以廣其法。論既詳。而方未備者。增之以便檢閱。一言去取。無敢妄有損益。庶幾丹溪之書。猶涇渭合流。清濁自別。烏鷺同棲。皂白攸分。學者免惑於他歧。疾疢得歸於正治。未知其然否乎。極知僭踰。無所逃罪。同志之士。倘矜其愚。正其訛舛。而賜教之。則充之至願也。於是乎書。成化十七年歲次辛丑仲冬。休寧後學復菴居士程充謹識。

跋曰。楊楚玉類集心法。中間水腫。虛腫。痛風。肢節痛。麻木。婦人小便不通等證。文多重出。又取別論。附於其間。雖能補其缺略。不免混淆難別。致丹溪主病之旨不明。王季瓛因正論及附論中方未備載。又作附錄。如夢遺椿樹根丸。淋證六味地黃丸。婦人三補丸等。不錄丹溪原方。卻於他書。取方名相同。增入藥味。與病懸隔。充恐用者不察。反致有誤。今以丹溪原論。考訂遺誤。錄於證首。次附戴元禮辨證。次錄正方。以見正法不雜。其附論不去。題曰附錄。用存編者之意也。復盡載附論中方。題曰附方。恐人妄去取也。庶幾明白。又增入外科倒倉等法。以翼其未備。觀者詳焉。成化庚子花朝日。程充識。

程敏政序略曰。予宗人用光世業儒。而好醫。其讀素難之書甚稔。最喜朱氏之說。嘗以丹溪心法。有川陝二本。妄爲世醫所增附。深懼上有累于朱氏。乃爲之彪分臚列。釐其誤而去其複。以還其舊。凡朱氏之方。有別見者。則以類入之。書成將刻梓以傳。請予序。予故以多病好醫。而未能也。輒以醫卜並言于篇首。使業醫者。知其道本出于聖人。其書本足以比易。而非可以自卑。則日勉焉。以致力乎。本草素難脈經之書。以及五君子之說。而尤以朱氏爲入道之門。則庶幾上可以輔聖主拯世之心。下可以見儒者仁民之效。而醫不失職矣。用光名充。休寧叉口人。與予同出梁將軍忠壯公後。

方氏（廣）丹溪心法附餘　明志二十四卷　存

自序曰。昔予母年艾時。以家事繁冗。不暇啜粥。惟飲冷酒。以致內傷脾胃。遍身發出赤斑。是時天疱瘡傳染。斑與相類。醫之者多不能辨。遽然而卒。罔覺其咎。蓋斑無頭粒。瘡有頭粒。易分別而不知爾。厥後葬母。不得已而與鄰人訟。三載始白。既而感激。乃志於學。讀書之餘。恒取醫書丹溪心法覽之。見其所謂飲食內傷脾胃。發出赤斑之論。乃喟然悲嘆。其前病果誤於醫者。正程夫子所謂病臥於牀。委之庸醫。譬之不孝者也。終天之恨。曷有窮耶。由是心之於醫。若口之於芻豢。不能釋也。竊惟斯道肇自軒岐。迄漢而下。代不乏賢。求其可以爲萬世法者。張長沙外感。李東垣內傷。劉河間熱證。朱丹溪雜病。數者而已。然而丹溪實又貫通乎諸君子。尤號集醫道之大成者也。先生既沒。而其遺書。則有丹溪心法傳于世。蓋其術至精。故其爲言至切。實保命之良規。濟人之妙訣也。惜乎是書詳於法。而猶略於方。袖珍等書。則又詳於方。而略於法。皆不便檢閱。時徉符鄭尚宜張汝孝輩。亦達於醫者也。以予言爲然。予於是乃將心法立訛留正。羣方刪繁就簡。合爲一書。凡五年餘始脫藁。不敢他有所名。名之曰丹溪心法附餘。其間病目分之以門。藥方聚之以類。每證之下。先具心法。後附羣方。俾法不離乎方。方不離乎法。又取丹溪本草衍義補遺。及崔眞人脈訣舉要。王節齋明醫雜著。附載於中。而於醫之藥性脈理。病機治法。經絡運氣。六者粗備。其正誤補闕。以俟後之君子。然初學之士。與養生之家。或有取焉。庶乎得醫道之正。而不爲他歧所惑。僭妄之罪。固知無所逃矣。謹序。嘉靖十五年丙申春二月穀目。新安後學方廣序。

立書本旨曰。予觀得醫道之全者。丹溪一人。發丹溪之蘊者。心法一書。然其書自程用光重訂之後。若無餘憾。第附錄不盡削去。而與正法矛盾焉。丹溪纂要。醫學集成。雖能備丹溪群書。然因心法混淆。而采取亦不免於差謬。蓋丹溪群書。其門人戴元禮趙以德劉叔淵已采載於丹溪心法之上矣。而纂要集成二書。又是將丹溪群書。飜謄一次。今以百年之後。追想其人之言。何若親炙領教之爲的哉。玉機微義。蒐輯群書。條陳潔白。爲醫書之折衷。惜乎丹溪心法而不得與焉。袖珍方。乾坤生意。保生餘錄等書。雖備群方。然其間有一等用藥辛香燥熱。與夫瞑眩之劑。實非氣血虛者所宜乎。因此而留心焉。今除玉機微義一書不煩之外。謹將丹溪心法。除去附錄。止以正法正方具于前。群書惟取切合病情之劑附于後。彪分臚列。集爲一書。名曰丹溪心法附餘。將與玉機微義同驅並駕于世。而醫之方書。庶幾乎備矣。觀者詳焉。

凡例曰。一病目。謹依丹溪心法之舊。凡有增入者。註新增二字以別之。其間以門而分者。庶見病機之同也。　一各證。首具丹溪正法正方。依程用光考索精確。爲醫門萬世之規矩準繩者也。　一附諸賢論。庶見病之源流。治之方法也。不能悉載。其間有闕者。君子宜於玉機微義求之。　一附脈理。庶知病之陰陽表裏。虛實寒熱之情也。亦不能悉載其間有闕者。宜於脈經脈訣求之。　一附諸方。以輔丹溪所不及。其間以類而聚者。庶見治法之異也。然方書汗牛充棟。不勝其多。姑取不違於理者。列載于上。以待君子采擇焉。　一王節齋明醫雜著方論。取附于各證之下。蓋節齋深得丹溪之旨。故備載以俟參考焉。　一病證欠發明處。藥方有疑難處。予綴俗說以通之。有廣按二字別之。倘有差謬。後之君子。幸賜教焉。　一丹溪本草衍義補遺。雖另成一書。然陝板蜀板閩板丹溪心法。咸載之。程用光重訂丹溪心法。而徽板乃削去之。反不爲美。今仍取載書首。使人獲見丹溪用藥之旨也。

賈詠序略曰。予以多病懇乞賜休林下。暇日檢方。亦竊疑之。於是遠延方君過頻。因出所次丹溪心法附餘。凡二十四卷。相與訂之。夫方君名廣。字約之。古菴其號。新安儒醫也。嘗遊河洛。旅寓陳留。野亭劉公亦雅重之。恆以藥活人。乃謂是書超邁羣識。尤切日用。雖楊楚玉輩再纂。而不能備集脈訣之詳。程用光氏繙刻。而不能盡芟附錄之誤。於是重加檃栝。訛者正之。僞者去之。且萃諸君子方論於下。精切簡要。不畔古經。銓次成帙。間亦竊附己意。以發明之。

四庫全書提要曰。丹溪心法附錄二十四卷。明方廣撰。廣字約之。號古菴。休寧人。是書成於嘉靖丙申。因程用光所訂朱震亨丹溪心法。贅列附錄。與震亨本法。或相矛盾。乃削其附錄。獨存一家之言。別以諸家方論。與震亨相發明者。分綴各門之末。然均非震亨之原書矣。

趙氏良仁丹溪藥要　佚

按右見于蘇州府志。

盧氏和丹溪纂要　國史經籍志八卷趙應春刻爲六卷楊捷刻爲二卷　存

凡例曰。丹溪衣鉢一書。其立例據病論治。最爲切當。但略而未備。門人各爲增錄。名薈蕞鈎玄心法。師友淵源等書。固亦遺漏尙多。且其中互有得失。今肆爲刪正裁取。更加潤色。以歸于一。其有附會謬說。竄入雜方。直削之。　一格致餘論等成書。幷本傳。及書束中所具長篇。則摘取其要語。少加潤色錄之。　一凡門人所錄論方。果係丹溪所授者。不復識別。一篇中所有古方。如內傷篇補中益氣湯之類。悉附于後。又有一等古方。如傷寒篇麻黃湯之類。雖非篇中所用。然皆切於施治。而不可無者。亦附之以備參用。　一凡藥方。惟備于一處。於目錄中見之。　一凡丹溪本文。皆大字。愚所註。皆小字。但其藥方下。分兩制度。亦照舊用小字者。所以便觀覽也。　一凡篇中藥方下。分兩制度。或有或無。或詳或略。或大字。或小字。皆仍諸書之舊也。　一凡篇中方名。亦用陽文。各藥亦分層具列。皆所以便檢覽也。

李呈祥曰。丹溪。隱君子也。細觀纂要一書。爕理之道寓焉。不但可爲卻病延年之助而已。（古源山人集）

按醫藏目錄。有趙應春丹溪心要。據費延之纂要序曰。丹溪纂要。海內刻之衆矣。重校之者。江陰蟠龍山人也。山人趙姓。諱應春。幼業舉子書。畫殊絶。有松雪遺風。素多病。尤精於醫云。則所謂心要者。亦是書也。余嘗得丹溪要刪一書。凡八卷。題云山陰適適道人校。蓋亦唯改是書篇目者。乃明時坊刻也。

亡名氏丹溪適玄　醫藏目錄三十卷　未見

丹溪心要　八卷　存

高賓序曰。醫家之有丹溪。猶吾儒之□□□□夫子。蓋惟深於其道。而□□□□眞獨得之妙。則凡立言成□□□□繼往開來。師法百世。莫之□□□丹谿之□□□□爲醫□□□□南者多矣。成化間。又有心法之刻。弘治間。又有醫要之刻。此外又有心要一書。則所家藏而未出者。□歲雖已刊行。而魯魚亥豕。訛舛特甚。吾姪子正潛心斯道之久。而常寤寐於丹溪之心。故於是書。尤注意焉。又誠不忍坐視其謬。以誤天下也。逡加手校而重刻之。俾同人以共躋斯民於仁壽之域。雖極勞費。所不辭焉。可尚也已。吾因錯伍三書。而互觀之。心法言心。而不曰要。醫要言要。而不曰心。此則曰心。又曰要焉。蓋雖一家之言。互相出入。而此書之視二一書。則尤精且備焉。蓋實丹溪精神心術之微。鑿鑿乎流出肺腑者矣。此心要之所由名也。

葛氏 乾孫 醫學啓蒙 佚

徐顯葛乾孫傳曰。葛乾孫。字可久。平江人也。生而負奇氣。儀狀偉特。膂力絕倫。未冠好爲擊刺之術。戰陳之教。百家衆技。靡不精究。及長遂吏。折節讀書。應進士舉所業。出語驚人。主司方按圖索驥。不能識跅弛士。把玩不忍捨。置君亞撰。君曰。此不足爲也。吾寧齷齪從訣離析經旨。以媚有司意乎。遂不復應試。猶時時指授弟子。皆有可觀。金華黃公溍。尤奇其文。勸之仕不應。世傳藥書方論。而君之工巧。獨自天得。治疾多奇驗。自丞相以下。諸貴人得奇疾。他醫所不能治者。咸以謁君。無不隨愈。有士人患傷寒。疾不得汗。比君往視。則發狂循河而走。君就捽置水中。使禁不得出。良久出之。裹以重繭。得汗解。其治他疾。多類此。當是時。可久之名。重於南北。吳人有之四方者。必以可久爲問。四方大夫士過吳中。亦必造可久之居而請焉。其爲人倜儻而溫雅。慈愛而好施。故人無賢不肖。皆愛敬之。至正壬辰。徽寇轉掠江浙。吳人震恐。浙西廉訪僉事李公仲善。請君與圖。君勸城之。因守以討賊。仍請身任其事。李公壯其言。然其計。卒城之。而民賴以安。明年癸巳春正月。與予遊開元佛舍。私與予言。吾聞中原豪傑方輿。而吾不及預命也。夫公茲六氣淫厲。吾犯司地。殆將死矣。如斯必於秋。予曰。何至是。踰月果疾。予往視之。則猶談笑無他苦。秋七月。沐浴竟。遂偃然而逝。年四十有九。其詩未及詮次。藏于家。其行於世者。有醫學啓蒙。又經絡十二論。君既沒。而朝廷聘君之命適至。已無及矣。稗史集傳

十藥新書　澹生堂書目一卷　存

序略曰。前十藥。如神之妙。如仙之靈。雖盧醫扁鵲在世。亦不過此。吁時之方脈用藥。不過藥木金石。碌碌之常用耳。何以得通神至仙。奇異決效之藥也。予嘗先師傳授此書。在於中吳。治勞證。起死回生者。何止千餘人。止用得十灰散。花蕊石散。獨參湯。保和湯。保眞湯。太平元。消化元。病決愈。未嘗用後之三食料之藥。間或用之。則猶遽愈。予平生得此妙用。受其金銀禮物。曷可計也。未嘗與一人。予今漸老。恐此書泯失。重錄次序一新。名之曰勞證十藥神書。留遺吾家子孫用之。不許亂授外人。如違父訓。以不孝也。時至正乙酉一陽日。可久書於姑蘇養道丹房。

又曰。余自髫稚。學業醫道。考究方脈。三十餘年。遍歷江湖。多學廣博者。不過言語文字形容之耳。及至用藥治病。皆不能捷。是以日夜苦心用志。務在中病。後遇至人。同處三月。斯人極明醫道。精通方脈。用藥如發

矣。無不中的。余曰。必神人也。遂拜爲師。得授奇方一册。閱之或羣隊者。或三四味者。皆余目觀至人用效者也。使予如久旱逢霖。夜行得月。心中豁然。自此回至吳中。一用一捷。無不刻驗。信乎奇方。可鋟梓者也。余以三餘暇日。將至人所授奇方。併日用決效之法。類成一帙。名曰十藥神書。蓋余用效者。輙記錄之。今西浙大癡道人與余通家之好。用禮求授。故錄以奉養生濟人之功用爾。旹至正戊子春正月三陽日。可久書於蘇之春先堂。

寧獻王序曰。藥有奇方。醫有妙理。非天錫神授。世俗而能是乎。古之醫方非不多。世之名醫非不衆。治療證者。皆載於方册矣。然能知是證。而不能治其疾。染其疾者。而無更生之說。則曰醫所不療之疾也。果方之不驗歟。醫之不然歟。孰不知犯大難者。非神力不能免。苟非神聖之功。曷能救其死亡耶。是書也。非世醫之常方。實神授之祕書也。胡氏子瞻傳子雲翔。雲翔傳子光霽。八十年間。活數百人矣。未有藥到而不愈者。誓曰。不許輕泄妄傳。違者同不孝論。光霽爲吾王門佳賓得之。予曰。仁人之心。天下共之。豈特私於家哉。乃取崔氏灸法付之。以倡其書。仍命刊印。博施化域。誠不刊之祕書也。得之者。實希世之奇遇焉。可謂生死出于指掌。有是理矣。

程永培跋曰。吾吳天士葉先生凡治吐血症。皆祖葛可久十藥神書。更參以人之情性。病之淺深。隨宜應變。無過不及，治無不愈。然亦治之於初病之時。與夫病之未經深入者。若至五臟徧傳。雖盧扁亦莫可如何矣。家藏此書有年。幾獲脈望。故亟付梓。然書中僅列十方。世皆以方少忽之。不知十方中錯綜變化。有幾千百方。故復採周氏之說。使人粗曉業是者更察虛損二字。分自上而下。自下而上。自不致槩以六味開手矣。

劉桂曰。葛可久十藥神書。其方治勞損吐血。頗有功效。但疑太平丸後跋曰。此方利人甚衆。所得贶不可勝紀。未嘗妄傳非人。余漸老。恐致泯失。由是編次與子孫。濟人無窮之利云。觀此等語。知其非葛氏之書矣。可久。豪傑士也。雖醫術亦所不屑爲之。豈區區言利者哉。姑蘇志有可久傳。稱其著書有醫學啓蒙經絡十二論。而不載是書。非其所著也明夫。續醫說

按弟堅曰。余嘗疑續醫說。稱葛可久十藥神書。觀其跋語，知非葛氏之書。而今本則云。胡子瞻得之於異人。傳于子孫一語。不及可久矣。頃閱脩月魯般經後錄。具載十藥。又有可久跋。正與其言符。且據李濂醫史及湖海搜奇。可久之學。特受其父。而是書有先師字樣。益可疑也。然魯般經爲元季明初之書。與可久眉睫相接。則贋書之成。殆在可久存世之日。豈以其盛名而然乎。

亡名氏上清紫庭追勞仙方　醫藏目錄一卷　存

老叟自序曰。吾自處世以來。精研藥術。急救濟危。鍼灸明堂。無不詳覽。尋文檢籍。洞視五藏之盛衰。緬懷古人。世莫能究。至如晉景公何爲而死。虢太子何爲而生。吾思刮骨續筋。開腸取病。惟有傳屍之病。最爲難測。雖是患起一身。變動萬種矣。爲醫者。能明脈候。察病根本。如此治療。固不爲難。若差毫釐。則失千里。夫傳屍勞者。皆因三屍鬼疰。九蟲傳災。具載其原。以開未悟。

劉淵然序曰。人之百病。莫甚於癆瘵。始於一身。終則延蔓。而有滅門之禍。甚則及乎親友。不已慘哉。因存先師原陽趙公手編治勞方論。蓋出紫庭法中。皆前代明師所論。治要方法。實爲簡切。間嘗以之施人。無不奇驗。是用鋟刻。以廣流傳。倘苟有是病。而得是書者。不待開津啓鑰。而可以續命於危急之秋矣。且使人人得以同躋於仁壽。實所願也。洪武二十九年。歲次丙子孟秋。章貢體玄子劉淵然書。

呂氏復四時變理方　佚

按右見于九靈山房集滄洲翁傳。

滑氏壽醫韻　佚

按右見于明史本傳。

攖寧生要方　醫藏目錄一卷　未見

醫學引彀　醫藏目錄一卷　未見

滑氏方脈　未見

按右見于古今醫統。

攖寧生補瀉心要　一卷　存

醫學蠢子書　五卷　未見

按右見于浙江通志。

項氏昕　脾胃後論　佚

餘姚縣志曰。項昕。字彥章。自永嘉來徙。幼好方數。外大夫杜曉村世業醫。受其書讀之。稍長學易。趙穆仲葉見山。後以母病。醫誤投藥死。痛之。乃願志醫術。聞越大儒韓明善名。往拜之。得所藏方論甚富。後詣陳白雲。受五診奇胲。歷試其說。皆精良。會金華朱彥修來越。出金源劉河間張戴人李東垣諸書示之。昕獨疑古方不宜治今病之論。亟治錢塘。見陸簡靜。始悟古今方同一矩度也。又往浙右。見葛可久。論劉張之學。往建業。見戴同父。撰五運六氣撰要若干篇授之。太醫院張廷玉。善橋引按杌。甚奇。昕亦事之。盡其技。於是爲人診疾病決死生。無不立驗。諸貴人辟爲掾吏。非所尚也。門人力請著書。作脾胃後論。補東垣之未備。昕善辭章。善音律。工繪畫。而獨以醫顯。

醫原 佚

戴良抱一翁傳曰。抱一翁者。東嘉人也。今居越江上。姓項氏名昕字彥章。晚更自號抱一翁。所著書。有竹齋小稿。及脾胃後論。別撰醫原若干卷。議論宏贍。未及成。九靈山房集

醫籍考卷五十四

東都　丹波元胤紹翁編

方論三十二

周定王（橚）普濟方　明志一百六十八卷（舊脫一百二字。今據四庫全書提要補訂。）　未見

明史本傳略曰。周定王橚。太祖第五子。洪武三年封吳王。十一年改封周王。命與燕楚齊三王駐鳳陽。十四年就藩開封。橚好學能詞賦。嘗作元宮詞百章。以國土夷曠。庶草蕃蕪。考核其可佐饑饉者。四百餘種。繪圖疏之。名救荒本草。闢東書堂。以教世子。長史劉淳爲之師。洪熙元年薨。

四庫全書提要曰。普濟方一百六十八卷。明周定王橚撰。是書古今方劑。彙輯成編。橚自訂定。又命教授滕碩長史劉醇等。同考論之。李時珍本草綱目所附方。採於是書者至多。然時珍稱爲周憲王。則以爲橚子有燉所作。未免舛誤。明史藝文志作六十八卷。與此不合。則又誤脫一百二字也。凡一千九百六十論。二千一百七十五類。七百七十八法。六萬一千七百三十九方。二百三十九圖。採摭繁富。編次詳析。自古經方。無更賅備於是者。其書蒐羅務廣。頗不免重複牴牾。醫家病其雜糅。罕

能卒業。又卷帙浩博。久無刊版。好事家轉相傳寫。舛謬滋多。故行於世者頗罕。善本尤稀。然宋元以來。名醫著述。今散逸十之七八。幸當明之初造。舊籍多存。今以永樂大典所載諸秘方。勘驗是書。往往多相出入。是古之專門秘術。實藉此以有傳。後人能參考其異同。而推求其正變。博收約取。應用不窮。是亦仰山而鑄銅。煮海而爲鹽矣。又烏可以蘩蕪病哉。

保生餘錄　醫藏目錄二卷　存

李氏恒周府袖珍方　四卷　存

合肥縣志曰。李恒。字伯常。合肥人。洪武初。以醫名選入太醫院。擢周府良醫。常奉令旨。類集袖珍方諸書。後以老致仕。王親賦詩以餞。命長史錢塘瞿佑序其事。

周定王序略曰。予當弱冠之年。每念醫藥可以救夭傷之命。可以延老疾之生。嘗令集保生餘錄。普濟等方。方雖浩瀚。編輯多訛。至洪武庚午。寓居滇陽。知彼夷方。山嵐瘴瘧。感疾者多。惜乎不毛之地。里無良醫。由是收藥諸方。得家傳應效者。令本府良醫編類。鋟諸小板。分爲四卷。方計三千七十七。門八十一。名曰袖珍。袖者。易於出入。便於巾笥。珍者。方之妙選。醫之至寶。故名袖珍。數年已來。印板模糊。今於永樂十三年春。

令良醫等復校訂正刊行於世。庶使不失妙方。永茲善事。嗚呼。天高地厚。春往秋來。日陵月替。海水桑田。況人物乎。吾嘗三復思之。惟爲善跡有益於世。千載不磨。昔太上有立德。有立功。有立言。今吾非以徇名。將以救人之疾苦也。將以於世立功也。時歲乙未季秋書成。廣行印施。豈曰小補云耳。

寧獻王權 乾坤生意 明志四卷 存

錢謙益曰。寧獻王諱權。高皇帝十六子。生而神姿明秀。白皙美鬚髯。始能言。自稱大明奇士。好學博古。諸書無所不窺。旁通釋老。尤深于史。洪武二十四年。册封之國大寧。文皇帝踐祚。改封南昌。恃靖難功。頗驕恣、多怨望不遜。晚年深自韜晦。益慕冲舉。自號臞仙。建生壙緱嶺之上。數往遊焉。凡羣書有秘本莫不刊布國中。所著通鑑博論二卷。漢唐秘史二卷。史斷一卷。文譜八卷。詩譜一卷。神隱。肘後神樞。各二卷。壽域神方四卷。活人心二卷。太古遺音二卷。異域志一卷。遐齡洞天志二卷。運化玄樞。琴阮啓蒙。各一卷。乾坤生意。神奇秘譜。各三卷。采芝吟四卷。其他註釋數十種。經子九流。星曆醫卜。黄冶諸術皆具。古今著述之富。無逾王者。又作家訓六篇。寧國儀範七十四章。

乾坤生意秘韞 一卷 存

壽域神方 崇禎元年。青陽閣重刻。作延壽神方。 明志四卷 存

臞仙活人心 三卷 存

苗氏 仲通 備急活人方 未見

楊維禎序曰。醫莫切於對證。證莫切於對藥。藥投其對。牛溲馬勃癩狗之寶。能擅功於一時。不然。黃金水銀。鍾乳琅玕。沅之砂。婆律之腦。嶺蛇之黃。中無益其實也。餘姚醫學錄苗君仲通論著備急活人方。會粹諸家所載。祖父所傳。江湖所聞。及親所經驗者。筆成一編。世有奇疾。醫經所不備。醫流所不識。獨得於神悟理會。而著爲奇中之方。此難也。夫人不幸抱奇疾。至於醫經不備。醫流不識。遂謂無藥可治。使病者待期而盡。不亦可悼也哉。妄庸者。亂投藥餌以探疾。重不幸速其斃。是醫殺之也。是書一出。備醫經之未備。識醫流之未識。使天下不幸抱奇疾。有對疾之證。對證之藥。不重不幸爲妄庸醫之所殺。是不大可慶歟。昔甄權不著方書。其言曰。醫者意也。不可以著書。權蓋以意得者自祕。非淑後之仁也。君推其獨得。嘉與天下後世共。其用心廣狹如何哉。鋟諸梓。而過徵予序。於是乎序。鐵厓集

趙氏 良仁 醫學宗旨 未見

按右見于蘇州府志。

王氏履醫經溯洄集　一卷　存

李濂曰。余讀王安道溯洄集二十一篇。未嘗不深歎其察理之精云。首篇謂神農嘗百草爲淮南子之妄。嗣論四氣所傷。五鬱二陽病。中暑中熱之辨。咸有至理。非苟作者。近時王文恪公鏊有曰。始余讀溯洄集。知安道之深於醫。不知其能詩也。及脩蘇州志。知其能詩。又工於文與畫也。嗚呼。畫末技耳。詩文姑舍是。余於安道之醫。深有取焉爾。醫史

四庫全書提要曰。醫經溯洄集一卷。元王履撰。履字安道。崑山人。學醫於金華朱震亨。盡得其術。至明初始卒。故明史載入方伎傳中。其實乃元人也。嘗以傷寒論中。陽明篇無目痛。少陰篇言胸背滿。不言痛。太陰篇無嗌乾。厥陰篇無囊縮。必有脫簡。乃取三百九十七法。去其重複者。二百三十八條。復增益之。仍爲三百九十七法。因極論內外傷經旨異同。併中風中暑之辨。撰爲此書。凡二十一篇。其間闡發明切者。如亢則害承乃制。及四氣所傷。皆前人所未及。他若溫病熱病之分。三陰寒熱之辨。以及瀉南補北諸論。尤確有所見。又以素問云。傷寒爲病熱。言常不言變。至仲景始分寒熱。然義猶未盡。乃備列常與變。作傷寒立法考一篇。李濂醫史有履補傳。載其著書始末甚詳。觀其歷數諸家。俱不免有微詞。而內傷餘議。兼及東垣。可謂少可而多否者。然其會通研究。洞

見本原。於醫道中。實能貫徹源流。非漫爲大言。以夸世也。

標題原病式　一卷　佚

百病鈎玄　二十卷　佚

醫韻統　一百卷　佚

按右三書。見于醫史補傳。

戴氏原禮證治要訣　十二卷　存

醫史補傳略曰。戴思恭字原禮。以字行。婺州浦江人也。家世儒業。究心醫術。而志在澤物。少隨父垚徒步至烏傷。從朱丹溪先生遊。先生見其穎悟絕倫。乃盡授其術。原禮以之治療諸病。往往奇驗甚衆。當時遊丹溪之門者。弟子頗多。惟原禮父子最得其傳。父垚卒。原禮盛行浙之東西。晚年遭際聖明。以名醫被徵爲御醫。積官至太醫院使。宋學士景濂有文贈之。亟稱其醫術之妙。非一時諸人可及。平生著述不多見。僅有訂正丹溪先生金匱鈎玄三卷。間以己見附著其後。又有證治要訣。證治類方。類證用藥總若干卷。皆檃栝丹溪之書而爲之。君子以爲無愧師門云。

錢曾曰。戴元禮證治要訣十二卷。復菴受文皇寵顧。供奉之餘。著爲此書。正統八年春。朝鮮入海捕魚。風飄至浙江。官軍以爲倭寇。擒獲解京收候。飢寒困苦。復菴悉衣粮供贍之。卒使之寧歸。其存心濟物如此。是書惟以活人爲念。有功于醫道。豈淺鮮哉。吳文定公録而藏于叢書堂。重其人。幷以重其書也。

按　先子曰。復菴一書。不言及脈。其意何也。許胤宗嘗謂。醫特意耳。思慮精則得之。脈之候幽而難明。吾意所解。口不能宣也。復菴其有見于斯乎。

又按供贍朝鮮夷人之困苦者。浙江通監察御史陳㠁也。陳時刊行是書。故祭酒胡濙序。言及于斯。錢氏誤爲復菴所爲者何。

證治類方　十二卷　存

類證用藥　國史經籍志一卷　未見

戴復菴方書　未見

按右見于絳雲樓書目。

推求師意　二卷　存

汪機序曰。夫師者。指引之功也。必須學者隨事精察。眞積力久。而子師之引而不發者。始得見其躍如者焉。苟或不然。師者未必能引進。學者未必能起予。二者須失之也。夫何益之有哉。故曰。不憤不啓。不悱不發。舉一隅。不以三隅反。則不復也。其斯之謂歟。予于歙之名家。獲覩是編。觀其中之所語。皆本丹溪先生之意。門人弟子。推求其意。而發其所未發者。此所謂引而不發。而得其躍如者焉。予深喜之。遂錄以歸。後休之率口。項君恬以疾來就予治。予邑石墅陳子桷以醫而過予館。因出以示之。二人者心意相得。一則曰。是可以養于吾疚也。一則曰。是可以補于吾醫也。乃相告于予曰。吾二人共梓之。以垂不朽。何如。予曰。醫乃仁術也。筆之于書。欲天下同歸于仁也。今若刻布。以廣其傳。則天下病者有所養。而天下醫者有所補。其仁惠及于天下大矣。豈特二子然哉。此予之所深嘉也。又能善推予之所欲推矣。因題之曰推求師意。故僭序之。以志喜焉。

四庫全書提要曰。推求師意二卷。明戴原禮撰。原禮。即校補朱震亨金匱鉤玄者也。是編本震亨未竟之意。推求闡發。筆之於書。世無傳本。嘉靖中祁門汪機覩其本於歙縣。始錄之以歸。機門人陳桷校而刊之。其名。亦機所題也。考李濂醫史有原禮補傳。稱平生著述不多見。僅有訂正丹溪先生金匱鉤玄三卷。間以己意附於後。又有證治要訣。證治類方。類證用藥若干卷。皆檃栝丹溪之書而爲之。然則此二卷者。其三書中之一歟。原禮本震亨高弟。能得師傳。故所錄皆秘旨微言。非耳剽目竊者可比。震亨以補陰爲主。世言直補眞水者。實由此開其端。書中議論。大率皆本此意。然俗醫不善學震亨者。往往矯枉過直。反致以寒涼殺人。此書獨能委曲圓融。俾學者得其意。而不滋流弊。亦可謂有功震亨者矣。

葉子 子奇 醫書節要 十卷 未見

按右見于浙江通志引括蒼彙紀。

伍氏 子安 活人寶鑑 十卷 未見

江山縣志曰。伍子安幼通經史。長邃於醫。請者如市。皆不責報。郡守張實薦爲御醫。所著有活人寶鑑十卷。學士宋濂志其墓。

徐氏 彥純 醫學折衷 佚

劉氏 純 玉機微義 醫藏目錄五十卷 存

自序曰。醫書。自內經而下。歷數千載。舍斯道而作者。非一人。其間有言診者。有論證者。有集方者。莫不皆裨於世用。然奧妙之旨。奚所發揮。雖世異病殊。以方取驗。若出一人之手。迥不知世運之遠。作者之衆。然人同此心。心同此理。漢張仲景本經旨傷寒之法。言診論證。以例處方。後之學者。得有所據。晉唐以來。其道益廣。用其法者不一。或止言雜病診證。或求奇示怪。祕而不傳。好事者。慕其風而繼作。或止據於方。雖有一源一意之可觀。又非百代可行之活法也。始純從學於江左馮先生庭幹。間嘗請其義。授以會稽徐先生所著書一帙。觀其法。求其意。蓋出於內經。非前所謂也。且古今作者非一人。其法各得一意。而後人執之該治。不知通變之法。與經旨多相違戾。不無得失。是以先生究探古今作者原意。摭金劉守眞元李明之朱彥脩諸氏論集。本於經旨。而折衷其要。發明中風痿痰泄瘧諸門。診證方例。非一源一意。而有通變乎百證千方者。斯爲古今可行之活法也歟。豈止集方而已。先生諱彥純。字用誠。蚤歲嘗客吳中。以春秋教授鄉之俊彥。今沒十有二年。始遇其從弟用中。獲詢先生學行。知深於醫者也。又嘗見其本草發揮。竊意前書必有全帙。惜今不可見矣。嗚呼。歲月云邁。九原不作。幸而遺墨昭然。生意如在。以先生所著。取欬熱火暑燥濕寒等門。診證方例。妄意續于諸門之末。雖心同理。而不免獲狂僭之過。因摭諸內經至數至名之目。乃目其書曰玉機微義。未知其果是否。後之明哲。有所正焉。於是乎書。旹洪武丙子三月朔旦。吳陵劉純序。

四庫全書提要曰。玉機微義五十卷。明徐用誠撰。劉純續增。用誠字彥純。會稽人。純字宗厚。咸寧人。用誠原本名醫學折衷。分中風。痿。傷風。痰飮。滯下。泄瀉。瘧。頭痛。頭眩。欬逆。痞滿。吐酸。痓。癘風。癎。破傷風。損傷。十七類。純以其條例未備。又益以欬嗽。熱。火。暑。濕。燥。寒。瘡瘍。氣。血。內傷。虛損。積聚。消渴。水氣。腳氣。諸疝。反胃。脹滿。喉痺。淋閟。眼目。牙齒。腰痛。腹痛。心痛。癍疹。黃疸。霍亂。厥。痺。婦人。小兒。三十三類。始改今名。仍於目錄。各註續添字以相辨識。或於用誠原本十七類中。有所附論。亦註續添字以別之。是二人相繼而成本書可據。明史藝文志。唯著劉純之名。蓋失考也。其書雖皆採掇諸家舊論舊方。而各附案語。多所訂正。非餖飣鈔撮者可比。嘉靖庚寅延平黃焯刻於永州。首載楊士奇序。知二人皆明初人。士奇序謂二人皆私淑朱震亨。今觀其書信然。又謂北方張元素再傳李杲。三傳王好古。南方朱震亨得私淑焉。則於宗派源流。殊爲舛迕。張李王之學。皆以理脾爲宗。朱氏之學。則以補陰爲主。去河間一派稍近。而去潔古東垣海藏一派稍遠。遺書具存。可以覆案。王禕靑巖叢錄曰。李氏弟子。多在中州。獨劉氏傳之荆山浮圖師。師至江南。傳之宋中人羅知悌。南方之醫皆宗之云。其宗派授受。亦極明白。士奇合而一之。誤之甚矣。

醫經小學　明志六卷　存

自序曰。醫。意也。臨病立意。以施治也。其書內經載運氣病源。靡不悉備。候天地之變。究疾病之機。盡調治之理。此神聖愛人之仁。拯羸救枉。濟物之至道也。醫道斯立。秦越人演其精義述難經。漢張仲景論傷寒。用藥定方。晉王叔和集次。及撰脈經。以示後學。亦至哉。經去聖遠。遺文錯簡。後學專方而惑意。幸唐太僕令王冰重整其義。啓大法之幽玄。釋神運之奥妙。析理於至眞之中。俾學者遇證審脈。用藥去病。根本無貶損。醫之道明矣。而其爲法。制勝伐其勢。資化助其生。扶危定亂之功。本諸經論。知氣識病。治理得焉。嗟乎。學必本於經。病必明於論。治必究於方。而能變通而無滯。斯能盡夫立醫之意矣。昔丹溪朱先生以醫鳴江東。家君親從之游。領其心授。純生晚學陋。承親之訓有年矣。其於經論。習而玩之。頗嘗得其指歸。不自揆度。竊以先生之旨。輯其醫之可法。本諸經論之精微節目。更爲定次。歌語引例。具圖以便記習。至於脈訣之未備者。亦爲增正。名曰醫經小學。蓋欲初學者。得以因流尋源。而不蹈夫他歧之惑。有志於古神聖愛人濟物之道者。其無誚愚以管窺而蠡測。或有未至。矜其志而加正焉。則不惟醫道之幸。亦斯民之幸也。洪武二十一年冬十一月朔旦。吳陵劉純序。

楊士奇序略曰。往年副都御史陳公有戒刻劉純所輯醫家玉機微義。以爲施治之資矣。又欲爲施教之資也。并刻純所輯醫經小學以傳。其書首本草。次脈訣。次經絡。次病機。次治法。次運氣。凡六卷。一本於素問靈樞難經。及張仲景王叔和。至近代劉守眞張潔古李明之朱仲脩諸家之書。撮其切要。綴爲韻語。類粹以便初學。本末條理。明切簡備。醫學之指南，而端本之書也。凡善學者皆務本，况醫人之司命，其可昧本而苟乎哉。學醫者誠能熟究是書，融會於心，將所行皆正途，所用皆正法，觸類長之，於歲論十全何有哉。此書非劉氏莫之爲，非陳公亦莫之傳，學醫之幸，生民之幸也。純字宗厚，吳陵人，其父叔淵，仲脩之高弟，授受有自云。

雜病治例　醫藏目錄一卷　存

四庫全書提要曰：雜病治例一卷，明劉純撰，是書成於永樂戊子，末附蘭室誓戒四則，敘其父橘泉翁受醫術於朱震亨，純承其家學，又從其鄉馮庭幹許宗魯邱克容游，盡得其法，因撮舉綱要，著爲一編，分七十二證，每證各標其攻補之法，蓋皆其相傳口訣，故略而弗詳，初無刊本，成化己亥，上元縣知縣長安蕭謙，觀政戶部時，奉命賞軍甘州，始從純後人得其本，爲鋟版以傳。

醫籍考卷五十五

東都　丹波元胤紹翁編

方論三十三

孫氏（天仁）集三丰張眞人神速萬應方　國史經籍志四卷　存

明史方伎傳曰。張三丰遼東懿州人。名全一。一名君寶。三丰其號也。以其不飾邊幅。又號張邋遢。頎而偉。龜形鶴背。大耳圓目。鬚髯如戟。寒暑惟一衲一簑。所啖升斗輒盡。或數日一食。或數月不食。書經目不忘。或處窮山。或遊市井。能一日千里。嬉笑詼諧。旁若無人。嘗遊武當諸巖岳。語人曰。此山異日必大興。時五龍南巖紫霄。但燬於兵火。三丰去荆榛。辟瓦礫。與其徒創草廬居之。已而舍去。行遊四方。太祖故聞其名。洪武二十四年。遣使徧覓之不遇。後居寶雞之金臺觀。一日自言當辭世。留頌而逝。縣人共棺殮之。及葬。聞棺內有聲。啓視則復活。乃游四川。見蜀獻王。復入武當。歷襄漢。不常厥處。

劉氏（淵然）濟急仙方　醫藏目錄一卷　存

明史方伎傳曰。劉淵然。贛縣人。幼出家爲祥符宮道士。後詣雩都紫陽觀。師趙原陽。傳其法。能呼召風雷。洪武二十六年。太祖聞其名召之。既至入對便殿。賜號高道。館朝天宮。永樂中從駕至北京。仁宗嗣位。賜號冲虛至道元妙無爲光範衍教莊靜普濟長春眞人。給二品印。誥與正一眞人等。宣德初進號大眞人。七年乞骸骨。命送南京朝天宮。御製山水圖歌賜之。卒。年八十二。閱七日入斂。端坐若生。

徐氏杜眞 方書　未見

休寧縣志曰。徐道聰子杜眞。駢脇犀頂。負殊相。後精大人科。著方書。

雷氏伯宗 千金寶鑑　未見

閩書曰。雷伯宗名勳。以字行。讀書明醫。尤精於小兒科。洪武間。授醫學正科。著有千金寶鑑。

蔣氏用文 治效方論　未見

陳鎬蔣恭靖別傳曰。蔣用文名武生。以字行。其先魏人。世有宦業。洪武初。伯雖者。由元進士。薦爲史官。以疾辭。出爲蘭陽縣丞。徙居句之龍潭入都城。用文早承家學。尤邃於醫。初入太醫院爲御醫。永樂八年。陞院判。日侍文華殿。其醫主李明之朱彥脩。不執古方。而究病所本。自爲方。故所治恆十全。王公貴人下逮氓隸有疾。衆醫難愈者。謁用文治。即愈。謂不可愈。無復愈者。其報不報未嘗計。受知仁廟。隨事獻規。多所弘益。上嘗論保和之要。對曰。在養正氣耳。正氣完。邪氣無自入焉。又嘗問醫于鄉效卒緩何也。對曰。善治者必固本。急之恐傷其本。是以聖人戒欲速也。永樂二十二年秋卒。壽七十有四。上甚悼之。遣中使護喪歸。督治祠墳。明年改元。三月下詔。特贈曰恭靖。徵獻錄

陳繼蔣用文傳曰。其爲詩文有靜學齋集若干卷。治效方論若干卷。

陸氏昂蘭臺金匱　未見

鄞縣志曰。陸昂。字季高。始居會稽。遷於鄞。自幼習舉進士業。凡經史百家翰墨。無不旁搜博覽。性剛方與人寡合。已而父病。遂棄其業。攻岐黄書。以醫自給。周旋調護。親獲耆年。聲名大著。叩者如市。永樂初。辟至京師。預修蘭臺金匱元機素要等書。

元機素要　未見

劉氏均美拔萃類方　明志二十卷。註曰。一作四十卷。　未見

錢塘縣志曰。劉均美。號閑耕齋。讓産異母弟。以閭右實京師。居善藥。先丐者。後市者。邑人許昉客死。美殯殮歸其喪。解縉楊士奇俱爲歌詩稱之。晚年術益精。活人益多。年九十卒。所著有拔萃類方四十卷。劉氏慶源錄三卷。

周氏禮醫學碎金　明志四卷　存

自序略曰。余幼習儒書。長究醫業。浪跡江湖間。三四十年。探考樞素。繹

絡羣方。未嘗怠。遇有名醫。輒往請益。得其方書之善者。則拜受鈔錄。惟恐有失。迨茲暮年。尚有欠焉。此蓋由余之資鈍質愚故耳。幸遇聖朝。恩彌六合。儒及蒿萊。叨受良醫正。領職以來。戰戰兢兢。欲圖補報。將何能哉。荷蒙賢王。體天地生物之心爲心。法皇上好生之德爲德。嘗諭護衞。遴選聰明俊逸子弟。委臣禮等。教授軒岐諸家之書。愚切有懼焉。何患弟子初學。非惟一時不能以造其微。而尤恐有類旨己誣人之患者。是以忘其固陋。每遇公暇。輒於難經素問。與夫歷代名醫書中。搜索玄微。撮其切要。間亦竊附己意。撰成歌括。次第成帙。以授諸生。使其讀取數句以上。則一藏府之理渙然矣。斯其易學而易精。將見得之於心。應之於手。使方寸無疑。俾人生有賴。是亦小補云爾。書成。目之曰醫學碎金。諸生倘以予言不耄。耽讀詳味。久自得之。使扞格之病無。而微妙之理得。則一旦豁然貫通矣。豈不由碎金之投爐。煅煉溶化。欲成其器。一火而就乎。但俟同志恕予白首狂簡。改而正之。斯其美矣。於是乎書。永樂十三年。歲次乙未。春二月上澣日。廸功郎良醫正梅屋老人周禮自序。

錢氏（蕚）醫林會海（嘉興府志作醫林驗海）　明志四十卷　未見

嘉興府志曰。錢蕚精醫。有聲吳越。嘗手輯醫林驗海一編。凡四十卷。

許氏宏湖海奇方　八卷　存

序說曰。夫醫通仙道。推聖賢救苦之心。藥驗神功。體天地好生之德。運陰陽而燭理。資膏肓以盡年。博物能名。通機循道。普濟夭札大庇羣生。草木咸得其性。鬼神無所遁情。此醫教之所由設也。至於望聞問切。當求神聖工巧之奇。暑濕風寒。必別春夏秋冬之異。地有東西南北之不同。人有老少虛實之各異。六失者醫之大戒。八要者世之良規。氣有補瀉宣通。味有炮爁炙煿。若乃七傳者死。邪侵五藏之難爲。問藏者生。病在六府之易治。汗吐下乃法之大要。亢承制爲理之至微。味分五品。有甘辛鹹酸苦之宜。病驗六經。在肝心脾肺腎之內。能知病之所在。則用藥如用兵。討無不服。不知病之所在。則觸途而冥行。動致顛隕。故張長沙有寃魂塞於冥路。死尸盈於曠野之誡。可不懼乎。宏幼慕眞風。長參醫業。自愧材庸智淺。聞寡見疎。學道少入神之妙。爲醫欠洞視之明。讀書無資世之才。遁世乏休粮之術。欲得恬愉澹泊。寂靜無爲。外絕囂塵。內修眞性。其志罔能遂也。於是歷醫數載。勤苦勞心。仰守科規。罔敢怱怠。又念人居天地之中。以飲食起居。爲養生之本。其有飲食誤傷。禁忌起居。有犯災傷。又或遠居村落之中。或在旅途之際。或貧常而無力請醫。或貴料而難爲措置。往往束手待斃者焉。於是搜採葛仙遺書。名公詳論。本草節要。湯液餘膏。有所效驗者。不必分別經絡。搜求陰陽。人人皆可曉用。用力少而效應多者。列爲八卷。開卷一閲。了然在目。此爲湖海之祕傳。實乃濟生之捷徑。字之曰湖海奇方。不惟易於成功。亦且不至差失。更能遇有病者。教益於人。其陰德尤未可量也。旹永樂二十年。歲在壬寅七月二十四日己卯。建安八十二翁許宏拜手謹書。

通元錄　未見

按右見于建安通志。

胡氏濙衞生易簡方　明志四卷　存

明志註曰。永樂中。濙爲禮部侍郎。出使四方。輯所得醫方進於朝。一作十二卷。

楊氏溥用藥眞珠囊括　未見

陳繼跋曰。太常卿兼翰林學士江陵楊公。以姬孔之道。中正之心。而佐君上。其所志者。欲使天下之人。皆躋壽域。未嘗一毫爲己也。餘暇爲是編。亦可見其所存。然學醫者精之。利其用藥。亦足有通矣。怡菴文集

錢謙益曰。楊溥字弘濟。石首人。建文二年進士。除翰林編修。靖難後。轉太子洗馬。詔下獄。宣德元年。以太常卿兼學士直内閣。歷官至少保武英殿大學士。正統十一年卒。謚文定。列朝詩集

劉氏全備註解病機賦　一卷　存

葉氏尹賢拯急遺方　一卷　存

汪寅序略曰。臨江通守永嘉尹賢葉侯。近得醫家秘用加減十三方繼得倉卒急救三十九方。其濟人利物經驗之效。固非他方可比。若人得之。急無方脈之士。亦可以對證用藥。詳審加減。而疾亦無不瘥焉。葉侯得而寶之。嘗謂予曰。諸家醫書浩瀚。卒難檢閱。况值危急之時。諸醫不及。往往夭横可悼。每於聽政之餘。編集諸方。次第會成一帙。總而名曰拯急遺方。特鋟梓以廣其傳。俾予序以識之。予謂侯以科目致身。以仁慈立政。凡有利國益民之事。無所不用其誠。今爲此方一行。而染病者得以療其病。窘醫者得以濟其醫。庶幾倉卒無夭横之憂。頃刻有廻生之喜。其所以立仁政者在是。所以永民之命者在是。其所以體皇朝愛民之誠者。亦在是矣。其與蘇耽杏林之惠同揆也。故摭其實。書諸篇端。以識其用心如此云。

趙氏季敷救急易方　國史經籍志八卷通行本二卷　存

高宗本序略曰。國朝永樂間。大宗伯胡忠安公有衞生易簡方。正統間。又有趙叔文救急易方。黄吉甫備急仙方。衞生易簡方有官板。又刊于四川。刊于浙江。備急仙方。則刊于吳下。河南大參孫公伯大又以救急備急一一方。總名之曰備急。而刊于河南。此皆仁人之用心。無非欲廣其傳。使天下之人。轉夭閼而爲仁壽之歸也。

熊氏（艮佐）新增救急易方　八卷　存

楊一清序略曰。救急易方。集於吳人趙叔文。世之有力者。屢嘗翻刻。其傳亦廣矣。鎮江守博與熊公艮佐取而閱之曰。是能救人之急。而簡易行者。然猶病其不備。悉合羣書。而附益之。參以平日所聞見。釐爲八卷。門分類集。視舊本不啻倍之。於是奇方奧訣。前人所經驗者。收拾殆盡矣。既戒工鋟梓。將屬合郡之里正耆老。人給一册。以備旦夕不測之急。而其里鄰族黨之有急者。得博濟焉。嗚呼。茲非仁人之用心哉。

黃氏（吉甫）備急仙方　未見

許氏（敬）經驗　三卷　未見

嘉興府志曰。許敬。字孟寅。世爲感化鄉人。祖文達。父景芳。皆以醫鳴。敬世其業。有聲。宣德間院使蔣主善薦入內院。英宗患喉風。更數醫弗效。敬進絳雪噙之。遂愈。上喜甚。賜以羊酒。拜太醫院御醫。賜敕獎諭。年七十致仕。有經驗三卷。藏於家。

蔣氏（達善）醫鏡　二十卷　未見

武進縣志曰。蔣宗武祖達善。以醫名吳越間。所著有醫鏡二十卷。

丁氏毅　蘭閣祕方　未見

江寧府志曰。丁毅。字德剛。江浦人。路逢殯者棺下流血。毅熟視之曰。此生人血也。止舁者欲啓之。喪家不之信。毅隨至墓所。強使啓棺。乃孕婦也。診之以針刺其胸。而產一兒。婦亦旋甦。蓋兒手執母心氣悶身僵耳。針貫兒掌。兒驚痛開拳始娩。通邑稱神。著有醫方集宜。玉函集。蘭閣祕方。人爭傳之。崇祀鄉賢。

按醫方集宜。玉函集。丁鳳所著也。鍼下死胎。始自李洞玄治長孫皇后。後醫家比比稱之。詳見于先子醫賸。府志所載。固不足信焉。

徐氏彪　論欬嗽條　二卷　未見

按右見于獻徵錄太醫院判徐公墓志。

熊氏宗立　山居便宜方　國史經籍志十六卷　存

備急海上方　國史經籍志二卷　未見

釋氏景隆　慈濟方　醫藏目錄四卷　未見

慈惠方　一卷　存

自序曰。生生之道。源源無窮。順其大化。疾自何來。微乖其理。疾乃潛生。乖之大者。其患亦大。醫藥申救。寧可忽乎。神農嘗味。軒岐難問。異人迭出。以宏其教。業其教者。各有專門。非釋子之事。然佛聖人之教法。以成道爲本。利人爲用。如法修行。釋子事也。言利人者。有內外焉。內指明心。外施方便。內外雖殊。利人則一。若稽佛聖人曠刦濟人之行。隨機而應。初無定方。且言其捨身命救人之一端。亦非才智者所能計其萬一。況有萬德萬行乎。伏讀六度等經。覩佛行。實痛感於衷。故於禪誦之暇。或遇利人之事。亦不忍棄之。所謂惻隱之心。人皆有之也。然亦不能大有爲。但順其可爲之所宜耳。或聞湖海緇素言。及歷試海上方。或醫書遺失之方。必錄之。積以成帙。不爲私淑。安可滯之於篋。不得利於人乎。故鏤於板。名慈濟方。臨川冷齋先生序之。已傳于世。厥後復有所聞。亦積成帙。凡得一善。必欲與人共之。禀性而然也。今亦鋟梓。以廣其傳。或有一方二方。可以對機取用。爲亦一助而已矣。是書從慈心而作。因名慈惠云。正統十三年。龍集戊辰。春正月朔越十又三日。中吳釋空谷景隆序。

董氏宿　試效神聖保命方　十卷　存

徐春甫曰。董宿。四明人。正統間爲太醫院使。深察藥性。博究醫書。治療立方。輒有奇效。故輯奇效良方七十卷。今行于世。

奇效良方　七十卷　未見

方氏賢　奇效良方　明志六十九卷　存

陳鑑序略曰。太醫院使會稽董宿。嘗集諸家之方。類爲一帙。未及成書而逝。今院判吳與方賢惜其採輯未備。猶不能無擇簡去取之未安者。間與御醫楊文翰。繙閱載籍。重加訂正。凡方論之輕重失宜先後不倫。煩而未及删要而未及採者。悉從校勘。與夫投門而經驗者。悉從收入。條分縷析。精思博究。彙萃成編。爲門六十有四。爲卷六十有九。題曰奇效良方。爰鋟諸梓。上以裨乙夜之覽。下以廣四方之傳。其用心甚溥。其爲力甚勤。亦可嘉也已。亦可尚也已。吾知是書一出。不惟有以聳億萬於皇國。抑且有以登羣黎於壽域。豈曰小補之哉。於不可易言之中。而有至易者存。吾於是書有取焉。

邵氏以正 祕傳經驗方 醫藏目錄一卷 存

明史方伎傳曰。劉淵然徒。有邵以正者。雲南人。早得法於淵然。淵然請老薦之。召爲道錄司左元義。正統中。遷左正一。領京師道教事。景泰時。賜號悟玄養素凝神冲默闡微振法通妙眞人。英宗復辟。以正具疏辭。詔以左正一閒住。未幾。眞人張元吉薦其戒行。詔復眞人。仍掌道教。天順六年八月卒。

丘氏濬 羣書抄方 國史經籍志一卷 未見

錢謙益曰。丘濬字仲深。瓊山人。少孤。七八歲能詩。敏捷驚人。景泰五年進士。改庶吉士。歷官掌詹尚書。弘治四年。年七十餘。兼文淵閣大學士。直內閣。八年卒於官。贈太傅。諡文莊。

何氏孟春續羣書抄方　國史經籍志一卷　未見

自序曰。春於羣書中所得之方。鈔而傳之。以續瓊山丘先生之所鈔者也。蜀唐慎微考諸方書。及經史子傳。佛道藏書。藥方醫論。而附于本草之末。爲類證。摭拾多矣。瓊山所鈔。則慎微前之所遺。而後來人事之既驗者。春之續鈔。又瓊山所遺。後人欲志慎微之爲。其不有取于斯乎。瓊山鈔方自序。感暇日記避難。止小兒哭法而成其帙。春於續鈔。蓋亦有焉。今歲兩淮三吳浙東西民饑。道殣相藉。陶學士大道丸可以療阻飢方可施也。往歲江西湖南民苦疫甚。蘇學士聖散子可以收效。而人弗知也。春茲實致思焉。又其附書四方。事頗涉異。然冥應靈契。氣通理感。殆有未可誣者。覽者定不忽之。若類證後名家諸方。則醫學多所刊行。專門有成書在。春何與哉。弘治甲子歲十月二日。燕泉居士。餘冬序錄

錢謙益曰。何孟春。字子元。郴州人。弘治癸丑進士。長沙異其才。擬入史館。以父憂罷。授兵部職方主事。歷郎。出補河南參政。入爲太僕卿。以僉都御史巡撫雲南。召爲吏部右侍郎。世廟卽位。詔議尊親禮。大臣相繼去位。子元率部院臺諫力爭。泣諫於左順門。上疏。上撫諭再四。跪泣不

起。左遷南京工部右侍郎。無何。盡斥諸沸議者。削籍。錮不復用。屏居著述。有餘冬敍錄行世。穆廟初。追贈禮部尚書。賜謚文簡。

李氏湯卿心印紺珠經　醫藏目錄一卷　存

朱撝序略曰。予家祖儒醫。乃東平青字王太醫口傳心授之徒也。有李君湯卿者。同其時焉。蓋劉守眞先生金朝人也。初傳得劉君榮甫。再傳得劉君吉甫。三傳得陽坡潘君。東平王公。實吉甫之門人也。予父旣襲祖術。又受業於李君湯卿之門。而得傳心之書九篇。其論本諸天地之造化。其法源乎運氣之陰陽。推之可以應萬病之□。□□可以爲寸心之訣。撝幼而學儒。長而學□□之未明。由儒而後始明。術之未精。由儒而後始□。道之未明。由儒而後始行。因披玩是書力久。而一旦豁然貫通焉。頓知法無定體。應變而施。藥不執方。合宜而用。藴諸中。形諸外。雖未能如響之應聲。鼓之應桴。萬舉萬全。百發百中。亦嘗活人於枕席之上多矣。予恐其服膺久而忘也。輒自暇日。錄之於書。以俟知者。故曰。父母有疾病臥於牀。委之庸醫。比之不慈不孝。事親者。不可以不知醫。先覺之言。豈欺我哉。

四庫全書提要曰。心印紺珠經二卷。明李湯卿撰。湯卿不知何許人。是書爲嘉靖丁未嘉興府知府趙瀛所校刊。上卷。曰原道統。曰推運氣。曰明形氣。曰評脈法。下卷。曰察病機。曰理傷寒。曰演治法。曰辨藥性。曰十八劑。融會諸家之說。議論頗爲純正。惟以十八劑爲主。而欲以輕清暑火解甘淡緩寒調奪濕補平榮澀和溫數字該之。未免失之拘泥。

李氏榮 二難寶鑑 未見

謝毓秀曰。樵陽子李君嵐溪榮者。余家之外祖也。深明乎醫理。活人以萬計。嘗述紺珠經一書。又自著二難寶鑑一編。回生達寶序

唐氏椿 原病集 醫藏目錄四卷 五世孫時升。六世孫敏學等序。作六卷。 存

自引略曰。我始祖永卿教授。自宋元以來。世居邑治西南之齊禮坊下。悉以學術精明。重於當時。迄今八世無替者。何也。博濟爲心。而不以利易操也。汝等當體此。兢兢無怠。庶不負祖宗遺德。且醫學之家。書帙浩瀚。辭理深奧。吾恐爾輩受業。不能遍知大理。故蒐集各家精要。質以父祖垂訓。間附己意。斟酌病源。編類成帙。名曰原病集。分爲四類。取四德爲目。蓋元者。始也。大也。以類醫道源流切要之理。亨者。通也。利者。宜也。以類據證擬病鈐治之法。貞者。正而固也。以類應病之方。此所謂得其大通。而利於正之意也。以類分門。以門鈐法。以方鈐方。方亦分列湯散飲圓丹膏雜法等七類。類各自始至終。次第編鈐。授爾程式。便爾檢閱。且如一病有兼幾證。一方通治幾疾。千變萬化。豈能盡合於方法耶。要

在臨機應變、隨時取中。庶不有愧於斯道矣。丹溪朱先生有云。有論無方。無以模倣。有方無論。無以識證。誠斯言也。爾於初學之時。先讀儒書。方將脈經本草素問難經傷寒等書。循序相參熟讀。兼之考究茲集。知陰陽逆順。氣運變化。藏府標本。脈候虛實。方看古人用藥方法。務須潛心燈案。勤於記誦。研精覃思。造其微妙。則洞然可曉。了無凝滯於胸次。一朝臨證診候。原病施治。不啻良將之決勝耳。何易易哉。又當持心忠厚。愛物恕己。則無得罪於前人。況亦不失爲良醫也。此書之集。予固知不能盡善。而於爾輩之習學。則亦不無萬一之助也。爾更能窮究聖賢全書。就其學識高明者。而求正焉。是亦予之所望云。旹大明成化歲在甲午。上元吉旦。恕齋書示諸子。

嘉定縣志曰。唐椿。字尚齡。參考諸家方論。至老不倦。起臥飲食。未嘗去書。所著原病集。論七情六淫之傷。飢飽勞逸之過。爲鈐法鈐方。醫之指要。無所不具。今方術家多宗之。

樓氏英醫學綱目　明志四十卷　存

自序曰。醫之爲道。其道博。其義深。其書浩瀚。其要不過陰陽五行而已。蓋天以陰陽五行化生萬物。其稟於人身者。陰陽之氣以爲血氣表裏上下之體。五行之氣以爲五藏六府之質。由是人身具足。而有生焉。然陰陽錯綜。五行迭運。不能無厚薄多少之殊。故稟陰陽五行之氣。厚者血氣藏府壯而無病。薄者血氣藏府怯而有病。陽多者火多。性急而形瘦。陰多者濕多。性緩而形肥。陽少者。氣虛表虛上虛。而易於外感。陰少者。血虛裏虛下虛。而易於內傷。况乎人以易感易傷之軀。狥情縱慾。不適寒溫。由是正損而邪客。陰陽藏府。愈虛愈實。或寒或熱。而百病出焉。故診病者。必先分別血氣表裏上下藏府之分野。以知受病之所在。次察所病虛實寒熱之邪以治之。務在陰陽不偏傾。藏府不勝負。補瀉隨宜。適其病所。使之痊安而已。然其道。自軒岐而下。仲景詳外感於表裏陰陽。丹溪獨內傷於血氣虛實。東垣扶護中氣。河間推陳致新。錢氏分明五藏。戴人熟施三法。凡歷代方書甚衆。皆各有所長耳。故後世用歷代之方治病。或效或不效者。由病名同。治法異。或中其長。或不中其長故也。姑舉一病言之。設惡熱病。熱病之名同也。其治之之異。四君。治血實之熱也。四物。治血虛之熱也。白虎。治氣質之熱也。補中。治氣虛之熱也。麻黃。治表熱也。承氣。治裏熱也。四逆。治假熱也。柴胡。治眞熱也。瀉青。導赤。瀉白。滋腎。瀉黃。治五藏熱而各異也。各能洞燭脈證。而中其肯綮則皆效。其或實用虛法。虛用實法。表用裏法。裏用表法。眞用假法。假用眞法。則死生反掌之間。尚何責其效乎。有不悟是理。泛用古今之方。安試疑似之病每致夭橫者。不少矣。若是者。虛竊濟生之名。實所以害人之生。亂醫之生。孔子以鄉愿亂德爲德之賊。斯則醫之賊也。暗損陰騭。神明不佑。可不謹哉。英爰自髫年。潛心斯道。上自內經。下至歷代。聖賢書傳。及諸家名方。晝讀夜思。廢食忘寢者。三十餘載。始悟千變萬化之病態。皆不出乎陰陽五行。蓋血氣也。表裏也。上下也。虛實也。寒熱也。皆一陰陽也。五藏也。六府也。十二經也。五運六氣也。皆一五行也。鱗集於魚。輻輳於轂。醫之能事畢矣。是不揣蕪陋。掇拾經傳方書。一以陰陽藏府。分病析法。而類聚之。分病爲門。門各定陰陽藏府之部。於其卷首也。大綱著矣。析法爲標。標各撮陰陽藏府之要於其條上。而衆目彰矣。病有同其門者。立枝門以附之。法有同其標者。立細標以次之。凡經有衍文錯簡脫簡者。一以理考而釋正之。傳失經旨。衆論矛盾者。各以經推而辨明之。庶幾諸家之同異得失。得以曲暢旁通。精粗相因。巨細畢舉。同病異法。如指諸掌。名之曰醫學綱目。藏之巾笥。以便考求。使夫臨病之際。自然法度有歸。不致誤投湯劑。而害生亂醫。獲罪神明者矣。雖於軒岐心法之妙。不敢同年而語。然亦天地生物之心一助云耳。蕭山仙居巖樓英全善撰。

紹興府志曰。樓英。蕭山人。字全善。精於醫。居元度嶴。有仙巖文集二卷。

又著氣運類註四卷。醫學綱目四十卷。

盧氏志增定醫學綱目　未見

按右見于古今醫統。

呂氏向清經驗良方　一卷　存

自序略曰。予雖不精於醫。竊慕宣公之義。每於讀書之暇。檢閱孫允賢李東垣楊宣魏君用諸公談術之書。有益於人身者。以類編集。名曰經驗良方。

黃氏濟之本草權度　醫藏目錄三卷　存

徐春甫曰。黃孝子名濟。字世仁。餘姚人。景泰以孝行聞。業醫術。盡其妙。詔旌其門。

按謝丕有黃孝子傳。王守仁有終慕記。並附于是書卷末。孝子。蓋成化中人也。徐氏曰景泰中。以孝行聞。失考。

黃氏武醫學綱目　未見

按右見于山陰縣志。

醫籍考卷五十六

東都　丹波元胤紹翁編

方論三十四

程氏（介）松崖醫徑　四卷　未見

徐春甫曰。程介。新安槐塘人。號松崖。登成化甲辰科。李旻榜進士。爲人愷悌。性好醫方。心存仁濟。所著有松崖醫徑四卷。

程氏（應旄）醫徑句測　二卷　存

自序曰。松崖醫徑。分有上下卷。余所梓者。特其上卷內所載之脈圖。與圖內之方。非醫徑全書也。梓成。客有閱而嘲焉者。謂世有異人。必有異書。以松崖先生之天材間出。精靈博奧之學。尊推于諸先達者。間不容口。相傳其生平著述。滿家滿車。一切琅籤祕笈。悉於易簀時。假祝融力。載歸白玉樓。則此之醫徑一帙。固先生之吉光片羽也。當年胡不神奇其書。得與若之神經遁甲等。乃以徑之一字名編。先生其猶有蓬之心也夫。余無以譬之。今歲春王正月。雨邸多暇。得以緒及仲景之傷寒論。間取先生之脈圖。而覆檢之。乃知先生之取徑。殆與仲景同一輪蹄也。仲景論傷寒。首以脈法。先生前其脈圖以之。仲景論傷寒。署以六經。先生分配六部以之。仲景論傷寒。曰陰陽表裏府藏。先生區脈以浮沈虛實冷熱以之。仲景論傷寒。先脈後證。各有主方。方雖一成。而有互用。先生各具其證與處方於每圖之下。方亦一成。而有互用以之。余因以讀仲景書法。讀先生書。吟哦索味之下。遂得句先生之圖於徑之中。併得測先生之圖於徑之外。部於上者心與肺。中有徑焉。測之而得夫營衞之布宣。津液之輸沛也。部于中者肝與脾。中有徑焉。測之而得夫樞機之旋轉。鼎鼐之蒸騰也。部於下者兩腎。中有徑焉。測之而得夫龍熬之動靜。水火之抱離也。至於徑分左右。測之而知陰陽之道路。不得反還。徑列崇卑。測之而知山澤之降升。要須互換。他如五藏六府。四體百骸。有谿有谷。有原有街。其間經隧井然。步里秩然。莫非徑也。則何莫可測之。而得其交會。得其阻輸。蓋人身一天地也。四海九州具焉。輿圖載彼藏府。三指是我路程。人無路程。幾何不南轅而北其轍。梯山而航及海。以此測先生之醫徑。固先生醫學中一帙。四海九州地毋經也。豈惟醫事。以此測先生之生平。凡精靈博奧之學。現諸琅籤祕笈者。何莫由斯徑也。醫其可以不徑哉。不徑則滄海能不邇而涉。泰山可不卑而登。吾意其人遇淵必躍。隕在是矣。否則得牆而面。無或撞乎。徑之爲言。路也。浮沈遲數。虛實冷熱之間。若大路然。醫而隕與撞。寧致有此。況今宗風大盛。誰不帝畿京觀其人者。卽使町畦之子。朔南未辨。亦復此據一丘。彼擁一壑。凡山徑之蹊問。蒙茸荆棘處。無不設有一座。終南在其畦趾下者。若與先生關捷。恐徑反在彼。而不在此。則豈特先生之徑。其猶有蓬之心。而余之爲此測。其猶有蠡之心也夫。是又不能爲先生解嘲於萬一也。歲康熙九年庚戌正月燈節後三日。新安草墅程應旄郊倩甫識。

郁氏震醫書纂要集　未見

徐春甫曰。郁震。字鼎文。蘇州常熟人。累世業醫。至震尤讀書尚氣節。初以明醫徵至京。復以才武從偏師經略西域諸國者三。以功賜三品服。世授蘇州府醫學正科。著醫書纂要集等。

周氏溥方法考源　未見

用藥歌括　未見

按右見于河南通志。

鄭氏鎰雲嶠醫說　國史經籍志十卷　未見

祥符縣志曰。鄭鎰。字尚宜。業醫。療病多神異。問奇探祕。年逾七十。著述不輟。有續醫說。杏花春曉堂方。方法考諸書。行於世。

杏花春曉堂方　未見

方法考　未見

醫書百朋　未見

按右見于開封府志。志作鄭誼。似誤。

費氏傑名醫抄　未見

山陰縣志曰。費傑。字世彥。曾大父子明爲元世醫宗。傑故以醫承其家。性古慤敦篤。邑人患劇疾。雖百里外。必迎候。傑至投一二劑輒效。嘗設藥餌。以週邑之煢獨。葬疏遠無歸者數十人。嫁外姓之孤者五人。郡守戴琥尤重其雅誼。加賓禮焉。所著有畏齋詩稿。名醫抄。經驗良方。爲世所宗。

經驗良方　未見

徐氏沛醫學決疑　未見

松江府志曰。徐沛。字澤卿。少從周萊峯游。以文章行誼相切劘。讀書博涉。尤精內經。用以診疾輒起。所著有方壺山人稿。及醫學決疑。

劉氏倫濟世內科經驗全方　三卷　存

高氏昶鈐法書　一卷　未見

青州府志曰。高昶。益都金嶺鎮人。性醇厚正直。以濟利存心。弘治間。傳異人醫術。直抵精明。診視察故。辨證出奇。天下讓能。羣醫莫及。時號爲盧扁。尤專傷寒鈐法。定脈不差時刻。所全活者不可勝計。抱疾求療者。踵門無虛日。尤注念貧困家。務與善藥。未嘗有責報心。行年七十餘卒。逮屬纊。問藥者猶在門也。所著有鈐法書一卷。

周氏文采醫方選要　十卷　存

興獻王序曰。周官醫師。掌醫之政令。聚毒藥以共醫事。曰王之食飲。曰萬民之疾。曰疕瘍者皆有醫。先生懋先人之德。又濟之以生生之具。故人彌厥性。罔有閼札者。豈非順化之治哉。迨我祖宗。治政師古。設有內外醫藥院局若干所。爲慮已深。爲具已悉。爲天下賴已廣。即周官之良法美意。亦不能過是。但名醫多萃於都邑。而窮簷蔀屋。疾病者何限。惠政先於所近。而遐陬僻壤。率多庸醫。如是而求仁澤之無滲漏。其可得哉。然欲俾醫道之無閒。而仁澤之旁洽。非假醫方以博綜之。不可也。吾受封以來。脩齊之暇。每令良醫周文采等。於諸方書中。精選其方之簡明切要。而有徵功者以進。吾躬爲較閱。得十卷。裒成一帙。名之曰醫方選要。以與天下疾病之人共之。苟遍得是書所選簡要之方。以攻所疾。則垂斃之命。庶乎可生。而爲太平考終之人矣。雖然。人所自致之病。是方或可治之。若其病於凍餒。病於徭役。病於憲綱。病於征輸。病於鋒鏑之患。而不能起者。則惟好生之聖天子。若贊化之賢宰執。能相與消息調停。以通其關節脈絡。而生之全之。安之養之。俾少可壯。壯可老。少壯可終。事其老。而咸躋於壽域焉。顧敢謂是方之能爾哉。國語曰。上醫醫國。其次醫人。蓋此之謂歟。因序而書之篇端。時弘治乙卯冬十一月望。

大明興王書于中正齋。

自序略曰。弘治乙卯秋七月既望。敬蒙王殿下令旨。命臣文采集錄醫方。臣悚愧之餘。遂稽顙再拜而嘆曰。仁矣哉。我王之用心也。蓋仁之蘊於中者。深厚而莫測。故其發於外者。充大而難禦。惟殿下天衷純粹。纖欲不留。仁之蘊於中者。而其深厚可知。以故發而為孝敬。為友愛。為恩禮。以慈祥。以撫衆。其仁之發於外者。亦可謂充且大矣。而睿意尤以為人之有身。不能無疾。攻疾之要。非藥石不可。然藥石之當否。又係乎醫方之良不良耳。于是不以臣為愚陋。乃命集錄古今良方。欲嘉惠遐邇。其仁之充大。又可以勝言哉。臣幼承家學。服膺有年。第以質性愚劣。雖苦心極力。未能得其要領。今祗承睿命。遂忘其鄙陋。勉強擇出平日所聞所見。及常用有驗之方。去其繁而就其簡。分門別類。凡十卷。名之曰醫方選要。庸成編帙。敬陳睿覽。然但愧其擇之未當。無以上副殿下壽衆之仁心也。他日賜及遠近。使人因是疾用是方。而儻獲功效之一二。是豈臣之能所致哉。實惟殿下之仁。有以及之也。仁之澤愈流而愈長。

天之慶益臻而益熾。胤祚綿遠。與國咸休。蓋將並天地之悠久矣。臣草茅賤質。臨書不勝惶懼之至。謹拜手稽首上言。弘治八年冬十月吉旦。

良醫副臣周文采再拜謹書。

徐春甫曰。周文采。與府良醫。得內經之要旨。該究諸氏方書。治療盡效。睿宗獻皇帝命選經效奇方。編次成書。共損民瘼。世宗繼念生民疾苦。復梓頒行天下。名醫方選要。

四庫全書提要曰。醫方選要十卷。周文采編。李時珍本草綱目引。作周良采。字之譌也。其里貫未詳。是書乃其爲蜀獻王椿侍醫時。承獻王之命所作。則洪武中人也。每門皆鈔錄古方。而各冠以論。嘉靖二十三年。通政使顧可學奏進。詔禮部重錄付梓。仍行兩京各省翻刻。前有獻王序。及文采自序。併載禮部尚書費寀題覆疏一篇。蓋亦翻刻本也。

按是書。弘治八年憲宗第四子興獻王祐杬命良醫周文采而所編也。獻王及文采序詳記其年月。提要曰。洪武中蜀獻王椿所命。其失檢之甚。何至于此。

應氏 麐 删補醫方選要　十卷　存

王氏 鏊 本草單方　明志八卷　存

自序曰。予讀大觀本草。見漢晉以來。神醫名方。往往具在。間取試之。應手而驗。乃知藥忌羣隊。信單方之爲神也。而世不及見。窮鄉下邑。獨以海上方爲良。不知古方固猶在乎。而散見雜出。倉卒之際。未見檢尋。予在翰林日多暇。手自抄錄爲一編。對病檢方。較若畫一。不敢自祕。因梓刻以傳。於乎。羣隊之患。非獨醫藥也。用人用兵。蓋莫不然。有能得是方而治之。其可少瘳巳乎。弘治丙辰。翰林院侍讀學士兼左春坊左諭德王鏊序。

又曰。始余攟摭諸方。未克彙粹。吾弟秉之益加蒐討。許忠甫又細校之。始有端緒。又以近世名醫。如東垣丹溪之論。冠諸篇首。庶覽者曉知病因。隨病用藥。命延喆刻而傳之。

錢謙益曰。王少傅鏊字濟之。吳縣人。成化十一年進士及第。自編脩。歷官吏部右侍郎。正德元年。入內閣。進戶部尚書。文淵閣大學士。加少傅。改武英。四年致仕。嘉靖初。遣行人存問。將召用而卒。謚文恪。

方氏如川重證本草單方　六卷　存

自序曰。古稱神農嘗味。得藥三百六十五種。分上中下三品。養性養命攻病。各從其類。世漸增多。著見本經。茲不具論。如華元化以萍虀吐蛇。盛怒愈疾。迺品外單行。庸非長桑公乘祕禁者耶。唐代猶尙目爲天寶單方。概宋纂脩本經。槩栝百氏。可謂該備。金元諸家。背經撰論。創湯液本草。遂與微言脫異。禁方逈別矣。農皇道篇。至是中輟。吁。此醫藥之大變也。故外經亡於漢。而望色聞診之法替。佗書焚於魏。而抽割湔洗之技衰。本草背於胡。而處方和劑之道隱。謬戾相仍。踵羅夭枉。作俑流毒者。固農皇之罪人。蓋日中則昃。不私於人者。使之然也。明興掃清寰宇。氣運聿迴。方今海内元老。頻隮上壽。恩詢非一。昭於國典。寧令大和元氣。有擁閼不流。於是焦太史薦出禁方。佐夢圃鄭先生濟窮鄉下邑之無從就療者。板行。意且未愜。欲輯本草單方。廣設津梁。屬余偕鄭克明氏校閱。求與古合。若從舊刻及續編。其諸病候。弁以金元時語。譬之太玄系易繇辭。其不可也必矣。昔人欲刊正周易及諸藥方。先詣祖訥共論。祖云。辨釋經典。縱有異同。不足以傷風教。至於湯藥。小之不達。便致壽夭所由。後人受弊不少。何敢輕以裁斷。余鑑此言。特搜古論。易去方藥。悉遵本經。庶幾聖哲靈蹤。循轍可訊。其諸異宜。條載凡例云。新都後學方如川撰。

鄭澤序曰。自高氏之脈訣行。而王叔和之脈經不講。識者謂亂人脈者訣也。夫周身經絡。合周天纏度。天行萬古無舛。則人精息息相通。以手揣手者。尚曰或亂之也。而況金石草木。飛潛蠕動。五方之風土既 。三品之貴賤復殊。案而考焉。僅一本草。猶將弁髦棄之。則源之不窮。流於何有。夫本草者。大神聖垂世之經。諸賢哲翼聖之業。且然也。又安望所載之單方。人競讀哉。吾里方君士弱以儒貫醫。博綜之餘。窮心本草。舉震澤單方舊本。敷理闡精。刊訛正緒。而著就一編。爲若干卷。余得手讀之。較余曩者所集經驗方。庖鬱迥別矣。因爲士弱斯編也。天生地養。成性不變。經之謂也。聖作明述。執理不易。方之謂也。是有體之學也。體既備矣。用斯賅矣。藉令察病者影響。按方者彷彿。下圭投劑。和害參半。則此方不幾窮乎。顧非窮於方。窮於用耳。余顧用是者。寧以方合病。毋以病合方。藍中出青。習門□功。是又爲有用之學。士弱以爲何如。士弱曰。善。請梓行之。俾同志知所用焉。則且與脈經相表裏矣。萬曆庚戌端陽日。墨寶齋居士鄭澤題。

王氏綸明醫雜著　一卷　存

自序曰。予脩本草集要。既板行矣。或問於予曰。子之本草。人皆愛之。然尚復有他書可行者乎。予答之曰。有而未成也。予嘗欲著隨證治例。使窮鄉下邑。無名醫者。可按方治病。閉戶一月。纂成五篇。後覺漸難下手而止。又見諸發熱證多端。而世醫混治誤人。遂欲分別諸證。萃爲一書。嘗著論一篇。以見大意。又嘗欲續丹溪語錄餘論等書。著得醫論二十條。及補陰枳朮等丸方論。皆未及成書。今方奔走仕途。何暇及焉。俟他日退休林下。庶可續成諸書。以行世也。因出示之。或者曰。此雖未成書。

然皆切要之論。人所急欲用者。吾聞仁者急於救人。若蚤得一條一論。以開迷誤。濟困苦。以甚美矣。何況連篇累牘有如此。而不蚤出示人。乃曰。必俟他日成書焉。無乃珍祕吝惜。恐非仁人之用心耶。予笑曰。豈有是哉。子乃以是責我。請遂出之。遂名曰明醫雜著。鋟梓以傳。尙俟他日續成全書。以畢予志。弘治十五年。歲次壬戌夏五月既望。賜進士出身亞中大夫廣東布政司左參政慈谿王綸汝言書。

劉桂曰。凡人血病則當用血病。若氣虛血弱。又當從血虛。以人參補之。陽旺則能生陰血也。東垣曰。血脫益氣。古聖人之良法。補胃氣以助生發之氣。故曰。陽生陰長。用諸甘劑。爲之先務。舉世皆以爲補氣。殊不知甘能生血。此陽生陰長之理也。故先理胃氣。人之身內。以穀氣爲實。近時醫者。多執王汝言明醫雜著云。陰虛誤服甘溫之劑。則病日增。服之過多則死。由是一切脾胃飲食勞倦之證。認爲陰虛。惟用四物湯。加苦寒之藥。吾恐地黃當歸。多能戀膈。反傷胃氣。所謂精氣血氣何由而生。血未見生。而穀氣先有所損矣。昔一士人。形肥而色白。因見明醫雜著所載補陰丸。服之數年。形瘦短氣。蜀醫韓天爵用辛熱劑。決去其滯餘。而燥其重陰。和平無恙。此則未達方書。而輕率自誤。可不戒哉。

薛氏己明醫雜著註　六卷　存

王氏（綸）醫論問答　一卷　存

沈氏（時譽）醫衡　未見

蘇州府志曰。沈時譽字時正。華亭人。工醫。徙吳居桃花塢唐寅別業。切脈若神。投劑輒起。晚年築室山中。著醫衡。病議。治驗諸書。

病議　未見

治驗　未見

亡名氏保生餘錄　無卷數　存

按是書。分大人科。眼科。口齒咽喉科。外科。婦人科。小方脈科六門。不析卷數。嘉靖甲申南汀賴恩序。稱古有保生餘錄一部。鄞鄉致張君廷韶。先君子介庵先生居齊東時。刻梓印行。以惠人人云。則當時既不詳成于誰手。

傅氏（滋）醫學集成　明志十二卷　存

徐春甫曰。傅滋字時澤。號瀔川。浙之義烏人。敏穎博學。下問謙恭。醫術甚精。且不自足。活人不伐。著醫學集成。

醫學權輿　四卷　存

按胡文煥百家名書所刻。書僅一卷。不著撰人名氏。蓋係所節鈔。

饒氏（鵬）節略醫林正宗　八卷　存

黃玠序略曰。臨川饒東溪叟之醫之學。得其源委。已人危矣。如手發蒙。

余偶入廣。經長樂。徂暑。用其藥果驗。問適遞藥者爽實。余且待持。時天氣斗熱。東溪不旋踵而至。曰。藥服乎。從者訛。其愼重如此。是能知所敬矣。一日乘余情暇。袖其平日手纂仲景東垣等四子醫要一集。請曰。吾每奏效於貴遊家。有此願畀一言。以弁其端。東溪江右人也。久遊廣海。天隆其壽。游久則閱歷熟。壽隆則智慧精。手纂四子之要。可謂得醫學之的者矣。東溪執昔者之敬而不衰。斯可將四子而肩淮陰矣。於乎。主敬一說。所關最大。豈特止於醫哉。功用宏博。實吾儒之家法也。醫於儒有近。可與言。故言之。叟名鵬。字九萬。以醫功冠帶於正德壬申之禩。東溪其別號云。

虞氏摶醫學正傳　明志八卷　存

自序曰。夫醫之爲道。民命死生所繫。其責不爲不重。藉或不經儒術。業擅偏門。懵然不知正道。不反幾於操刃以殺人乎。粤自神農嘗百藥。製本草。軒岐著素問。越人作難經。皆所以發明天地人身陰陽五行之理。卓爲萬世醫家祖。不可尙已。厥後名醫代作。躡聖門而探玄微者。未易悉舉。又若漢張仲景。唐孫思邈。金劉守眞。張子和。李東垣輩。諸賢繼作。皆有著述。而神巧之運用。有非常人所可及也。而其所以辨內外。異攻補。而互相發明者。一皆祖述素難。而引伸觸類之耳。其授受相承。悉自正學中來也。吾邑丹溪朱彥脩先生初遊許文懿公之門。得考亭之餘緒。爰自母病。刻志於醫。求師於武林羅太無。而得劉張李三家之祕。故其學有源委。術造精微。所著格致餘論。局方發揮等。旁皆所以折衷前哲。尤足以救偏門之弊。偉然百世之宗師也。東陽盧和氏類集丹溪之書爲纂要。俾醫者出入卷舒之便。其用心亦勤矣。愚以觀之。尤未足以盡丹溪之餘緒。然丹溪之書。不過發前人所未發。補前人所未備耳。若不參以諸賢所著。而互合爲一。豈醫道之大成哉。愚承祖父之學。私淑丹溪之遺風。其於素難。靡不苦志鑽研。然義理玄微。若坐豐蔀。迨閱歷四紀。于茲始知蹊徑。今年七旬有八矣。桑榆景迫。精力日衰。每憾世醫多蹈偏門。而民命之夭於醫者不少矣。是以不揣荒拙。銳意編集。以成全書。一皆根據乎素難。從橫乎諸說。傍通己意而不鑿。以孟浪之空言。揔不離乎正學範圍之中。非敢自以爲是。而附會以誤人也。目之曰醫學正傳。將使後學知所適從。而不蹈偏門以殺人。蓋亦端本澄源之意耳。高明之士。幸毋誚焉。旹正德乙亥正月之望。花溪恒德老人虞摶序。

徐春甫曰。虞摶字天民。號恒德老人。浙之義烏人。世業醫。摶幼穎悟。承家傳之學。深究素問。治效益高。晚年八旬。有醫學正傳行世。

四庫全書提要曰。醫學正傳八卷。明虞摶撰。摶字天民。自號花溪恒德老人。義烏人。是書成於正德乙亥。其學以朱震亨爲宗。而參以張機孫思邈李杲諸家之說。各選其方之精粹者。次於丹溪要語之後。復爲或問五十條。以申明之。

方脈發蒙　明志六卷　未見

蒼生司命　八卷　存

周氏宏衛生集　醫藏目錄四卷　未見

四庫全書提要曰。衛生集四卷。明周宏集。宏始末未詳。前有正德庚辰宏自序。復繫以五言律詩一章。詞頗近俚。其論外感法仲景。內傷法東垣。濕熱法河間。雜病法丹溪。尙屬持平之論。然亦大略如是。未可執爲定法也。

沈氏綬山林相業　十卷　未見

黃氏五辰醫家正旨　六卷　未見

按右見于江陰縣志。

醫經正宗　八卷　存

朱氏　治病要語　十二卷　未見

曹于汴序曰。余曩閱縫藩東壁公所自撰墓誌銘。服其達於生死。賦小詩贊之。此觀辛復元氏所爲公傳。更悉諸懿行。復元向余言。公晚年孳孳於學。公之孫誠一奉公命。從辛子遊。能忘其貴。而篤於道。一氣鍾耶。庭訓耶。俱可窺矣。誠一手公所著治病要語示余。以仁義禮智信五字爲基。臚列十要。而參以素問本草。及諸家方訣。爲卷十二。蓋壽天下之書也。誠一曰。吾祖初著此書。計卷四十。繼減爲二十。又繼減爲十二。此亦先世所稱日減而近於放下之指矣。世人能捐技倆埒此者亦鮮。卽此是學。卽此是道。宜其達於生達死以下區區世味。烏能動乎。吁嗟。晞公者。且從生死以下忽動。仰節堂集○下有闕

醫籍考卷五十七

東都　丹波元胤紹翁編

方論三十五

世宗易簡方　明史一卷　未見

韓氏懋醫通　醫藏目錄二卷　存

自序曰。醫通草成。幾欲焚去。今年家兄命謂。先君序集有效方。手澤豈容弗傳。乃補葺分九章。凡九十五則。釐爲上下二卷。讀且數過。心動顏汗。向兄不能語者久之。而必語曰。人有定壽。醫奪折之。聖智不能加多也。病者氣機。醫每失之。造化不容以無鑿也。兄謂弟誠能醫乎哉。夫孔門學農圃者小之。而老氏忘言罔象。又奚醫之爲也。是編上徹下語而已爾。嘉靖改元壬午六月朔。飛霞子韓懋天爵自序。

李梴曰。韓懋號飛霞道人。國朝蜀之瀘州人。本將家子。弘治成化時。少爲諸生。因不第。褫縫掖。往娥眉諸山訪醫。升菴楊太史稱之曰。眞隱世傳道也。醫通二卷。特其土苴云耳。醫學入門

陳氏諫蓋齋醫要　明志十五卷　存

韓廉序略曰。陳氏故業醫。在宋高宗時。以醫獲效。有宮扇之賜。後倣易

之以木。杭人以木扇陳呼之。蓋齋名諫。字直之。蓋世於醫者也。醫要之傳。觀者當自得之。

趙氏繼宗儒醫精要　一卷　存

自序曰。繼宗因進士多病。訪請名醫。服藥無效。自考歷代方書。脈理藥性。配合調治始痊。後任知縣。及歷陞僉事等官。凡遇官僚軍民人等有患諸證。俱繼宗處方用藥。並無失誤。然於職業不妨。撫按等官。有考治政有爲。守己有玷者。有考持狷介之志。著通敏之才者。有考負英氣落落而不羈。遇政事衮衮而有幹者。有考有守有爲。吏民畏服者。有考賦性敏而有識。臨事果而有爲者。有考持身嚴謹。處事公勤者。有考狷介自持。公勤素著者。有考處繁不亂。執政不撓者。勤獎五次。旌異一次。豈被無情懷私妄劾。又被欺公隱蔽考語。歸休林下。絕足跡於官府。肆心力於醫書。所著有傷寒傷暑雜症痘疹。脈訣醫法活人□覽本草切要。與治療過大小男女內外諸方。二十餘本。仰國恩之未報。生斯世之可羞。乃以一得之愚。竊比芹曝之獻。尤恐浩繁。有瀆聖覽。略舉諸證精要。共三十三篇。錄爲一帙。欲以保聖壽於無疆。竭涓埃於萬一。具本封進。縉紳之在朝者。咸曰俱至理發前人之所未發。蒙聖旨書送太醫院禮部知道。咸恩自天。報德無地。及恐四方之有病者。去聖逾遠。私智愈多。

誤人命脈。體皇上惠民好生之心。倩工刻梓。以廣其傳。如有病而得痊者。皆皇上之所賜也。繼宗無與焉。嘉靖七年戊子六月既望。賜進士廣東僉事休致慈谿趙繼宗序。

劉桂曰。夫人之一身。陰常不足。而陽常有餘。故丹溪諄諄勉人養於陰以配陽。實非欲補陰以勝陽也。余近見趙繼宗儒醫精要一書。駁丹溪專欲補陰以並陽。是謂逆陰陽之常經。決無補陰之理。一辯王叔和命門屬火之誤。二辯張仲景傷寒無汗吐下法。四辯張潔古無中暑中熱之分。五辯中風無火氣濕三者之論。六辯十二經之脈差謬。趙公偏執己見。妄立邪說以欺人。乖悖經旨。得罪於名教多矣。噫。仲景叔和。醫之聖也。百世之師也。繼宗何人。而敢輕議如此。多見其不知量也。續醫說

盛氏端明程齋醫抄　一百四十卷　未見

程齋醫抄撮要　醫藏目錄五卷　存

自序曰。予纂醫抄一百四十卷。首以內經素問脈經諸書為經。集歷代名醫所論著。分門為治法諸方。餘三十年間。宦轍南北所至。攜以自隨。每遇有奇方祕法。輒編入于各門。第簡帙繁多。不能抄寫。偶鄉友滕子安氏一見。喜而欲壽諸梓以傳。亦患力有弗及。遣其子太學生克誠來請。欲予撮其要者錄之。予於醫書所自得者。皆非方法所傳。欲撮其要

尤難也。乃以近驗者付之。亦曰撮要云者。因其請耳。非謂醫抄中所集者。其要止此也。欲知醫者。必得醫抄全書而詳習之。厥術始妙。此特其千百中之一二云耳。但窮鄉僻壤中得此。亦可以療疾也。滕氏刻書之功。豈可泯哉。故序之以貽得此書者。俾知所自云。時嘉靖癸巳夏四月朔。玉華山人盛端明書。

徐春甫曰。玉華子姓盛名端明。潮陽人。登弘治壬戌進士。性好醫方。有求療。不分貴賤。即與藥。官至禮部尚書。有醫抄百四十卷。并撮要等書。

王氏世相醫開　七卷　未見

四庫全書提要曰。醫開七卷。明王世相撰。世相字季隣。號清溪。蒲州人。呂柟之門人也。官延川縣知縣。是書凡二十四類。首載或問數條。謂醫學至丹溪而集大成。蓋亦主滋陰降火之說者。

徐氏子宇致知樞要　明志九卷　未見

俞氏弁脈證方要　醫藏目錄十二卷　未見

何氏塘醫學管見　一卷　存

題詞曰。余平日好養生之術。以醫道切于養生。且可寓濟物之仁也。故留意焉。沈潛日久。頗有所見。多前賢之未發。時或語人。契者甚少。蓋以其素不留意。故驟語之而不入也。竊念余老矣。不忍使所見無傳。終于無用。且恐或有差誤。無以來賢者之教也。乃錄出如右。醫雖小道。而可以寄死生之命。士君子平居。略不留意。一旦有疾。乃委死生于庸醫之手。豈不誤哉。力學應事之暇。時一留意。蓋未必不賢于博弈也。嘉靖甲午夏四月望日。懷慶何瑭自敍。

徐春甫曰。何栢齋名瑭。學究天人。擢弘治康海榜進士。入翰林歷陞都御史。守身之潔。一介不取。蹈道之堅。終日不待。性天悃愊。了無外慕。方書調攝。尤究心焉。蓋以醫道切於養生。且可寓濟物之仁也。遂燭精微。發前聖之未發。闢後學之晦盲。觀其著傷寒三陽欬嗽相火等論可知矣。嘗謂士君子平居。略不留意于醫。一旦有疾。乃委死于庸醫之手。豈不誤哉。其集曰栢齋三書。

四庫全書提要曰。醫學管見一卷。明何瑭撰。瑭號栢齋。懷慶人。宏治壬戌進士。官至南京右副都御史。謚文定。事蹟具明史儒林傳。是書凡二十二篇。自記謂因讀素問及玉機微義二書而作。其說皆主於大補大攻。非中和之道。其第十九篇。論久病元氣太虛。病氣太盛。當以毒藥攻之。尤不可訓。其論金石藥一條。則名言也。

葉氏文齡醫學統旨　醫藏目錄八卷　存

題辭曰。醫。仁術也。愛之道也。先王之教主於仁。而其愛博也。是故察脈醫之本也。視證醫之則也。調藥醫之用也。立方醫之信也。立方何以爲信。曰。方有徵則信。信則斯傳。傳則用斯行。行則則斯章。章則本斯立。則愛人之心無窮。庶幾成仁術矣乎。文齡二十年來。蓋嘗用力於此。而求仁未能也。嗟夫。不精於藝。而但有愛心者。是謂徒善。能用其術而不根於愛者。是謂無本。根於愛而無所傳者。是猶無術。徒善不能行。無本不能立。無傳不能廣。予懼夫人之病夫仁也。是醫學統旨之所以作也。是書也。爰輯舊聞。參之新得。俾異同歸一。繁簡合中。同志者肯究心焉。則審脈察證。處方辨藥。或不無少助。文齡不佞。抑求正於仁人爾。嘉靖甲午長至日。武林石峯子識。

鄖璉序略曰。葉氏故儒生。已去學軒岐家言。用薦入御藥坊。事敬皇帝。再進祿秩。當國工稱。蓋非徒言之者。

仁和縣志曰。葉文齡。字德徵。幼業儒不遂。去學醫。禮部屢試優等。例授冠帶。供職於聖濟殿。陞太醫院吏目。甲午召診。保和有功。陞御醫。忽被宣召。御書忠愛額於堂。庚子再召陞院判。後因母老乞終養。遂致仕。所著有醫學統旨。行於世。

汪氏（機）醫學原理　醫藏目錄十三卷　存

自序曰。余幼習舉子業。寄名邑庠。後棄儒業醫。越二十年。得以醫道鳴世。編訂素問鈔。本草會編。運氣易覽。外科理例。痘治理辨。針灸問答。推求師意。脈訣刊誤。傷寒選錄等書。幸諸從遊者。協力鋟梓。以廣其傳。每病前書文理渙漫。患吾子孫有志于是者。非二十年之功。弗能究竟其理。因而挫沮者有之。于是復作是書。首以經絡穴法列于前。繼以六淫之邪。與夫氣血之病。次以內傷諸證。婦人幼科終焉。凡十二卷。命曰醫學原理。其中所論病機藥性。悉本內經本草治方脈法。皆據名醫格言。朝究暮繹。廢寢忘飧。經歷八春。而始克就。惟欲吾之後人。樂守是道。以承吾志。觀病機即知病源之始終。闡脈法即知病證之生死。讀方旨即知立方之主意。各條端緒。煥然于心。庶不負吾生平之所好也。果若吾言。則是集匪爲虛文。可以事親。可以養身。可以活人。其爲利也實溥矣。又何羨于良金腴產之是遺。以損其志而益其過耶。

石山醫案　醫藏目錄三卷　存

程曾序略曰。吾郡祁之汪石山。儒醫也。於素問則有補註。本草則有類鈔。脈診則有論著。運氣則有提綱。外科及針灸等書。則又俱有纂述。蓋集古今諸名家之所長而爲一大成也乎。其從事于醫。殆四十餘載。凡病家之求治者。因脈製方。隨投輒效。從遊之士。得於目擊者。即手錄之。以爲成法。其邑西石墅陳桷氏。實石山高弟。以其所錄者。分爲三卷。名曰石山醫案。刻之梓以傳。詣予終老樓屬序之。夫病之見治於石山也。如饑者得食而充。渴者得飲而解。溺者得援之而登顛。危者得扶持之而安。蓋醫之王道也。使同生朱滑之時。其抱負設施。與之同驅並駕。未可必其或後先也。後人視此。不亦猶法家之有斷案也哉。引伸觸類。延惠無窮。其爲慈孝之助多矣。石山之傳。撰于鏡山。其未及載者。賴此以傳。豈非後人之幸歟。石山名機。字省之。石山其號也。

四庫全書提要曰。石山醫案三卷。明陳桷編。桷字惟宜。祁門人。學醫於同邑汪機。因取機諸弟子所記機治療效驗。裒爲一集。每卷之中。略分門類爲次。自宋金以來。太平惠民和劑局方行於南。河間原病式宣明論方行於北。局方多溫燥之藥。河間主瀉火之說。其流弊亦適相等。元朱震亨始矯局方之偏。通河間之變。而補陰之說出焉。機所校推求師意一書。實由戴原禮以溯震亨。故其持論多主丹溪之法。然王氏明醫雜著。株守丹溪。至於過用寒苦。機復爲論以辨之。其文今附醫案之末。則機亦因證處方。非拘泥一格者矣。其隨試輒效。因有由也。舊有機門人陳鑰所作病用參耆論。又有機所作其父行狀。及李汎所作機小傳。今亦併錄之。備參考焉。

醫讀　七卷　存

繆氏坤 方脈統宗 未見

江陰縣志曰。繆坤。字子厚。七世以醫傳。坤名更著。性行淳篤。自當脈辨方之外。端居讀書。不交塵事。嘉靖間。帥府檄至行間。療疫全活甚多。榮以冠帶。非其好也。著方脈統宗行世。鄉飲十七次。壽九十。自爲文誌其墓。

高氏士 志齋醫論 二卷 未見

四庫全書提要曰。志齋醫論二卷。明高士撰。士字志齋。鄞縣人。是書作於嘉靖中。上卷專論痘疹。下卷雜論陰陽六氣血脈虛實。其說云。今之醫者。多非丹溪。而偏門方書盛行。則亦以朱氏爲宗者矣。

鄒氏福 經驗良方 明史十卷 未見

閩書曰。鄒福字魯濟。業醫。善察脈。決人生死於數載前。遇奇症他醫不能治者。福投數劑輒愈。嘗手集經驗良方十卷。

呂氏夔 治法捷要 未見

按右見于江陰縣志。

張氏世華 醫家名言 未見

宗臣太醫院院判思惠張君墓誌銘略曰。嘉靖二十九年八月十一日。封太醫院院判思惠張公卒。按狀。公諱世華。字君美。思惠其別號也。生而聰敏超特。自少銳志于儒。涉獵經史。通其大義。既而怙恃蚤失。家道中衰。乃憣然曰。心存愛物。醫儒一道也。復修世業。遂能盡盧扁之術。所試輙有奇效。名藉藉聞三吳。時負痾及門。求療者如市。正德間吳大疫。公移藥囊于道衢。隨請而應。全活數十人。吳有富室子。病瘻三年。諸醫束手不治。公曰。此病在瘍也。急以五毒之劑攻之。即起矣。已而果然。其人酬之百金。公笑而卻之。吾何利哉。姑驗所見耳。他如此類者。不可殫述。著醫家名言若干卷。將傳于世云。宗子相集

陶氏浩藥案　未見

徐春甫曰。陶浩。字巨源。太倉人。以儒攻醫。數起奇證。有藥案藏于家。

方氏廣脈藥證治　未見

汪氏宦醫學質疑　未見

證治要略　未見

按右三書。見于古今醫統。

吳氏旻扶壽精方　醫藏目錄二卷　存

按萬曆丁亥。王氏所刻書三卷。題曰續扶壽精方。卷首有養真篇。男女篇。飲食篇。事親篇。四道。及湯膏粥酒等三十二首。其他諸方。與是書不有異者。

吳氏球諸證辨疑　明志四卷　存

活人心統　四卷　存

吳球曰。此書集先賢之成語。論藏府之盛衰。錄古今經驗之方。開後學正大之路。皆直白之言。非雕琢之說。同志者鑒之。

陳華題茭山吳翁小像後曰。翁博學慕古。輕財重義。少嘗游心經術。醫業獨得其精。乃修方脈主意活人心統食療便民諸症辨疑等書。一十六卷。感鉅卿愼齋胡公發明。雲東龍公岱野張公。邑侯赤山鄭公。校證繡梓得成全集。眞醫學之指南也。

方脈主意　未見

楊氏起　經驗奇效單方　二卷　存

孫氏應奎　醫家必用　一卷　存

徐春甫曰。孫東穀。名應奎。號東穀。洛陽人。登正德辛巳進士。好醫方。以活人爲心。有疾者不限高卑。卽與方藥。官至戶部尚書。著有醫家大法。大旨必用等書若干卷。

醫家必用類選　四卷　存

按先子曰。嘉靖辛丑春。東穀已著醫家必用。後十二年。更分門類方。有所增添。名曰醫家必用類選。其序則與原書同。故題曰復書。

兪氏橋　醫學大原　未見

海寧縣志曰。俞橋少業儒。究心理學。兼精岐黃術。嘉靖中。以名醫被徵。累官太醫院判。橋於方書無所不晰。更博詢名家。得河間潔古東垣未刻諸稿。及古今祕方。斟酌損益之。以治病無不奇驗。居京師。恥事權貴。而貧家延之。必盡心療治。以故名愈藉藉。而醫日窘。士大夫雅重之。著醫學大原一書。蒐輯樞素以下諸家。有關證脈者。次以賦括。令業醫之士。診脈製方。有所考證焉。

李氏象醫略正誤 三卷 存

聶璜跋曰。余內姻石泉醫略正誤就梓。方伯東谷敘弁其端。推衍引觸。遠大不泥。盡之矣。廼謬診屬諸敘末。余又何言哉。因次第其心學淵源。以備觀覽之目。石泉自少入郡膠。殫力學易。出入諸子史百家。坐是遘疾。奉厥甫東郊翁命就醫。時東陽盧轂菴以茲術鳴寧藩。禮致在館。一見石泉。奇其神異。遂傾心焉。未踰年疾瘳。盡得其肯綮妙辭歸。轂菴歎曰。吾業有傳。吾可以休。竟請去。得脫黨禍。人咸喜轂菴先幾。石泉得師。自是本業優硏。極素難諸書。有心得處筆之。見偏門病病者失處筆之。與己之應病。候寒暑。按經絡。驗處又筆之。參訂指摘。診脈之誤。積撰成書。分條別方。題曰醫略正誤。識者宗之。每暇坐小樓。輙取古詩畫玩。適與到模倣揮灑。體格成家。題品景象。韻格高古。縉紳士謂其詩中有畫。畫中有詩得之如獲拱璧。匪獨醫之可稱。然其化于今。充選貢致用。東谷曰。子是之編可傳。製序以贊其成。刻。予閲之嘆曰。石泉是編。信諸父兄師友。信諸古。而無誤於己者。不亦可信諸人。而無誤天下者乎。視專門祕方者不侔。行將徵諸內院使司局者。果能如東谷所謂變而通之。毋忌與執。未必不爲諸偏門斷案也。

顧氏（儒）簡明醫要　醫藏目録五卷　存

自序略曰。儒因先君多病。久病成醫。得延壽考。乃示余曰。事親者不可不知醫。汝能攻之。非惟濟世。亦可養生。古良醫良相。並馳於窮達之間。苟有益於生民。則相業不見其多。而醫道不見其少。汝姑勉之。余拜敬諾。卽棄儒就醫。師浙東之異人。訪梁溪之高士。無憚晝夜。力學有年。凡遇病付藥。苦心力索。務求效驗。果幸地方得以少濟。而妻子亦藉以溫飽。由先君之遺教也。今老矣。有子別攻舉業。憫後無傳。且慮吾之子孫。後或疾痛。假手庸醫。無能治療。欲存管見。自備檢閲。又慮夫先賢立論著方之浩繁。搜索不便。故撰擇已經效驗。平常方藥。手録成帙。分門論病。分病定方。一閲可得。其難製之方不録。惟異之藥不取。豈不簡且明哉。名曰簡明醫要。葢皆聖賢之遺旨。非敢隙光自耀。擅措一辭也。識者幸相與訂正之。歲在乙巳仲夏録成。昔年七十有三。

江陰縣志曰。顧儒。字成憲。少業儒。因侍父疾。久遂通醫。投劑無不立效。病家嘗夢其祖先。告以疾非顧翁弗療。遠近爭延。貧者往往予之藥。復佐之薪米。著簡明醫要五卷。年八十終。

簡明醫要補遺　一卷　存

郭氏鑒醫方集略　七卷　存

跋曰。余闇於節宣。日抱宿痾。往爲刑吏。讞獄江左。務殷損神。事竣返泗河之墟。病益棘。衆委之不可起。賴歸德閔守材醫視全活。迨今德之。北上猶羸瘠。不堪事事。遂引疾乞歸。靜藏自廣。廼得銳情於醫。遡蒐古方。模序協則。辨物分類。雖掇其要而未盡也。病小愈。銓補地曹。政暇延致名術。探索玄奧。時江左俞氏橋。夏津王氏東陽。維揚胡氏鐸。金華邵氏泰。京師朱氏祿。皆工於方技。爲衆所重。因各出醫案及祕方。相與參究品評。積歲成帙。復取舊集裒益之。名曰醫方集略。乙巳居內憂。邑侯海州楊公閱而珍之。忻欲就梓。復錫誨言。以弁簡端。此其澤人利物。固仁者之用情也。噫。余寡昧。述羣見以便自調。敢謂必傳。而斟裁劑量。亦惟執方。而舊者有以變通之耳。若夫妙參兩之用。順性命之理。弛張損益。不泥軒岐。而超悟筌蹄。顓俟醫國宗工。嗣有以開我。嘉靖乙巳孟夏望日。丹泉郭鑒書、

程氏伊釋方　醫藏目錄四卷　存

自序曰。釋方者何。釋醫方之名也。方何以釋。曰。可以言傳者。藥之名也。可以意得者。方之義也。得名失義。不得而用矣。方之用也。妙名義而通之者也。弗通則泥。泥則偏。非唯病己。適以誤人。是故方之釋也。不容已也。夫農經昭示。某法遠垂。七方十劑之製。金匱千金之書。雜而引之方亦衆矣。博觀遐覽。豈難知哉。然或作聰明以加減。矜智巧而改釋。方與病違。名同意舛。作者之意不亦邈乎。余少涉醫流。略知大旨。深懼肄業之士。童而習之。莫得其肯綮也。迺取方訓義。集藥爲歌。方名八百。歌稱是焉。上稽聖經。下逮張李。旁證諸子。附以管窺。雖童稚之階梯。亦先哲之明鑒也。若乃分部察候。辨聲視色。審盈虛以制變。達消息而攻療。則心手之妙。固用意之自得。非傳方之家所得悉而泥之者矣。皆嘉靖丁未四月朔。新安巖鎮月溪程伊識。

□序曰。余嘗讀本草。見古昔先民。但云某藥主某病。某事有某功。或云某藥合某藥。治某病爲良。後人加之以君臣佐使之別。製煉炮炙之宜。而方名之未立也。蓋自穴俞鍼石之法罕傳。而刳腸割臆刮骨續筋之法廢矣。於是乃□湯液酒□丸粒而用之。若扁鵲之傳所載。有所謂苦參湯半夏丸之類。而方已著矣。至漢張仲景一書。極爲衆方之祖。然其所云。桂枝湯。麻黃湯。芎藥甘草湯。則直以藥味名之。樸而不文。猶有上古□皇之遺意。其曰眞武湯者。言北方之水也。而青龍白虎。其義皆然。標表既明。治法與在。固無事乎遠求。而亦何事乎解釋也。晉代以來。其術漸廣。良醫如張苗宮泰李子豫輩。以及張茂先皇甫士安葛稚川陶弘景諸名士。並研精斯術。未有所撰。惟范汪方百餘卷。則其最多者也。世代日降。道術日非。其淺見薄聞者。深求隱晦。鎊爲巧似。以聾瞽人之耳目。而不自知。其卑僞可厭。妄誕可恥也。於是亦□□鑿而人及有不能□者矣。每見世之醫工。往往以相難。捕風捉影。如□□□□。良可嗤笑。新安程宗衡乃悉取諸方字爲之解。集諸藥品。而爲之類。名義昭然。如指諸掌。使世之用藥者。循名以究其義。因末以求其本。其於藥術。定無所得益也哉。夫宗衡之爲此釋。深探力索。旁引曲證。可謂精確。然其本意不□爲初學發蒙。世人解惑耳。□於大道玄通。博物洽聞者。則固無持於是也。宗衡名伊。字宗衡。新安巖鎭人。家世習醫。而□驚□人能涉獵書史。通大義。初學舉子業。少孤。弗能就。乃□學醫云。

彭氏用光體仁彙編　醫藏目錄六卷　存

傅鳳翔序曰。古今醫刻。無慮數百種。而脈訣則宗叔和氏。太素脈訣。鮮有刻者。則閩半洲蔡先生取盧陵彭用光所藏鈔本。刻之嶺表。序太素題。曰體仁何。蓋仁者天地生物之心。醫以生人爲業。仁術也。太素醫之推也。曰彙編者何。先生又取用光所摘錄叔和東垣脈訣藥性。與所嘗治病試驗方藥。竟見圖說。類粹鋟梓。謂其與太素相表裏也。太素不言治療。叔和不言窮通。均之本二氣之消息盈虛五行之生尅制化。察識於呼吸隱約之微。以辨別其生死窮通之數。立論若殊。指歸則一。非若水火不相爲謀也。用光潛心諸家。云亦有年。而參伍貫通。若有得其肯綮者。博遊於燕趙吳粵閒。縉紳君子。招延診治。輒奏膚功。咸稱慕之。先生併刻其所輯。序而傳焉。蓋嘗有所試。亦示人以全體仁道之微意也。慨夫一嶺之隔。書郵不至。頃得之吳默泉方伯。閱其中字有脫誤。仍付用光正之。用光復檢所遺漏方說。幷取同縣趙銓太素鈔。增入若干條。銓固精太素。有名者。茲編眎舊本。頗爲明備。雖非全書。亦醫之要領也。

簡易普濟良方　醫藏目錄六卷　未見

趙氏銓石亭醫案　未見

岐黃奧旨　未見

按右見于廬陵縣志。志又以體仁彙編。爲銓所著。誤。

醫籍考卷五十八

東都　丹波元胤紹翁編

方論三十六

張氏時徹攝生衆妙方　醫藏目錄十一卷　存

自序曰。夫内經靈樞。言攝生之旨甚詳。然編簡斷蝕。博聞莫正其訛。衍譯精微。膚士徒剽其緒。流播益遐。謬本初矣。春秋以來。乃有越人陽慶淳于意之徒。潛授禁方。隱垣知物。施諸治療。咸稱神明。而術數奇咳。罔所傳布。其後乃有華陀。益用刳腹洗腸之技。而遭匪其人。殞身圜棘。獄吏卻書。引火就燎。迄無遺焉。又其後乃有東垣丹溪。未覩堂奧。頗沿流委。匪曰能神。亦稱良師矣。今諸醫家所循習。則多其銓綜之方也。然變化無窮。裁成互異。因時治療。則豈無引而伸之者乎。余少嬰多疾。餘藥餌如膏粱。或己已病。或見己人之病。輒以其方。錄而藏之。久乃遂成簡袠矣。夫物我一體。咸休同之。倘可以解患苦而養元和。將疾走告語孳孳。況敢以自私秘乎。爰分表門類。次第其書。而付之梓人。

錢謙益曰。張尚書時徹。字惟靜。鄞縣人。嘉靖癸未進士。兵部武選主事。改禮部儀制。出爲提學副使。歷官南京兵部尚書。以日本入犯勒歸。有

芝園集五十六卷。（列朝集）

四庫全書提要曰。攝生衆妙方十一卷。明張時徹編。時徹字維靜。鄞縣人。嘉靖癸未進士。官至南京兵部尚書。事蹟附見明史張邦奇傳。是編分四十七門。標目繁碎。自序云每見愈病之方。輙錄而藏之。蓋隨時鈔集而成。未爲賅備。

急救良方　醫藏目錄二卷　存

自序略曰。曩得急救方一本。每攜以自隨。或以自治。或以治人。率多懲應。問有新得。輙從其類附益之。其譌舛無驗者。刪黜之。遂付梓人刻焉。

四庫全書提要曰。急救良方二卷。明張時徹撰。分三十九門。專爲荒村僻壤之中。不諳醫術者而設。故藥取易求。方皆簡易。不甚推究脈理也。

汪氏（瓘）名醫類案　國史經籍志十二卷　存

自序曰。予讀褚氏遺書。有曰。博涉知病。多診識脈。屢用□藥。嘗撫卷以爲名言。山居僻處。博歷何由。於是廣輯古今名醫。治法奇驗之迹。類摘門分。世採人列。爲書曰名醫類案。是亦褚氏博歷之意也。自夫三墳墜而九丘湮。方書繁而經論廢。或指素難以語人。鮮不以爲迂者。醫之術日益濫觴。通經學古。世不多見。昔鄭公孫僑聘於晉。適晉侯有疾。卜云。實沈臺駘爲祟。史莫之知。乃問於僑。僑具述高辛玄冥之遺。參汾主封之故。四時節宣之道。逼國驚異。以僑爲博物君子。太史公作史記。傳淳于意備書其治病死生。主名病狀。診候方脉。詳悉弗遺。蓋將以析同異極變化。求合神聖之道。以立權度於萬世。軒岐俞扁之書。匪直爲虛談已也。今予斯編。雖未敢僭擬先哲。然宜明往範。昭示來學。既不詭於聖經。復易通乎時俗。指迷廣見。或庶幾焉耳。學者譬之由規矩以求班。因彀以求羿。引而伸之。遡流窮源。推常將不可勝用矣。書凡十二卷。爲門一百八十有奇。間附說於其下云。

江應宿序略曰。先君子清脩力學。不偶於時。抱痾攻醫。數起人危疾。未嘗以醫名。家藏禁方。及諸子列傳。無慮百數十種。披閱適窾。手錄以備遺忘。積二十年所。遂成是書。分門析類。爲卷十二。爲條二百有奇。草創未就。遽爾見背。應宿不肖。髫齔多病。趨庭問難。頗契其旨。弱冠奉方伯叔父之滇南。尋遊吳越齊楚燕趙間。博採往哲奇驗之跡。載還山中。懼先集未梓。久而散逸。因取遺稿。編次補遺。亦越歲十九。凡五易抄。更與伯兄參互考訂。勒成全書云。

錢謙益曰。江秀才瓘字廷瑩。歙人。王寅曰。廷瑩早歲明經。本爲用世之具。抱痾廢棄。放情於詩。九邊有論。過羅有書。猶未忘用世之志。

杭世駿序曰。內經以五運六氣。三部九候。原生人之疾病。診有一定之法。刺有一定之鍼。此所謂案也。雷公年幼小別而不能明。明而不能彰。陰陽二十五人。先師之祕。伯高不能盡知。天地動靜。五行遷復。鬼臾區上候不能遍明。通陰陽。推四時。握五紀。藏其言於金匱。書其對於玉版。隆以天師之號。而無所讓。岐伯一人而已。岐伯千言萬語。汗漫極於六合。曰。無盛盛。無虛虛。約以二言。此靈素之總龜也。經所謂實者寫之。虛者補之。此二語之註腳也。是之謂其言也立。言立而案存。後雖有良醫不能易。所謂南山可移。此案不可動也。秦越人張仲景皇甫謐楊上善。導其源而益顯。張潔古劉河間王海藏李東垣。暢其流而大明。末流稍分。人自爲師。家自爲學。能殺生人。而不能起死人。黃帝告雷公以十全。周禮醫師。亦言十全爲上。靈樞言。上工十全其九。中工十全其七。下工十全其六。岐伯言。上工救病於萌芽。下工救其已成。救其已敗。彼所謂中工。皆今之上工也。周禮。十失四爲下。在今猶爲中工。中工之所不失者。亦幸得之。案不足錄。上工之案。則其可存者也。明嘉靖時。休寧江秀才瓘嘗取歷代名醫之已驗者。輯爲類案。子應斗應宿足成之。吾觀太史公之傳淳于意。則意之醫案也。陳壽之傳華佗。則佗之醫案也。李延壽之傳徐文伯。則文伯之醫也。後史以醫爲小道。傳方術者。略而不書。而案之存於史者益寡。諸醫之良者。自得其術。倖而不終。至於泯沒。江氏賅而存之。意良善也。書久殘失。而字句訛謬。吾友魏玉橫氏精於醫術。能窮其源。附以己見。而論議不至混淆。鮑以文氏博於考索。能知其故。刊其訛字。而湯齊不致貽誤。過而請序。余不知醫之術。而能深見其理。是書也出。醫學入門之階梯也。虛衷玩索。由病以求其源。而軒岐不難羹牆遇之。吾所告於世醫者有三。一曰審脈。自僞王叔和之脈訣行。左爲人迎。右爲氣口。庸醫奉爲科律。二語不知其何本也。六節藏象云。人迎陽脈。氣口陰脈。可言陰陽。不可言左右也。人迎在結喉之左右。氣口卽寸口。亦曰脈口。爲諸脈之總彙。在手魚際之後一寸。人迎有左右。氣口亦有左右。明于人迎氣口。則知四經十二從。以徧于十二原。以貫于三百六十五氣穴。三百六十五經絡。所謂鉤毛弦石溜。與夫春弦夏鉤秋浮冬營者。洞若觀火矣。今之醫不知脈。一曰辨藥。神農以赭鞭鞭草木。一日而遇七十毒。以身試。而著本草經。辨藥之性也。必深明於溫涼平毒之性。而後得君臣佐使之用。固也。然陰中有陽。陽中有陰。石藥發顛。芳草發狂。辨之不易明。知之亦不易悉。苟非陶弘景陳藏器其人。未有不誤用者。而今之醫不知藥。知脈矣。知藥矣。吾又益之以一言。曰愼思。語曰。醫者意也。黃帝有問。岐伯卽知其人之病之由。雷公有問。黃帝卽知其人之病之由。以意決之也。此卽黃帝岐伯之醫案也。若其病不應脈。當思其病。脈不應病。當思其脈。藥不應病。當思其藥。三者相參。思之思之。其有不合者寡矣。醫之有案。蓋未有出此三者。遵其道而用之。人人皆可以爲良醫。人人皆可以立案。太和保合。使斯人各得盡其天年。而不夭折於庸妄人之手。以文氏重刊之功。豈不偉哉。余固不憚曉曉以辨。以文氏曰子之辨予知之。而不能脫諸口也。盍盡言之。遂書之以爲序。道古堂集

四庫全書提要曰。名醫類案十二卷。明江瓘編。其子應宿增補。瓘字民瑩。歙縣諸生。因病棄而學醫。應宿遂世其業。其書成於嘉靖己酉。所採治驗。自史記三國志所載秦越人淳于意華佗諸人。迄元明諸名醫。捃摭殆徧。分二百五門。各評其病情方藥。瓘所隨事評論者。亦夾註於下。如傷寒門中許叔微治秘結而汗出一案。衆醫謂陽明自汗。津液已漏。法當用蜜兌。而叔微用大柴胡湯取效。瓘則謂終以蜜兌爲穩。又如轉胞門中朱震亨治胎壓膀胱一案。猶令產媼托起其胎。瓘則謂無此治法。其言不確。凡斯之類。亦多所駁正發明。頗爲精當。第尸蹷門中。附載鍼驗引及酉陽雜俎所載高句驪人言髮中虛事。與治病毫無所涉。難產門中。引焦氏類林。載于法開令孕婦食肥羊十餘臠。鍼之即下事。即不明食羊何義。又不明所鍼何穴。亦徒廣異聞。無裨醫療。皆未免騖博

嚐奇。然可爲法式者。固十之八九。亦醫家之法律矣。璀初成是編。未及刊刻。璀歿之後。應宿又以璀之醫案。分類附之。而應宿醫案亦附焉。歲久版刓。近時歙縣鮑廷博又爲重刊。其中間附考證。稱琇案者。乃魏之琇所加也。之琇字玉横。錢塘人也。

魏氏之琇續名醫類案　六十卷　未見

杭世駿序曰。黄帝言不能起死人。而不殺生人。扁鵲述其言。是病已成。雖黄扁不能使之生明矣。其有本無病。或小有病。而誤鍼之。誤藥之。以至於不可救。則粗工之罪也。然而病者之妻子父母。轉諉之命與數。而粗工嘵嘵自解。且以爲吾嘗盡心於是。而不謂其人之不克承也。天下如此其大。歲月如此其悠且久。粗工徧滿宇宙。如此其衆。計其一日之中。方心毒手。所斬刈戕賊者。各列其姓氏。各存其醫案。蓋較之讞獄決囚之册。或相什佰。或相千萬。而不可底止。幸矣。其各相抵諱閟默。而不以告人。故其案如飄風陰火。隨時滅沒。而世莫知也。一二上工。診脈審運鍼當。處方愼。又遇其人之福厚而算長者。會逢其適。而痿者立起。於是乎喜談而樂道之。或以爲得效。或以爲經驗。筆之爲書。而立之爲案。自宋迄今。凡幾百家。傳其術者。寶其方。神其術。鰓鰓焉轉相告語。隨隨然帖耳而聽受。杭子曰。嘻。甚矣。其沾沾自喜也。以陰陽而論人。有二十五生。是人卽有是病。有是病卽有是醫。醫者知其人。知其時。知其脈。因勢而利導之。黃帝扁鵲去人不遠也。不讀黃帝扁鵲之書。而欲試黃帝扁鵲之術。死者不能使之生。而生者卽可致之死。語云。學醫人費人之類多。至二十有五。而醫之殺人則一。曰不學而已。學之道何從。則讀黃帝扁鵲之書而已。黃帝存乎。曰死矣。扁鵲存乎。曰死矣。類案具在。發明其書之旨也。類案傳。雖謂黃帝扁鵲至今不死。可也。篁南江氏彙集前哲之案而刊之。吾友魏玉橫氏又從而廣之。粗工觀之。則以爲已陳之芻狗。而杭子觀之。則醫家之象求。何也。玉橫氏能讀黃帝扁鵲之書者也。合土者必有其范。伐柯者必有其則。以是爲學醫者之范與則。而思過半矣。醫案云乎哉。（道古堂集）

四庫全書提要曰。續名醫類案六十卷。國朝魏之琇撰。之琇既校刊江瓘名醫類案。病其尙有未備。因續撰此編。雜取近代醫書及史傳地誌。文集說部之類。分門排纂。大抵明以來事爲多。而古事爲瓘書所遺者。亦閒爲補苴。故網羅繁富。細大不捐。如疫門。載神人敎用香蘇散一條。猶曰存其方也。至腳門。載張文定患腳疾。道人與綠豆兩粒而愈一條。是斷非常食之綠豆。豈可錄以爲案。又如金瘡門。載薛衣道人接已斷之首。使人回生一條。無藥無方。徒以語怪。更與醫學無關。如斯之類。往往而是。殊不免蕪雜。又蟲獸傷門。於薛立齋蟲入耳中一條。註曰。此案。耳門亦收之。非重出也。恐患此者不知是蟲。便檢閱耳云云。而腹疾門中載金臺男子。誤服乾姜理中丸。發狂入井一條。隔五六頁而重出。又是何義例乎。編次尤未免潦草。然採摭既博。變證咸備。實足與江瓘之書。互資參考。又所附案語。尤多所發明。辨駁較諸空談醫理。固有實徵虛揣之別也。

呂氏應鍾葆元行覽　未見

江陰縣志曰。呂應鍾。字元聲。太醫吏目。傳禁方而變化之。能望氣決人死生。或談笑間。療人痼瘍。著葆元行覽。世效單方兩書。邑令胡士鰲爲序。

世效單方　未見

盧氏志醫學百問　未見

按右見于古今醫統。

萬氏表濟世良方　國史經籍志五卷　存

萬斯大曰。高祖鹿園公。諱表。字民望。性至孝。少孤。奉母王恭人教唯謹。母卒。廬墓三年。以世職中正德庚辰武進士。晉都指揮。督運至淮。見饑民滿道。先賑後報。陞浙江司閫。抑鎮守中官。絕其干請。遷南京大教場。

坐營飭營伍宿弊。懲魏國悍弁之干紀者。歷任漕運參將。廣西副總兵。淮安總兵。提督漕運。僉書南京中府都督同知。踰年病卒。年五十九。（學禮質疑萬氏世紀）

萬氏（邦孚）萬氏家抄濟世良方（一本作醫學入門良方考）　六卷　存

萬邦孚曰。予先大父刻濟世良方凡五卷。行於世久矣。日久板壞。孚重刻之。因以續得經驗諸方。隨門增入。蓋不敢秘。抑欲以承先志也。又集脈訣藥性附于末。爲第六卷。庶施治者察脈認藥。參以成方。或不至以病試云。

萬斯大曰。吾祖瑞巖公。諱邦孚。字汝永。黃淑人出。由先職陞浙西運總。以軍法部署漕卒。歲漕數十萬。如期畢集。不失籽粒。晉山東都司僉書。倭薄釜山。朝鮮告急。廷議謂公南人習舟。乃拜游擊將軍。帥南京龍江營水師。克日赴援。已檄守鴨綠江。轉漕遼陽。給食不乏。擢溫處參將。移狼山副總兵。晉都督僉事。總兵福建。期年以病歸。與鄉先生飲酒雅歌。詩名一枝軒草。年七十五卒。（學禮質疑萬氏世紀）

萬氏積善堂秘驗滋補諸方　一卷　存

丁氏（鳳）醫方集宜　明志十卷　存

丁明登序曰。余家上世以來。率精於醫。洪武間。吾祖仲賓翁以耆德推重鄉評。承京兆委署本邑事最久。其神異尤多。成化間。吾祖德剛。江之滸蘆葦叢薄間多虎暴。德剛翁爲文祭之。虎渡江去。地遂無虎患。又嘗還人遺金。至今祭虎還金事。里中人猶津津然能道之。其它行事。具見廬陵孫公鼎傳中。暨吾祖伯遠。讀書龍洞山中。遇異人授秘方。後令朝城。九載致政。其交遊亟游燕京。當時在朝諸老。如劉公大夏屠公鏞佀公鍾會公鑑顧公佐潘公禎俱重翁之品。歡然與相酬唱。篇什甚衆。蓋屢世皆擅活人妙術。其遺方秘簡。歷更以來。亦頗散逸。逮吾王大父竹溪翁。精心慧識。始搜括蠹餘。而表章之。參以古方。益以己所證驗。裒集成書。凡有十卷。其書首病源。次形證。次脈法。而治法治方治驗又次之。一開卷而病者之情形。與用藥之窾會。暸然指掌。嘗曰。醫者意。意者宜也。因名之以集宜。顧散帙舊藏笥中。余懼其久而寖以散失。使前人一活片人心地。湮沒不傳。不忍也。又閩地絕少醫藥。以禱賽代鍼砭。以巫覡當醫王。一有寒暑霜露之虞。束手無策。况其大者乎。於是謀壽諸梓。以廣其傳。惟吾王大父仁心爲質。其天性孝友。忠誠不欺。諸不具論。論其細者。於凡貧難之人乞醫藥。厚貲給之。婉慰藉之未已也。又諄復期以來。告必無自沮。殷殷然應之無倦色。於戲。此其心何心哉。慎斯術也以往。則必不遺微細。則哀此煢獨。旨哉王大父艮相艮醫之論。眞知言也。吾故因敍是書。而並及其制行大略。以見吾王大父苦心濟人之意。非祇區區剿古人緒論。以衍岐黃一脈已也。

按是書明志舊爲丁毅所著。然毅則登明序所謂德剛也。今攷訂焉。

王氏文祿醫先　一卷　存

題詞曰。上醫治未病。不治已病。治未病。易而無迹。治已病。勞而罔效。是故治未病者。多忽而已病者。始求諸醫。醫雖良。其如病成何。膏肓之諭惜也。自秦以前。墳典完備。學出于一。養德養生無二術云。秦以後。坑焚燼澌。幸素問猶傳。學者棄而不講。目爲僞撰。蓋不知多參贊至言。非聖弗能也。矧天子以至庶人。脩身爲本。豈有遺身而能用世耶。是在辨之早焉已矣。于是作醫先。蓋先未病而醫之。不施餌劑砭針。同躋仁壽之域。覽者庶以監予之心。豈曰不爲良相。當作良醫云。嘉靖庚戌夏五既望。海鹽沂陽生王文祿。

海鹽縣圖經曰。王文祿。字世廉。少舉鄉薦。屢上春官不第。居身廉峻。未嘗以私干人。遇不平時。叱罵不避權貴。戶出三百請編役。如民佐邑令成均田法。性嗜書。聞人有異書。傾囊購募。得必手校。縹緗萬軸。置之一樓。俄失火。大慟曰。但力救書者賞。他不必也。所著有藝草。邱陵學山。邑文獻志。衛志。

楊氏闕名頤眞堂經驗方　未見
亡名氏醫學切問　未見
陸氏闕名積德堂經驗方　未見
亡名氏法生堂經驗方　未見
劉氏松石保壽堂經驗方　未見
王氏仲勉經驗方　未見
禹講師經驗方　未見
戴氏古渝經驗方　未見
亡名氏試效錄驗方　未見
龔氏闕名經驗方　未見
亡名氏纂要奇方　未見
瀕湖醫案　未見
瀕湖集簡方　未見
藺氏闕名經驗方　未見
孫氏一松試效方　未見
何氏大英發明證治　未見
亡名氏濟生祕覽　未見

錦囊祕覽　未見

芝隱方　未見

世醫通變要法　未見

阮氏闕名經驗方　未見

坦僊皆效方　未見

趙氏闕名經驗方　未見

楊氏闕名經驗方　未見

唐氏瑤經驗方　未見

鄧氏筆峯衛生雜興　未見

張氏闕名經驗方　未見

王氏英杏林摘要　未見

徐氏闕名家傳方　未見

鄭氏闕名家傳方　未見

張氏闕名濤江切要　未見

亡名氏生生編　未見

奚囊備急方　未見

按以上三十三書。見于本草綱目。引據醫家書目。

錢氏原濬集善方　明志三十六卷　未見

鎮江府志曰。錢原濬。字彥深。號愈菴。集書數千卷。手撮其精要。點校而讀之。有得則標題於上。旁通醫術。著集善方三十六卷。

薛氏己家居醫錄　明志十六卷國史經籍志作七卷　未見

醫學指南　醫藏目錄十卷　未見

內科摘要　醫藏目錄二卷　存

薛氏醫案　一卷　存

薛氏醫案　七十八卷　存

四庫全書提要曰。薛氏醫案七十八卷。明薛己撰。己字立齋。吳縣人。是書凡六十卷。己所自著者。爲外科樞要四卷。原機啓微三卷。內科摘要二卷。女科撮要二卷。癘瘍機要三卷。正體類要二卷。保嬰粹要一卷。口齒類要一卷。保嬰金鏡錄一卷。其訂定舊本。附以己說者。爲陳自明婦人良方二十四卷。外科精要三卷。王綸明醫雜著六卷。錢乙小兒直訣四卷。陳文仲小兒痘疹方一卷。杜本傷寒金鏡錄一卷。及其父鎧保嬰撮要二十卷。初刻於秀水沈氏。版已殘闕。天啓丁卯朱明爲重刊之。前有明紀事一篇。載明病困時。夢己教以方藥。服之得愈。又夢己求刻此書。其事甚怪。然精神所註。魂魄是憑。固亦理之所有。不妨存其說也。己本瘍醫。後乃以內科得名。其老也。竟以瘍卒。訴之者。以爲補益之弊。終於自戕。然己治病務求本原。用八味丸。六味丸。直補眞陽眞陰。以滋化源。實自己發之。其治病多用古方。而出入加減。具有至理。多在一兩味間。見神妙變化之巧。厥後趙獻可作醫貫。執其成法。遂以八味六味。通治各病。甚至以六味丸。治傷寒之渴。膠柱鼓瑟。流弊遂多。徐大椿因併集失於薛氏。其實非己本旨。不得以李斯之故。歸罪荀卿也。世所行者。別有一本。益以十四經發揮諸書。實非己所著。亦非己所校。蓋坊賈務新耳目。濫爲增入。猶之東垣十書。河間六書。泛收他家所作。以足其數。固不及此本所載。皆己原書矣。

黃氏(承昊)評輯薛立齋內科　十卷　未見

吳學損曰。薛立齋先生醫案。女科。幼科。外科。俱有專書。足稱美備。獨于內科。所集尚欠序次。摘要善矣。然讀之或未能得其詳。舊惟黃履素先生於各案中。摘集成書。名曰內科醫案。誠補薛立齋之未備。嗣當不惜餘力。爲訂定以公世焉。(痘疹四合全書)

按右見于浙江通志經籍。

賀氏(岳)明醫會要　二卷　未見

錢琦序曰。賀君岳少業儒。以母病風。徧求醫。醫莫能治。乃奮恚曰。母病弗瘳。兒奚儒爲。于是盡購醫家書讀之。逾年曰。吾知所以療吾母矣。卒奉以周旋。母享高壽。又得蘇醫王氏惟雍之傳。而業益精。里閭病。輒就君治。治輒效。其門至暮。擁而且集。自是邑若郡。自侯以下。咸召君無虛日。藩臬閫醫。必以君對。縉紳游歷郡下。亦必迎君以往。由是君所及彌廣矣。君閒閱古方書。久之欣然意會。哀成帙。題曰明醫會要。邑侯魏公。精于醫者也。心好之。未及鋟。輒擢去。會舊邑侯夏公備兵海上。乃授指揮李元律梓行。屬余序。予作而歎曰。饑寒之病。常病于政。尫羸之民。常病于醫。古之名夫醫者。軒岐而下。則有如尹咸張劉輩。起其仆若斃而國命賴以壽。故曰上醫醫國。豈其技獨神哉。將精其業者。特異乎人。惟精故名也。今時號醫家者流。莫知素難靈樞等爲何籍。下此則借以規利。果百不一良。乃君獨以儒業醫。而著述有傳如此。夫人以醫擬相。言利物也。竊疑過之。惠及永永。相業然乎哉。自二公相繼撫吾邑。上下德之。喜吾民不病于政。乃今閱是書。猶夫政也。又喜吾民不病于醫。爲之序。臨江先生集

醫經大旨　醫藏目錄四卷　存

凡例曰。岳嘗輯明醫會要。既板行矣。人多喜之。然後又纂醫經大旨。非有他惑而重出也。崇郡主劉公訪岳。頗諳醫術。案發羣書。督令採集。惟

愧老鈍疎庸。焉敢有違。遂勉強遵奉。謹摘歷代諸賢要語。少加潤色。以歸於一。其中金石古怪燥毒劫藥。悉削不存。懼其禍人也。非敢自以爲是條例于後。同志者乞斥正之。勿以狂僭誚予幸甚。

皇甫氏中明醫指掌圖　醫藏目錄十卷　存

張鏊序曰。予門人皇甫生山暨其弟嵩岱。皆仁和知名士。別十年山來謁金陵。手書一編。閱之。明醫指掌圖也。曰。山爲是書三世。甲之亦三世矣。自其菊泉大父治軒岐。集履歷經驗效具。蒙齋氏爲傷寒指掌書。而雲洲翁成之。益以廣指掌也。圖參內經。博采古哲遺方。變通不泥。凡旬歲而後成。爲卷若干。首之歌賦。以括百病。便於憶誦也。復爲箋以原病。決疑也。繼以診視。判死生標本。而使人察也。又繼以形以方。印證切而藥劑良也。且法度工能巧異可想見。武林靈秀。會人物藝文之美。而非久且專其業。曷克有此書成。雲洲翁以授其子岫岡。乃山以質于予曰。某小子不敏。重墮先志。願一言以永其傳。嗟乎。騶虞麟趾之德。世不恒有。常情苟矜一善。其不爲鑽核焉者寡矣。杭人以醫稱皇甫氏至久。皇甫氏父子祖孫。醇謹無間。好急人阨難。至忘寢食寒暑。不計償報。顧又以此刻惓惓嘉惠錫類。是欲天下皆壽於醫。而醫皆躋於良且聖。君子惡得而弗與也云。

邵氏(達)訂補明醫指掌　醫藏目錄十卷　存

自記曰。余大父釜山先生篤志藝林。馳譽江左。及門問業者。多所顯貴。而再入棘闈弗利。竟以逢掖老。吾父幼敏慧。大父奇愛之。希其蚤就。不虞大父忽遘一疾。治不能瘥。遺命吾父曰。汝不爲良相。且爲良醫。無何吾父兼失所恃。阻試有司。遂改業醫。自號念山。五十載以來。頗以是術名於世。吳城內外。老幼男女。病傷寒痘疹者。得吾父卽全活。難以數計。生不肖。體弱而多疢。力不能終舉子業。吾父卽命棄去。訓讀岐黄諸書。如是者幾易寒暑。稍有所得。則出雲洲翁所著明醫指掌示不肖曰。嚮爾所習仲景傷寒。東垣內傷。河間熱病。丹溪雜病。此學之博者也。約而精則有是書爾。其宗之。予敬授命。朝研夕考。始喻其旨。眞所謂抉祕鉤玄。遠紹諸家之說。分標治本。闡明運氣之宜。詧矣。所微憾者。拘於圖而局於論。顯於證而晦於脈。詳於方而略於法。繙檢尙有紆迴。乃不揣原其所載。目則分之以門。方則聚之以類。而附列歌註。各以己意參入。俾學者因脈辨證。緣證施治。彈指頃便度津梁。而余亦藉是多所解悟。蓋余不幸。不生先生之世。猶幸去先生之世未遠。可以私淑門牆也。當世鉅公。願共鑒之。天啓二年九月吉旦。長洲後學邵達行甫謹述。

江南通志曰。邵達。蘇州人。北虞之後人也。喜讀司馬遷書。手不釋卷。精於傷寒。手到病立起。有鄰人以乏食病瀕死。達於藥囊中裹金餉之。遂霍然。人號爲仁山先生。

吳氏顯忠醫學權衡　未見

徐春甫曰。吳顯忠字用良。號雪窗。休陽人。家世業儒。忠性好醫。以戴人汗吐下法。而補之以利溫和方。足以盡其醫道之妙。名曰醫學權衡。行世。

徐氏春甫古今醫統　明志一百卷　存

自序曰。昔者上古之世。洪濛未鑿。民不夭札。厥後風氣漸開。情竇日啓。疾病生焉。黃帝惻憫。濟以醫藥。而內經作矣。後世因之。迨自秦漢唐宋以下。代不乏人。載之簡篇。汗牛充棟。咸以神其術。妙其用。而躋天下後世於仁壽之域者也。春甫家世業儒。恒讀素問諸書。頗探索其醫之賾。隱然而義理微茫。精滲錯別。甲可乙否。莫知適從。所以憚浩繁者。撮拾殘言、謂之捷徑。致使本源根核。無所稽考。其不淆聖經。而戕民生者。幾希乎。不自慚愚陋。以平素按內經治驗。諸子折衷。及搜求歷世聖賢之旨。合羣書而不遺。析諸方而不紊。舍非取是。類聚條分。共釐百卷。目曰古今醫統。蓋採上古之法。以迨歷世之良。而兼總於今日。統集異同。井然區別。彙成編帙。粲乎可觀。庶幾厭繁者有所歸。趨簡者無少失。一開卷而醫之法制權衡。始終本末。如視諸掌。其於養生。不無小補。若謂全書曰非闕典。則猶俟於賢知者焉。嘉靖丙辰仲冬至日。新安徐春甫序。

醫學入門捷要六書　六卷　存

鮑氏叔鼎脈證類擬　未見

醫方約說　二卷　存

自序曰。夫道無所本。則汗漫無歸。學無所宗。則趨向靡定。醫之爲道。而人命繫焉。不亦重哉。予家世業儒。流傳醫道。厥有原自祖醫繫籍京師。予今叨授斯職。先君恒齋翁邑庠弟子員。受業大參節齋王公。益張是道。予少事舉業。數奇病縶。向究方書素難。恍有以得其要領者。著脈證類擬。我師少宰松谿程公序諸首梓行矣。或謂予曰。子之類撰。人皆愛之。若夫方書簡便。誠醫家入門之徑也。惜未有徧及諸證之方。盍更發明之。則人咸躋仁壽。而嘉惠無窮矣。予曰然。夫方書自張劉李朱戴王之後。作者紛紜。執見論證。漫無歸一。嗟夫。以人之命。而試人之言。岌岌乎殆哉。於是恫瘝厥心。視爲職分。後究先哲論治。會融玄妙。鉤摘精要。編次成帙。名曰約說。詞理簡而會歸有元。說雖粗而向趨甚正。茲固步武遺蹤。間亦竊附己意。皆素所親試而多中者。可以按方治病。同志之士。或有取焉。倘俟他日奏聞。道同一原。庶不負我高祖設教司人之命之寄也。是爲序。嘉靖三十六年丁巳三月鮑叔鼎書。

陳氏（仕賢）經驗濟世良方　醫藏目錄十一卷（國史經籍志。作十卷。醫藏目錄。重出經驗良方四卷。）　存

四庫全書提要曰。經驗良方十一卷。明陳仕賢編。仕賢字邦憲。福清人。嘉靖壬戌進士。官至副都御史。其書首載醫旨脈訣藥性。別爲一卷。次爲通治諸病門。如太乙紫金丹。牛黃清心丸之類。次分雜證五十二門。皆鈔錄舊方。無所論說。自序稱與通州醫官孫宇考定而成云。

醫指　醫藏目錄一卷　未見

李氏（允恭）集祕方　國史經籍志一卷　未見

醫籍考卷五十九

東都　丹波元胤紹翁編

方論三十七

董氏（炳）避水集驗方　國史經籍志四卷　未見

四庫全書提要曰。避水集驗方四卷。明董炳撰。炳字文化。泗州人。是編以常用有驗之方。分類裒輯。無所闡發。其所用之藥。有積雪草者。本草所未詳。特爲具其圖形。述其功效。然藥類至多。唯在善用。正無取乎搜羅新異。自詡秘授也。其以避水名者。蓋隆慶丙寅淮水決。炳避居樓上。以成是書。末附柳應聘撰玉鶴翁傳一篇。備載炳父相治醫事。玉鶴相之自號。故炳又號懷鶴云。

王氏（永輔）惠濟方（醫藏目錄。作簡選袖珍良方、係坊刻改名。）　國史經籍志八卷　存

顧氏（鼎臣）經驗方　國史經籍志一卷　未見

劉氏（黨）緊要二十四方　國史經籍志一卷　未見

不自秘方　國史經籍志一卷　未見

鄭氏（鸞）傳信方　國史經籍志八卷　未見

李氏（蘭泉）醫說　未見

鄞縣志李奎傳曰。有李蘭泉者。以醫名世。所著醫說。未及刊布。其後學徐國。至今寶藏之。

王氏有禮　尊生內編　十卷　未見

嘉興府志曰。王有禮。休寧人。嘉興邑庠生。本姓沈。字三五。居鴛鴦湖上精岐黃術。善治傷寒。有尊生內編十卷。葉向高序。尊生外編八卷。岳元聲序。皆行世。

尊生外編　八卷　未見

李氏守欽　方書一得　未見

按右見于汜水縣志。

劉氏繼芳　怪證表裏因　未見

按右見于太平府志。

林氏道飛　濟世良方　未見

福建通志曰。林道飛以名醫。著有濟世良方。病者投劑立效。尤好施不倦。年八十三。子孫世其業。

姚氏濬　風疾必讀　未見

按右見于江南通志。

江氏時途　醫學原理　三十卷　未見

婺源縣志曰。江時途。字正甫。江灣人。幼善病。遍閱方書。精研奧旨。異人談方術。了了頓悟。嗣是投劑輒效。有少年病悸。親戚咸惴惴危之。一劑霍然有起色。名著郡邑。戶外之履常滿。前後邑令。咸見推重。舉鄉賓者再。著有醫學原理三十卷。丹溪發明五卷。醫家爭傳誦焉。

丹溪發明　五卷　未見

萬氏拱醫學大成　未見

按右見于湖廣通志。

喻氏化鵬醫經翼耑　未見

寶慶府志曰。喻化鵬。字圖南。豐城人。以精醫遊邵陽。其於切脈望色聽聲察形之妙。終夜研究。若經生家。治病如臨大敵。稍不中肯。憂形於色。靜夕深思。辰起即赴病家。調劑不論貧富。不惜重值之料。人予之金。即以市奇方秘論。雅尚氣節。能文詞。嘗構一樓藏古書史。好與諸名士遊。所著醫經翼耑。懸禪師之。其卒也。友人劉默菴經理。葬於東郭五里碑之右。厚恤其子以歸。

徐氏純卿紉元醫案　未見

延平府志曰。徐純卿。將樂諸生。讀書學易。窮醫得秘方。施藥活人。年八十。手不釋卷。著有紉元醫案。

徐氏應顯醫方積驗　未見

金華府志曰。徐應顯。字子祐。永康人。業儒精醫術。多所全活。晚年益精。歷遊名公卿間。貧寒以疾請。匍匐救之。所著有醫方積驗。歲大祲。倡行糜粥。有以負賦告者。爲貸錢焚券。人德之。年御史廉其行。表其廬曰儒修相業。年八十餘卒。

彭氏浩雜病正傳　未見

醫性　未見

孫氏櫓醫學大成　未見

活命祕訣　未見

吳氏嗣昌醫學慧業　未見

按右五書見于浙江通志。

吳氏奐古簡方　續文獻通考十二卷　未見

金華府志曰。吳奐字德章。蘭谿人。刻志好學。博通書史。善書札。而尤精於醫。得何文定公會孫仲畏之傳。功力兼人。益造其微。其醫最於一邑。人多稱之。著有古簡方十二卷。諸集方四十餘卷。其詩號蘭渚漁歌。

王氏子英醫案　未見

蘭谿縣志曰。王子英號石舟。著有醫案。係御醫開之裔孫也。

賴氏湯銘 四科治要 未見

延平府志曰。賴湯銘。永安庠生。痛母歿於庸醫。一旦棄舉子業精醫。以贖己罪。而未能也。於是無貧富病者雖百里必視之。投劑輒驗。郡守鄭祖幾法不起。湯銘既治有效。且曰。調養元氣。上策也。參朮草根。斯下耳。鄭聞言益加禮焉。有四科治要。閩醫多祖述之。

方氏烱 杏村肘後方 未見

按右見于福建通志。

潘氏文源 方脈纂要 二十卷 未見

婺源縣志曰。潘文源。字本初。桃溪人。寬和仁厚。言笑不苟。望而知爲長者。少業儒不售。去而學醫。卽精工。所投劑輒效。每日求診視者。盈門塞巷。文源意在施予。所藥治者。概不責酬。遇貧士且加惠予焉。以故懸壺三十餘載。人人稱神。而家無數畝之蓄。沒之日。里巷多流涕者。所著有方脈纂要二十卷。行於世。

莊氏履巖 醫理發微 未見

江陰縣志曰。莊履巖。字若暘。工醫。能詩。診治有奇驗。活人不可勝紀。著醫理發微。習醫者多宗尚之。

高氏叔宗 資珍方 未見

江陰縣志曰。高叔宗。字子正。別號石山。能詩善書。通和扁術。著貢珍方。高賓爲序。

王氏禹道惠濟仙方　未見

分水縣志曰。王禹道。字冰巖。事繼母以孝聞。幼好學。弱冠精舉子業。以及經史子集。無不通貫。都人士咸以大器期之。中年遘疾。遂究心岐黃家言。著惠濟仙方諸書。遠邇稱述。不啻沛相長桑也。訓鄉勇以拒鑛賊。功高。尉邑侯李深重之。都諫何春泉欲以人才薦。會疾不果。前蔡邑侯集分水先賢傳。首稱焉。

汪氏副護試效集成　未見

休寧縣志曰。汪副護。字天相。城西人。少通儒術。改業醫。師祁門汪機。尋歷姑蘇京口。訪明師。遂精醫學。祖東垣老人。專以扶元氣爲主。因號培元醫。行四十餘年。全活甚衆。平生樂善好施。四城通道。並建亭憩行者。兼修遠近廟宇。悉出賣藥金。著有試效集成暨諸醫書。行世。

胡氏向禮醫案　未見

按右見于儀真縣志。

孫氏鈍試效集成書　未見

錢塘縣志曰。孫鈍。字公銳。遇異人授卻老方。九十童顏。醫傾海內。所著有試效集成書。按脈用藥。足齊古人。又有皇甫泰者。與之齊名。稱孫皇云。

王氏君賞醫便　二卷張受孔刊本四卷　存

自序曰。余遊京師。時獲茲集。檢其方甚約。諦試之輙驗。因益以續收諸條。更裁定焉。稍稍蓄治藥材。無論疾久近。循方分劑。罔不克臻奇功。嗣是出按晉。及再承關陝。于時從役者。人以十數。歲月既賒。得無有虞採薪。然雖傳舍中法嚴。內外醫不可得延而入也。獨賴是以濟。取左右如叩。夫醫弗煩而藥足。方弗繁而用備。名之曰醫便。既事竣。將言復諸從役。求甚殷。苦無餘本。錄則衆弗給。政或給焉。示亦弗廣也。畢而籌之太守。太守曰。藏有廢版。可更。遂以命梓人。隆慶巳巳重陽日。巡按陝西監察御史王君賞識。

按萬曆壬寅吳秀序曰。震澤沈竹亭與齡所錄也。蘇州府志又曰。沈與齡號竹亭。吳江人。工醫。能決生死。著醫便行世。然據徐應登序。稱按是編爲王侍御公按秦時所輯。則知其出君賞矣。

吳氏秀增補醫便續集　四卷張受孔刊本六卷　存

自序略曰。余家舊用醫便集。蓋得之竹亭先生云。迄今三十年。索者猶踵至。武林因之有二刻。託爲御院本。繼又見莒中刻補遺。則歸之朱濟川黃文洲兩人。兩人固良醫也。所采集當不謬。余合兩書刪訂之。補以已試方。用續先刻。世有不能致醫藥。與能致而付之庸工之手者。覽此庶有瘳乎。

曹氏（金）傳信尤易方　八卷　存

栗永祿序略曰。東門少川右使曹公。素留神軒岐內經靈樞諸篇。尤邃于仲景叔和丹溪等諸部經方。故自登仕來。數歷淮揚齊魯會稽間。所過名勝。卽登眺移日。值羽士緇流。輒改顏款接叩底裏。但奇藥單方可采。隨便劄記。付行笥以隨。垂二十餘禩。方積笥盈。奚啻萬計。茲轄政少暇。悉所積校理之。辨證分門。犂然備具。稍方品重複。詭異不經者。盡爲刪芟。迺得八卷。中有證頗相類。則附註本門。有間出各方。則明註方後。較諸種更爲精當簡便。且經試多奇驗。遂題曰傳信尤易方。一展卷。門類區別。藥品弗淆。治療法備。雖窮鄉下邑。人得此。隨證檢方。隨方製藥。隨藥醫證。不出戶庭。效可立覩。醫可勿他覓也。

自序略曰。余聞之。尺有所短。寸有所長。確哉其言之也。蓋余少膺脾病。召一方時。所謂名能療者。乃百弗一功焉。會客有授余啖蠡實者。非有所診候而審辨也。輒一再月。而彊食倍他日。繇此觀之。世嘗言海上方。能愈劇疾。不虛哉。不虛哉。余旣以日履和豫。叨役四方。所過名勝。羽客衲子。時問所素善易方。歲久累數篋。間發治所主病。屢屢稱捷效。隆慶改元。余起使易水。命醫官鄭鸞。比類裒集曰。韙哉方平。傳之海上人。而實散見諸名家所載籍者也。余更使明著所自出。而頗厭其繁複。後二年余再攜入秦。秦涇陽醫士王玗檢校刪正。釐八卷。錄成適左使上黨健齋栗公雅抱博濟之猷。間取而觀之曰。夫在物有之。運規而索圓。有弗圓焉。我知其不爲方也。操矩以求方。有弗方焉。我知其不爲圓也。以余讀若方。殆醫之規矩。非與吾爲若梓以博民壽何如。余曰。公之意信大厚幸。吾志也。于是卒刻。而名之曰傳信尤易方。蓋古有儒生千金救民備急易方。而是方不伐物命品。取諸任土所宜。無煩雷公操炮。隱居辨治。而又嘗試多奇應。故云。時隆慶歲在庚午春正月上元日。賜進士出身通奉大夫陝西等處承宣布政使司右布政使夷門曹金書。

何氏古朴醫家蘊奧　四卷　存

章秩曰。古朴先生餘杭縣北住進賢里。幼穎悟讀書。□詩隱居。獨善博覽諸書。尤精醫學。所集有修真正術。求嗣祕要。草堂吟料。珠璣類萃。星命關鍵等書。

脩真正術　未見

楊氏拱醫方摘要　十二卷　存

龔氏信古今醫鑑　八卷　存

自序曰。余幼業儒。讀張子西銘。天下疲癃殘疾。皆吾無告兄弟。韓子原道。爲之醫藥。以濟其夭死。深嘆二公之言。民胞物與之心也。然膺厥任。惟宰相。上佐天子。調燮陰陽。節宣元氣。庶足起疲癃而壽國脈。余誦之直欲于身親見之。殊庸劣魯鈍。爲時所阨。會家君起家醫學。揭來燕豫。嚮應中原。醫之正傳。已有所得。余因省焉。遂棄儒就學。紹岐黃倉越之心傳。闡劉張朱李之秘訣。于當時雲遊高士。有裨醫敎者。尤竭誠晉謁。與之上下其議論。遠宗先哲。近取名公。殫精竭神。磨光刮垢。與家君相爲淵源。蓋有年矣。每視疾則先診以脈息。次察其病原。而攻治之法。方藥之製。又酌其脈病而投之。執是以往。影響不殊。既而以脈病治方。分門別類。以古今之確論爲樞要。間亦竊附己意。參互考訂。遺者補之。略者詳之。纂輯成帙。醫有十三科。此其粗備。釐爲八卷。名以古今醫鑑。夫醫意也。何取於鑑。鑑惟空而後無遺照。醫必明而後無遺疾。是書上考諸古。古之明驗者取之。下質諸今。今之明驗者取之。隱伏沈痼。罔不洞察。與鑑之照物。妍媸不爽。有相類者。此之謂醫鑑。此余命名意也。藁甫成。不敢自秘。爰付諸梓。以公諸天下後世。俾醫有小補。病有拯援。視醫國良相。固小大不同。而疲癃可起。夭死可蘇。亦宛乎韓張二公之用心也。余不佞。言之無文。聊述成書之槩於篇端。其訂訛正誤。尚有俟於後之君子。皆萬歷四年歲次丙子孟冬之吉。金谿後學龔廷賢書于有慎堂。

金谿縣志曰。龔信十一都下澌里人。任太醫院。著古今醫鑑。併雲林醫彀。子廷賢著萬病回春。

周氏禮醫聖階梯　十卷　存

自序曰。醫者仁術也。厥理邃奥。惟儒爲能通之。自黄岐開其源。和扁弘其流。張王朱李數君子揚其瀾。而醫道始大著矣。先君菊潭翁甫以醫鳴世。載諸郡志。足徵也。嘗謂禮曰。醫僅足以濟一方。汝其求之孔孟。以大其施乎。爰命業儒。補郡庠弟子員。屢試弗捷。貢太學生。受臨清州倅。奈世方以資格待仕進。而禮又素性弗克脂韋。于時仕甫三載。即謝政歸。因思先正有云。不用于時。則當爲明醫以濟世。乃因究心醫業。博觀前輩遺書。汗牛充棟。言各有長。然紛紜浩漫。靡有歸一。苟非神而明之者。莫窺其涯。是以庸醫貿貿。未免執一廢百。而以藥試病。其爲仁術之累多矣。禮幼侍先君。頗知梗概。既而鋭意鑽研。殫心窮究。乃克會通諸家之説。撮其樞要。析其淆亂。間附己意。以成全書。凡十卷。先審病以定名。次原病以著論。論確而後察脈。脈明而後處方。湯液丸散。用各有宜。編訖。題曰醫聖階梯。夫神聖工巧。醫之等級也。然必由易簡。而後極至可臻。志于醫學者。茍能于是書而尋繹焉則向往不迷。而神聖之域不于此而可漸躋乎。於戲。凡厥有生。受形天地。五方之水土不齊。七情之感人亦異。安得滯于聞見之偏。而不知變通之妙哉。是集也。合之盡其大。析之極其精。展玩之間。庶幾候易。而病機可識。體認眞。而療理無難矣。書既成。不敢自私。因鋟梓。以廣惠于四方云。萬曆元年春正月既望。徵仕郎臨清州判官歸安半山周禮序。

徐氏涉親驗簡便方　醫藏目錄一卷　存

自序略曰。予自弱冠。既念貧民。昧於醫藥。淪於夭死。故每留心體察。諸醫暨諸士大夫語及凡已試而簡便者。悉令人筆識之。意在鋟行。而冗累未果。今寓留都稍暇。又得太醫院醫官江陰。趙文肓氏。爲予分類繕寫。足成一編。雖其所具未若他書之多。然皆非道聽途說。言之無據。亦非待醫家臨病斟酌。煩厥心力者也。但本意主於便物。不止專濟其生。故於服食物用之凡。從宜料理之法。少有裨於斯民日用者。亦輒類附於後焉。仍慮其罔知文義。爰爲之詞。咸近方俗。卽醫家語。亦不全採。要在使之易曉而已。觀者幸勿以爲淺近而忽之。

羅浮山人菉竹堂集驗方　六卷　存

姚氏思仁菉竹堂醫方考　未見

朱彝尊姚氏族譜序曰。萬曆初。光祿大夫柱國太子太傅工部書善長公登先文恪公榜後。後年七十餘。致政歸里居。樂善好施。病者給以藥。寒者給以衣。死者給以棺槥。今所傳菉竹堂醫方。皆公手自抄。

按。是書見于浙江通志。引嘉禾徵獻錄。姚思仁當是善長公。而豈與羅浮山人集驗方。爲一書否。附以俟考。

解氏 楨 醫學便覽 醫藏目錄四卷 存

張氏 四維 醫門秘旨 十五卷 存

□□曰。古皖張子諱四維。字國本。別號筠亭。乃聽選官也。醫名於世。諸上司奬之以扁額。士大夫贈之以詩文。

錢氏 后崖 宦邸便方 二卷 存

吳氏 嘉言 醫經會元 十卷 存

自序曰。夫醫藥方書。乃拯病資生之軌也。惟按以理氣。詳於治法。卓有效驗者爲難得。近代所出之書。有詳於論說者。不備乎方。繁乎方藥者。不精於擇。文言衍義者。無體用之約。捷徑處治者。缺是非之辨。及諸家註述。無一本之斷。有五志皆爲火論者。有言溫能除大熱者。有竟以吐汗下去病爲要者。有言治病。必求其本爲法者。經言邪之所湊。其氣必虛。人有言傷寒及諸氣諸痛無補法。故業此者。有多歧之嘆。閱方者。懷猶豫之惑。予承家傳。原諸病所感。必由乘虛而入。以爲主論證有名。用藥有據。當別三因所致爲綱領。臨證有條。詳色脉逆順虛實爲權衡。故曰。藥不執方。合宜而用。醫無定體。應變而施。原乎古方撰集於淳朴之時。傳流於偸薄之漸。病名雖同。而治法互異。吁。惟儒有孔孟之刪定。程朱之發明。所以道統之傳。昭如日星。况乎醫道精微。又乏明哲闡揚。踵訛襲謬。苟非究心素難之奥。博採諸家之長。安於膚略。其不蹈於實實虛虛之弊者蓋鮮矣。然亘古今而不變者理也。苟能精造乎至理。則如聽訟明刑之有法度。縱民僞日繁。不越乎條律。人病百出。豈外乎方法哉。予雖不敏。謂司命之任匪輕。雖藉家傳。益自砥礪。藥餌鍼灸。屢投輒效。縉紳諸公。謬許爲當世明醫。每自塊焉。適己卯歲冬。留都大司馬凌病脾胃。延予調理。因索予家經驗秘方。捐俸梓行。以廣其傳。爲醫道指掌也。予辭不獲已。謹以脉訣發明者。正有定論。藥性繁雜者。刪有切要。衛生有本。設心脾腎三方於篇首。以備通用。察病有機。列運氣標本等論於卷末。以啓後學。削訛辟舛。發古通今。集成十卷。名曰醫經會元。或可利濟于無窮。期不負至仁盛心而已。今際聖君賢相。法三代之仁。以臻雍熙之治。詔取天下明醫。以廣好生之術。余齒七十有四。自揣不能應召。謹以是書。奉凌公命。而遂梓焉。萬曆庚辰歳孟春上浣之吉。原太醫院醫官浙巖分水梅坡吴嘉言撰。

醫學統宗　未見

按右見于嚴州府志。

龔氏廷賢種杏仙方　醫藏目錄四卷　存

自序曰。醫稱王霸殊。鋤古辨之。若魚目夜光。碔砆連城。然不爽也。顧霸之效也。詭駁之宜。而王謂易簡。曷以也。醫惡是類乎。余自髫齔。廣箕裘業。從家大人醫寓中。家大人輒以霸禁。比長客壺京肆。稍見俞諸大方。若蔣定西京使相劉秋堂諸老。僉以王道醫。交口稱矣。余竊自信。廼取家大人所傳方書。而續其餘。成醫鑑一帙。鍥之以便世用。第方多萃味。而寠人避地或購之難。誠杏林遺春也。廼復竊父志。括俚言切病情。選方擇味。類以一二易致者。動療鉅痾。見者奇之。命曰種杏仙方。俾家易辨。人易曉。而遐陬胥靡。咸在杏蔭中矣。第恐出奇吐秘。見者以霸術目距。知王之易簡。正坐此矣。譬之夜光之珠。奚必徑寸。連城之璧。奚必拱把。魚目碔砆。寧得而亂之乎。書成。辱名輩序諸首帙。余故吐所懷以自白云。萬曆九年歲次辛巳孟秋吉。金谿雲林山人龔廷賢書。

何出圖序略曰。龔氏子才操岐黃之秘。而鳴諸豫。嘗佐而翁著醫鑑。行於世矣。爲浩博而旨奥。構材備難致也。廼更擇易簡。投單品輒效者。爲四帙。又不爲艱深語。即窮陬嗇人。讀易解。能卒然辨。譬之阮嵇琴。一脫囊自成韻調。又可以名家也。子才名廷賢。號雲林。江西金谿人。

萬病回春　八卷　存

雲林神彀　四卷　存

魯府禁方　醫藏目錄四卷　存

醫學準繩　醫藏目錄四卷　未見

壽世保元　十卷　存

濟世全書　醫藏目錄八卷　存

雲林醫聖普渡慈航　八卷　存

繆氏存濟識病捷法　醫藏目錄十卷　存

余氏應奎醫學源流肯綮大成　十六卷　存

吳氏崑醫方考　醫藏目錄六卷　存

自序曰。上醫治未病。方無尙也。垂經論焉。經論醫之奧也。中醫治已病。於是乎始有方。方醫之祖也。非其得已。視斯民之疾苦。故因病以立方耳。季世人知醫尙矣。習方其簡也。窮經其煩也。乃率以方授受。而求經論者無之。舍斯道之奧。寶斯道之粗。安望其術之神良也。余年十五志醫術。逮今十有八稔。懼辱醫名。蚤夜遑遑。惟經論是蒐。不敢自是。遊海內者數年。就有道者。而贄謁之。見賤工什九。良工什一。不惟上古之經論味焉。雖中古之方。猶弗達也。弗明方之旨與方之證。及諸藥升降浮沈。寒熱溫平良毒之性。與夫宣通補瀉輕重滑澀燥濕反正類從之理。而徒執方以療病。惡能保其不殃人乎。迺爲之慇惻。取古昔良醫之方七百餘首。揆之於經。酌以心見。訂之於證。發其微義。編爲六卷。題之端曰醫方考。蓋以考其方藥。考其見證。考其名義。考其事迹。考其變通。考其得失。考其所以然之故。匪徒苟然誌方而已。君子曰。夫夫也。弱齡謭陋。輕議古人。則崐有罪焉爾。世有覺者。觸目而疵之。從而可否之。吾幸吾之得師也。遊藝者。玩索而惜□□而左右之。吾幸吾之明典也。如山野之陬。湖海之遠。求良醫而不速得。開卷檢方。能究愚論。而斟酌自藥焉。則吾濟人之一念也。或者尚論千古。末張孫而本軒岐。劣羣方而優經論。則孟軻氏所謂遊于聖人之門者。難爲言矣。安用夫斯籍之贅也。

皇明萬曆十二年。歲次甲申。孟冬月。古歙吳崐序。

十三科證治　未見

參黃論　未見

按右見于亡名氏鶴皐山人傳。

亡名氏類纂名醫要旨醫源會海　二卷　存

吳氏勉學師古齋彙聚簡便單方　七卷　存

醫籍考卷六十

東都　丹波元胤紹翁編

方論三十八

馮氏時可上池雜說　一卷　未見

四庫全書提要曰。上池雜說一卷。明馮時可撰。雜論醫學之書。大意主於溫補。伸東垣而抑丹溪。亦偏於一隅之見者也。

黄氏河醫學菀精　二卷　存

楊氏四知惠民正方　一卷　存

自序曰。閩廣之間。有蠱毒焉。世說久矣。萬曆甲申。余觀風于閩。慨然冀除斯害。申律令。專治法。誡諸頑虣。斯于勝殘。且慮專弗廣。久之湮也。乃博集蠱毒諸方。刻諸簡。惠厥民焉。刻成。或問余曰。君執三尺法。以擊姦虣。不能使民無蠱。乃屑屑乎方伎末矣。余曰。不然。夫春陽煦物。而不遍于幽谷。迅雷能震惡。而或遺于細事。化工且然。矧執法者哉。譬之禦虜大將。提兵振旅。汎掃妖氛。而閭閻老稚。執梃箠。挾弓弩。家防戶衛。不猶愈于徒手乎。止虣禁姦法。余易敢弛。而廣專諸方。固令民以自防也。或又謂。蠱妖叵測。燭之無形。驅之不去。奈何。余哂之曰。不然。昌黎之驅鱷魚。原魯之擊神蛇。蝗不入境。虎北渡河。昔人豈異于人哉。亦誠實政格之云耳。是在良有司圖之。余將考焉。萬曆甲申仲冬吉日。賜進士第文林郎巡按福建奉勅兼管鹽法淸軍陝西道監察御史大梁楊四知撰。

張氏（三錫）醫學六要　醫藏目錄一十卷　存

張三錫曰。夫醫上自炎黃秦漢。下迄唐宋遼金元。其書汗牛充棟。不爲不多。第純駁不同。繁則嫌其泛雜。簡又失之缺略。且義例乖違。篇章紕繆。遵行不易。披會亦難。錫家世業醫。致志三十餘年。僅得古人治病大法有八。曰陰。曰陽。曰表。曰裏。曰寒。曰熱。曰虛。曰實。而氣血痰火。盡該於中。醫學大旨有六。曰診法。曰經絡。曰病機。曰藥性。曰治法。曰運氣。蓋診法不明。安知病情。故首刻四診法。經絡不分。安知病根。病機不察。安知傳變。故次經絡考。次病機部。藥性不熟。何以處方。綱目雖備。切要惟緊。故次本草選。治病無法。何以取效。且不知天地陰陽。五行生化之源。何以明經。故次治法彙。次運氣略。匪敢妄附己見。實博採羣書。各萃其要焉耳。即間效一得。亦已試之良規。不刊之大法也。其言詳而盡。其法簡而易。學者誠一究心焉。則診法諳矣。經絡分矣。而病機而本草。則又精且察矣。施治有方。運氣默會。則又體生化之理。而隨投隨應矣。有不一一中的。而登軒岐盧扁之堂奧者乎。雖曰六要。實爲醫學之全書。具目者當自得之。

張維藩等序曰。嗟乎。先大父諱三錫。字叔承。別號嗣泉。遊神杏圃。繫留都醫林望者垂三十年。而今奄棄三世。藩等不能親承提命。所可幸者。潛窺羲黃蘊奧。勒成一帙。其名曰醫學六要。凡我同志。靡不朝吟而夕誦焉。惜乎罹天變之火。其版燼其半。至今抱遺恨焉。賴有朱君號敬橋者。出所藏書付之剞劂氏。補殘缺。訂訛謬。而依然復行矣。是集也。於先人遺編。用是闡明而紹繹之。而亦可補於後學之指南云。

四庫全書提要曰。醫學六要十九卷。明張三錫撰。三錫字叔承。應天人。是編成於萬歷乙酉。以醫學大端有六。分別論列。首四診法一卷。次經絡考一卷。次病機部二卷。次本草選六卷。次治法彙八卷。次運氣略一卷。自謂博採羣書。各彙其要。然雜錄舊文。無所折衷。王肯堂敍以神聖稱之。過矣。

許氏兆禎 醫鏡　醫藏目錄一卷　存

吳秀序略曰。嘗觀許氏鳴醫。自巢由而下。漢有許定。晉有許遜。隋有許智藏。唐有許孝崇許胤宗。宋有許叔微許洪。皆能深造醫閫。而著書立言。師表萬世者也。許君培元學躋董賈。文偪司韓。而所以求益者。毋論江之左右。雖薄海內外。未始不爲之屈一指也。余嘗器其才。而勸之應試。迺有感而曰。富貴有命。不可強也。與其登庸於仕籍。而危見忌于同朝。若紹承醫術。以躋斯人於仁壽之域哉。遂取家傳的本。及歷代以來方書。細研潛玩。三爲裘葛。而工其術。故上自王侯大臣。下至里井閭術。凡有患者。沾其匕劑。經其療理。煥然如赫日之消凍。灑然如執熱之濯清。顧以慈仁爲念。未嘗要謝。故澤被生靈。名驚昭代。而亘古醫流所罕覯焉者也。復自念曰。醫之道大矣。古人之言亦夥矣。苟不及之以約。而識之以籍。則使後之業者。將何取衷哉。於是博采諸家。審脈論證。辨名定經。微妙之語。與夫用藥君臣佐使寒熱溫平緩急之方。備著於書。曰診翼。曰醫辨。曰藥徑。曰素問評林。曰醫家四書。曰傷寒解惑。曰女科要論。曰衍嗣寶訓。曰痘疹筆議。曰外科集驗。盛行於世矣。尤懼其籍於記誦。故復出家藏秘訣。編成詩括。以便之。余閱之累日。見其旨邃而理明。言簡而意盡。雖中醫執此施治。可以奏功。如病者知之。亦不爲庸醫所誤。眞醫家之鐵鑑。而深幸是編不可少也。遂名之曰醫鏡。以溥其傳。凡有志於此者。果能熟而通之。不圖經而百草吾嘗矣。不素難而岐扁其再生矣。不長沙而傷寒昭融宜名矣。不守眞而熱證光明洞達矣。不明之。而內外傷吾辨矣。不彥脩。而大成吾集矣。若登雲臺。而識璇璣之要訣。則天文可詧。入武庫而得門鑰之要樞。則器具畢舉。所謂捷徑一通。不待騏驥。而千里可適者。信然矣。

醫辨　未見

方紀　二卷　存

朱國禎序略曰。許培元先生初習舉子業。甚工。棄去。閉戶讀書。而特究於醫。董祠部故貴簡。欲先致不可得。於是得之人咸重之。培元卽隱然感時。多慷慨語。其□□則申師相爲序。□等篇則諸名公爲序。而特以方紀託序平涵。方紀先病機。次凡例。次主治虛實。次經引各證。而悉約以韻語。語又錯出。賦偶長短古近之間班班如也。

萬氏全保命歌括　明志三十五卷　存

朱氏東山立命元龜　醫藏目錄七卷　未見

徐氏敬弘醫家彙論　醫藏目錄二卷　未見

萬氏闕名集驗良方　醫藏目錄一卷　未見

卞氏石帆無倦齋衛生良方　醫藏目錄四卷　未見

杜氏大章醫經纂萃　醫藏目錄二卷　未見

劉氏全德鈎玄秘集　醫藏目錄一卷　未見

劉氏名闕醫學拾遺　醫藏目錄卷闕　未見

王氏（宗顯）醫方捷徑　醫藏目錄二卷　未見

盛氏（後湖）行囊備用方　醫藏目錄一卷　未見

蔡氏（玄谷）家寶醫方　醫藏目錄二卷　未見

芮氏（經）杏苑生春　醫藏目錄八卷　未見

胡氏（一龍）靑囊至秘　醫藏目錄十二卷　未見

楊氏（傑）醫論解　醫藏目錄一卷　未見

何氏（東文）醫學統宗　醫藏目錄八卷　未見

蕭氏（昂）醫萃　醫藏目錄一卷　未見

亡名氏病機治要　醫藏目錄卷闕　未見

紅爐點雪　醫藏目錄卷闕註曰一百二十二論　未見

醫經戶庭　醫藏目錄卷闕　未見

兩浙世醫秘方　醫藏目錄卷闕　未見

陶氏（闕名）遺方家秘　醫藏目錄一卷　未見

李氏（樓）怪證奇方　二卷　存

金氏（瑬珂）明醫醫鑒　未見

錢塘縣志曰。金瑬珂。字潤寰。仁山先生後裔也。瑬珂少有神童之目。比長遵母命業醫。雖讀書萬卷。不拾糟粕。雖極險證。從容處之。嘗云古之名醫者。曰和曰緩曰倉。遽奚爲耶。無富貴貧賤。悉以平等心治之。若鰥寡孤獨。不惟不取值。輒有貽贈。杭城内外所全活者。不啻億萬人。著有明醫醫鑒。外科精微。體仁編。兒科慈幼錄諸書。

體仁編　未見

金君申之生雅　未見

陳仁錫序略曰。郟城申之金君負高俗之志。具濟世之腸。初工帖括。既不得志。乃棄章句。而攻于醫。參研之久。集成生雅編。發明歲運經髓。陰陽表裏。以起百病之源。大都博而不繁。詳而有要。綜核究竟變化錯伍。申之用心加惠何勤哉。所稱不爲良宰相。其次或明醫。吾儒作用處。得于是編。稍窺一斑矣。然是豈足以竟申之也。申之所求于世也廉。所冀于天也貪。天之彭殤。自有定數。貪天之數。以全活一世。必不得之理。必可得之心。農黃生萬世。有加于心術乎哉。無夢園遺集

朱氏□濟世靈樞　未見

曹于汴序曰。宗侯東壁公既以醫聲於時。全活無量。厥誠一復纘其傳。有抱痾望救者。晰若洞垣。余及家人輩或失調攝。延之治療。刻期奏效。以所著濟世靈樞觀余。悉醫道肯綮。將以公之世。躋萬方壽域也。念不忘世。世期於濟。此學道有得。匪僅僅攻醫術者比。蓋其學直探大本。是

以宇宙同視也。學局皮膚者。雖亦斤斤而潛伏。今念不自覺知。學徹神髓。藩籬乃破。疾痛相關矣。又嘗纂前人既效之方成帙。曰肘后秘方。既以世。何以云秘。前人之鄭重而秘藏者也。何秘乎。遇則傳。不遇則不傳也。遇而得言。言濟世之寶。不遇而傳。輕則耳畔之飄風。甚則明珠之投暗矣。吁。此所以遇合之難。而世之罕睹其濟也。仰節堂集

肘後秘方　未見

王氏文謨醫學鈎玄　未見

碎金方　三卷　存

引曰。竊聞千方易得。一效難求。余廼留心斯道。蓋歷多霜。因見近代刻古方。盡藏倖多。是藥品不全。等分不一。炮製弗精。咸失古方之本旨。安足望其起死回生哉。予寔憂之。恒患豚兒不知仁術之玄微。以訛傳訛。云不誤人。予弗信也。故述吾祖杏林翁秘傳之方。及吾父雲泉翁經驗之藥。幷予嘗取效之術。及聞江湖道中玄妙之劑。莫不剸金置帑。向求之以助吾兒。得成濟世之道。於中湯丸散末藥。藥合宜方。方中節眞。世不傳之方。實爲鎭家之寶。近叨南岳吳君大參將醫學鈎玄。已鋟行矣。復蒙台雲鄭使君請予碎金方。重刻附餘於鈎玄之次。以公天下。豈不盡善盡美矣。俛而思之。此方寔費千金而得。惟冀同道養生君子。宜寶

惜之。莫作尋常輕視。同施利之恩。各盡孝慈之道。是吾意也。外附各色神仙妙術巧妙奇方。另附于末。以助海內英豪之一覽耳。俾臨事不致眩惑。豈不懷區區之一助云。萬曆癸巳季秋之月。江右建之盱人繼周王文謨謹序。

李氏梴醫學入門　醫藏目錄九卷按九當作八　存

自序曰。客有窺甕牖而誚之曰。子值離索之失。而考諸素問玄語。知本者歟。曰。本。身也。枝葉。子姓雲仍也。欲枝實繁茂。而不先培其本。智乎。身病多矣。遍適百藥而不竟痊。必所嘗湯液而猶未達其所以。倏爾閉戶四祺。寓目古今方論。倫其要。括其詞。發其隱而類編之。分註之。令人可讀而悟於心。臨證應手。而不苦於折肱。沈潛之下。因以洞察纖痾。曲入全生意於霜雪之餘。正以祈三春之敷榮也。不然。以司馬氏之通鑑而猶自謂枉却精神。某曷人斯。而敢擅藝自成哉。客曰。然。第世人血脈同而受病異。或因稟受。或因染襲。知大黃可以導滯。而不知其寒中。知附子可以補虛。而不知其遺毒。子能一一救諸。曰。志也。未能。敢不瞑眩藥諸心身。以立萬世支本。而後謀諸仁人也。客曰。勗之。萬曆乙亥仲春上丁日。南豐李梴述。

程氏式醫彀　八卷　存

建昌府志曰。程式字心源。南城人。名醫。著者程氏醫彀。研究素問。次及難經脈訣。洎張劉李朱四氏之書。故診治適宜。又搜其吃緊者。著之編帙。俾學者識經絡。明病機。若登軒岐之堂。入盧王之室。踵張劉李朱之門。而相質證焉。

涂氏紳百代醫宗醫藏目錄作龔雲林訛 十卷 存

閔氏道揚醫指如宜方 醫藏目錄四卷 未見

醫學集要 醫藏目錄五卷 存

謝氏毓秀回生達寶 八卷 存

自序略曰。余家祖世儒醫。有樵陽子李君嵐溪榮者。又余家之外祖也。深明乎醫理。活人以萬計。嘗述紺珠經一書。又自著二難寶鑑一編。以通濟乎萬世。博聞廣覽。雖見諸家之書。徒虛設而無章。而罔裨于用。乃一日慨然嘆曰。醫書多皆無用也。欲採其精要。集百試百效之方。彙爲一編。以作傳家之寶。既而不果以終。余既襲祖術。又受業于嵐溪公之門。何可以不繼其志。故輒自暇日。以口傳心授之源。及余心領神悟之眞得以錄之。又懇求華亭君校正。仰止君增論之。其書亦明矣。夫傷寒之證。原集諸書。皆列風爲首。而余獨以寒爲長者。豈好異哉。蓋風證雖爲百病之原。而人亦知其爲百病之始。其能治者亦有之。至于傷寒之證。多者不識。而輕視之。而不知傷寒尤甚于風也。此證不明。則得病之初。不能詳其受病之源。所傳之經。而妄其劑。以至變生諸證。促人之生。能療是病者。無一二焉。余家深知乎此。故諄諄然。列爲首篇。以爲醫家之指南也。合謀梓之。客有覽是書者。謂余曰。翁之書。其至要矣乎。脈理詳明。舉人之所不能悟者。見翁之書。而皆知診乎脈。方論截然。舉諸書之茫然無補者。見翁之書而皆識病源。以投之劑。且其痘疹一篇。極順逆險之三圖。而人皆能究極之。庶痘疹不至失治。抑亦不至爲庸醫矣。且夫醫者以濟世爲心。書在天下。是卽濟乎天下也。書在萬世。是卽濟乎萬世也。翁之惠澤。其溥矣哉。翁之陰德。其在子若孫哉。誠仲景後之一人哉。因題其標曰回生達寶。余曰。不佞之書。不敢謂如君之言。但一念不自吝之心推之以濟世活人。可是表也。后之杏林君子。茍能執是而治病焉。亦未必無小補云。

孫氏一奎 赤水玄珠 三十六卷 國史經籍志。作十卷。醫藏目錄。作二十二卷。 存

自序曰。先文學以儒術起家。廼七尺孱弱。始受易爲諸生攻制。藝過苦又屢上棘闈。罷歸不無怏怏。體罷憊而弱益甚。余甫垂髫。日侍帖畢。見之輒隱心焉。間嘗自念。昔人有言。事親者不可不知醫。何得究竟秘奧。俾保和吾親無恙乎。然之猶呻吟帖括未已也。比稍長。先文學令視伯

兄賈之括蒼。道遘異教家有仙。仙也者指余曰。孺子何爲者。乃恂恂若爾。吾懷秘密久矣。遇而後傳。吾歷觀人間世。無如孺子可授。若能受而讀吾方。可以衞生。可以澤物。所就匪直一手一足烈矣。何必劬劬奔走。齷齪籌計爲哉。余曰。幸甚。君之禁方。亶能如陽慶公所傳五色奇咳之術。余小子事親有所藉手矣。及受讀而解驗之。果有慨於中。而多奇中。因趣裝歸海陽。語先文學。以故且告之欲舍業而事方術。先文學沾沾喜曰。醫何不可爲也。良醫濟施。與良相同博比衆。又何論良賈。第異人所授精良矣。顧拘局而不通洽。脫非心融機變。則其方泥而難用。夫飲水者必窮其源。軒岐遺經。非方術家之崑崙乎。而張仲景以下諸家。皆崑崙所達支委也。彼習業者專則精。不專則雜。稟心者一則恒。不一則間。飛衞之貫虱也。佝僂之承蜩也。專一故也。小子第勉之。廼發軒岐遺書。以及諸大家載籍。下帷誦讀。口玩心惟。無間寒暑。可三年所。私心又謂索居而闚觀。孰與廣詢而遠覽。方今明盛多賢。宇宙寥闊。四海九州之士。持昭曠而晰成法者。詎無其人。余何卑卑以丘里自隘也。於是自新都游彭蠡。歷廬浮沅湘。探冥秦淮。釣奇於越。卒之淹跡三吳焉。所歷之地。遇明達而折伏其前。與之譚支順闌橫之秘。叩下逸上爭之旨。辨陽入陰入之殊。闡經絡和代之異。與夫鑱石橋引案杌毒熨之法。今三十年于茲矣。惟耳目漸廣。故得於心者。律律漸融。即未能爲人治病。決死生多驗。或庶幾診視鮮戾。投劑靡乖。慰夙心而遂生平。永親年而登大耋矣。惟是三吳諸名公。遂信余有知也。忘分下交。爭爲延致。余又懼時過苦難。因乘餘暇。采先哲之名言。出已試之鄙見。積以歲年。纂輯成帙。上之期無負先文學之訓。次之希免徧閲之勞。下之爲子姓守故業者。立法程焉。非以此而希聞也。迺有客請余集而付剞劂。夫以名家稱者林林。而著作之盈充棟。余何必置一株鄧林間哉。客曰。楩楠豫章。櫟社之樹皆木也。良與賤之分。有目者能辨之。君有國工能。而自秘其術。何示人不廣也。余曰。不佞固非楩楠豫章之良。散木之賤。亦非甘心。如客言當置之市肆。以竢工師運斤焉。是所願也。敢自矜敝帚而秘之乎。若曰懸書國門。以市譽。非予所敢。

四庫全書提要曰。赤水玄珠三十卷。明孫一奎撰。一奎字文垣。號東宿。又號生生子。休寧人。是編分門七十。每門又各條分縷析。如風門。則有傷風。眞中風。類中風。瘖痱之别。寒門。則有中寒。惡寒之殊。大旨專以明證爲主。故於寒熱虚實表裏氣血八者。諄諄致意。其辨古今病證。名稱相混之處。尤爲明晰。惟第十卷。怯損勞瘵門附方外還丹。專講以人補人。採煉之法。殊非正道。蓋一奎以醫術遊公卿間。不免以是投其所好。

遂爲全書之大瑕。是足惜耳。原本卷末。附醫旨緒餘二卷。醫案五卷。今別自爲帙。焦氏經籍志。載孫一奎赤水玄珠十卷。醫旨緒餘二卷。而不及醫案。或所見非全本歟。

醫旨緒餘　四卷國史經籍志作二卷　存

四庫全書提要曰。醫旨緒餘二卷。明孫一奎撰。大旨發明太極陰陽五行之理。備於心身。分別藏府形質。手足經上下。宗氣衞氣榮氣。三焦包絡。命門相火。及各經絡配合之義。又引黃庭經。以證丹溪相火屬右腎之非。引脈訣刊誤。以駁三因方三焦有形如脂膜之謬。分噎膈翻胃爲二證。辨癲狂癇之異治。皆卓然有特識。其議論諸家長短。謂仲景不徒以傷寒擅名。守眞不獨以治火要譽。戴人不當以攻擊掌譏。東垣不專以內傷奏績。陽有餘陰不足之論。不可以訾丹溪。而攖寧生之技。亦可並垂不朽。尤千古持平之論云。

孫氏醫案　九卷　存

四庫全書提要曰。孫氏醫案五卷。明孫泰來孫朋來同編。二人皆休寧孫一奎之子。是編卽所輯一奎醫案也。凡三吳治驗二卷。新都治驗二卷。宜興治驗一卷。不分證而分地。蓋以治之先後爲次。一奎深究醫理。其議論多見於赤水玄珠。醫旨緒餘。皆已著錄。是編宗旨。具載二書之中。且旁文多於正論。亦爲冗漫。蓋大意主於標榜醫名。而不主於發揮醫理也。

吳氏惟貞家抄濟世良方　七卷　存

葉氏雲龍士林餘業　醫藏目錄六卷　存

李登序略曰。始余講業里中。同門葉以潛氏來自盱江。斷斷如也。予自以爲文學。嗣知其善治人病。輙應手瘥。則目以爲良醫。久之視余一編。曰士林餘業。乃知以潛儒而醫。醫而儒也。以潛氏從學于明德羅夫子之門。既講於同仁之學。而餘業所擅。又恐人不良於醫。舉千百家。而撮其要。經之以岐黃。紀之以劉張李朱四子。而雜采諸家之精義。以成其書。僅成六卷。繁而不炫。簡而不漏。雖疎於醫學如愚者。可使進於知醫。而首揭三條。尤示人治心之本。君蓋因學以明醫。雖謂之藉醫以明學。亦可也。

王氏肯堂醫論　明志四卷　未見

證治準繩　醫藏目錄八卷　存

自序曰。余髮始燥。則聞長老道説范文正公未達時。禱于神以不得爲良相。願爲良醫。因歎古君子之存心濟物。如此其切也。當是顓蒙無所知顧。讀岐黃家言。輙心開意解。若有夙契者。嘉靖丙寅母病阽危。常潤名醫。延致殆徧。言人人殊。罕得要領。心甚陋之。於是銳意學醫。既起亡妹于垂死。漸爲人知。延診求方。戶履恒滿。先君以爲妨廢舉業。常嚴戒之。遂不復窮究。無何舉于鄉。又十年成進士。選讀中祕書。備員史館。凡四年。請急歸。旋被口語。終已不振。因伏自念受聖主作養厚恩。見謂儲相材。雖萬萬不敢望文正公。然其志不敢不立。而其具不敢不勉。以庶幾無負父師之教。而今已矣。定省之餘。頗多暇日。乃復取岐黃家言。而肆力焉。二親篤老善病。即醫非素習。固將學之。而況乎輕車熟路也。於是聞見日益廣。而藝日益精。鄉曲有抱沈痾。醫技告窮者。叩閽求方。亡弗立應。未嘗敢萌厭心。所全活者。稍稍衆矣。而又念所濟僅止一方。孰若著爲書。傳之天下萬世耶。偶嘉善高生隱從余遊。因遂採取古今方論。參以鄙見。而命高生次第錄之。遂先成雜病論與方。各八巨表。高生請名。余命之曰證治準繩。高生曰。何謂也。余曰。醫有五科七事。曰脈。曰因。曰病。曰證。曰治。爲五科。因復分爲三。曰內。曰外。曰亦內亦外。并四科爲七事。如陰陽俱緊而浮。脈也。傷寒。因也。太陽病。病也。頭痛發熱身痛惡寒無汗。證也。麻黃湯。治也。派析支分。毫不容濫。而時師皆失之。不死者幸而免耳。自陳無擇始發明之。而其爲三因極一方。復語焉不詳。李仲南爲永類鈐方。支分派析。詳矣。而入理不精。比附未確。此書之所以作也。曰、五科皆備焉、而獨名證治何也。曰以言證治獨詳故也。是書出。而不知醫不能脈。脈者因證檢書。而得治法故也。雖然大匠之所取。卒與直者準繩也。其能用準繩者。心目明也。倘守死句。而求活人。以準繩爲心目。則是書之刻。且誤天下萬世。而余之罪大矣。家貧無貲。假貸爲之。不能就其半。會侍御周鶴陽公以按鹺行縣至金壇。聞而助成之。遂行于世。時萬曆三十年歲次壬寅夏五月朔旦。念西居士王肯堂宇泰識。

四庫全書提要曰。證治準繩一百二十卷。明王肯堂撰。是編據肯堂自序。稱先撰證治準繩八册。皆成於丁酉戊戌間。其書採摭繁富。而參驗脈證。辨別異同。條理分明。具有端委。故博而不雜。詳而有要。於寒溫攻補。無所偏主。視繆希雍之餘派。虛實不問。但談石膏之功。張介賓之末流。診候未施。先定人參之見者。亦爲能得其平。其諸傷門內。附載傳尸勞諸蟲之形。雖以涉乎語怪。然觀北齊徐之才以死人枕療鬼疰。則專門授受。當有所傳。未可概疑以荒誕也。其傷寒準繩八册。瘍醫準繩六册。則成於甲辰。幼科準繩九册。女科準繩五册。則成於丁未。皆以補前書所未備。故仍以證治準繩爲總名。惟其方皆附各證之下。與雜證體例稍殊耳。史稱肯堂好讀書。尤精於醫。所著證治準繩。該博精詳。世競傳之。其所著鬱岡齋筆塵。論方藥者十之三四。蓋於茲一藝。用力至深。

宜其爲醫家圭臬矣。

證治準繩類方　八册　存

醫鏡　四卷　存

蔣儀凡例曰。宇泰先生發明醫理。著述行世。式從已久。門下訂疑問難。益多其徒。但理學淵微。卷帙浩淼。學者苦無津梁。先生手示此編。指其大要。令一披覽而曉然於辨證用藥。眞昭徹如鏡。遂以醫鏡名編。一是編原本余得之茂苑張玄暎。玄暎得之宇泰先生。授受蓋不輕矣。往余與玄暎讀書余峯。搦管之餘。漫加輯訂。爰付梨棗。縣諸國門。凡我同人。寶茲囊祕。

葉氏 廷器 世醫通變　醫藏目錄二卷　未見

亡名氏曠南已試方　醫藏目錄四卷　未見

萬氏 闕名 續驗方　醫藏目錄□卷　未見

袁氏 靜菴 救民易方　醫藏目錄□卷　未見

畢氏 似范 艮方　醫藏目錄一卷　未見

亡名氏醫方摘要　醫藏目錄一卷　未見

藥籃春意　醫藏目錄六卷　未見

葉氏 南山 醫靈提要　醫藏目錄一卷　未見

醫籍考卷六十一

東部　丹波元胤紹翁編

方論三十九

歐陽氏植　救急療貧易簡奇方　一卷　存

景陵縣志曰。歐陽植。字叔堅。邑庠生。治舉業。旁精醫。著有靈臺祕要。邑進士胡爀忠刻於閩。始有易簡奇方。邑進士熊寅刻於婺源。有全生四要。邑知府王曰然刻於臨洮。

靈臺祕要　未見

陸氏道元　範嶸醫會錄　未見

陸道元曰。小兒雜證便嶸捷法外。有藥性脈法經脈運氣傷寒雜證女科總名之範嶸醫會錄。尚在修纂。待完日併刊。以就高明同志者正之。是望。金金錄補遺

呂氏秤　急篤怪疑試效奇方　醫藏目錄六卷　未見

亡名氏孤峯捷驗方　醫藏目錄卷闕　未見

沈氏野　暴證知要　二卷　存

潘氏雲杰　類集試驗良方　二卷　存

梁氏學孟痰火顓門 陸世科刻本改名國醫宗旨 醫藏目錄四卷　存

梁學孟曰。醫之可法者。自軒岐而下。張仲景李東垣劉河間朱丹溪之外。代不乏人。偏購全書而讀之。知內經即吾儒之論孟也。張李劉朱。即吾儒之周程張朱也。而諸賢又所以羽翼于內經者也。玩味之餘。因見十二經之病。火居大半。故人之橫亡暴夭者。悉是火證。而爲庸醫所誤。十常八九。遂作痰火顓門。

龔氏居中痰火點雪　四卷　存

經驗良方壽世仙丹　十二卷　存

經驗百效內科全書　八卷　存

徐氏世會醫家大法　二卷　未見

途中備用方　一卷　未見

亡名氏應急良方　一卷　未見

謝氏奇舉元微祕要　八卷　未見

徐氏常吉醫家正典　一卷　未見

亡名氏醫學發蒙　二十三卷　未見

醫翼通考　二卷　未見

邵氏之翰調理四證切要　一卷　未見

段氏成晃經驗良方　一卷　未見

松篁劉氏闕名經驗方　三卷　未見

談野翁試驗小方　四卷　未見

亡名氏太乙紫金丹方　一卷　未見

按右十三種。見于淡生堂書目。

陰氏有瀾醫貫奇方　一卷　存

太平縣志曰。陰有瀾。字九峯。太醫院吏目。通覽羣籍。尤精性理。其治疾也。根極五行生尅。而神明出之。遠近求藥者日千計。瀾悉洞徹膏肓。計日報可。暇即延請師儒。講究理學。年八十八歲。往來臺使者。皆望風式廬。以爲人瑞。沒祀陽明書院。

亡名氏窮鄉便方　二卷　存

王氏良璨小青囊　十卷　存

吳氏中秀醫林統宗　未見

右見于松江府志。

方氏隅醫林繩墨　八卷　存

自序曰。繩墨一書。乃爲後學習醫之明鑑。俱領內經景升東垣丹溪河間諸先生之成法。而著方立言。非方穀一人之私論也。蓋醫之一道。其理甚微。其責甚重。活人生人。在此三指之下。兩劑之中。若無主見。未有不殺人者。穀自肄業以來。早夜精心。微危是愼。日與諸門弟子諄切講解。故以生平所讀之書。意味深長之理。時刻玩詠。或前先生所立之論。未及配方。或前長者所主之方。未及著論。方論不齊。難以應用。由是一一配合。必使補瀉升降得宜。寒熱溫涼有準。分門別類。酌病投湯。如涉海者。授之以指南之針。如登山者。告之以曲折之路。又復定立主意。俾不猶疑。庶使後之有志救世者。引繩畫墨。不致以生人之道。而爲死人之具也。如其中見有差訛。識有未到。凡我同志。乞爲筆削論訂之。則醫林幸甚。而醫之爲道亦幸甚。萬曆甲申八月既望日。七十有七老人錢塘醫官方穀書。

周京氏序略曰。先生何時人。生於前之隆慶。失厥稱字。其著是書也。乃在萬歷之甲申。有引自號爲七十有七老人。仁和醫官方穀。想亦家世相傳。而善精岐黃之學者歟。時康熙十六年。歲在丁巳。立春後九日。向山堂夕惕主人周京雨郇氏序。

鄭氏澤墨寶齋集驗方□卷　存

自序曰。不佞澤居常願人人無疾痛病苦。故最喜禁方書。每聞人蓄方書。試之驗者。無敢不叩。叩之無敢不盡。盡矣輙解試之。試之再驗。乃始付之管城君。爲衛紀錄。錄之既久。至三十餘年。廼可成帙。己不敢自祕。輙思公於人。故謀付剞劂氏以廣其傳。遂徵序于白下焦太史。太史相視而笑。莫逆於心。曰。子有禁方。願藉我以信之。吾亦有禁方。欲藉爾以傳之。因合而并刻之。共得如干條。皆已驗之方。精良之伎也。天下大矣。豈無有同志。而更喜方書者乎。凡有新得。有未備。請卽隨手增補之。或可轉刻。可繕寫。請卽隨力傳布之。俾人得免于疾痛病苦。渠寧無負不佞澤之初心。凡苟有患者。循彙而求之。庶亦可恃以無恐者矣。夢圃居士鄭澤題。

黄氏惟亮醫林統要捷法遍選玄方論　四卷　存

喻氏政虺後方　一卷　存

胡氏一龍青囊至祕　十二卷　未見

羅氏周彥醫宗粹言　十四卷　存

賀萬祚序曰。慕齋羅君。蓋余老年伯聞野大中丞諸孫也。家學淵源。施於有政。復精素問難經。及諸名賢宗指。刀圭所至。洞瘵盡平。時捐俸脩□散濟宇下。比三載而海上頌更生。與其稱不寃者。聲相襲矣。會邑士大夫謀廣其術。以壽斯民。遂出手編若干卷。題之曰醫宗粹言。蓋集古聖賢之成。而不自居。且明對方。先論原本。君之言曰。人之初生。□受一氣。而後情欲漸開也。故立先天後天元陰元陽之辨。而統之曰元氣論。有氣則有消息盈虛遲速順逆之生機。而脈兆焉。自八十一難叔和王公暢其指。鶴皐吳君□其蘊。今稍增益其未備。而仍存其題。以著篇首。氣有先後天。不能不藉於養。故曰上藥養性。中藥養命。是以藥性次之。法考焉用藥如用兵。詎可執一。其歸隨證之法。不可易也。次之用藥準繩。運氣不齊。受病亦異。不稽之天行。其奚以盡矣。次之以四時方論。若夫男女長幼。以及內外科。方術雖殊。總之歸本元氣。斟酌脈理。因時隨證。攻與□而已。故以四科備錄終焉。旨哉君之論乎。詳而有要。簡而不遺。祖述軒岐。備□名賢。而啓祐後學者。其在斯乎。仁術且永垂矣。蓋君幼而善病。弱不勝衣。遂業儒書。博綜羲農。而後尊生調攝名理。有味乎文正之言。達則良相。窮則良醫。其造命同也。自是南遊吳楚。北涉淮泗。僑寓艮安者。十餘禩。與諸名賢家。及薦紳學士。討論研究。佐以慧□。投之即響應景從。至分符海上。醫療與政事並傳。或者方之淳于公云。余先大王父春軒公以□病惕然。許世子之戒也。盡去其所學而學焉。竟爲名醫。所著有醫經大旨。明醫會要諸書。行於世。蓋亦先原本後成方也。今得君集。竊有當於衷。綴言簡端。若夫吏治。俟錄之采風者。姑略之。

君諱周彥。字德甫。號赤誠。歙縣人。

江南通志曰。羅慕菴徽籍。移家泰州。醫不取利。其持論先調理而後湯藥。災疫流行。施藥救人。全活無算。所著有醫宗粹言四十卷。行世。

王氏師文 醫學新傳 未見

蘭谿縣志曰。王子英子師文。號敬舟。著醫學新傳。

邢氏增捷 醫案心法 未見

按右見于新昌縣志。

吳氏文獻 三石醫教 四十卷 未見

按右見于婺源縣志。

朱氏日輝 醫學元要 未見

婺源縣志曰。朱日輝。字充美。東源人。天性溫粹。篤志嗜學。於書無不讀。長於強記。後棄舉子業。專治岐黃家言。按脈審方。一以儒理爲權衡。所值多全活。邑令周天建重其名。時加幣聘。輝屢晉謁無私請。周益禮之。尤勇於義。保先塋。繼絕祀。殯遺骸。置祭田。毅然舉行。堪爲末流針砭。不獨以刀圭擅譽也。與中翰余垣稱莫逆。垣嘗爲文美之。龍眠方中發亦賦詩貽贈。一時知名羣和焉。所集有醫學元要加減十三方。試奇方。聞見錄。大家文翰等書。授子瑩。瑩得其學。亦以醫名世。

加減十三方 未見

試奇方　未見

張氏（用謙）醫方摘元　未見

無錫縣志曰。張用謙深究朱李。著有醫方摘元。同時有徐吾元。論運氣甚精博。有醫經原旨。

徐氏（吾元）醫經原旨　未見

程氏（公禮）醫家正統　未見

幼幼全書曰。程公禮。字耆徉。休寧豐大基人。幼有至性。事父雲端母吳。孝謹。晨昏不離。長娶吳氏。相敬如賓。恒念貧無以濟人。乃夙夜研究方書。遂博通素難百家言。所經診治諸驗。詳醫學傳。著有醫家正統。行仁輯要。保赤方略。藏於家。

行仁輯要　未見

繆氏（希雍）先醒齋筆記　醫藏目錄一卷　存

丁元薦序曰。先大夫雅好醫。錄方幾成帙。予小子試之。茫乎無緒也。歲丁亥。交繆仲淳氏。仲淳豪爽。自負岐黃之訣。諦東垣仲景以上。尤往精本草。曰。三墳書不傳。傳者此爾。遊輒不持藥囊。爲人手疏方。輒奇中。其所診視。及刀匕湯液。與俗醫左。俗醫不能解。輒謗。遇險怪證。數年不起。或皇遽計無復之。必拱手。請質繆先生。仲淳往往生死人。攘臂自快。不索謝。上自明公卿。下至卑田院乞兒。直平等視。故索方日益相知。錄其方遞相傳試。靡不奇驗。仲淳一切無所慳曰。顧用之何如爾。仲淳意所獨到。堅執不移。至俗醫相顧却走。意氣閑定自若。其察脈審證。四顧踟躕。又甚細甚虛甚小心。生平好遊。緇流細客。樵叟村豎。相與垂眄睞。披肝膽。以故蒐羅祕方甚富。然惟仲淳能衷之曰。吾以脈與證試方。不以方嘗病也。予辛亥賜告歸。不敢以山中餘日。漫付高枕。彙三十餘年所積方取奇中者裁之。仲淳并錄後先醫案。類而梓之。以廣其傳。竊自附古人手錄方書之意云。仲淳諱希雍。海虞故家子。多僑寓。所至稱寓公。癸丑春日曲肱道人丁元薦題。

先醒齋廣筆記　四卷　存

自序曰。予既不事王侯。獨全微尚。幽棲自遂。遠於塵累。以保天年。然無功及物。亦豈道人之壞乎。於是蒐輯醫方。精求藥道。用存利濟。隨所試效。病家藏之。好事者抄錄。轉相授受。復多獲驗。先是長興丁客部長孺手集予方一冊。命之曰先醒齋筆記。梓行於世。板留嚴邑。未便流通。交游中多索此書者。卒無以應。予適旅泊。金沙文學莊君斂之時時過從。請增益羣方。兼采本草常用之藥。增至四百餘品。詳其修事。又增入傷寒溫病時疫治法要旨。併屬其季君弢之。鏤板流行。傳之遠邇。庶窮鄉僻邑。舟次旅邸。偶乏明醫。俾病者按方施治。以瘳疾苦。則是書或行。補於世也夫。敍之曰。善。時天啓二年。歲次壬戌。仲冬既望。東吳繆希雍自序。

四庫全書提要曰。先醒齋筆記四卷。明繆希雍撰。希雍。字仲淳。常熟人。明史方技傳。附見李時珍傳中。天啓中王紹徽作點將錄。以東林諸人。分配水滸傳一百八人姓名。稱希雍爲神醫安道全。以精於醫理故也。是編初名先醒齋筆記。乃長興丁元薦取希雍所用之方。裒爲一編。希雍又增益羣方。兼採本草常用之藥。增至四百餘品。又增入傷寒溫病時疫治法。故曰廣筆記。希雍與張介賓同時。介賓守法度。而希雍能頗變化。介賓尚溫補。而希雍頗用寒涼。亦若易水河間各爲門徑。然各有所得力。朱國禎湧幢小品。記天啓辛酉。國禎患膈病。上下如分兩截。中痛甚不能支。希雍至。用蘇子五錢卽止。是亦足見其技之工矣。

本草單方　十九卷　存

錢謙益序曰。繆仲淳既沒數年。其著書多盛行於世。而所摘錄本草單方。朱黄甲乙。狼籍篋笥中。康文初莊敍之蒐討證次。窮歲月之力。而後成書。于執侯梓而傳之。於是繆氏之遺書粲然矣。仲淳以醫名世。幾四十年。醫經經方兩家。浩如煙海。靡不討論貫穿。而尤精於本草之學。以謂古三墳之書。未經秦火者。獨此耳。神農本經朱字。譬之六經也。名醫增補別錄。朱墨錯互。譬之注疏也。本經以經之。別錄以緯之。沈研鑽極。剖剝理解。神而明之。以觀會通。本草經疏之作。扶摘軒岐未發之秘。東垣以來。未之前聞也。出其餘力。集錄單方。剟其踳駁。掔其蕪穢。其津涉生民者甚至。此書成而經疏之能事始畢。仲淳可以無憾于地下矣。三君之初。豈曰小補之哉。仲淳電目戟髯。如世所圖羽人劍客者。譚古今國事盛敗兵家勝負。風發泉湧。大聲殷然。欲壞牆屋。酒間每慷慨謂余曰。傳稱上醫醫國。三代而下。諸葛亮之醫蜀。王猛之醫秦。繇此其選也。以宋事言之。熙寧之法。泥成方以致病者也。元祐之政。執古方以治病者也。紹述之小人。不診視病狀何如。而強投以烏頭狼毒之劑。則見其立斃而已矣。子有醫國之責者。今將謂何。余沈吟不能對。仲淳酒後耳熱。仰天叫呼。痛飲霑醉。乃罷。嗚呼。仲淳既老病以死。而余亦連蹇放棄。效忠州之錄方書。以終殘年。因是書之刻。念亡友之墜言。爲廢書歎息久之。仲淳諱希雍。吾里之古族也。僑居長興。後徙於金壇。老焉。葬在陽羨山中。余它日當爲文以志之。崇禎六年十二月。虞山老民錢謙益敘。

易氏（思蘭）醫案　一卷　存

趙氏（獻可）醫貫　六卷　存

徐氏靈胎醫貫砭　二卷　存

四庫全書提要曰。醫貫砭二卷。國朝徐大椿撰。初明趙獻可作醫貫。發明薛己醫案之說。以命門眞火眞水爲主。以八味丸六味丸二方。通治各病。大椿以其偏駁作此書闢之。考八味丸。卽金匱要略之腎氣丸。本後漢張機之方。後北宋錢乙以小兒純陽。乃去其肉桂附子。以爲幼科補劑。名六味丸。至明太醫院使薛己。始專用二方。爲補陽補陰要藥。每加減以治諸病。其於調補虛損。未嘗無效。獻可傳其緒論。而過於主持。遂盡廢古人之經方。殆如執誠意正心。以折衝禦侮。理雖相貫。事有不行。大椿攻擊其書。不爲無理。惟詞氣過激。肆言辱詈。一字一句。索垢求瘢。亦未免有傷雅道。且獻可說不能多驗。今其書已不甚行。亦不必如是之詬爭也。

程氏雲鵬醫貫別裁　未見

程雲鵬曰。趙氏撮李氏之要。最爲直截。而措引不純。主張太過。懶漫者狹爲祕本。將欲廢棄一切。遺害匪小。余爲汰去支辭。補入諸家雜證方論。頓覺改觀。慈幼筏序

趙氏獻可二本一例　未見

按右見于鄞縣志。

王氏化貞普門醫品　四十八卷　存

凡例曰。是書之刻。始於本草綱目。故各門之方出于本草者。十之七八。不足則旁掇諸名家之方以益之。其有病。而本草無方者。補以名醫所錄。及諸驗方。以成全書。

四庫全書提要曰。普門醫品四十八卷。附醫品補遺四卷。明王化貞撰。化貞字肖乾。諸城人。萬曆癸丑進士。官至僉都御史。巡撫遼東。以僨事伏誅。事蹟附見熊廷弼傳。是編摘採錄本草綱目諸方。參以諸家論述。詳列病證。分類彙編。每門冠以總論。但有證候。而不載診法。其凡例謂是書爲不知醫者設。然望聞問切。猶或審證未眞。用藥多舛。况舍脈而論方。則虛實寒熱之相似者。其誤必多。執影響之見而苟冀一效。其貽誤封疆。亦此學問矣。

普門醫品補遺　四卷　存

行笈驗方　八卷　存

王夢吉傳因曰。輯是書者。余師諸城王肖乾先生諱化貞。登癸丑甲榜。爲三韓撫軍。弱冠時。病瘵幾危。曾於途間遇黃冠授一祕册。焚香開眎。乃醫方也。由是病愈。師切感之。後歷宦十年。每以施濟爲事。曾捐千金。刻普門醫品一書。二百餘卷。養生家貧不能購。余在長安。每言太煩。師曰。我今返博歸約矣。乃盡出是書以示。謂余及門周旋久。因抄以授余。余雖拜抄。而實未諳。旋出都。走秦晉郢楚間。逆旅遘疾。每試立愈。人亦向余索治。無不藉藉稱善。比年幾半百。艱于得嗣。因向藥王立願。以足三萬爲緣。十餘年來。盡力殫施。纔及萬數。連舉子三。昕夕焚頂彼蒼。亦謂不負余之志矣。邇來家計日蹙。藥品較昂。力難再繼。有友謂余曰。願力易盡也。盍出枕祕。以廣其傳。使天下知而驗之。不第滿子三萬。願功且等恒河沙矣。余遂簡書。得四百餘葉。因以授之梓。

李氏中梓頤生微論　明志十卷　未見

刪補頤生微論　四卷　存

自序曰。夫用兵救亂。用藥救生。道在應危微之介。非神聖不能善中也。故兩者均自黃帝發之。非黃帝之獨能注精也。得道之至者。靡弗通。靡弗通。而兼通於醫者。乃入神聖。三略云。莫不貪強。鮮能守微。人能守微。乃保其生。聖人存之。以應事機。何長生之學。偕於殺機之發乎。蓋靡弗通而通焉者耳。余少治經生言。及兩親子俱以藥誤。予又蚤歲多痾。始惕然迫于思。而以鄒魯之業。兼岐黃家言。藥世道之受病。而因以通有生之疾。似同源而流矣。自神廟戊午。採輯成是編。鐫而懸之肆。乃翕然偏走天下。嗣後非不究天人。參禪玄。詢國政。未甘擅專門學。而攜挾持扶。以請一刀圭者。曰且相迫。三吳中遂以長沙氏目相之。予豈敢云靡弗逼。而逼于是。抑亦相迫。而漸至使然者耶。今二十五年以來。不無少進階級。思一再訂。期絲毫不有誤後世。而未可輕與語也。庚辰秋吳門沈子明仲翩然來歸。一握手而莫逆於心。端凝厚藏。慷慨浩直。而不漫齒頰。嶷然載道之偉器。與語移日暮。解弗神領靈樞諸經典。了然會大意。投藥中窾。砉然如庖丁游刃。豈特曰吾道西矣。而邈然弗可量已。于是相與辨幾微。參益損。躋顛極。破偏拘。皇皇登于大道。以俟百世。可以畫一。則庶幾其快我隱。謝我過焉。嗟乎。吾道之不孤。其有賴于明仲也乎。因再付之剞劂。與同事諸君。更一改觀。儻云知青于藍。雖釋其舊本可也已。崇禎壬午四月。華亭李中梓書。

四庫全書提要曰。刪補頤生微論四卷。明李中梓撰。中梓字士材。華亭人。是編初稾定於萬歷戊午。已刊版行世。崇禎壬午。又因舊自訂之。勒爲此編。凡二十四篇。曰三奇。曰醫宗。曰先天。曰後天。曰辨妄。曰審象。曰宣藥。曰運氣。曰藏府。曰別證。曰四要。曰化源。曰知機。曰明治。曰風土。曰虛癆。曰邪祟。曰傷寒。曰廣嗣。曰婦科。曰藥性。曰醫方。曰醫藥。曰感應。門類頗爲冗雜。三奇論中。兼及道書修煉。如去三尸行呵吸等法。皆非醫家本術也。

醫宗必讀 十卷 存

自序曰。余惟文人之舌。思若泉湧。詞若藻發。可以鞭雷驅電。繡虎雕龍。縱其才之所之。而無所不極。若夫醫宗則不然。呼吸存亡之變。埒於行師。轉盼補救之功。同於澍雨。雖有懸河之口。驚筵之句。固不如本情性。考墳索。率典常以揆方。神化以通微之爲得也。且書以詔來茲。言之當則爲濟世之航。不當卽爲殃民之刃。自非研機循理。宏採約收。曷能扶神聖之玄閟。斯人之瞶乎。嘗考古之著醫書者。漢有七家。唐九倍之。得六十四。宋益以一百九十有七。兼之近代無慮充棟。然金匱玉函之精。而六氣之外不詳。天元玉册之密。而拘方之詞多泥。孝忠亂錢乙之撰、完素假異人之傳。上谷之書久湮。睢水之法偏峻。况其他乎。俚者不堪入目。膚者無能醒心。約者多所掛漏。繁者不勝流覽。蓋余究心三十餘年。始知合變而及門者苦於卓也。曩所著微論諸書。未盡玄旨。用是不揣鄙陋。纂述是編。顏曰必讀。爲二三子指南。會友人吳約生偕其弟君如。見而俞之曰。裒益得中。化裁盡變。明通者讀之。而無遺珠之恨。初機者讀之。而無望洋之嘆。其可祕之帳中乎。遂捐貲以付之剞劂。而嘉惠學者以亟讀。余曰。讀書之難。難在輪扁之說齊桓也。不疾不徐。有數存乎其間。余之爲此書也。僅爲渡河之筏耳。若夫循其糟粕。悟其神理。默而成之。存乎心解。余不能喻諸人。人亦不能得之于余。讀是書者。無論扁所笑則幾矣。友人聞而俞之。而命余弁其首。崇禎丁丑春仲李中梓識。

蕭京曰。李士材諱中梓。其先人官吏科。君亦明經。薄仕而隱于醫。博洽洞曉。具有絕識。閱其所刻醫宗必讀。僅五册。詞簡而明。法精以詳。允為當世正法眼。余婆心熱腸。每欲遠訪參印疑義。苦為兵戈梗道。有志未遂。俟之他日耳。軒岐救正論

病機沙篆　二卷　存

沈氏 士逸 翌世元機　未見

浙江通志曰。沈士逸。字逸真。仁和人。善醫知名。少時嘗獻書經略邢公。奇之。置為裨將。令督兵海上。以功為遊洋將軍。已。父祖相繼沒。母孀弟幼。遂絕意疆埸。奉母滫瀡。而產日落。乃發篋讀禁方。盡得要祕。數年名大起。日造請者數十百家。全活不可勝數。既老構園池。多樹竹木。種菱芡。日抱琴書。坐臥其中。賢士大夫。軒車致門。多不時出。而以疾來者。則卒爾命駕。無問近遠。年六十有六。病瘧卒。所著海外紀聞。翌世元機。清乘篔園集。若干卷。

王氏 大德 是病總覽緊要真方 或題百發百中萬病回春緊要真方　七卷　存

張氏文介醫要見證祕傳　三卷　未見

亡名氏虛實辨疑示兒仙方　十卷　未見

臧氏仲信醫例　未見

長興縣志曰。臧仲信。長興人。作醫例。丁元薦序。

戴氏邦聘醫學善傳　未見

按右見于建德縣志。

唐氏守元醫鑑　未見

平湖縣志曰。唐守元。號吾春。璜溪人。贅於陸。因傳其業。一婦人偶食羊聞呼。未及吞而應。逾月病發。淹及兩年。守元曰。此必胸有宿物。家人曰。兩年不食矣。曰試以我藥投之。既而吐痰塊。中裹羊肉一臠。遂愈。又視氏兒患痘。遍身血迸無罅。守元搗藥。塗其身。摻藥鋪裀褥上。捲起倒豎牀前。合家駭啼。叱曰。若輩勿啼。此名蛇殼痘。氣必用逆。乃得脫。已而皮膚解裂如蛇脫。然遂愈。新帶顧氏男痘。後目瞽。守元曰。惜我見之晚。當先開一目。三年俱復明。果驗。醫鑑醫林繩墨。後金鏡錄。皆其手輯。

醫林繩墨　未見

張氏柏醫案　未見

蘭谿縣志曰。張柏。字世茂。原歙人。祖遷於蘭。少習博士業。已而以父病痞久。遂棄而讀內經本草羣書。從事於醫。延治多驗。大概主參朮補法。而隨時定方。父病得延期年。而醫道著行矣。爲人長者。不厚責報。人以病請。卽夜十數起弗辭。事親有禮。撫弟姪友愛。分給田宅。有古人風。診脈斷疾。生死深淺。輒有奇驗。平生所著。有醫案。

馮氏（可）衆妙仙方　未見

自序略曰。往不佞居里。鄒爾瞻氏自白下以簡便方遺之。曰。願以是廣仁術也。不佞拜受而笥藏之。巳居粵涪陵。方伯文公又惠救急易方。用藥所苦罔不瘳。是年兩粵閒沴大發。嵐溷腐濁之氣。中人膚也。往往致濕造熱。令人內若結轖。而外若被酲。先後斃者。幾以澤量。椹櫝積如基矣。中丞廣陵公直指南昌涂公憂之。命有司給稍給餌。罔不左顧。粵俗爭向鬼。病則傾橐事禬禳。不急醫。卽醫亦多耳學臆斷。不程方。無論內經靈樞玉函金匱與桐君所錄雷公所記莫之探。卽近代劉朱數家所銓綜者。亦漫不識爲何物。民不幸爲二豎所虐。六賊所侵。不以其身委於茫寐不可測之神。則以其身試於庸下不可託之醫。其能成三折。而起一匕者。何幾哉。不佞往以童子侍先廷尉。得案上一帙。嘗操以自衞。茲復參以二書。薈蕞成集。念粵無良醫。不敢祕也。謀付諸剞氏廣其傳。命曰衆妙仙方。蘘先名也。（馮元成選集）

蔣氏宗憺慈濟易簡方　未見

按右見于浙江通志。

秦氏昌遇大方折衷　未見

松江府志曰。秦昌遇。字景明。上海人。天資警敏。少善病。因遂學醫。治嬰兒疾稱神。已而徧通方脈。不由師授。妙悟入微。常行村落。見婦人淅米。使從者挑怒之。婦人忿詬。昌遇語其家人曰。若婦。痘且發。當不治。吾激其盛氣。使毒發肝部耳口下。暮時應見於某處。吾且止是爲汝活之。及暮如其言。乞藥而愈。青浦林氏子年方壯。昌遇視之曰。明年必病瘵。三歲死。明年疾作。踰兩春竟死。昌遇所剋時日皆不爽。其或病至沈篤。時師張口眙目。昌遇投劑能立起。名動四方。往來無寧晷。然未嘗自多。嘗謂法當死者。雖盧扁不能爲。苟有生理。勿自我死之可矣。爲人瀟灑自適。預知死期。年六十餘卒。所著大方。幼科。痘疹折衷。行於世。

醫籍考卷六十二

東都　丹波元胤紹翁編

方論四十

黃氏（承昊）折肱漫錄　七卷（明志作六卷）　存

自小引曰。古人云。不爲良相。則爲良醫。意在濟世也。予少年病羸。徽經一二十年。備嘗諸苦。少不知醫多誤藥。苦適彌甚。當茹荼時。苦極而悔。悔極而恨。惝怳悰際。幾瀕於死。私自矢曰。吾病得愈。吾年得老。必揭此以告同患者。使毋蹈予之覆轍。有所苦隨筆記之。久而成帙。迨後病得漸痊。更得致身雲路。碌碌世緣。未暇問此。且念吾年未老。閱歷未深。恐識見尚有誤以誤人。姑笥而藏之。今歸田無事。年已六十矣。閱歷深。識見定矣。庶可災黎以告同患乎。乃搜故簏所存。而益以近記。題曰折肱漫錄。蓋取三折肱成良醫之義。一曰養神。一曰養形。一曰醫藥。非身所親歷。口所親嘗。目所親覩。都不敢混載以欺人。蓋予生平凡方書所載之症。十患四五。本草所載之藥。亦十嘗四五。夫豈勦陳言。拾道聽。以侈觀覽者。予官雖不甚顯。而宦轍所致。必孜孜以利濟爲事。今梓是編。亦一片婆心所使。上不能爲良相。而頗存良相之心。下不能爲良醫。而略明良醫之道云爾。崇禎乙亥菊月朏。樂白道人黃承昊題於樂白軒。

程永培跋曰。黃履素前明萬歷丙辰進士。幼而賦質虛弱。年至七十餘歲。自云藥品十嘗四五。則一生無日不在病中矣。有妄投峻劑。爲醫誤者。有調理不善。而自誤者。歷驗親切。遂著折肱漫錄一書。一則曰養神篇。一則曰養形篇。一則曰醫藥篇。其意是惕病者之鑑戒。原非爲醫家立說也。曾收入杏林法海書目中。蓋欲醫與病者。皆不可粗忽也。沈存中有五難之說。此非二難乎。如陰虧質弱之人。或一流覽。則病情不致於固結。醫藥不致於輕試。則此書之功。亦不淺矣。但養神篇。雖所採皆子史。傍及釋道。其說頗雜。莫如案頭置鶴林玉露等書更勝矣。故不刊木。乾隆五十九年三月。古吳瘦樵程永培跋于紫藤花下讀書軒。

四庫全書提要曰。折肱漫錄六卷。明黃承昊撰。承昊字履素。號闇齋。秀水人。黃洪憲之子也。萬歷丙辰進士。官至福建按察使。承昊體羸善病。因參究醫理。疏其所得。以著是書。分養神養氣醫藥三門。其論專主於補益。未免一偏。

聶氏尚恒奇效醫述　一卷　存

自序曰。醫術肇自聖神。其效可以安危而起死。乃民生壽命之急需。而造化功用。所不及者。賴之以贊助也。古有達則爲良相。不達則爲良醫之語。蓋謂其與燮理同功耳。然古今高明之士。多視爲小技。而漫不究心。一旦身有病。與所親之人有病。則悉付庸愚之手。使庸愚之陋識。反得以握賢智之生死。豈不謬哉。聞有涉獵斯術者。又自恃聰明。不肯究極精深。僅知粗淺。而即自信自用。反致誤己誤人。其害尤甚也。此二者。古今之通弊。余嘗鑒之而思爲身計。又思爲身所親者計。是以究心於斯術。數十年來博取而精研之。深思而透悟之。自覺有入於神妙者。因病製方。不膠于古方。得心應手。不拘於成說。其初聊以自爲。久而有知。信者以軀命來託。不論親疎貴賤。皆盡心爲之調治。是以每每取效。而其效又多奇也。效何以奇。凡病有易治者。皆求治于時醫。不求余治也。其有病危難治。時醫束手者。然後求救於予。余不計其危而治之。十嘗治其八九。與尋常功效不同。此其所以奇也。或有一二不治者。則病已在膏肓。而入骨髓。扁鵲望之而走耳。然余且爲之委曲求生。至於必無生意而後已。豈忍爲扁鵲之走乎。余歸休頗有暇日。因取從前醫而效。效而奇。詳述而錄之。病情與治法俱備。令人可對勘也。俾覽者咸知某病已危。用某藥得宜而獲安。某病瀕死。用某藥中窾而迴生。庶令後之病證。有相類者。可以觸類而通。合宜而用。則於天下後世之疾苦沈痾。未必無裨也。此余刻醫述意也。茲刻僅錄其往者。而來者猶可以續刻。

用是引諸其首。旹萬歷丙辰秋仲之吉。前知福建汀洲府寧化縣事清江久吾聶尚恒識。

醫學彙函　十三卷　存

鄒氏元標仁文書院集驗方　七卷　存

引曰。是書凡四種。其一爲劍江李司馬親驗方。其一爲麻城劉司馬彰賜堂集方。其一爲焦翰撰墨寶齋集方。其一予所得賀大學所集海上奇方。侍御孫公刻以傳者。蓋諸公卿家奇人奇書多有。故足述也。是書大者如瓊林武庫。無所不載。單者如以短兵接戰。取勝在人自擇不耳。閭常竊世之病道多涂。而不病病之方寡。方及寡又多庸醫。虛實陰陽罔辨。立置人死地者。實可哀憐。予力既不能濟人之生。又不忍視人之死。故託朱君侯仁者以廣傳。因憶古人杜門集方。良有以也。泰昌元年菊月吉旦。吉水鄒元標。

馮嘉會序曰。聞之醫者意也。然則自軒岐來。所博取于洪纖。而詳研于臟腑者。盡意之云乎。夫天下意與法。原自相持。意緣法以行。而後馭之精。法傳意以出。而後垂之永。凡事皆然。不獨醫已。若不措法內之意。而第騁意外之法。以之應事。未有不績隳。而以之用藥。未有不人費者。今庸醫輩病政坐此。余每謂天地好生。民生實難。世無善意之醫。醫無可守之法。請張就甆纍纍而是。思欲掇拾諸方。傳布宇內。以爲調燮之大端。所不可廢者。而苦無善本。會余當撫大梁。太中丞南皋鄒公以所稟仁文書院方見示。余欣受而梓之。以廣公志。時毗陵段生以儒術工醫。從余使院。復取其肘後一册附于後。噫是刻也。鄒公所輯凡四種。余一種法。大略具是矣。亦俟夫善意者之取筏焉。而勿第曰醫行意也。天啓二年桂月吉旦。瀛海馮嘉會書。

盧氏復 芷園覆餘　一卷　存

題詞曰。覆餘原名病囈。辛亥病中六月風雨之夕。偶拈者。皆平日見聞。及一二自得語。期就正有道。而未逮也。癸丑刻金錍釋文。暇將檢校授剞劂。不意爲門人覆瓿矣。僅從瓿上得數葉。聊付刻以竟予就正之志。因名覆餘。癸丑仲夏自記。

錢塘縣志曰。盧復字不遠。習岐黃兼通大乘。與子之頤善療奇疾。凡尸蹷迴風。投劑無不立愈。

芷園臆草勘方　一卷　存

題詞曰。甲午學醫。讀諸方括。頭昏心塞。求解不能。及見醫方考。如兒方嘗甘草。喜不自勝。久之轉增懊悶。閱素社論仲景方有省。信手拈弄一二則。輿盡且止。雖披瀝肺肝。多慙折襪。呈似博識。少佐解頤。壬戌長至日自記。

芷園臆草存案　一卷　存

題詞曰。辛酉病間。出寄紫芝禪室。憶自疾作案。它日反覆展視。似覺有啓于中。因思廿年作醫。其昭著人耳目。眞實得意處。頗有限量。因隨記數則。其望古人一著不虛。豈不愧殺。曾請博識大方。洞察一生敗闕。癸亥夏孟自記。

曹氏秉鉉杏園醫案　未見

武進縣志曰。曹秉鉉。字公輔。喜讀書。有濟世之志。因父病。遂學醫。曰。我姑壽此一方民。以延親壽。庚申辛酉兩年大疫。秉鉉不避危險。治之不取其值。所到處賴全活。著杏園醫案行世。

沈氏應暘明醫選要濟世奇方　十卷　存

張氏鶴騰傷暑全書　二卷　存

自序曰。夫醫九流一技也。而回夭札與安樂。躋壽域而補造物之不逮。厥功博已。顧五行在手。則夭可延。陰陽未分。則延者促。已審之在跬步。而適之則燕越可畏哉。寒暑均天地之厲氣。傷寒傷暑二病。均厲氣之能生殺人者。素問因寒因暑之說。昭昭爲萬世的。顧傷寒書。創自張長沙。詳於朱南陽也。反覆精析於陶節菴。其全書若眉列然。學者類能據籍按方而施治。故往往取效。若傷暑一證。醫書止勘小款中。世皆忽之。一遇是證。率目爲傷寒。以發散等劑投之。間加衣被取汗。甚灸以致傷生者。累累不悟。可不悲歎。予諸生時。萬歷戊子夏患茲證。勢極氣索。昏然自憒。庸醫以爲脾胃内傷。或以爲勞役中折。幾不自持。徽醫汪韞石適在旁。蹙然曰。心煩面垢。此暑證也。何多指。聞之皆駭其名。予於昏中微解。依之服益元散二劑而蘇。仍調以加味香薷飲。數劑而愈。遂著傷寒傷暑辨一篇。刊於暑月印布。兼施藥餌。其捷效若谷響。乃發願搜羅羣書。著爲全帙。以濟世。懼閱歷未久。不中窾期。五十以後。方就筆研。戊申自計部以目恙請告。杜門靜攝。得畢志於性命黄老諸家。昕夕矻矻。無逸晷暇。即焚香兀坐。間入圜内視。百日不倦。目愈。後至天啓壬戌。感仙師教就筆研。挾古諸名家。參考編集而成帙。拮据十餘載。約二萬餘千言。分爲上下兩卷。議論皆常語。不敢鈎深。以便醫家覽解。方多遵古無它奇。宜證則靈菽粟。豈珍惜而食。其時百骸理宜也。要在於燕越歧路處着力耳。平高貢除妬忌。澄心察理。審證投咀。醫之上計乎。寧獨醫人一心耳。虚與實相反。拗與圓相仇。古今成敗之大關也。秉國成者。與謀國計者。身係社稷安危。操萬姓命脈。虚心圓智。蓋可忽乎哉。予因醫而廣其説。天啓三年。歲次癸亥。孟夏朔旦。賜進士出身奉政大夫戶部陝西司郎中穎郡張鶴騰撰。

吳偉業曰。穎州之難。副使張公鶴騰罵賊死。（綏寇紀略補遺）

李氏（盛春）病機要旨　一卷　存

治雜證驗方研悅　一卷　存

張氏（介賓）景岳全書　六十四卷　存

林日蔚紀略曰。先外祖張景岳公名介賓。字會卿。先世居四川綿竹縣。明初以軍功世授紹興衞指揮。卜室郡城會稽之東。生穎異。讀書不屑章句。韜鈐軒岐之學。尤所淹貫。壯歲遊燕冀間。從戎幕府。出榆關。履碣石。經鳳城。渡鴨綠。居數年無所就。親益老。家益貧。翻然而歸。功名壯志。消磨殆盡。盡棄所學。而肆力於軒岐。探隱研神。醫日進。名日彰。時人比之仲景東垣云。苦志編輯內經。窮年纏析。彙成類經若干卷問世。世奉爲金匱玉函者久矣。全書者。博採前人之精義。考驗得之玄微。以自成一家之書。首傳忠錄。統論陰陽六氣。先賢可否。凡三卷。次脈神章。擇諸家珍要精髓。以測病情。凡二卷。著傷寒爲典。雜證爲謨。婦人爲規。小兒爲則。痘疹爲詮。外科爲鈐。凡四十卷。採藥味三百種。人參附子熟地大黃。爲藥中四維。更推參地爲良相。黃附爲良將。凡二卷。創藥方分八陣。曰補。曰和。曰寒。曰熱。曰固。曰因。曰攻。曰散。名新方八陣。凡四十卷。集古方分八陣。名古方八陣。凡八卷。別輯婦人小兒痘疹外科方。總皆出入古今八陣。以神其用。凡四卷。共六十四卷。名景岳全書。是書也。繼往開來。功豈小補哉。以兵法部署方略者。古人用藥如用兵也。或云。公生平善韜鈐。不得遂其幼學壯行之志。而寓意于醫。以發洩其五花八門之奇。余曰。此蓋有天焉。特老其才救世。而接醫統之精傳。造物之意。夫豈其微歟。是編成于晚年。力不能梓。授先君。先君復授日蔚。余何人斯。而能繼先人之遺志哉。是歲庚辰攜走粤東。告方伯魯公。公曰。此濟世慈航也。天下之寶。當與天下共之。捐俸付剞劂。閱數月工竣。不肖得藉慰先人。以慰先外祖於九原。先外祖可不朽矣。外孫林日蔚汝輝敬跋。

四庫全書提要曰。景岳全書六十四卷。明張介賓撰。是書首爲傳忠錄三卷。統論陰陽六氣。及前人得失。次脈神章三卷。錄診家要語。次爲傷寒典。雜證謨。婦人規。小兒則。痘疹詮。外科鈐。凡四十一卷。又本草正二卷。採藥味三百種。以人參附子熟地大黃。爲藥中四維。更推人參地黃爲良相。大黃附子爲良將。次新方二卷。古方九卷。皆分八陣。曰補。曰和。曰寒。曰熱。曰固。曰因。曰攻。曰散。又別輯婦人小兒痘疹外科方四卷終焉。其命名皆沿明末纖佻之習。至以傷寒爲典。雜證爲謨。既僭經名。且不符字義。尤爲乖謬。其持論則謂金元以來。河間劉守眞立諸病皆屬於火之論。丹溪朱震亨立陽有餘陰不足。及陰虛火動之論。後人拘守成方。不能審求虛實。寒涼攻伐。動輒貽害。是以力救其偏。謂人之生氣。以陽爲主。難得而易失者惟陽。既失而難復者亦惟陽。因專以溫補爲宗。頗足以糾鹵莽滅裂之弊。於醫術不爲無功。至於頌其說者。不察證候之標本。不究氣血之盛衰。概補概溫。謂之王道。不知誤施參桂。亦足戕人。則矯枉過直。其失與寒涼攻伐等矣。大抵病情萬變。不主一途。用藥者從病之宜。亦難拘一格。必欲先立一宗旨。以統括諸治。未有不至於偏者。元許衡魯齋集。有論梁寬甫病證書曰。近世諸醫。有主易州張氏者。有主河間劉氏者。張氏用藥。依準四時陰陽。而增損之。正內經四氣調神之義。醫而不知。此妄行也。劉氏用藥。務在推陳致新。不使少有怫鬱。正造化新新不停之義。醫而不知。此無術也。然而主張氏者。或未盡張氏之妙。則瞑眩之劑。終不敢投。至失幾後時。而不救者多矣。主劉氏者。或未悉劉氏之蘊。則劫效目前。陰損正氣。貽禍於後日者多矣。能用二家之長。而無二家之弊。則治庶幾乎。其言至爲明切。夫扶陽抑陰。天之道也。然陰之極至於龍戰。陽之極亦至於亢龍。使六陰盛於坤。而一陽不生於復。則造化息矣。使六陽盛於乾。而一陰不生於姤。則造化亦息矣。素問曰。亢則害。承乃制。聖人立訓。其義至精。知陰陽不可偏重。

攻補不可偏廢。庶乎不至除一弊而生一弊也。

劉氏奎 景岳全書節文 未見

按右見于劉嗣宗温疫論類編序。

張氏介賓 質疑錄 一卷 存

題詞曰。醫道肇于軒岐。而著書立言。以發明之者。莫如張劉李朱爲最。以至陶王陳薛。各有闡述。然亦有不能無弊者。如一言之謬戾。每遺禍于後人。是不得不取而辨論之。以正其失。非敢妄訾乎前賢也。將以爲質疑之一助云爾。

程氏崙 醫按 五卷 存

自序曰。予先世尚文藝。廣購異書。迨大父光祿公築園求志。益置藏書之所。于時若黃五嶽沈石田文衡山方寒溪及海内諸名士。相率爲之題詠。而豐考功南隅記之。從大父方伯蘿山公留心墳典。其宦遊東浙西滇南閩北代。所至肆力蒐索。多獲異本。大父或爲中分。或錄其副度閣中。纍然籤垂。幾埒二酉。鄴架無論矣。予生不辰。既不獲侍我大父。又不幸甫四齡而失我先君。母氏慈愛。不令儕伍羣兒比就外傳。亦不令接遇賓客。見人輒面頳口訥。惟誦讀課文是務。長而有知。稍遍閱諸子史。及輿圖方外諸書。下帷篝燈。夜以繼日。即愚鈍無得。而向是彌勤。弱冠遂病失血。然不輟讀也。已而日嘔數升。甚至口與鼻俱出。體幾殆。於是遵母氏命。釋博士業。已幷一切典籍束高閣。日坐虛室。檢藥裹而已。體遂稍稍復。顧飲啄之餘。無所事事。間對岐黃養生家言。輒有當於心。復自惟弱體不任讀父書。藉令腐同草木。生奚貴焉。昔人目良相良醫之言。若將爲予勖者。乃發篋盡得素問難經及越人仲景元化叔和巢氏滑氏東垣河間丹溪諸名家所論著。曁歷代本草讀之。悉務究其根宗。會其枝葉。其有不得者。思之至忘寢食。緣是頗知自衞。居七載而疾有瘳。戸外就醫之屨恆滿。及母氏歿。始負笈以遊。初二吳。旣三楚。旣梁宋。再後燕趙齊魯。雲中上谷。樂浪玄菟。足跡半天下。前後幾二十載。而燕爲最久。所至辱公卿折節。友朋納交。雖固陋乏聲稱。而刀圭之役。苟幸免過。其間或擴古人之祕。或剖近代之疑。或集衆思。或信己意。不必標奇。要於對證。不必循軌。要於奏功。於心得而術驗者。役不律而藏之篋笥。然倥偬遺忘者。不下十之六七。丁巳冬。武選夷庚方君來京。擕其伯兄天衢君書。索予曩所集傷寒雜證等書。付剞劂以廣其傳。嗟乎。仁人用心。固宜以是汲汲。第予井蛙夏蟲。不爲藏拙。抑亦以宋人不值周客。恐其什襲燕石。以終身乎。用是姑出舊所錄藏百有餘條。倣昔人題曰醫按。求政大方。倘徼靈貺。得彈射斧斤之不棄。庶幾入正鵠而就準繩。

則長公之大造乎哉。所集傷寒雜證。雖能僅窺一斑。茲當牛馬逐逐。未獲完帙。請竢異日。如謂予不能讀祖父書。而借此薄技。以自解免。則予愧汗欲死。何敢言病。又何敢言醫。昔天啓元年春正月。

盧氏明銓 一萬社草 十二卷 存

堵顏序曰。夫醫與政通。政除害以致理。醫伐邪以葆眞。其持危拯仆。而躋諸生養安全。功相埒也。歲甲子。余拜命來守湖。當妖訌之變。羣情驚擾。而暵澇頻仍。苦饑者又苦瘧癘。幾不能保有其生。余觸目惻心。援竭蹶以荒政屬諸邑長吏。百方調劑。復捐建藥局。屬盧生明銓金生德生陸生士龍董其事。蓋三生精於醫。民可倚以爲命也。未幾余亦步禱郊圻病瘧。中州人嬰此一疾遂憊。余之從政無乃淪於拙乎。然身憊而民安。余固毋之竟藉三生。在得無恙。因神其術。並欲叩其蘊。則盧生以一萬社草進。蓋生與金生陸生輩諸同志相社集。虛懷共質。發明醫理。以詔後來。茲者公餘覽之。於治驗示已試之規。於箴世嚴未疾之戒。於疑問。致辨晰之詳。於運氣闡司天之奧。而俚言近而易明。食物切而宜愼。丹方簡而效捷。究之則守一畢萬。其要旨也。承學習之衍其傳。柢子倚之續其命。功在生人。詎曰小補。藉令盧生即神聖工功。擅絕於時。而不有是草以詔後。後何述焉。余於是深有當於心也。顧尤有感焉。今茲天時歲會。各愆其度。閭閻空匱。豪猾萌生。譬人色澤膚革。無異平時。而精已消亡。倉扁望之投鍼砭是已。當事者。審因革。酌疾徐。補瀉標本。稍稍轉呻吟而闓澤。易慝惡而善良。若垂絕之夫。一旦得醫。診視攝理。遂使元氣漸復。日履和豫。良亦足快。而繼此者能常保乎。余因民致疾。復因疾念民。故於此特惓惓也。深願集同志者。相與共成治譜。偕此草並傳。而以奏計行矣。乃述其意於簡端。見醫與政通。而上醫醫國。期共勗云。

錢氏 國賓 備急良方 一卷 存

舒氏 元貴 醫方啓蒙 十五卷 存

孫氏 志宏 簡明醫彀 八卷 存

自序曰。蓋聞吾儒民物胞與。痌瘝乃身。雖醫藝乎。依仁者所必游。以弘聖賢之德業。徹性命之淵微。然而醫之人與醫之書。鈞重而弗可偏廢。世專託命於人。不窺其書。其失非尠。夫古醫精者。謂身所曁有盡。書所訖無窮。故各以其所得筆諸書。政欲令天下萬世。人人得而讀焉。以偕脫凶疾之極。而綏壽康之福。豈徒爲業醫者訓乎哉。第書緒紛遝。猝難領會。間有纂本。輒多挂漏。或門類未備。或寘方而不疏病源。不析致病異同。或未經信驗。或方論未盡協古。皆於濟世不能無憾。先君桂巖翁嘗攈精輯一書行世。非徒欲醫者歸博於約。兼慮遊宦行商。及僻居貧寠。倉卒感疾。延醫不給。顛連罔措者。俾得倣書修捄。坐收良醫之功。厥志懇懇而未竟。不佞宏幼業制舉。長乃顓醫。迄今五十餘載。恒以所佩庭訓。及所驗心得。視人疾懍懍。勿敢憑臆。勿敢徇俗。一摹古人成法。遂與念纘緒。並酬夙願。蒐網古今羣書。反復演互。幾換星霜。始成斯集。卷首先弁一十六篇。迺修德砥行。尊生愼疾之要。及醫藥得失。喫緊之綱。其次門類臚方。必溯致病所由。與其同異。確有徵信。程古而不私掓。博采而不隅執。務宣先人救世之懇衷。彌彰于人心目間。即諳閱之久。而於載籍外。別有證悟。可補往哲未發者。亦必公諸世。毋敢私祕。其書備而不冗。約而不漏。義類淺顯。人人可解。若射必有彀。故命曰簡明醫彀云。人人宜手一册。晨夕覽繹。以爲未然之防。偶或遘疾。有醫則可據以參同。無醫亦可恃以弭患。既免受誤於袤見。復能默契於名手。捷取守約之益。浸爲淹博之階。可以自利。可以利人。寧直天涯遊旅之寶函。實亦家居衞生之靈銓也。可謾曰吾疾自有醫之人在。而書可閣弗窺耶。則古所稱爲人子者不可不知。其謂之何。夫開卷有益。非醫者尚爾。而醫者益可知矣。嗟乎。弗自欺乃能孚世。惟自愼乃能益人。幼誦孔子已知斯人徒與。迨歸竺教。逾覺同體親切。我人苦樂瘡痾。胡忍二視。即於此道。未敢自謂入微。其或不愼以欺世。實未有也。神而明之。存乎其人。

踵事增華。俟後之君子。崇禎己巳陽生日。武林孫志宏序。

鍾祖保序略曰。孫君名志宏。字克容。台石其別號。家世錢塘人。厥考桂巖公以醫術著嘉隆間。君仍其業。而闡繹之。嘗採藥三山。遇異人得龍宮祕訣。所至輒活人。僑寓我鹽良久。鹽人倚爲司命。詆留之不能舍。且與吾友松日玄海雨沈君仲修則梁兩陳君相善。予是以識荆云。

四庫全書提要曰。簡明醫彀八卷。明孫志宏撰。志宏字台石。杭州人。是書卷首。冠要言一十六則。議論亦平正。其餘案門列方。淺顯易解。然未能盡醫道之變化也。

陳氏徹 雪潭居醫約 八卷 存

王氏象晉 簡便驗方 六卷 存

自序曰。予性最嬾。而躭披閱。生平素鮮疾病。而好蓄藥餌。不諳醫術。而喜集成方。弱冠以來。一切稗官野史。斷簡殘編。見一方靡弗錄也。高賢續論。卑夫俚談。聞一方靡弗識也。間以授人。多奇中。人有求者。輒錄而畀之。相知者。憐予之僕僕也。曰。曷梓之乎。予謝未博。曰。舉爾所知。爾所不知。人其舍諸。予豁然有當於心。會春曹事簡。春日多暇。迺略爲簡汰。而付之剞劂。隨所採先後。第爲甲乙。無論次。便續增也。方多單簡。藥多尋常。便窮鄉也。已嘗驗者。人共稱者。亟收之。否者暫置之。便應用也。其他傷害物命者。雖效弗錄。倘此帙行。而方因病投。病隨方愈。共食天和。無羈鞲患苦。庶幾諸君之意不虛哉。若夫分門別類。釐爲成書。此予夙志。而今未能也。請俟異日。

樊氏如栢簡易驗方　十卷　存

自序略曰。易傳言。乾以易知。坤以簡能。易則易知。簡則易從。至終之曰易簡而天下之理得。又曰。易以知險。簡以知阻。其旨□互相發云。自今觀之。天下之理。孰有大於醫者乎。醫主生人。而天地之大德曰生。乾坤之易簡是也。驗方合刻竣。取此命名。繇舊刻之名。以易代便。與其沾沾爲窮鄉。爲應用計也。何如令一人見千人亦見。一人得千人亦得。况究之以驗取效則一也。此余稍更其名。未更其所載之方。雖間參以已驗者。續貂於宗子子之袖珍。而轉原本爲新城王康公所輯者。殊示正實也。無奈其攜之東歸。已酉更以合刻者何。保產保嬰痘疹三要訣。一便於產婦。一便於嬰兒。誠以其方言簡而意盡。使人得按如指掌。得若神明。今而知產爲生育之門。痘多夭扎之患。人世之至險至阻者。莫此若矣。得乾之易以知險。坤之簡以知阻。詎云要訣。而驗方有二乎。合之天地大德之生。則謂是刻爲生生篇亦可。甲戌中秋日。寄菴居士樊如柏書。

李氏維麟醫宗要略　未見

按右見于蘇州府志。

芮氏養仁醫經原始　未見

太平府志曰。芮養仁。字六吉。醫有別解。爲人悃愊廣聞見。士大夫多與之游。著醫經原始。五方宜範等書十餘卷。行於世。

五方宜範　未見

劉氏邦永惠濟方　四卷　未見

廣東通志曰。劉邦永。從化水東人。宋翰林權直劉褒然之後。生有異質。少孤貧。樵於山中。遇異人。呼與俱去。授以岐黃之術。及上池刀圭之法。久之盡其祕。歸。遂以醫行世。一時號稱國手。視病多望形察色。或以一指按脈。即知吉凶。可治者。輒喜用藥。不問貧財。不治者。不與藥。泣問之。則以指數示曰。某日去矣。無不如言。其用藥不拘古方。率以己意變通。人多莫測。尤精太素脈。以斷修短。無不中者。人皆以爲神。迎治殆無虛日。然爲人狂脫。恒垢衣敝履。笑謔自喜。或側弁蓬首。袒裼捫虱。見尊貴人弗恤。尤好談仙家上昇事。人以爲顚廢。因自號廢翁。卒。著藥方甚富。人得其方者。輒取效。今所傳惠濟方四卷。

霍氏應兆雜證全書　未見

按右見于武進縣志。

余氏紹寧元宗司命　二十卷　未見

新城縣志曰。余紹寧。字義同。祖籍南城。移居新城南機坳。幼讀書二十學醫術。遍訪明師得異授。精通唐宋朱劉各家。及素問鍼經諸書。能預決人死生。往往奇中。其用藥不循舊方。但對證發單。邑紳士感服其小心精篤。又賦性慈愛。尤肯賑恤貧民。常制萬病無憂丸施布。賴全活者甚衆。各上臺嘉其精篤。給送官帶。巡道莫可期服藥取效。亦賜旌表。著醫書二十卷。名元宗司命。其傷寒男婦。內外鍼灸。及小兒諸方。皆精備無遺。

岳氏甫嘉男科全編　未見

家居慎疾良方　未見

旅邸便易良方　未見

讀書辛苦良方　未見

仕宦勤勞良方　未見

行軍濟變良方　未見

急救危疢良方　未見

按右七書。見于醫學正印種子編附記。

傅氏懋光醫宗正脈　未見

醫學集要經驗良方　八卷　存

吴氏鼎銓醫案　二卷　存

淳安縣志曰。吴鼎銓字六長。號逸樵。雲峯諸生。少時慕朱家郭解之爲人。嗜六韜書籍武備。尤善治諸瘍。預訂痊可期。予膏劑不爽晷刻。却賕謝弗受。曰吾以此活人。初不圖阿堵物也。時稱國手。宋中丞又希先生以奇士目之。所著醫案二卷。今得其方書者。猶足以活人。

鄧氏景儀醫經會解　八卷　存

孫氏光裕血證全集　一卷　存

小引曰。夫血證之難言也久矣。患此而死者。十有六七。治此而生者。十無二三。豈不誠難矣哉。是何以故。良繇或冒風寒暑濕燥火六象之外感。或由喜怒憂思悲恐驚兼之飲食房勞七情之內傷。而又每患於讀書攻苦之輩。淫慾好色之人。何也。氣血。人身之二儀。性命之根蔕。形神之依附者也。故血隨氣行。氣隨血轉。晝夜循環。生生不息。正經所謂一息不運則機緘窮。一毫不續則霄壤判矣。况此又皆起於火。火與元氣不兩立。一勝則一負焉。請試言。夫心君主也。百體所聽命者也。君主一搖。則五志之火。觸於怒則爲肝火。動於氣則爲肺火。耗於思則爲脾火。

捍於驚則爲膽火。過於食則爲胃火。竭於精則爲陰火。雖有腎水。不勝燎原之勢。所謂一水不勝五火者。此也。腎天一水也。相火寄於其中。臟府賴以滋養者也。故腎水足。則肝得之有子母相生之益。肺得之。無子富母貧之虞。心得之。有水火既濟之功。脾得之。有滋榮潤澤之績。水源一虧。則腎間惟有此一點炎上之火。凌於心則爲吐血。入於肺則爲嗽血。動於肝則爲噴血。出於脾則爲嘔血。若夫咯血唾血欬血。皆從腎家來。而爲虛損之血。日漸煎熬。遷延不起。而去生便遠矣。斯時也。病者安心靜坐。却慮凝神。藥食調治。醫者究其虛實。辨其血色臟府。用藥溫養。使水足火平。陽生陰長。各歸其位。又何病之不痊。而醫之不效乎。無奈病者在先。不善調理。一遇此證。見其勢之兇湧。遂欲延醫以求速止。醫人又依病家之欲急以能止爲功。以爲捷法。不知此證之發。其來久矣。瘀積胸中。必盡得吐出。纔住。雖延三五日。亦復要吐。其逆行之勢。亦不能頓止。不惟不能止。且以寒涼之物塞之。而中其根矣。故必延之歲月。勿妄想。勿妄動。勿多言。勿暴怒。勿嗜酒房勞。勿過飽損胃。靜坐養神。緘嘿自持。飲食有節。調理無間。藥餌和平。閒心葆攝。則五火平復。而不能爲害。陰血自生。而內火不熾。自得萬全。若欲揚湯止沸。則一杯水。難救車薪之火。又何怪乎血證之難爲也。故集失血病機方脈本草一部。雖不能百發百中。亦聊以寓生生之意。以冀萬分中之一得耳。書以求同志者斧政焉。禹航浮碧主人孫光裕書於醉古居。

匏菴延道人淮南昭陽李氏家藏奇驗祕方　七卷　存

亡名氏醫宗三法　二卷　存

謝氏以聞醫學要義　未見

於潛縣志曰。謝以聞。字克菴。邑庠生。安貧篤學。守志不阿。尤精於醫。崇禎乙亥。年八十餘。猶手不釋卷。所著醫學要義。未行於世。

孫氏文胤丹臺玉案　六卷　存

歐氏士海山谷便方　一卷　存

自序曰。曩愚行山谷間。多病人。問何以不治。答以市遠無醫。而求藥復不易。故束手以待。愚心憐之。未有以處也。會擇術而居。披閱方書。見委蒜葱韮之類。先輩每用單行收功。而危迫倉卒之際。丸散無靈。標本易混。亦多以單方出奇。有捷於影響者。由是知尋常菜菓草卉之微。皆有補疾病生死之大。人特不察耳。以此一片熱腸。輒不自量。選諸經驗良方。用物不弘。而特有奇效。便於山谷者。彙成一帙。梓之以附舊刻保嬰錄之後。名之曰山谷便方。成曩志也。丹溪曰。吾既窮而在下。求有可以及人者。非醫安務。海非敢謂以及人。然世或不鄙其易而試之。其不至於如烏喙鴆毒之殺人也明矣。況其載在簡册者。皆先輩仁心仁聞。所隨試輒驗。而不可誣者乎。人之所病病疾多。醫之所病病道少。然則此書或亦不可少之一道也歟。昔崇禎己卯之正人日士海書。

施氏沛說療　一卷　存

題詞曰。蓋聞醫者意也。藥者養也。有所資于意。不知無意之爲愈也。有所待于養。不如無待之爲愈也。故枚叔曰。太子之病。可無藥石針刺灸療而已。可以要妙道說而去也。輯說療十二章。

醫醫　一卷　存

題詞曰。太史公云。人之所病病疾多。而醫之所病病道少。夫欲奏起疾之功。必先明道少之患。輯醫醫十章。

祖劑　四卷　存

自序曰。玄晏先生云。仲景廣伊尹湯液。用之多驗。成聊攝謂自古諸方。歷歲浸遠。難可考詳。惟仲景之書。最爲羣方之祖。要之仲景本伊尹之法。伊尹本神農之經。軒岐靈素。大聖之所作也。其於處劑之法。則曰君一臣二。制之小也。君二臣四。制之大也。經中如麋啣朮澤瀉湯。烏側魚散。半夏湯。雞屎醴等方。多不過三四味。即後許胤宗亦謂古人用藥簡要精專。故仲景之方。其藥品甚少。後至潔古東垣。立方有多至三十餘味者。說者謂東垣如韓信將兵。多多益善。他人效之。則未免廣絡原野之譏矣。茲所集。首冠素靈二方。次載伊尹湯液一方。以爲宗。而後悉以仲景之方爲祖。其局方二陳四物四君子等湯。以類附焉。若東垣之補中益氣。丹溪之越鞠等劑。誠發前人之所未發。雖曰自我作古。可也。近代醫書。如戴元禮之證治要訣。薛新甫之明醫雜著。方皆簡略。與仲景之意。不大紕繆。故多採之。要之方者倣也。醫者意也。而上遡軒農。其於方劑之道。庶幾焉近之矣。崇禎庚辰歲重陽日。元元子施沛題。

雲起堂診籍　一卷　存

朱氏天璧醫準　未見

海寧縣志曰。朱天璧。字蘧菴。仁和人。明崇禎壬午孝廉也。謝公車。貧無舊業。以素工青囊術。因賣藥海上。時兵荒薦瘥。璧行藥濟之。全活者萬人。不計值。人至於今稱之。館於烏鵲橋。酆氏亦長者。所著醫準數十卷。傳新安程氏吳氏云。

蕭氏京軒岐救正論　六卷　存

自序曰。夫醫之爲道也。總君父師相之權。而其學也。究天人性命之微。故君子取其精以治身。推其餘以濟世。斯仁術也。乃後世以方技目之。縉紳名士。多所弗講。司馬公不云乎。達則爲良相。不達則爲良醫。其可以賤簡爲哉。予髫齡弱稟。質鈍志勞。窮獵簡編。苦心誦著。嬰疾夢遺。百治莫瘳。繼因從宦。游楚慈陽。邀學博黃州胡愼菴先生於衙齋。治之三月獲痊。先生蓋明醫李瀕湖公甥孫也。因授軒岐祕典。脈旨病機。藥性方法。一一精詳。先生又私淑於立齋者也。嗣入蜀。復參印羣賢。頗得肯綮。沈酣於斯。二十餘載矣。歸里後。有請診視者。目擊時師治病。昧本從標。枉斃生靈。莫勝悲怛。此無他。蓋以習醫之人。半屬匪人。而所習之法。全非正法。經書不識。旁徑樂趨。於是專傷寒者。忽於雜病。主脾胃者。憚於攻伐。明濕熱者。暗乎溫補。或執成□。而昧道靈變。或逞臆說。而架言出奇。或憑口給。而諛諂售奸。罔惜人命。顚倒妄行。不幾爲軒岐之亂臣賊子耶。嗟乎。醫病實多。安能先救醫。得醫病愈。而人之病。無不愈也。予因是竭一得之愚。悉靈素之蘊。發揮眞假。脈旨闡明。藥性宜忌。昭揭病機。虛實朗縣。醫病兩鑑。操要五氣。歸本一元。數月運腕。始成篇帙。計卷有六。僅字九萬。低徊久之。而猶訝諸法未備也。會二三同志。偶見而讀之曰。得乎一者。可以通乎萬矣。未備云乎。令余亟梓。以救世之醫病兩家。復捐貲鳩鋟。將欲以公天下。嘉惠學者。而乃不覆瓿棄之。予維是書之作也。闡農黃之奧義。抒自苦念。糾時師之謬妄。激自熱腸。萬一寸管招尤。致使正道難明。謗吠日騰。將奈之何。韓退之先生云。其或閒居修史。不有人禍。必有天刑。昔越人世稱神醫。不免爲同官李醯嫉殺東垣云。就令著述不已。精力衰耗。書成而死。不愈於無益而生乎。故從古豪傑作用。往往以身殉道。倘斯論可售。援斯世於壽域。而余戇拙無似。何惜一己之知罪乎。後之君子。抑亦諒余之所以爲救爲正也歟。崇禎甲申春二月上浣之吉。閩中遁隱子蕭京萬輿甫撰。

莊氏應蕙醫案　二卷　存

按右附刻于軒岐救正論後。莊應蕙字汝元。温陵同人也。林應楷有莊隱几先生傳。又附其末。

王氏元標醫藥正言　未見

按右見于江寧府志。

王氏晨醫學狐解　六卷　未見

虞氏供春醫學須知　未見

何氏繼高軒岐新意　一卷　未見

按右三書見于浙江通志。

盧氏之頤痎瘧論疏　一卷　存

自引曰。痎瘧因證。素問瘧論。及刺瘧法。最詳而悉。後世守其偏承。致經義蒙晦。訛謬良多。審因者略證。局證者昧因。知常而不及變。循變而反舍常。殊不知有是因。方有是證。因證既顯。常法已具。而始可與達變矣。

乃或常法既迷。因證靡辨。以寒爲熱。熱爲寒。虛作實。實作虛。致微者劇。劇者危。展轉變承。連年月不已。其死生存亡。莫之能測也。偶方孺先生舉問及此。聊紀數語以就正。方孺先生姓潘名鏢嘉定人

王琦跋曰。傷寒之疾。本于風寒。而痎瘧本于風暑。寒暑相反。若風馬牛不相及也。今之醫者。有傷寒轉瘧疾。瘧疾轉傷寒之說。未詳本自何書。而千口雷同。習焉不察。讀晉公痎瘧論疏。其論風氣獨盛。絕無暑象一則。深闢世人謂傷寒轉而成瘧之謬。深切顯明。眞足以醒羣蒙之聾瞽者矣。友人婁荆川深契是書之奧。有久瘧未愈者。按其六經藏府所屬而治之。應手取效。蓋信此書足珍也。或者訾其抄撮靈素陳言。金匱舊方。無一新奇刱獲之快論妙劑者。此直睡人嚀囈語耳。烏足與之深論耶。乾隆甲申七月辛亥朔。錢江王琦書。

四庫全書提要曰。痎瘧論疏一卷。明盧之頤撰。之頤。字子繇。錢塘人。是書論痎瘧證治。於虛實寒熱四者。最爲詳盡。足以發明素問瘧論刺瘧論諸篇微意。大旨謂瘧屬陽。痎屬陰。日作者屬陽。間數日作者屬陰。而曰溫。曰寒。曰癉。曰牝。皆可以痎瘧該之。其主方多取王肯堂證治準繩。其餘所列諸方。亦多簡當。雖書不過一卷。然治瘧之法。約略盡乎是矣。杭世駿道古堂集。有之頤小傳。稱所著初有金匱要略摸象。爲其父所

楚。續著有本草乘偈。今行於世。後著有摩索金匱九卷。又有傷寒金鎞鈔。醫難析疑二書。今未見傳本。獨無此書之名。或世駿作傳之時。未見其本。故亦疏漏歟。

醫難析疑　未見

李氏德孝醫學正掌　未見

浙江通志曰。李德孝。字時慕。

陳氏樵羣書纂集　未見

浙江通志曰。陳樵。字時彩。

董氏一麟醫學問世編　未見

浙江通志曰。董一麟。字時野。

金氏忠廣忠集方　一卷　未見

浙江通志曰。金忠。字尚義。麗水人。

張氏琳醫說妙方　十卷　未見

浙江通志曰。明巡撫保定副都御史勾餘張琳刪定。

伍氏翕醫書會要　未見

沈氏宏醫筌　未見

陸氏長庚體仁彙編　未見

吳氏延齡醫學質疑　未見

金氏孔賢丹山心術　未見

趙氏金醫學經略　未見

邵氏繼稷經驗良方　未見

按右七書。見于浙江通志。

陳氏時榮二難一覽　未見

病機提要　未見

按二書。見于松江府志。

錢氏寶醫案　未見

鎮江府志曰。錢寶。字文善。原濬曾孫。號復齋。詩多藻思。工小楷行書。精于醫。拯危濟困。恆孜孜焉。所著有醫案運氣說。

王氏章祖橘井元珠　未見

蘭谿縣志曰。王子英孫。章祖字叔貞。纂有橘井元珠。

釋氏住想慎柔五書　五卷　存

石震小傳曰。師毘陵人。胡姓。本儒家子。生而敏慧。稚年寄育僧舍。長尋薙髮。法名住想。字慎柔。性喜讀書。凡一切宗乘。以及儒書經史子諸編。無不究覽。心血耗疲。得瘵疾幾不起。時查了吾先生寓醫荆溪。師往求治。歲餘獲痊。了吾先生涇縣人。爲太平周愼齋先生高座。師穎悟沉靜。了吾先生深器之。欲授以己學。師繇是執贄事先生十餘年。先生懼其學識過己。迺令往從愼齋先生。與薛理還偕行。理還亦毘陵人。予于己卯春。曾識荆于嘉水。時年已逾七十。因出了吾生平所驗案及禁方贈予。予自此益盡窺了吾之學。愼齋先生名滿海內。從游弟子日衆。師隨侍。每得其口授語。輒筆之。先生初無著述。今有語錄數種行世。多師所詮次也。師自是歸里。治病輒應。履日盈戶外。然性好施。雖日入不下數金。而貧如昔。歲庚午。吳江宰熊魚山先生夫人抱奇恙六七年矣。延師至。以六劑奏效。一時薦紳士大夫。咸服其神明。因往來吳會間。里居之日少。歲壬申。予時習岐黃家十餘年。雅慕師。每相過從談論。輒達曙忘倦。師每慨生平所學。嗣者寥寥。言之惋然。然竊謂師貌古神閒。當得永年。亡何丙子仲夏忽示疾。以手札招予。授生平所著書。凡虛損一。癆瘵一。所劄記師訓一。治病歷例一。醫案一。又數日竟脫然去。年六十五。距今又十年矣。予將以其書。壽之于梓。因爲之傳。

張氏（延登）懸袖便方　四卷　存

徐氏（韞奇）醫略　未見

按右見于蘭臺軌範附洄溪府君自序。

醫籍考卷六十三

東都　丹波元胤紹翁編

方論四十一

喻氏昌寓意草　六卷（四庫全書提要作一卷）存

自序曰。聞之醫者意也。一病當前。先以意爲運量。後乃經之以法。緯之以方。内經所謂微妙在意者。是也。醫孰無意。而淺深繇是。枘鑿繇是。徑庭繇是。而病機之安危倚伏。莫不繇是。意之凝釋。剖判荒茫。顧不危耶。大學誠意之功在格致。而其辨尤嚴於欺慊之兩途。蓋以殺機每隨於陰幽。而生機恆苞於粹白。莊周曰。天地之道。近在胸臆。萬一肺腑能語。升墮可憐。先儒人鬼關之辨精矣。昌謂醫事中之欺慊。卽衆人之人鬼關也。奈何世之業醫者。輒艷而稱儒。儒之誦讀無靈者。輒徙而言醫。究竟無主之衷。二三雜揉。醫與儒之門。兩無當也。求其拔類者。長沙一人而已。代有喆人。然比之仙釋。則寥寥易於指數。豈非以小道自隘。莫翻三氏淵源乎。夫人生驅光逐景。偶影同遊。欣慨交心。况於生死安危。忍懷僥倖。芸芸者物也。何以不格。昭昭者知也。何以不致。惟虛惟無。萌於太素者意也。何以不誠。格一物。卽致一知。尙恐逐物求知。乃終日勘病。

不知病爲何物。而欲望其意之隨擧隨當也。不亦難乎。昌於此道無他長。但自少至老。耳目所及之病。無不靜氣微心。呼噏與會。始化吾身爲病身。負影隻立。而呻吟愁毒。恍忽而來。既化我心爲病心。苟見其生。實欲其可。而頭骨腦髓。捐之不惜。儻多委折。治少精詳。蚤已內熖。他病未痊。我身先瘁。淵明所謂斯情無假。以故不能廣及。然求誠一念。多於生死輪上。寂寂披迴。不知者謂昌從紙上得之。夫活法在人。豈紙上所能與耶。譬之兵法軍機。馬上且不能得。況於紙上。妄說孫吳。但令此心勤密。在先冥昃之下。神挺自領。邇年先議病後用藥。如射者引弓。預定中的之高下。其後不失。亦自可觀。何必刳腸滌胇。乃稱奇特哉。不揣欲遍歷名封。大彰其志。不謂一身將老。世態日紛。三年之久。不鳴一邑。幸值諫議。卣臣胡老先生建言歸里。一切條擧。悉從朝廷起見。即昌之一得微長。并嘗格外引契。參定俚案之近理者。命名寓意草。捐貲付梓。其欲使四方周覽之士。大破成局。同心愍痛。以登斯民於壽域。而爲聖天子中興燮理之一助云。然則小試寓意。豈易易能哉。

醫門法律　六卷　存

自序曰。醫之爲道大矣。醫之爲任重矣。中上之醫。千里百年。目未易覯。最上之醫。天下古今。指未易屈。世之言醫者何夥耶。恃聰明者。師心傲物。擇焉不精。雖日屢中。其失亦屢多。守門庭者。畫焉不入。自窒當機。縱未敢事。已咎在誤時。工邪僻者。心粗識劣。驚險絕根。偶墮其術。已慘同嬰刃。病者苦醫之聚訟盈庭。具日予聖。淺者售。僞者售。圓滑者售。而以其身命爲嘗試。醫者苦病之毫氂千里。動罹顛躓。方難憑。脈難憑。師傳難憑。而以人之身命爲嘗試。所以人之有生。水火刀兵禽獸王法所傷殘。不若疾厄之廣。人之有死。天魔外道餓鬼畜類之苦趣。不若地獄之慘。醫以心之不明。術之不明。習爲格套。牢籠病者。遂至舉世共成一大格套。遮天蔽日。造出地獄。遍滿鐵圍山界。其因其果。彰彰如也。經以無明爲地獄種子。重重黑暗。無繇脫度。豈不哀哉。昌也閉目茫然。惟見其暗。然見暗不可謂非明也。野岸漁燈。荒村螢照。一隙微明。舉以點綴醫門千年黯汶。擬定法律爲率由坦道。聊以行其佛事耳。然微明而洗發黃岐仲景之大明。明眼得此。閉門造車。出門合轍。自能立於無過。卽淺見寡聞。苟知因果不昧。敬慎存心。日引月伸。以此熠其膽。破其昏。而漸充其識。本地風光。參前倚衡。亦何患而不朗徹也耶。昌苟性地光明。流之筆墨。足以昭示學人。胡不自徹鬚眉。藏府中陰。優游几席。充滿恒天赫地。耀古輝今之量。直與黃岐兩光攝合。宣揚妙義。頃刻無欠無餘。乃日弄精靈。向棘栗蓬中。葛藤窠裏。與昔賢校短論長。爲五十步百步之走。路頭差別。莫此爲甚。發刻之稿凡十易。已刻之板凡四更。唯恐以凡人知見。雜揉聖神知見。敗絮補葺美錦。然終不能免也。其於風寒暑濕燥火六氣。及雜證多門。殫一生力補。不能盡補。卽殫千生力補之。不能盡補。從可推也。途窮思返。斬絕意識。直截歸禪。通身汗下。險矣險矣。尙敢漫言殊途同歸也哉。此重公案。俟可補乃補之耳。順治十五年上元吉旦。西昌喻昌嘉言老人。時年七十有四序。

四庫全書提要曰。國朝喻昌撰。昌既著尙論篇。發明傷寒之理。又取風寒暑濕燥火六氣。及諸雜證。分門別類。以成是編。每門先冠以論。次爲法。次爲律。法者。治療之術。運用之機。律者。明著醫之所以失。而判定其罪。如折獄然。蓋古來醫書。惟著病源治法。而多不及施治之失。卽有辨明舛誤者。亦僅偶然附論。而不能條條備摘其咎。昌此書。乃專爲庸醫誤人而作。其分別疑似。既深明毫釐千里之謬。使臨證者不敢輕嘗。其抉摘瑕疵。併使執不寒不熱。不補不瀉之方。苟且依違。遷延致變者。皆無所遁其情狀。亦可謂思患預防。深得利人之術者矣。後附寓意草一卷。皆其所治醫案。首冠論二篇。一曰先識病後用藥。一曰與門人定議病證。次爲治驗六十二條。皆反復推論。務闡明審證用藥之所以然。較各家醫案。但泛言某病用某藥者。亦極有發明。足資開悟焉。

潘氏楫醫燈續焰　二十卷　存

潘楫曰。本文計二千六百四十言。凡六百六十句。原名四言脈訣。乃宋南康紫虛隱君崔嘉彥希範所撰。明蘄州月池子李言聞子郁刪補之。更名四言舉要。其間脈證病因始備。但無註釋。則讀者不知其所從來。反增繁惑。庚寅春。因及門之請。乃鼓志爲釋。不敢旁引外書。唯首遵靈素。次仲景傷寒金匱。下及張朱劉李諸賢論。有精純明確者採之。亦不敢以辭害意。幷妄入臆說。如意與理微。則設喻形容。翻覆錯辨。務令恍然在目。豁然開心。至若文之拙字之俚。在所勿論也。因僭更名醫燈續焰。尚俟高明者鑒教之。

杭州府志曰。潘楫字碩甫。號鄧林。少以孝悌聞。賣藥都市中。人以韓伯休目之。受業者數百輩。觀其器宇。即識爲潘門弟子。始楫以兄善病。特往師王紹隆。終日夕視脈和藥。洞極深隱。通於神明。著醫燈續焰。大有功於世。

祝氏登元心醫集　六卷　存

自序曰。人之藥有十。其初未始不病。而其後遂爲病所不侵。靜坐去妄想。一也。獨處寡色慾。二也。隨遇甘澹薄。三也。作事不使人疑。四也。行善不求人知。五也。同居□正士。相與無邪人。六也。有財便思施。處樂益知危。七也。多觀經史。無鄙隨之病。少用機謀。寡陷穽之設。八也。以不自病。肢體必無大憂。精苟自豐。飲食皆成妙藥。九也。原無自作之孽。始可言數言天。具有不朽之神。寧必問脩問短。十也。人之病亦有十。其初可不藉藥。而其後遂非藥所能及。自用不用人。一也。聽巫不聽醫。二也。信命不信藥。三也。重財不重命。四也。一日數易醫。五也。小病即肴恬。篤病不肴意。六也。與兒女爲苟全之策。不與君子言受病之由。七也。病經歲月。不急尋針石。危在旦夕。猶情擾身家。八也。纔得生機。使圖旨口。略有起色。輒負醫流。九也。好言鬼神之事。而不加敬。如用本草諸書。而不深知。十也。太上以德。其次服藥。夫至服藥。亦甚不得已矣。高醫不可數遇。醫理可以講求。寻究以有年。往往遇疑證。投藥立效。其理有爲諸書所未明。其方又即衆醫所具曉。但察脈獨眞。故著功自異耳。因紀其證與其驗。并著其方。以公之世。旹順治庚寅孟春。龍丘祝登元茹穹父書於曠曠居。

洪氏正立醫衡　六卷　存

周亮工曰。歙人洪參岐以醫名吾梁。著有醫衡。王雷臣爲復刻之。賴古堂藏弆集

劉氏默證治百問 蘇州府志作證治石鏡錄　四卷　存

唐甦哲序曰。百問一書。昔默生劉先生所著靑瑤疑問是也。先生家世

武林。受業於繆仲醇先生。明季時來寓蘇郡之吳趨坊。活人甚衆。名震當時。吳越搢紳先生。靡不式敬。晚年頗厭酧接。於鼎與順治丙申間。遂閉關養靜。於所居之青瑤軒。門人劉紫谷葉其輝諸兄。以先生有獨得之祕。慮其失傳。而無以示後也。於是因疑進問。因問有答。發明經旨。剖析疑義。筆之於書。三載成帙。名之曰青瑤疑問。蓋先生眞積力久。一生所得。出自心裁。絕不摭拾前人一字。因古今氣運之盛衰。人生賦稟之厚薄。故論證則變通經義。投劑則不執古方。皆因時制宜。折衷允當者也。予與故友紫谷其輝兩兄。以黃氏同門之誼。得見是書。併悉其由。予固誦之久矣。每嘆先生諸及門。不能爲先生付梓傳世。以廣仁人之用心。徒藏之以爲肘後不傳之祕。惜哉。乃於浙賈書航。忽得是書。雖易名爲證治百問。而書則一字不異。始知有海鹽臨初石子。寶愛是書。而藉督學劉公。以梓行於世者也。自是先生之功。永垂不朽矣。所可惜者。實火欬嗽之一證。遺而不全。作者之名。隱而弗著。於是書不無缺焉。然觀其序曰。百問一書。未悉刻自何手。又云書成。或有爲石子稱功者。石子不自居。而曰亦惟歸其功於作是書之人。噫。比之剽竊人書。冒爲己作以欺世者。石子可不謂君子人歟。予不敏。於默翁先生。未經親炙。而私淑之久矣。今將以原本補其所遺。併表先生之姓氏。與紫谷其輝兩兄。

所以成先生之書者。以告於世。使知其所自云。康熙己巳孟夏。茂苑唐起哲謹識。

翟氏良醫學啓蒙彙編　六卷　存

古方講意　未見

説統　未見

按右見孫廷銓沚亭文集翟先生醫書序。

鄭氏三山醫家炯戒　未見

徐枋序曰。吳門鄭氏受業于李垣。爲帶下醫尙矣。傳至三山先生。而克大厥緒。能弘其道。博覽無不通。病者毋論老幼男女沈痾疾、一經診治。其病如失。故先生足跡所至。趨之若鶩。正如秦越人操術。以歷試諸國。隨俗濟時。不名一家也。如是者垂五十年。其所全濟者無算矣。而先生猶慨然曰。噫是能起吾藥之所及。不能起吾藥之所不及。是能治病者。而不能治治病者。則吾所濟者狹。而所救者末也。夫醫之所病病道少。所以術不精而嘗試與術精矣。而操心不仁。其害皆足以殺人。乃輯秦漢以來醫家事蹟。凡降祥殃棲於影響者。勒爲一書。名曰醫家炯戒。將使作善者貪其津梁。作不善者凜爲殷鑒。不亦偉乎。吾聞一醫之良。全活千萬人。先生此書出。而勸戒學者。昭示來茲。是胥天下後世之醫。而出于艮也。不將胥天下後世。而躋之仁壽之域哉。嗟乎。仁人用心。其利溥矣。昔嚴君平隱居卜筮。人有邪惡非正之問。則依蓍龜爲言利害。與人子言依于孝。與人弟言依于順。與人臣言依于忠。各因勢導之以善。而人已默受其福。是寓其教于卜者也。若先生者。豈非醫教。而與人爲善者耶。（居易堂集）

華氏（自達）尊經集　二卷　未見

九江府志曰。華自達。號喬石。德化文學也。天性篤孝。其父質宇公患痔。手調飲食。侍寢處者六年。凡中痔廁牏之具。必躬自浣濯。少閒。即致志於醫。醫質宇公之心法也。得自達闡明之而益顯。所著有尊經集上下二傳。蓋岐黃之論。爲典謨以上之書。古奧幽深。非淺見薄識者。所能通曉。時則王九達有素問靈樞合類之編。慮其割裂顛倒。尊經之旨。亦孟氏不得已之心。嘗□著論外感。如陰陽升降之候。傳變順逆之機。經絡上下之屬。論內傷如標本從違之數。虛實補瀉之功。寒熱溫涼之理。無不井分條貫。閭里爭誦之。當道聞其名召之。絕不應曰。我爲老諸生數十年。村戶息□。奈何以方伎飾面目向人耶。然貧苦無告者。不召輒往治之。病已。且數數以稟肉餽。東門有孤貧麻姆。患癰痛楚。飲食復不繼。自達聞之。往診曰。高年正氣虛。邪氣實。不攻邪正氣無以自存。遂進敗毒散五劑。癰得消。日進飲食。兼服補劑而愈。業履岑樂休者。患頭痛體弱。病久百藥無靈。自達診之曰。脈微數實火也。誤以質弱。早投補劑。故留而不去耳。急進凉膈散一服而痊。有丐者患腫脹。自達召至。與以飲食。煎茵蔯五苓散飲之。半晌小腹脹痛不可忍。橫出怨言。復強飲溫水酒一壺。溺如湧泉。臥具盡濕。腫立消。調以啓脾丸。半月而痊。其醫皆類此。詳載尊經集後醫案中。順治初。醫學乏人。蕭國柱舉以自代。周太守璜敦請之。不就。晚得劇疾。倉卒易簀。附身之具一未備。勉留數日。從容問曰。事畢否。草率略具。卽起索筆硯。咸謂當有遺言。乃伸紙疾書曰。生平無所得。惟此兩三壺。一朝帶不去。撒手隨大虛。擲筆而逝。

兪氏堅醫學愼術　未見

嘉定縣志曰。兪堅字心一。居北城。曾祖琛。祖都。世有隱德。父琳。精堪輿術。堅品行方正。少學醫於隱士金汝鉉。常起危疾。每慮藥性多偏。小不謹輒致害人。著醫學愼術。以發明其旨。

顧氏闕名燕臺醫案　未見

毛奇齡序曰。倉公受扁鵲之書于公乘陽慶。逮其家居。漢帝嘗其治病所驗者。記之于册。此後人醫案所自始也。顧治十得九。世難其人。浸假得失平參。世必好舉其所失。而略其所得。况浮湛湯液。因循取驗。其得失原無成形。安能歷考其所得。而爲之記之。雲間顧先生不然。先生以經義治四門學。作選人。京師藉藉。聞先生善醫。其家居時。每醫人有成績。稱聖儒。其爲聲在崔長史李慶嗣上。姑請召之。而先生亦復以邸舍岑寂。即應召往。顧京師多官私醫。萃天下之能醫者。而僦于其間。自給事內廷。以至御蹕幸舍者。比比而是。即有詔召問按驗。亦別有給事在左右者。而先生非其人也。然而所至輒起。亦且有醫藥已病之狀。書之成帙。夫上醫醫國。其次醫人。夫人而知之矣。生平讀書講道。治舉子之學。原不能抉陰陽之精。調燮補助。而即其試仕方州。驟膺民物。其張弛激揚。亦何能展我欲爲。而有如呼吸之間。就人之死生。轉旋俄頃。以與造物者爭其權度。此亦吾儒施濟一快事也。若夫其按可驗。則予之家人。已列其一。如薄憂女子者。又何怪焉。西河合集

余氏元度用藥心法　未見

華希閔序曰。余舉業之暇。喜讀岐黃書。喜與岐黃家言。言人人殊。其學有据依。不爲夸言欺世者。莫如外舅余元度先生。先生之言曰。治病之法。在望聞問切。切以探其內之情。望聞問以盡其外之形。情隱而形顯。故望聞問較先于切。今人喜言切脈。而略于對證者蔽也。先生之學。傳自異人鏡機子。治病百無誤。嘗語余。病一而證之變凡幾。證一而候之

變凡幾。識其證。審其候。而後可以用藥。余既盡聞其證候諸變說。退疏其言成帙。竊謂可盡平人之病矣。盡乎吾藥之法矣。名曰用藥心法。寫二帙。一授兒嘉。一授從弟。延綠閣集

王氏夢蘭 祕方集驗 二卷 存

自序略曰。近世方術之祕者多矣。但祕無不驗。驗何取乎祕。而世之人。始因祕求驗。繼因驗反祕。即出而公世者。最不祕矣。時慮其或驗或不驗。又不能集所屢驗。以盡去所未驗。於是祕者則益祕。驗者不即驗。此予之因有是役也。曰祕方者。祕則傳人所不傳也。曰集驗者。驗則試人所屢試也。不祕不驗者。概置不集。集必祕祕必驗。祕必驗者。始命諸梓。以廣其傳。仁和醒菴主人王夢蘭敬題。

蔣氏示吉 醫宗說約 六卷 存

自序曰。余年十二。先母周夫人見背。先君子君輔公杜門讀書。道義自許。口不道阿堵字。以故家貧甚。嘗寄食子佩舅氏家。舅氏撫教有加焉。於時明發有懷。固思生戚遑遑大病。每於誦讀之暇。間覽方書。先君子遂謂小子曰。汝有意於此乎。古人不得爲良相。每願良醫。蓋良相良醫。其功正相等耳。果能精之。則可以自療。幷可以療人。亦內典所自利利他之道也。予拜訓之下。深謝不敏。長而遭滄桑之變。寄跡於穹窿之陽。

人有疾者。按方加減與之。所投輒效。因而叩戶求方者。殆無虛晷。竊思古人陳案。雖各臻其妙。然論多方雜。未易窺測。不免楊朱之嘆。故於晨窗夕几。究心靈素。博涉羣書。斟酌盡善。成山居述四卷。有論有方。有經有變。頗備苦心。但力綿不克就梓。久置庋閣。今年春偶公孫叔過齋頭。見而閱之。謂曰。汝有此。而不與人共之。不亦同於懷寶迷邦者乎。且汝先子之言具在。顧其忘諸。予益唯唯謝不敏。長夏無事。因於山居述中。簡其要者爲主。方隨證加減。一證一方。以見其常。加減附論。以通其變。編爲俚句。名曰說約。庶幾學岐黃者。得會歸之源。去煩苦之失耳。若曰從此活人。功與調元者等。則予豈敢。康熙二年夏四月。古吳自了漢蔣示吉仲芳氏識。

山居述　四卷　未見

醫意商　一卷　存

醫宗小補　九卷　未見

通醫外治　一卷　存

尤乘序略曰。先生乃周忠介公從外孫。世居婁江。因母氏而遷金閶。桐涇一曲。時應病家之請。往來松浙間。默契往聖之神。訪異人之指授。臨證已多。活人無算。囊中懷醫宗小補九卷。首重法。次論方。一法可治衆病。一病亦具諸法。實靈素之階梯。後學之指南也。復撰通醫外治一卷。頭面手足。九竅皮毛之疾。俱能不藥而愈。余喟然嘆曰。用心之密。學問之博。有如此乎。治病如治國。用藥如用兵。湯丸服餌。內攻也。敷熨等法。外應也。以此攻疾。何疾不瘳。嗚呼。白駒易過。紆金拖紫。同草木腐者多矣。先生立此不朽之業。豈僅爲大江以南一人而已哉。余固知其非尋常人也。

朱氏鳳台醫學集要　九卷　存

張氏介石資蒙醫徑　三卷　存

引曰。夫醫者意也。呼吸操生死之權。用藥存病人之命。述□窮而心不愼者可乎。余歷驗焉。倘臨證意忽。則負病人弗淺也。何者。凡際視證。貴在當機。有一段活潑。未有不活潑之醫。而能起沈痾之病。司斯術者。盍自問焉。得述之窮乎。得臨證之意乎。得病脈之符乎。得虛實之準乎。得輕重之量乎。得生死之訣乎。對病者得自心之無疑乎。矢神天得自心之無愧乎。試自歷問。吾斯能信。敢當仁心仁術之權。是操三折其肱也。有神虛不宜補益者。火盛不宜導泄者。痰盛不宜行吐者。咳喘不宜止嗽者。患疼不宜止痛者。麻木不宜疏風者。噦嘔不宜止吐者。失血不宜止血者。感冒不宜表汗者。腹脹不宜消導者。病在上而不宜降者。病在下而不宜升者。病在緩而急醫者。病在急而緩醫者。有脈不符病者。有病不投藥者。有服藥而不愈者。有不服藥而自愈者。如此情弊。不可不察。神虛不宜補益者。邪盛雖虛而患補。火盛不宜導泄者。火激而愈熾。痰盛不宜行吐者。氣弔而痰生。欬喘不宜止嗽者。嗽止而肺斂。疼痛而不宜止痛者。遏氣而弗伸。麻木不宜疏風者。耗血而生痺。噦嘔不宜止吐者。蘊病而收脾。失血而不宜止血者。瘀積而成瘵。感冒而不宜表汗者。氣弱而防危。腹脹而不宜消導者。謹嚴而剝胃。病在上而不宜降者。防毒而入臟。病在下而不宜升者。恐毒而升提。病在緩而急醫者。防後變證。病在急而緩醫者。峻藥難支。有脈不符病者。臨病未細。有病而不投藥者。自反其醫。有服藥而不愈者。病人神短。有不藥而自愈者。遭際庸醫。究竟今之術士。不檢自之心病。而濫醫人之身病。謂濫竽軒岐。無怪其不明典籍也。青囊祕邃之繁。使今人難於述趨。習寡猶無習也。非吾儒考試而後可以拔萃超羣。不侫羅難得夢中之境界。將生平所得之術。著以成卷。蒙神人目之。曰資蒙醫徑。是排遣難裏毛錐。以消狴門永日。門徒遂爾錄梓。敢曰於岐黃爲有小補。噫。與其不學無術。能讀此資蒙醫徑。詎有戕人之命乎。醫者意也。苟得其意。則臨證變化而取效者之謂神。吾不知其罵我罪我者若許乎。

程氏林卽得方　未見

尤侗序曰。吾友蔣虎臣太史。嘗著蔣說。其所鈔禁方。居十之五。皆世所不經見者。予既奇而錄之。復詰之曰。子之方。其得之傳聞乎。其有所試乎。蔣子笑曰。吾非有所試也。往予善病。多從人乞方。以方告者日來。予喜其說之可以救人也。故筆之于書。其驗與不驗。則未可知也。予曰。若然。則自成其爲蔣方而已。夫學琴之子。必出牙曠之門。學書之子。必入鍾王之室。然使拊弦而忘勾剔。握管而誤波戈。不過發溺人之一笑。而無傷焉。若學醫人費。而可以請嘗試乎。幸子之未學醫。而人或不子信也。于是蔣子笑而止。新安程雲來先生。予聞其名。而未識也。及門周甬三攜其所輯卽得方示予。將梓以行。而命一言。予非越人。惡知醫意。然發其書而讀之。大約羅古人已驗之方。而擇其尤簡易者。程子于此道三折肱矣。述而不作。其愼如是。且慮窮鄉逆旅。寒暑蒼黃。未能蓄著艾於三年。求緩和于千里。故以是書懸之肘後。撮在目前。事半功倍。其術至良。其心亦至苦矣。神而明之。存乎其人。予雖未敢決其方之必驗與否。然如先生自言不出戶庭。立可奏效。雖有參差。于病無損。則誠哉篤論也。予既以告周子。周子請益。予戲語之曰。昔范武子有疾。從張湛求方。湛授以六物。用損讀書一。減思慮二。專內視三。簡外觀四。旦晚起五。

夜早眠六。范一服而愈。此亦吾家即效方也。幸以此復程先生。書成當郵寄蔣子。蔣子且忻然而笑曰。尤子欺予哉。如此方者。吾又將筆之蔣說也。西堂雜組二集

醫暇卮言　未見

尤侗序曰。新安程雲來先生嘗輯即得方。予既序而行之矣。居久之。復出醫暇卮言示予。予讀而笑曰。嘻。夫醫安得暇哉。世所謂名醫。吾知之矣。且起而納謁者。屨滿戶焉。入其室。問其疾。各投以藥而去。其士大夫以折簡邀者。則登名于版。日中而食。肩輿而出。望門而止。候主人之顏色。酬酢未畢。索筆定案。以授使者。歸而謀之弟子。俾參劑焉。抵暮而返。則藥囊果然矣。其爲小兒醫者。晝居不出。昏夜叩人之門戶。秉燭一視。疾趨而去。若驛傳之速。漏盡始休。或要于路。或候于門。皆喜其來而恨其晚也。其下醫竊慕之。雖病者之有無多寡。未可知。往往乘車從僕。招搖過市。窮日之力而後已。見者詫之曰。夫夫也忙甚。必名醫也。醫安得暇乎哉。先生曰。唯唯否否。醫而不暇。何以爲醫。良醫病萬變。藥亦萬變。是故以志一之。以氣輔之。以理持之。以神守之。寂而通之。息而游之。此豈汲汲遑遑所能治乎。夫治病猶治兵也。欒鍼之稱晉師曰。好以暇。金鼓方急。使攝飲焉。鄢陵所以勝也。諸葛之羽扇。謝艾之胡牀。蔡遵之投

壺。安石之賭墅。皆暇也。予之治病。亦如是矣。或謂先生既暇。當著問難之書。何取乎卮言。蓋聞之許子。醫者意也。意之所解。不可言傳。故先生卽得方。述而不作也。若其卮言。籠天地羅萬物。洸洋縱恣。于堅白同異之說。不言醫。醫寓焉。斲輪之說。寓于讀書。解牛之旨。進于養生。觀卮言。則問難思過半矣。周禮醫事十全爲上。十失一次之。十失二三次之。十失四爲下。未有卽得者。先生之卽得。先生之暇爲之也夫。（西堂雜組二集）

胡氏（其重）醫約先規　未見

醫門博要　未見

急救危證簡便驗方　二卷　存

急救危證簡便驗方續集　二卷　存

自序略曰。予不敏。自髫年誦讀之餘。卽嗜軒岐之學。竊嘗萃其要旨。約其治法。纂爲醫約先規。而又博涉羣書。挹其精英。名曰醫門博要。尚有未竣。行將次第登梨。就正有道。姑先梓急救危證簡便驗方。以便貧乏。而濟倉卒。一時仁人君子。業蒙鑒賞。但尚有遺珠。兼以新得。暨向來所得奇祕諸方。與夫輕緩諸證。但割愛姑置。未遑詳載。恐當檢用之時。致有遺漏之嗟。兹集乃補其未備。續其全貌。公其祕密。如入寶山。任其取用。不更愉快也哉。因值力綿。未能續梓。鄧翁仲貞修長者行。勇于爲善。

且無倦心。復與謀之。翁毅然曰。記有云。己所不欲。勿施于人。今子之所快。卽予之所快。亦卽世人之所共快也。其施又烏容已。已復同張翁令儀。助貲剞劂。與前方竝廣其傳。其廓然大公之心。痌瘝一體之念。吾于兩翁親見之矣。亦何幸焉。

陳氏（謨）神驗單方　一卷　存

羅氏（美）古今名醫方論　四卷　未見

古今名醫彙粹　八卷　存

徐文明序略曰。本朝康熙乙卯年間。有新安羅東美先生。當代之名賢也。著作頗多。惜乎不能概行於世。流傳惟有古今名醫方論四卷。古今名醫彙粹八卷。其方論四卷。久已登之棗栗。嘉惠後學矣。而彙粹八卷。抄本係文之祖遺家傳珍祕。是書本乎靈素二經。證以病情。而彙集之也。此乃先生苦心評定者。又慈谿柯韻伯先生所參校。可謂濟世之梁筏。醫學之精髓也。思夫學問。乃天下公共之事。豈可私于一己。而祕之于家者也。用是于嘉慶己未年仲春。商之于陶氏柏筠堂。鐫板流傳。以公同好。庶幾習是業者。得以究其精微。相期進乎堂奧也云。

亡名氏跋曰。澹生先生姓羅名美。新安人。喬居虞山。以名儒而兼習岐黃術。生平制述甚富。惟名醫方論一書。已刊布人間。是書皆彙集前賢精蘊。純一而不流於詭異。非手眼俱到者。採取曷能盡善焉。庚辰春。得之友人齋頭。故喜欲繕寫。無如何疎惰之至。迨辛巳之秋七月告成。特是舛錯頗多。雖略為較正。然不免魯魚亥豕之譏。善讀書者。領略其意味。而尋繹之則可矣。

按是書抄本亦八卷。有亡名氏跋。寬政丁巳。先子得之長崎鎮臺平賀氏。先子曰。是當乾隆中人所錄。據此文。則羅名美字澹生。刻本單稱東美先生。似是別字。

高氏（鼓峯）醫家心法（已任編作四明心法） 一卷（已任編作三卷） 存

胡珏序曰。浙中精于醫學者。有二高子。居錢唐者。曰士宗先生。居四明者。曰鼓峯先生。余志學時。慕士宗先生之名。欲受業其門。迫于貧不果。每得其著述。不厭研究。以為私淑之益。洎後聞鼓峯先生所言多奇論。治病多奇中。則又心竊願見之。而不獲一晤其人。以為恨。乙巳春。越溪王謙中來。為余言鼓峯醫術。當代少有出其右者。且以其所著醫家心法示余。余深喜數十年景企之私。一旦得讀其書。不啻見其人。何快如之。及披閱終編。見其用心。似欲出前人意表。而修辭不免紕繆于軒岐仲景。心竊異之。鼓峯之奇。乃如是歟。何所見與所聞之不同也。夫天下之理。莫不本于正。何有于奇。意主于奇。則索隱行怪。而惑世欺人之言出。未有不悖聖賢之道者。讀鼓峯之書。而想其平日之所言所行。時出于奇者。亦約略可見。較之士宗之持身整飭。應事周慎。而其著述。典而可則者。不相徑庭歟。不揣鄙陋。就其書中。有不合于軒岐正義者。妄爲糾正。爰以濟世之心切也。鼓峯而心存乎濟世者。諒不以予言爲吹索也夫。雍正三年歲次乙巳嘉平既望。錢塘胡珏念菴氏識。

四明醫案　一卷　存

呂氏東莊醫案　一卷　存

按潛邨揚乘六雲峯。合以上三書。及西塘感症。凡四種。增以評點。題曰已任編。

醫籍考卷六十四

東都　丹波元胤紹翁編

方論四十二

郭氏志邃痧脹玉衡書　三卷　存

王庭序曰。憶昔癸未秋。余在燕都。其時疫病大作。患者胸腹稍滿。生白毛如羊。日死人數千。竟不知所名。有海昌明經李君。見之曰。此痧也。挑之以鍼。血出病隨手愈。於是城中舁而就醫者。亦日以千計。皆得愈而去。頃之證變而爲嗽。嗽甚輕。不半日隨斃。時李君已出都。有知者曰。此亦痧也。用前法挑之。亦隨愈矣。余時目擊其事。歸而與知醫者言之。卒疑信交半。無何則吾鄉挑痧之法盛行矣。先是鄉人有糞穢感痧。例用錢物蘸油而刮。及此多用挑。然行之大都婦人。以故爲名醫者不道及。考諸醫書。古時未有論及。後人稍有青筋之說。仍略而不詳。因而求人之信者少。疑者益多。用藥之方。遂置之不論。人不幸犯是證。無得全者。噫。是可憫也。友人右陶郭君明理讀書。旁搜醫學。見近之患痧者日益衆。而治痧者不聞。乃精心殫思。推原於小兒痧疹之理。兼求之古方。多有不言痧。而見痧之意者。且驗之。諸所救療無或爽。因以自信。遂發願廣之天下後世。爲百千萬人命之救。著有玉衡一書。右陶之心切矣。右陶之功大矣。右陶嘗言痧本無定脈。凡脈與所患之證。不相應者。即爲痧之脈。痧亦無定證。或感風感食感勞感痰。而以本證治之不效者。皆爲痧之證。爲立之方使知遵也。爲記之驗。使知信也。後以藥性終之。使知用之有宜不宜。不與他證同也。右陶治痧之法。於是書乎全。而世人將讀其書以治痧。兼以治右陶之所不及治。右陶之心。於是大快。雖不欲居其功。功又安歸哉。余既見痧之事。又信右陶之說。敢爲之言。雖然。不足爲愚者道也。康熙十四年乙卯重陽日。

朱氏鴻雪方便書　十卷　未見

錢朝鼎序曰。宇內書籍。莫尊於聖經賢傳。其次百家著述。有切於民生日用者。無如醫。故秦火之厄。神農岐黃之編。得與壁經俱存。自後醫書之廣。不下八百餘家。即白首其業者。尚不能遍覽。況不爲醫者哉。吾虞朱子若瑛。貧士也。心存利濟。選古今名醫經驗單方。集爲方便書十卷。救急須知一卷。凡有疾者。不必求醫。不必市藥。信手拈來。立可奏效。且一覽了然。賢愚共曉。家藏一册。則人可爲醫。謂之方便。洵不誣矣。昔陸羽著茶經。王積著酒經。俱足不朽。然未若是編之有益於民生也。喜爲之序。昔康熙十六年三月朔日。

方便書補遺　一卷　存

救急須知　一卷　未見

張氏勇方以類聚　五十卷目錄一卷　存

自序曰。余善病。且連年同諸將士。以野爲家。以幕爲宇。其間風寒暑濕。加之饑飽勞役。何非病因也。則藥所必需。豈敢以未達輕試。則本草綱目所必需。卽以其中所附方。酌而用之。頗獲效。每惜散見查檢爲難。適際休沐臯蘭。病忽劇。其需方藥爲尤切。因念人之遇病也。皆猶是矣。尋差。遂命類而聚之。羣而分之。始知綱目收方。味不多而爲力專。直入之功也。其有安臥牀簀。孝子順孫之環侍。又以落落晨星。嘗而進之乎。則準繩諸書。多方調護之劑。所以需先爲不可敗義也。因益之。不辨病名。不明病因。則方難用。故剪截諸論。而條列之。且創原方泛濫及譽詞。慮厭達人目也。能於五十卷內。會其間而備。運用一心。則亢害承制之理。亦在是。□卽依靈素諸家五運六氣。一作癡觀。未必不如周禮不可行。井田不可復。適足以壞人證耳。康熙十六年重陽日。關中飛熊氏題。

余金曰。靖逆侯張勇字飛熊。國初定鼎。卽仗劍出關。求見英王。王大奇之。提督甘肅。知吳三桂將反。命子雲翼間道入都。首發其姦。聖祖親解御袍賜之。功成後謚襄壯。相傳其封公夢夏侯惇而生。侯薨後。葬墳掘

地。得夏侯碑碣。亦奇事也。熙朝新語

按　先子曰。飛熊氏未詳何人。自序稱連年同諸將士。以野爲家。以幕爲宇。知是武職。而非醫家也。近閱黎士弘託素齋集。有贈將軍張飛熊詩。當是其人。

王氏（翃）萬全備急方　一卷　存

自序曰。庚申夏秋之交。江南淫潦爲災。饑饉載塗。繼以疫癘。大師相開府慕公既以蠲賑得請於朝。復大施方藥。以療民疾。所全活者。以億萬計。上洋曹君綠巖聞而謂余曰。我聞病有萬端。藥亦千變。今開府以一方療衆疾。亦有說乎。余應之曰。丹溪有言矣。雜合之病。當以雜合之法治之。今江南所患。正天行雜合之法治之。今江南所患。正天行雜合病也。似瘧非瘧。似痢非痢。治以雜合則生。治以瘧痢則死。開府所傳。信有本矣。綠巖又曰。是方也。獨不可以療衆疾乎。余又應之曰。一方療衆疾者。天行病也。一方療一病者。正病也。治天行者。不可以治正病。猶之治正病者。不可以治天行。苟不明乎十劑之宜。八方之制。而欲執古方以治今病。未必一一能活人也。雖然。余聞夫窮僻之鄉。貧窶之子。與夫梯山航海之客。一旦有疾。不能猝致良醫。不能猝求良藥。非委命庸工。即束手視斃。以此夭枉甚衆。間嘗上稽農經。下考仲景以來二百七十餘家之書。知天地生一物。即有一性。生民有一病。即有一治。大抵山居知木。濕居知草。漁佃者如飛走蟲魚。如油煎可以引髮蛇。蘇子可以吐雞雛。鸕鷀殺蟲。獺髓辟尸之類。凡耳目間仰取俯拾。何物非藥。何藥無治。奚必生而神靈。始能遇物辨性。身試百毒。後乃按藥已病哉。所以昔賢如孫思邈張文仲張雞峯。各有隨身備急方以救世。備急云者。法取經驗。品從簡易也。余於編輯傷寒雜證全書之暇。以其緒餘。亦手錄備急方八百餘首。另爲一編。名曰萬全備急方。其間錄其功。必表其過。用其正。間收其奇。方則宜於貧賤者多。宜於富貴者少。藥則得之山野者多。得之市肆者少。蓋富貴之家。市肆之地。易致良醫。易求良藥。於備急之義無所取爾也。然是書也。或一證數方。或一藥數治。雖曰小方。合之而即爲大方。雖曰奇方。兩之而即爲偶方。又重之而即爲複方。惟在用藥者神而明之。則長沙河間東垣丹溪諸大家。俱可變化於八百方矩矱之中。豈特區區備急云爾哉。緣巖始躍然起曰。開府慕公身爲師相。以仁政佐國家。活萬民。今子身爲布衣。亦出名方。活人無算。良相良醫。地不同也。而心同有如是乎。是書也。請爲君梓之。余謝不敏曰。君言過矣。君以好生爲德。是書也。余輯之。君梓之。苟以是爲好生錄。則君與余共之可也。他則何敢。因序其問答。以弁於簡端。時康熙十有九年菊月中浣。吳暻東皋王栩謹序。

萬全備急續方　一卷　存

跋曰。予備急初編。成於庚申之冬。刻期告竣。以應我綠巖先生救世活人之請。殊未愜予懷也。次年復從吳下白門。蒐羅坊刻舊本。有似葛洪肘后。澹寮百一者數家。翻覆簡閱。去其雷同舛謬。更得名方四百餘。則彙而觀之。庶可以悉病情窮藥用矣。遂錄而呈之綠巖先生。先生能以覺言諸書醫衆生心。更能以是書醫衆生病。是亦當今之五地菩薩乎。癸亥春仲。平浣王胡謹跋。

雜證圓機　未見

按右見于嘉定縣志。

沈氏頵病機彙編　十八卷　存

蘇州府志曰。沈頵。字朗仲。顥弟。以醫擅名。品行高雅。士論重之。

馬氏俶印機草　一卷　存

馬師津梁　八卷　未見

四庫全書提要曰。國朝馬元儀撰。元儀蘇州人。是編前有雍正壬子汪濂夫序。稱元儀受學於雲間李士材西昌喻嘉言。士材。李仲梓之字。嘉言。喻昌之字。二人皆國初人。則元儀著書。當在康熙初矣。其曰馬師津梁者。蓋元儀門人姜思吾傳其鈔本。濂夫追題此名。非其本目也。所論多原本舊文。大抵謹守繩尺。不敢放言高論。亦不能有所發明。所載諸方。或與所論不甚符。如中風一門。既知病由內虛。不屬外邪。而附方仍多驅風滌痰。一切峻利之藥。知其亦見寒醫寒。見熱醫熱。隨時補救之技。非神明其意。運用自如者矣。

蕭氏 壎 醫學經綸全集 一百三十卷 未見

蕭壎曰。醫學經綸全集。凡八種。雜證八十卷。傷寒八卷。幼科雜證八卷。痘疹十卷。方論八卷。本草八卷。脈學四卷。統彙經綸。而各自分帙。女科八卷。其一也。全書共得一百三十四卷云。女科經綸凡例

汪氏 琥 醫意不執方 未見

按右見于李逢春傷寒論辨證廣註跋。

張氏 志聰 侶山堂類辯 二卷 存

自序曰。余家胥山之陰。峨嵋之麓。有石壘焉紛出。余因其屹然立者。植之爲峯。塊然枵者。依之爲岡。峭然削。洞然谷者。綴之爲曲屈。爲深窈。就其上築數椽。而南則構軒臨其山。客有訪余者。望其蓊蔚陰秀。咸低徊留之。擬冷泉風況焉。余日坐臥軒中。幾三十年。凡所著述。悉于此中得之。去冬素問成。漸次問世。偶慨嘆曰。既闡聖緒。仍任習訛。譬比倒瀾。等同鷗泛。爰是錯綜盡蘊。參伍考詳。隨類而辯起焉。雖然。惡乎辯哉。夫天

下有理所同者。同無容辯。天下有理所異者。異亦無容辯。即天下有理之同。而勿爲理之所異。理之異。而或爲理之所同者。同中異。異中同。又無容辯。惟是理之同矣。而同者竟若異。理之異矣。而異者竟勿同。同之不可爲異。異之不可爲同。又何容無辯。辯之而使後世知其同。即知其所以異矣。知其異。即知其所以同矣。知其同不爲異。異不爲同。即知其所以同。所以異矣。無事辯矣。若曰予好。豈敢云然。康熙歲次庚戌正陽月。西泠隱菴張志聰書于崑池之花蘭。

王琦跋曰。聞之耆老。自順治至康熙之初。四十年間。外郡人稱武林爲醫藪。蓋其時盧君晉公以禪理參證醫理。治奇疾輒效。名動一時。張君隱菴繼之而起。名與相埒。構侶山堂。招同學友生。及諸門弟子。講論其中。參考經論之同異。而辨其是非。于是談軒岐之學者。咸向往于兩君之門。稱極盛焉。兩君所著書。皆堪傳世。張氏所輯者。俱已授梓行世。甫及百年。流傳日少。其針灸祕傳。及侶山堂類辨二種。已難得購。余尋之有年。始得類辯一種。觀其準古衡今。析疑糾謬。足爲後學規矩準繩。亟爲重梓。以廣其傳。後之學者。茍以此爲指南。庶能得正道而由之。寧有歧路之迷。邪徑之誤哉。隱菴初爲糧道書吏。糧道患癃閉。諸醫用藥皆罔效。或薦隱菴。隱菴以補中益氣湯投之。一劑而愈。或問之曰。人治以降利之藥而不效。予易以升提之藥而效。其理安在。隱菴曰。公不見夫水注子乎。閉其上而倒懸之。點滴不能下也。去其上之閉。而水自通流。非其法耶。今閱編中所釋。將欲下之。必先舉之。而引轆轤之繩以喻。正是此理。人能以此法。觸類而通之。醫法固無盡藏哉。茲事余蓋聞之黃君覲石者如是。近又聞張君東扶言。盧晉公事糧道。患內閉溺不得下。勢甚亟。諸醫皆束手。晉公先生以人參麻黃各一兩定劑。諸醫囁嚅。不敢謂是。糧道不疑而飲其藥。不踰時溺下。糧道喜。以千金贈晉公。與予前所聞者異辭。予意盧張二君所治。各一當事。而傳者均屬之糧道。致有異同之疑耳。黃張二友。皆非妄言者。故並紀之。以為治癃閉之法。幷以證此帙中名言精理。所蘊不少。人當殫思細參。以收其益。慎毋視為淺近而忽之也。乾隆己丑三月五日戊子。胥山老人王琦跋。

高氏世栻醫學眞傳　一卷　存

王嘉嗣序曰。醫之道奚起乎。造物以正氣生人。而不能無夭札疫癘之患。故復假諸物性之相輔相制者。以為補救。而寄其權于醫。夭可使壽。弱可使強。病可使痊。困可使起。醫實代天生人。參其功而平其憾者也。迺自農皇肇起。辨草木以著藥性。軒岐繼作。明陰陽以著內經。至漢末。篤生張仲景先師。上承農軒之理。著卒病雜病兩論。率皆倡明正學。以垂醫統。仲師既沒。而經論之道。遂失其傳。舛謬紛紜。靡所止極。甚且家自爲書。人自爲學。世之所以賴有醫者。反不若無醫之爲愈。每爲曠覽。竊嘗病之。我士宗夫子。性靈獨異。學識超羣。註釋經論。既已述大道而正其傳。暇日集羣弟子。往復論難。提命之下。及門手錄。顏曰醫學眞傳。其間陰陽血氣。藏府經絡。與夫五運六氣之理。凡前聖所孕含未剖者。闡著靡遺。而諸書所表章未備者。迄無餘蘊。洵足補救斯人而爲功于造物。其所係豈淺鮮哉。嗣等彙集成帙。摘其要者。梓以問世。皆知醫之傳有其眞。而學以不僞。是誠我夫子扶挽斯道之志也夫。旹康熙己卯之春。錢唐王嘉嗣子佳敬題。

陸氏圻醫林口譜　海寧續目二卷　未見

醫案　海寧續目一卷　未見

醫林新論　未見

按右見于張氏醫通引用書目。海寧續目有醫論十篇。豈同書歟。

汪氏昂醫方集解　三卷　存

自序曰。孔子曰。能近取譬。可謂仁之方也已。夫仁爲心性之學。尚不可以無方。況乎百家衆藝。可以無方。而能善此乎。諸藝之中。醫爲尤重。以其爲生人之司命。而聖人之所必慎者也。竊嘗思之。凡病必有症。症者證也。有斯病。必形斯候者也。證必有脈。脈者。藏府經絡。寒熱虛實。所由分也。有與證相符者。有與證不相符者。必參驗之。而後可施治者也。察脈辨證。而方立焉。方者。一定不可易之名。有是病者。必主是藥。非可移游彼此。用之爲嘗試者也。方之祖始于仲景。後人觸類擴而充之。不可計殫。然皆不能越仲景之範圍。蓋前人作法。後人因焉。創始者難爲方。後起者易爲功。取古人已驗之成規而斟酌用之。爲效不旣易乎。然而執方醫病而病不能瘳。甚或反以殺人者。又何以說焉。則以脈證未辨。藥性未明。惑于似。而反失其眞。知有方。而不知方之解故也。方之有解。始于成無已。無已慨仲景之書。後人罕識。爰取傷寒論而訓詁之。詮症釋方。使觀者有所循入。誠哉仲景之功臣。而後覺之先導矣。厥後名賢輩出。謂當踵事增華。折衷闡奧。使古方時方。大明于世。寧不愉快。夫何著方者日益多。註方者不再見。豈金鍼不度歟。抑工于醫者。未必工于文詞。不能達意。遂置而不講歟。迄明始有吳鶴皋之醫方考。文義淸疎。同人膾炙。是以梨棗再易。豈爲空谷足音。故見之而易喜歟。然吳氏但一家之言。其于致遠鉤深。或未徹盡。茲特博採廣搜。網羅羣書。精窮蘊奧。或同或異。各存所見。以備參稽。使探寶者不止一藏。嘗鼎者不僅一臠。幾病者觀之。得以印證。用者據之。不致徑庭。寧非衞生之一助歟。或曰。善師者不陳。得魚者忘筌。運用之妙。在于一心。何以方爲。余曰。般倕不棄規矩。師曠不廢六律。夫易之爲書。變動不居。然亦有變易不易二義。故曰。蓍之德圓而神。卦之德方以智。夫卦誠方矣。豈方智之中。遂無圓神之妙也哉。吾願讀吾書者。取是方而圓用之。斯眞爲得方之解也已。康熙壬戌歲陽月。休寧訒菴汪昂題。

醫方湯頭歌括　一卷　存

李氏（文來）醫鑑　十卷　未見

四庫全書提要曰。國朝李文來編。文來字昌期。婺源人。初休寧汪桓作醫方集解。本草備要二書。淺顯易明。頗行於世。康熙丙子。文來撮合兩書。條分縷析。分類排纂。以成是書。名曰李氏醫鑑。實則汪氏書也。又以雜證及傷寒有未備者。更輯爲續補二卷。末附桓所作三焦命門辨一篇。稱醫鑑成。請正於桓。詳校差譌。玉成完璧。更授以是編。附刻卷末。則文來輯是書時。桓尚無恙。與所手定無異矣。

按著醫方集解本草備要者。汪桓之兄昂也。提要何以相混若此。

醫鑑續補　二卷　未見

尤氏（乘）壽世青編　二卷　存

徐氏（人鳳）醫方指南　十卷　存

陳氏士鐸石室祕錄　六卷　存

四庫全書提要曰。國朝陳士鐸撰。士鐸字遠公。山陰人。是書託名岐伯所傳。張機華佗等所發明。雷公所增補。凡分一百二十八法。議論詭異。所列之方。多不經見。稱康熙丁卯遇岐伯諸人於京都。親受其法。前有岐伯序。自題中清殿下宏宣祕籙無上天大帝眞君。又有張機序。自題廣蘊眞人。方術家固多依託。然未有怪妄至此者。亦拙於作僞矣。

辨證錄　十四卷　存

自序曰。丁卯秋余客燕市。黃菊初開。懷人自遠。忽聞剝啄聲。啓扉迓之。見二老者衣冠偉甚。余奇之。載拜問曰。先生何方來。得毋有奇聞誨鐸乎。二老者曰。聞君好醫。特來辨難耳。余謝不敏。二老者曰。君擅著作才。何不著書。君自雄顧。呫呫時藝竊恥之。余壯其言。乃尙論靈素諸書。辨脈辨證。多非世間語。余益奇之。數共晨夕。遂盡聞緒論。閱五月別去。訓鐸曰。今而後君可出而著書矣。鐸退而記憶。合以所試方。日書數則。久乃成帙。夫醫道之難也。不辨脈罔識脈之微。不辨證罔識證之變。今世人習診者。亦甚多矣。言人人殊。究不得其指歸。似宜辨脈。不必辨證也。雖然辨脈難知。不若辨證易知也。古雖有從脈不從證之文。畢竟從脈者少。從證者衆。且證亦不易辨也。今人所共知者。必不辨也。古人所已言者。不必辨也。必取今人之所不敢言。與古人之所未及言者。而暢辨之。論其證之所必有。非詭其理之所或無。乍聞之而奇。徐思之而實未奇也。客曰。布帛菽粟。可以活人。安在談醫之必奇乎。余謝之曰。布帛菽粟。平淡無奇。而治人之理實奇也。日服之而不知其何以煖。日食之而不知其何以飽。致使其理之彰可乎。鐸之辨證。猶談布帛菽粟之理耳。客又笑曰。君辨理奇矣。已足顯著作之才。奚必託仙以衒奇耶。鐸。尼山之弟子也。敢輕言著作乎。聞二先生教。亦述之而已矣。何必諱其非仙哉。仙不必諱。而必謂見書非述也。得欺世以衒奇乎。書非衒奇而仍以奇聞名者。以鐸聞二先生之教。不過五閱月耳。數十萬言。盡記憶無忘。述之成帙。是則可奇者乎。豈矜世以衒奇哉。山陰陳士鐸敬之甫。別號遠公。又號朱華子。題於大雅堂。

李氏用粹證治彙補　八卷　存

自序略曰。古人立說。各有一長。取其所長。合爲全璧。先聖後聖。其揆一也。然廣徵萬卷。恐多歧亡羊。專執一說。是守株待兔。不若內遵經旨。外律諸家者爲當耳。于是不揣孤陋。取古人書。而彙集之。刪其繁而存其要。補其缺而正其偏。每證列成一章。每章分爲數節。其間首述靈素。示尊經也。下註書目。傳道統也。冠以大意。提綱領也。贅以管見。補遺略也。

稿凡三易。輯成數卷。顏其端曰證治彙補。蓋欲以彙合古人之精意而補古人之未備也。大概此集編次法。卽爲臨證審治法。先以病因。詳標本也。次以外候。察病狀也。次條目。審經絡也。次辨證。決疑似也。次脈象。憑折衷也。次治法。調虛實也。次刼法。垂奇方也。次用藥。指入門也。續以附證。博學問也。終以方劑。與繩墨也。每證之中。首尾編次。皆列爲十事。如是而大綱畢備。條理井然。合其章句。前後相貫。分其節目。次第成章。庶幾流覽誦讀。無太繁太簡之弊。俾賢智者俯而就之。卽不及者。亦跂而致之。是或繼往開來之一助耳。但病機變化。誠難盡於紙上陳言。證治玄融。豈易罄夫心中妙理。予才末學。茲集少文。是知規矩不足盡匠氏之功。彀率無以喻射者之智。彼臨機應變。必竣神聖通心。舉錯合宜。方爲化工在手。斯實望於世之君子。旹康熙丁卯孟冬上澣。申江李用粹修之氏題。

劉氏曉濟人寶笈　二卷　存

王氏宏翰醫學原始　九卷　存

自序曰。蓋聞憂於道者神清。精於學者靡暇。是以學問之原。須應致知格物。而格學之功。莫不有機焉。余少苦志業儒。因慕古人有言。不爲良相。則爲良醫。然良醫豈易言哉。上知天文氣運之變化。下達地理萬物之質性。中明人事情欲之乘克。庶幾醫學之原。在於斯矣。愚雖不敏。每思人之性命於天。而本來之原。務須明確。不致貿貿虛度。於是從師討究。博訪異人。而軒岐叔和仲景東垣河間諸家。及天文坤輿性學等書。羅核詳攷。而天地造化之理。五運六氣之變遷。人身氣血之盈虛。藏府經絡之病機。悉皆參論。至於人之受命本末。最爲關切。先儒雖有諄諄之論。今儒務末。置而不講。雖有論者。俱多遠儒近釋。大醫大儒。道無二理。亦豈憒憒乎。愚慨性命之學不明。今而幸聞凡究確而得於心者。不敢私祕。首立元神元質一說。明人道之生機。上帝賦畀之本原。一燭了然。不使誘入修煉旁門之誤。次論受形男女之分別。知受賦立命之原。命既立矣。而元質生機。原係四元行締結。資飲食而成四液。繇四液以發知覺。而五官四司。得以涉記明悟。至寤寐睡夢。前人論而不確。或言夢乃魂出而成。殊不知魂合身生。魂離身死。豈有魂遊于萬里之外。而一喚即歸醒之理乎。又道家託言出神遠遊。虛幻妄誕之談。俱經分晰理。明人五藏六府。其中各有胎生之原。病如心藏。䯏骬弱小者心脆。心脆則善病消癉熱中。肺藏。合腋張脇者肺下。肺下則善肋下痛。醫逢此證。若不胸有靈素。何以知其原。又醫不知經絡。猶夜行無燭。是以一藏一府之下。詳論經絡脈穴起止。病原分列。每經正側細圖。致內照灼然。

及奇經八脈之奧。亦並陳綴至周身俞穴。主病針灸補瀉之法。俱經詳悉。而引經用藥之理。靡不由斯。凡昔賢與儒說。不出於醫。而有關於性旨者。亦辨悉而著之。間以不揣之愚。附管窺以綴其中。皆出乎性學之實理。不敢以意爲度也。使學者知變化曲折之深。得探性命之原。亦未必不於是而得之。豈止醫道云乎哉。付諸梨棗。以公於世。若當吾世。有高明之彥。積乎學之深。而更得其淵源。爲余意之所未及者。猶幸而望其教我。以教天下者也。康熙二十七年端月下浣。雲間浩然子王宏翰自撰。

病機洞垣　未見

按右見于吳縣志。

程氏履新易簡方論　六卷　存

引曰。嘗讀內經妙義。如牟尼珠活活潑潑。莫可端倪。自非上智之士。鮮能晰其精微。降至漢末張長沙。慨其族人誤沒于傷寒者。十常八九。于是著傷寒論。立三百九十七法。一百十三方。方方俱有妙義。自非登堂入室者。鮮能用之。自茲以往。方書日多。汗牛充棟。不可勝計。習醫者亦滿天下。不可勝計。于不可勝計之中。求其良者什一。庸者什九。良者自能晰內經之精微。究天下之祕奧。施利濟于無窮也。庸者亦以傷寒方法。茫無所從。雖長沙之堂。尚不易升。而况欲入靈素之室乎。于是庸淺之流。憚經論深奥。莫能窺測。乃率以方授受。問症檢方。習以爲常。若強語以精微經論。反冰炭而不相投。不若因時俗習尚之常。而發明其應否之識。是余不得已之苦心也。若夫沈痾痼疾。傷寒痘疹。良醫親視。望聞問切。猶恐疑難。豈可以一定之方。而應無窮之變。故不敢載。茲但取尋常易識之症。和平穩安之方。參以昔賢斟酌之論。俾山陬海隅。求良醫而不速得。開卷檢方。折衷其論。而自藥焉。不致爲庸妄所誤耳。易曰。易則易知。簡則易從。由易知易從之方而論之。編爲六卷。題其端曰易簡方論。皆述前賢遺意。非敢妄添蛇足也。古云。用古方治今病。譬如拆舊料蓋新房。不經良工之手。不易成也。神而明之。存乎其人。是又望于後之君子。若夫尚論千古。末張孫而本軒岐。劣羣方而優經論。則孟子所謂遊于聖人之門者。安用夫斯編之贅耶。

醫籍考卷六十五

東都　丹波元胤紹翁編

方論四十三

馮氏（兆張）錦囊秘錄　二十卷　存

自序曰。大哉醫道之不可不知也。愼哉醫道之不可不深知也。人不知醫。則養生之道何以明。良相之心何以濟。然知之而不深。其患尤甚。病有虛虛實實之變。法有正治從治。標本攻補。先後之宜。識認不清。龍雷者治作實火。中空者治作內餘。血虛作楚。治作風邪外束。火冒頭疼。治作太陽受寒。腎虛作瀉。治作脾胃內傷。燥涎膈噎。治作痰火鬱滯。無根脫氣上衝。治作有餘消導。腎虛奔豚遊痛。治作血塊峻攻。以至脾虛困倦之瘧疾。誤爲肝強而削代。勞傷虛襲之微邪。誤爲傷寒而重疎。困倦內傷之微滯。誤爲傷食而重攻。且外微熱而裏和思食。少少進食何妨。因微熱而嚴禁之。每多餓死之寃。表氣虛而畏寒怕風。微微養衞。最宜疑外感而遽汗之。尙有亡陽之歎。不顧本而徒顧標。標未盡而本先拔。縱標盡而何功。不切脈而惟問候。候有誤而脈無虛。候若異而何據。守千古以上之成方。奈千古以下之人。病情不合。讀萬載流傳之證論。嗟萬載流傳以下。厚薄迥殊。本厚者何妨忘本攻邪。本淺者理宜顧主逐客。凡此種種。察治稍乖。安危頓異。豈不難哉。況男婦之治不同。少長之候有別。先哲云。寧治十男子。莫治一婦人。寧治十婦人。莫治一小兒。蓋言其診治之更難也。何則。凡治病有望聞問切四法。若嬰孩一見生人。定聲啼色變。若是則聲不得其平。色不得其正。而望聞之法廢矣。饑飽未知。痛癢莫曉。欲問其所苦。詢其所由。莫得一二。且脈氣未全未固。嬉戲之餘。脈因而動。寧息之際。脈因而靜。則問切之法又廢矣。四法既廢。察治實難。自非受治精微。闡明至理。視於無形者。安得臨證別有一種玄機。洞見五內。而極得心應手之樂。口不能言之妙哉。張自業醫以來。日夕兢兢。常思人命最重。所任匪輕。況寄蜉蝣於六合。得天地好生之德。以有生敢不體天地好生之德以濟人。奈資稟庸拙。不學心聾。徒懷濟世之至誠。深媿測海之淺見。然要之見雖淺而念則誠。計唯圖盡吾心而已。是殫心課纂雜證大小合參。痘疹全集。內經纂要。藥性合參。以及女科外科脈訣諸書。計共二十餘篇。凡歷三十載而始竣。自今聖天子道德性成。萬庶均歌堯舜慈愛。念切羣黎。逼頌羲黃。奈張衰老殘疾。既不能少効蟻力。敢不復仰體天心。謹抒野人管籥之見。少佐醫林大學之觀。惟冀高明愛我。摘其疵而明教之。幸甚。昔康熙歲次甲戌夏六月既望。後學馮兆張謹識。

張氏璐醫通　十六卷　存

自序曰。齊一變至於魯。魯一變至於道。道之興廢。靡不由風俗之變通。非達道人。不能達權通變。以挽風俗之頹弊也。今夫醫道之變。至再至三。豈特一而已哉。余生萬曆丁巳。於時風俗雖漓。古道未泯。業是道者各擅專科。未嘗混廁而治也。甲申世變。黎庶奔亡。流離困苦中病不擇醫。醫隨應請。道之一變。自此而始。當是時也。煢煢子遺。託跡靈威丈人之故墟。賴有醫藥種樹之書。消磨歲月。因循十有餘載。身同匏繫。以著書自娛。歲己亥。賦歸故園。篋中輯得方書一通。因名醫歸。大都脗合準繩。其間彙集往古傳習諸篇。多有不能暢發其義者。次第以近代名言易之。草創甫成。同人速予授梓。自揣多所未愜。難以示人。僅以傷寒纘緒二論。先行問世。頗蒙宇內頷之。壬寅已來。儒林上達。每多降志於醫。醫林好尚之士。日漸聲氣交通。便得名譟一時。於是醫風大振。比戶皆醫。此道之再變也。嗟予固陋。不能與世推移。應機接物。而外時與先聖晤對一堂。無異手提面命。邇年已來。穎禿半牀。稿凡十易。惜乎數奇不偶。曩因趨赴孝伯耿公之招。攜至霅川公署。失去目科一門。先是內姪顧惠吉持去痘疹一册。久假不歸。竟成烏有。知機不偶。已將殘編。置之高閣。無復行世之心矣。近聞懸壺之士。與垂簾之侶。互參恆德之術。聖門之教無違。炎黃之德不顯。道之三變。匪特自今。吾於志學之年。留心是道。迄今桑榆入望。歷世頗多。每思物壯則老。時盛必衰。欲挽風俗之隤弊。寧辭筆削之罪。知因是仍將宿昔所述之言。從頭檢點。爰命倬兒補輯目科治例。志兒參入痘疹心傳。足成全編。易以通名。標諸籤額。書未竟。適逢客至。隨手開函而語曰。在昔韓氏醫通。名世已久。子亦以是名。得無名實相混之虞乎。予謂不然。吾聞元氏集名長慶。白氏之集亦名長慶。二集並驅。後世未嘗因名混實。奚必拘拘於是耶。客莞爾而退。遂以醫通定名。治夫三變之術。法外之法。非可言語形容也。康熙乙亥季夏石頑張璐。時年七十有九。

四庫全書提要曰。張氏醫通十六卷。國朝張璐撰。璐字路玉。號石頑。吳江人。是取歷代名家名論。彙次成編。門類先後。悉依王肯堂證治準繩。方藥主治。多本薛己醫案。張介賓景岳全書。而以己意參定之。凡古來相傳之說。稍有晦滯者。皆削不錄。其辭氣未暢者。皆潤色發揮。務闡其意。康熙乙酉。聖祖仁皇帝南巡。璐子以柔以璐所著本經逢原。診宗三昧。傷寒纘緒論。及此書。彙輯恭進。得旨留覽。考璐自序。是書初名醫歸。未及刊行。佚其目科痘疹二冊。晚年命其子以倬重修目科治例。以柔重輯痘疹心傳。補成完帙。改題此名。時韓氏醫通已久行於世。璐書名與相複。自序謂元氏集名長慶。白氏集亦名長慶。未嘗混也。今刊氏題張氏醫通。蓋亦別於韓氏云。

鄭氏（兼山）論證瑣言　未見

尤侗鄭兼山墓表略曰。鄭之先。昉自宋武顯大夫扈蹕南渡。賜田松陵。子孫留。外家李氏帶下醫。七世祖海官太醫承事。郎始卜居長洲之吉田里。門前纍卷石爲小圃。至今稱僻山鄭氏。而其子孫。亦世以山爲號云。以予所見有保御三山公。君之祖也。孝子青山。君之父也。昔太倉吳梅村祭酒嘗表保御之墓。而爲孝子誌銘。述其行誼甚詳。可謂信而有徵矣。君之少也。攻經生家言。以早失怙恃。未遑卒業。卒習保御之傳。保御爲醫。有大名于三吳。不減古之秦越人太倉公。以孝子之歿。未有替人。君乃蹶然代興。家聲賴以不墜。是保御之有君。猶康成之有小同也。君孝子所自出。襁抱于君昭伯爲後。嚴孺人其節母也。君入則奉節母之養。出則承孝子之教。保御左提而右挈之。一門之內。訢訢如也。君族祖桐菴先生以名孝廉隱居教授。君執經問業。多所發覆。先生雅器重之。後雖折肱。手不釋卷。嘗以所受書。教其子焯。中夜爲講禹貢。條委甚悉。君故醫而儒也。至其考究難經素問金匱禁方。保御未嘗數數然有所指授也。而君宿惠妙解。以意得之。雖遇疑疾。投之輒愈。居恆記其所驗治者。一歲幾何。更僕難數。有如淳于意之對文帝者。所著書。有論證瑣言及先天水火廣嗣諸論。其亦太史公所謂守數精明。修序弗易者乎。（良齋倦藁）

按蔣示吉醫宗說約參閱姓氏。有鄭櫛兼山。

吳氏（仲朗）醫驗遺書　未見

方象瑛序曰。內父仲朗先生生世胄。文行藉藉庠序間。非業醫者比也。先世廉憲公精醫蘊。翁父比部公繼之。皆以施方濟物爲志。翁習聞家學。綜羣書而神明之。蓋殫心者三十年矣。翁之言曰。儒者之醫。先明氣運。啓禎之際。人體多熱。宜用清涼。近今以來。人性多寒。宜用溫補。且服熱而誤。十可救九。服寒而誤。百無一生。故其按脈製方。不必與證對。而施治之要。惟以培元氣固脾土爲本。蓋土者五行之母。氣者諸陽之總。母壯則子盛。陽生則陰長。持論有最精者。時醫莫不心誹之。然翁施治立應。全活歲數百人。或者謂翁生平所用。率本理中異功。而權衡之得無偏於燥烈。而不知非偏也。予嘗見其白痢用芩連。赤痢用姜桂。目疾宜寒矣。而參附奏功。胎產宜溫矣。而石膏獲效。神明變化。初非執一道以爲功。蓋意不前定。以理之所存爲意。此乃所以善用其意也。翁初未嘗著書。乙巳過予視痘疹。勸其立説垂世。始彙生平治驗。冠以論辨。甫及半而歿。纔十八篇。危難雜證。尚未屬草。而神明變化之用。大略可以類推。使稍假以年。振聾瞶而起夭札。豈淺鮮哉。雖然。趙括讀父書而喪師。荆公用周禮以亂宋。天下之事。莫不皆然。徒守翁遺編。而不能神明。其參附之誤。與庸醫等耳。吾安得起翁九原。而與之謀利濟哉。留青採珍集

郭氏鐈世傳詩括靈方　未見

自序略曰。予家自宋南渡。以牡丹仙方。得賜國姓稱趙郭。至今代有名醫。其方多所施驗。余弱冠負痾。喜攻方術。每竊聞宗黨諸長老之言。及博攻張劉李朱四先生之論。爲之析同異。極變化。求所爲一證一方。以立權度于萬世。蓋益嘆窮理之難。而思簡方之便之不易易也。因出家藏秘本詩括靈方。手自參較。梓以行世。復于原方首末。備書治病主用。診候脉證。藥味君臣。詳悉靡遺。殆將以昭先業示來學。既不詭于素難二書。復易通乎。虹映堂集

錢氏煌醫學辨謬　未見

姚際恒曰。吾友桐鄉錢曉城煌著有醫學辨謬一書。分别仲景書之眞僞。兼論醫家源流。雖議論不無過高。使世俗驚駭。然理自不可易。誠爲醫家獨開生面者也。今其書藏于家。古今僞書考

景氏（日昣）嵩崖尊生書　十五卷　存

弁言曰。予自丱角時治周易。稍長以先孺人寢疾。從事岐黃之學。又數年讀難經本義。已而讀內經靈樞素問諸篇。恍然於醫易之同原也。今夫天地間。不過此陰陽動靜之理。消長變化之機。在天地與人身。原無二致。乾坤之闔闢。卽人身之呼吸。晝夜之潮汐。卽人身之脈息。故內經言五運六氣。而民病因之。夫易以道陰陽。伏羲八卦。分兩儀之體象。文王八卦。明五行之精微。對待流行。交感錯綜。凡天地間之有形有氣。有體有質。其變化不測盡之矣。乾盡於午。坤盡於子。當二至之令。爲天地之中。而左右以判人身之左右。所以有升有降也。離盡於卯。坎盡於酉。當二分之中。爲陰陽之半。而上下以分人身之上下。所以別清別濁也。圓圖象天。其陽在東南。故天不足西北。人身之耳目。所以左明於右也。方圖類地。其剛在西北。故地不滿東南。人身之手足。所以右強於左也。要之人身之配天地。不過此一陰一陽之道。而醫理之贊化育。不過此爲升爲降之理。微陽宜養。而亢龍有悔。微陰宜惜。而堅冰可畏。所以陽極則熱。陰盛則寒。微者甚之基。盛者衰之漸。故上工不治已然。治未然也。宜降不宜升者。防剝之再進。宜升不宜降者。培復之始生。畏剝所從衰。須從觀始。求復之漸進。宜向臨行。蓋不易以立其體。而後變易以致其用。不通變不足以知常。不守常亦不足以達變。易醫之理。括於此矣。業醫者。誠能融會內經合之四聖之書。則陰陽聚散剝復消長。一以貫之。運一尋之木。轉萬斛之舟。撥一寸之機。發千鈞之弩。易危爲安。轉亂爲治。所謂天地好生之心。聖賢仁孝之精也。非窮理盡性。格物致知。不足與於此矣。夫醫之有靈樞素問。猶儒之有六經。和緩慶意諸大家。皆能窺見奧微。胳合經旨。故其書傳自內經。不列于學官。儒者斥爲小道。薦紳家無稱述之者。一二粗工。不過以索方書。求糟粕爲絕技。故世人不死於病。而死於醫。亦不死於醫。乃死於聖經之遺亡也。余固研心有年。略見大意。聊次其所及知及素所聞見者。敍述爲篇。其於易醫同原之理。或亦有一解云爾。康熙丙子年八月既望。嵩崖景日昣。東陽氏識。

四庫全書提要曰。景日昣。字東陽。登封人。康熙辛未進士。官至戶部侍郎。史部地理類存目說嵩註

亡名氏醫師祕笈　二卷　存

申贊皇序曰。祕笈一書。乃滇南雲州學博李君九莖之祖上發公作。令山東聊城時。有隱君子。流寓其地。爲人治病多奇效。乃父言恭公延之再三。其人誓不入官衙。後感其誠。出是書以授曰。讀此可以爲良醫矣。次日其人即去。蓋隱者之祕笈也。乾隆四十二年。順寧太守佛尼勒捐

資刻成。余適遊宦滇南。因得之。余觀是書所言。以太極陰陽。河圖洛書。先後天之理。闡素問靈樞難經金匱之旨。發前人所未發。實醫道之根源。而其脈證經藥。又簡而明。切而要。誠渡世之寶筏也。同志者勿忽諸。

陳氏治 證治大還　四十卷　存

李氏普 雜證要訣　二卷　存

治疹要略　二卷　存

端木氏縉 醫學彙纂指南　八卷　未見

四庫全書提要曰。右國朝端木縉撰。縉字義標。當塗人。是書成於康熙丁亥。摘取古今醫書。薈萃成帙。每病之下。先詳脈理。次病因。次現證。次治法。頗爲明析。惟於素問五運六氣。拘執過甚。未免失於泥古。又第七卷所列醫案。惟載近人治驗。而古法一概不錄。雖醫貴因時。又不免局於目見矣。

錢氏峻 經驗丹方彙編　一卷　存

兪氏煥 丹方類編　一卷　存

自序略曰。余嘗謂人生而無濟於人者。君子之謂虛生。苟徒自爲調攝。而祕藏不以告人。則黃帝岐伯之術。何以流傳至今。而盧公扁鵲何以有不自醫之說哉。故嘗與大兄爾介仲兄彥方。精選藥料。祕製丸散。若寸金丹。催生丸。及太乙靈膏。普施廣送。毫不取其直。此固遠邇所感知者。然猶以爲傳藥不如傳方。蓋傳藥則吾一家能辨。而傳方則人人可辨也。乃網羅舊聞。摭拾新編。幾費採擇。而後付剞劂。將以布諸海內。俾遠鄉僻壤之家。咸得一目了然。思所以預防而療治之。以無負余意。其有未曾經驗者。概不收錄。書既成。仍顏之曰丹方類編。蓋吳門錢青掄先生舊有此書。沈子懷玉曾爲重梓。而徐子鎔與慕琛吳尚采諸公皆有序。余往求原本不可得。倩友抄錄一通。今踵刻多方。另爲開雕。而仍用其名者。不敢忘其所自也。且亦遂余稟遵庭訓。與人爲善之素志也。故序數言於簡端。以告當世之閱是編者。

周朗序曰。余不敏。少所指授。弗能爲良醫。竊意濟人利物之事。隨在可行。居嘗與四方君子。咨諏藥石。又嘗周歷吳越諸邦。所在延訪古先名手醫方若干。彙爲一册。試之輒效。用之通神。私竊自喜。藉此可以利物濟人矣。比年秋謀付梓人。流之於世。適新安俞君曉園重刻經驗丹方類編。余既重樂此書之大有利濟於人物也。余正重樂此書之適相浹洽於鄙衷也。爰揀生平編集奇方一册。附刻於後。夫故未敢妄附於爲良之列。亦用自託於一介存心之意云。

劉氏闕名醫統管見　未見

孫氏偉經驗藏書　二卷　未見

良朋彙集　五卷　存

亡名氏序略曰。燕山孫子。慷慨好義士也。諱偉。號望林。今行年七十有六。自述幼因家寒。父兄教以錢行糶米爲業。頗不愿意。留心方術。施藥濟人。年二十許。涉歷江湖。流寓楚之常山。賣藥數載。思歸故里。遂于崇文門内懸壺。二十餘年。每見重于當代之王公大人。延請招致。治無虛日。後又進内院供事十四年。在方略館。沾恩授貴州關山嶺管驛。因年近古稀。隻身萬里。告職還里。有五十年行道所積之方。集成二卷。名曰經驗藏書。將版馱進京城。刷印三千餘部行世。偉自說近日又得許多奇方。可惜無傳。吳德老憫公之志曰。新書之費幾何。首舉者屬余。爲公前驅。同友中有情愿相幫任。如之大家作此功德。故爾同一發心。刊刻藥書一部五卷。分金木水火土名。標曰良朋彙集。此書不踪別書。不言脈理。不諳文法。皆大家與衆人所有經驗應手家藏。海外異人。種種秘方。雜集成書。雖不能以理言動高明。用方救人。效在頃刻。雖隔山一照。其病即靈。用藥無不效也。誠信然耳。燕山黄子聞其說而嘉之。愚昔勤良友劉子。彙集古今方書脈理經絡藥性病機。無不備載。名曰醫統管見。繕寫成書。宛然如昨。撫舊帙而太息。感遺物而興懷。則於孫子是書也。知爲濟物利人。登俗仁壽之至意云。

吳氏世昌奇方類編　二卷　存

董氏紀正誼堂課餘　二卷　未見

鳳陽縣志曰。董紀。字仲修。丹徒人。幼多病。於諸方書無不讀。病既愈。醫亦精。康熙末盧鳳道鮑鉁延至鳳陽。遂占籍焉。性恬靜工書。善寫菊。著正誼堂課餘二卷。論證九十三條。經三十年而後脫藁。一時推重。

蔡氏溥狐白集　未見

醫統　未見

鳳陽縣志曰。蔡溥。字公濟。善醫。所著狐白集醫統。藏於家。卒年八十四。

沈氏國柱醫通　四十卷　未見

淳安縣志曰。沈國柱。字公任。其先越之山陰人。來寓邑東茶坡。徙居賦溪。遂家焉。國柱妙解經脈。病必理其本。處劑不過數種。或直用古人傳方輒效。然至其隨手之變。則又自用我法。往往以意之。嘗取黃帝脈書爲宗。而旁引諸所論。疏通證明之。著爲醫書四十卷。青溪診籍一卷。有以病請。不因寒暑豐嗇爲去留。國朝雍正中。嘗與鄉飲賓筵。蓋亦今之越人也。

青溪診籍　一卷　未見

王氏 納表 醫方解　未見

按右見于建德縣志。

趙氏 世熙 河洛醫宗　未見

按右見于嘉定縣志。

汪氏 光爵 醫要　未見

唐大烈曰。汪纘功名光爵。號學舟。太學生。屢試不售。考授州同知。遂業醫。治病多奇中。載在吳縣志及蘇州府醫學志。年五十六歲。歿於康熙五十七年。著有醫要若干卷。未梓行世。而同學多有傳抄爲秘本者。吳醫彙講

何氏 鎮 家傳集效方　二卷　存

濟生邃論　十八卷　未見

原病式　未見

按右二書。見于本草綱目必讀類纂。

李氏 延昰 醫學口訣　未見

按右見于曝書亭集高士李君塔銘。

年氏 希堯 集驗良方　六卷　存

自序曰。予素不喜醫。而性好覽方書。凡河間東垣諸名家著作。無不取

而遍觀之。而尤嗜集良方。耳目所覩記。友朋所傳說。悉一一舉而錄之。私之篋衍。中間或遇病者。則出以療之。亦無不隨試輒效。由是愈益嗜之。如是者三十年矣。癸卯春。宦游五嶺。土地卑濕。山川鬱蒸。居斯土者。往往以疾疢是慮。廷尉梁君適觀察是邦。因惠予集驗良方三卷。予取而讀之。見其論病則抉夫源。用藥則歸于正。凡病皆有方。方皆已驗。是誠萃河間東垣之精英。而非世之承陋傳訛者可比。心甚善之。意欲廣刷千百本流布人間。越半歲。梁君晉秩廷評。琴鶴北上。板亦隨之度嶺。此願竟未酬也。甲辰長夏。檢集叢殘。得舊錄方書一本。其爲梁君所刻者什之三。未刻者什之七。恐其久而零落也。因合梁君之書。併而梓之。以酬向日之願。刻既成。將識其緣起。因思大涅槃經新醫舊醫之說。而深有感焉。夫舊醫新醫之所用者。皆乳藥也。當王之初病也。新醫禁舊醫之乳藥。國中欲服者。當斬其首。而王病愈。及王之復病也。新醫占王病。仍應服舊醫之乳藥。而王病亦愈。夫舊醫之治病也。不辨風熱寒溫。悉令服乳。新醫之厲禁之宜也。迨王之熱病作也。非乳不起。而新醫之所以除病者。卽所禁舊醫之乳藥而已。今所刻諸方。舊醫之乳藥也。用者能神而明之。則在在皆爲新醫之乳藥矣。若捨舊醫之乳藥。而欲別求新醫之乳藥。雖謁大自在天而求之。豈可得耶。因識其語于簡端。并以貽梁君。以爲何如也。雍正二年夏五。廣寧年希堯書於五羊官署。

程氏國彭醫學心悟　五卷　存

自序曰。古人有言。病臥于牀。委之庸醫。比於不慈不孝。是以爲人父子者。不可以不知醫。雖然。醫豈易知乎哉。知其淺而不知其深。猶未知也。知其偏。而不知其全。猶未知也。以卑鄙管窺之見。而自稱神良。其差誤殆有甚焉。予少多病。每遘疾。則纏綿難愈。因爾酷嗜醫學。潛心玩索者有年。而四方求治者日益繁。四方從游者日益衆。然此衷常慄慄危懼。凡書理有未貫徹者。則晝夜追思。恍然有悟。卽援筆而識之。歷今三十載。殊覺此道精微。思貴專一。不容淺嘗者問津。學貴沈潛。不容浮躁者涉獵。蓋以上奉君親。中及僚友。下逮卑幼。性命攸關。其操術不可不工。其處心不可不慈。其讀書明理。不至於豁然大悟不止。爰作是書。以教吾徒。而名之曰醫學心悟。蓋警之也。然心悟者上達之機。言傳者下學之要。二三子讀是書。而更加博覽羣言。沈思力索。以造詣於精微之域。則心如明鏡。筆發春花。於以拯救蒼生。而藥無虛發。方必有功。仰體天帝好生之德。修證菩提普救之念。俾閭閻昌熾。比戶安和。永杜夭札之傷。咸登仁壽之域。豈非業醫者所深快乎。抑爲父者知此。可以言慈。爲子者知此。可以言孝。以之保身而裕如。以之利人而各足。存之心則爲仁術。見之事則爲慈祥。尤吾道中所當景慕也。二三子識之。予日望之。

峕雍正十年孟春月吉旦。天都晉明子程國彭鍾齡自序。

王氏子接絳雪園古方選註 三卷 存

自序曰。嘗讀周禮。疾醫掌養萬民之疾病。以五味五穀五藥養其病。以五聲五氣五色。眡其生死。歲終則各書其所以入於醫師。蓋至愼也。顧通其學實難。苟師心自用。而不準乎古人之成法。患在不學。泥一成之法。而欲強人之病。以就其說。患在膠執。二者交譏。其於醫道。日以僨矣。余制舉之餘。從事於醫。力學者二十餘年。爇松繼晷。研尋古訓。所撰脈色本草傷寒雜病一書。自謂有得。迨年逾五十。始窺古聖賢窔奧。乃知從前急於著書。尙覽鹵莽。深自愧悔。盡付之火。然立言明道之心。至老未能或忘。溯上古神農辨藥性。軒岐著靈素。伊尹巫咸作湯液。扁鵲解八十一難。皆醫中上聖。莫或儷焉。至東漢張仲景著書一十六卷。其傷寒論。申明六經治病。採擇祖方。化成百十三方。三百九十七法。處方則一成而不易。用法則萬變而不滯。上紹軒黃。下開來哲。猶馬遷之於文。子美之於詩。平原之於書。可謂兼先聖之長。其醫學之集大成者乎。厥後唐王冰始有註釋。宋錢仲陽發議論。迨成無巳有方解。吳鶴皋有方攷。柯韻伯有名賢方論。國朝汪訒菴則集衆說而成註。遞相祖述。輔翼前人厥功偉矣。獨於方之有矩。法之有規。猶鮮有旁推交通之者。夫用藥之道。等於用兵。廢孫吳之法。而曰我善爲陣。我善爲戰。烏合之衆。其不足爲節制之師也。明矣。然車戰之制。房琯用之。而卒以致敗。則神明變化之用。終有未盡也。余不敏。竊選古方之合於三方四制十劑者。爲之顯微闡幽。申明其方之中矩。法之中規。剛柔有變。約制有道。治三焦則分大小之劑。處銖兩則分多寡之數。其間辨五行之生化。察天時之溫嚴。審人事之陰陽虛實。與夫藥性之君臣佐使。無不調而劑焉。所謂運用之妙。存於一心。皆古人未發之蘊。而猶不敢參以臆說也。蓋醫之精義。皆具於書。顧世人習焉而不察耳。因釐爲三卷。上卷獨明仲景一百一十三方。三百九十七法。中下二卷。發明內科女科瘍科幼科眼科。及各科之方。末附雜方藥性。名曰古方選註。雖不敢謂有當立言之業。然古人之書。本可以不朽。而余得疏通推闡於後。則質之古人。或不至以余言爲繆盭。而於周禮疾醫之旨。殆亦有合也夫。遂書之以爲序。雍正十年九月望後六日。古吳王子接晉三序。

四庫全書提要曰。絳雪園古方選註三卷。國朝王子接撰。子接字晉三。長洲人。自古集經方者。不過註某圓某散。主治某證而已。其兼論病源脈候者。已不多見。至於制方之意。則未有發明之者。近始有醫方集解。

然所見較淺。亦未盡窺運用之本旨。是書所選之方。雖非秘異。而其中加減之道。銖兩之宜。君臣佐使之義。皆推闡其所以然。前有自序。稱釐爲三卷。上卷獨明仲景一百一十三方。三百九十七法。中下二卷。發明内科女科外科幼科眼科及各科之方。末附雜方藥性。以書按之。則和寒溫汗吐下六劑。及内科以下諸科。上中下三品本草。俱各自爲帙。不題卷數。蓋其門人葉桂吴蒙等所分。非子接之舊也。今仍定爲三卷。以還其舊。而得宜本草。則附於末焉。

陶氏承熹惠直堂經驗方　四卷　存

自序曰。昔倉公挾方術。周行天下。歷久而術益工。方益多。是知治病不可無方。而方尤不可不蓄之富也。予髫年。先大夫之任蠡吾。適民苦疫病。先大夫出篋中所藏輯效方三帙。命從兄慕莊。按方製藥。詳病施治。無不應手而愈。丐藥者如趨市。民賴存活。不可數計。予益信醫之不可無方也。如是夫。越數年歸里。復得外祖大來李公生平所集驗方若干卷。一見欣然。如獲奇珍。厥後每於見聞之餘。偶得一方。輒錄而藏焉。人或秘不與。亦必多方購求。務期必得。如是者幾二十年。而方略備。往往集同志者。修合施舍。以爲快。歲甲寅。客東粤。以所攜膏丹藥濟人。屢獲奇效。王子殷玉見是書。即欲梓之以公世。予因擇其藥味和平。用有成驗者。九百餘方。分爲四十七門。名之曰經驗方。又取怪證急救救荒三門。附於卷末。以備採用。名之曰備急方。共四卷。計方一千有奇。參究考訂。凡五越月。書始成。而王子已仙逝矣。其友孫子聚五好義樂施。篤於交情。慨然欲竟其志。因爲捐貲。以付剞劂焉。吁。是書也。先外祖暨先大夫。集之數十年之前。而予復蒐羅博採。歷舉而試之。至數十年之久。時時以有志未逮爲憂。今孫子乃能相與有成。俾閱是書者。遇病了然。不啻取懷。而予寧非予與孫子之所大快耶。雖然。病有虛實陰陽。方有溫涼補瀉。故病不一方。方必對病。古人因病立方。今人以方湊病。苟不詳審病情。揣摩方旨。而用之倘有弗驗。必咎立方之未善。是有方反不若無方矣。豈予集方之心。幷孫子鐫之之心哉。所望於用方之君子。爲之神明變化於其間也可。雍正十二年。歲次甲寅冬至日。會稽青山學士陶承熹。

尤氏怡醫學讀書記　三卷　存

自序曰。夫治病猶治國也。治國者。必審往古理亂之事迹。與正治之得失。而後斟之以時。酌之以勢。而後從而因革之。治病者。必知前哲察病之機宜。與治療之方法。而後合之氣體。辨之方土。而從而損益之。蓋未有事不師古。而有濟於今者。亦未有言之無文。而能行之遠者。予自弱冠。卽喜博涉醫學。自軒岐以迄近代諸書。搜覽之下。凡有所得。或言或疑。輒筆諸簡。雖所見未廣。而日月既多。卷帙遂成。昔眞西山修讀書記。謂門人曰。此人君爲治之門。如有用我者。執此以往。予之是集。卽西山讀書記之意也。執此以往。亦可以應變無窮矣。欽鶴山人尤怡識。

徐大椿序曰。文中子云。醫者意也。藥者瀹也。謂先通其意。而後用藥物以疏瀹之也。善哉言乎。醫理在是矣。而意之通實難。泥一成之見。而欲強人之病。以就吾說。其患在固執。好作聰明。而不窮究乎古人之成書。是猶兵家之廢陣圖。法吏之廢律令也。其患在不學。由前之說。在不能用意。由後之說。在誤于用意。夫然。以不學之人。與不通之識。而又熾以忮同列競名利之心。以此用藥。其不致抱薪而救火。持水而投石者。幾何哉。語云。學書紙費。學醫人費。蓋爲此也。尤君在涇。讀書好古士也。而肆其力於醫。於軒岐以下諸書。靡昕夕寒暑。穿穴幾遍。而以己意條貫之。其間凡有所得。筆之於書。日月既多。卷帙略定。辨五行之生剋。察四氣之溫嚴。審人事之陰陽虛實。與夫藥性之君臣佐使。凡成書之沿誤者。釐而正之。古人紛紜聚訟者。折而衷之。夫惟多讀古人之書。斯能善用古人之書。不誤於用意。亦不泥於用意。於長沙氏之旨。庶幾得之。可謂通其意者矣。抑吾觀太史公之傳扁鵲也。云長桑君以禁方盡與之。

忽然不見。後遂能生死人。其說近於鬼物。其人不可再得。而其傳淳于意也。謂得禁方於公乘陽慶。傳黃帝扁鵲脈書。五色診病。是多讀書。而通於意者。扁鵲吾不得而見之矣。得見如淳于意者。斯可矣。尤君之學。不知於古人何如。然多讀書。而通以意。是聞古人之風。而興起者。由此書以治病。尚不貽譏於人費也夫。乾隆四年己未春三月。松陵徐大椿靈胎敍。

醫學續記　一卷　存

靜香樓醫案　一卷　存

醫籍考卷六十六

東都　丹波元胤紹翁編

方論四十四

高宗御定醫宗金鑑　九十卷　存

四庫全書提要曰。乾隆十四年奉敕撰。首爲訂正傷寒論註十七卷。次爲訂正金匱要略註八卷。蓋醫書之最古者。無過素問。次則八十一難經。然皆有論無方。案素問有半夏等湯一二方。然偶然及之。非其通例也。其有論有方者。自張機始。講傷寒及雜證者。亦以機此二書爲宗。然傷寒論。爲諸醫所亂。幾如爭大學之錯簡。改本愈多。而義愈晦。病其說之太雜。金匱要略。雖不甚聚訟。然註者罕所發明。又病其說之不詳。是以首訂二書。糾譌補漏。以標證治之正軌。次爲刪補名醫方論八卷。輯醫方者。往往僅題某丸某散治某病。不知病狀相似者。病本多殊。古人論消息君臣佐使有其宜。攻補緩急有其序。或以相輔爲用。或以相制爲功。甚或以相反相激。巧投而取效。必明制方之意。而後能詳審病源。以進退加減。故方論竝載也。次爲四脈舉訣一卷。取崔紫虛脈訣。參以內經。闡虛實表裏之要。紫虛者。宋道士崔嘉彥之號也。其書簡括而精密。李時珍瀕湖脈學。嘗錄以弁首。

故茲亦取以爲準。次運氣要訣一卷，闡素問五運六氣之理。蓋運氣雖不可拘泥，亦不可竟廢。故次於診法。次爲諸科心法要訣五十四卷。以盡雜證之變。次爲正骨心法要旨五卷。則古有是術，而自薛己正體類要以外，無專門之書。故補其遺，皆有圖有說，有歌訣，俾學者既易考求，又便誦習也。自古以來，惟宋代最重醫學。然林億高保衡等，校刊古書而已。不能有所發明。其官撰醫書，如聖濟總錄、太平惠民和劑局方等，或博而寡要，或偏而失中，均不能實俾於治療。故聖濟總錄，惟行節本，而局方尤爲朱震亨所攻。此編仰體聖主仁育之心，根據古義，而能通其變。參酌時宜，而必求其徵驗。寒熱不執成見，攻補無所偏施，於以拯濟生民，同登壽域，涵濡培養之澤，眞無微之不至矣。

沈氏懋官醫學要則　二卷　存

自序略曰，醫者，理也。意也。實難言也。天地之道雖大，無非一理。醫之治病，惟能意會，何所不通。然理之玄奧難明，而意會之微妙莫測。是非易言也。古之軒轅，幼而聰慧，長而神明，懷聖人之資，抱經緯之才，憫黎庶之疾苦，乃與岐伯等更相問難，闡發玄微，而作靈素一十八卷，垂萬世不朽之弘慈。開億兆生民之壽域。第其道理淵深，文辭雅奧，非熟諳研求，鮮有得其解者。後有湯之伊尹，秦越人，漢之倉公，張仲景，魏之華佗，晉之王叔和。隋之巢元方。唐有孫思邈王啓玄。宋有錢乙龐安常。金有成無已劉完素。元有李東垣朱丹溪等。諸賢踵起。著述不可勝計。未有不闡發經旨玄機。而敢自創也。惟高陽生自負高達。以大小腸之經絡與心肺相連。配於寸口。以肺同診。三焦列於左尺。以命門列於右尺。而手厥陰膻中置之度外。大乖經旨。爲後世之鄙矣。愚心憤切。故不揣鄙陋。擇集内經最要者。立爲二十四要則。爲後學之規範。並不敢背旨妄言。希圖表異也。幸高明者正之。

何氏夢瑤醫碥　七卷　存

自序曰。文以載道。醫雖小道。亦道也。則醫書亦載道之車也。顧其文繁而義晦。讀者卒未易得其指歸。初學苦之。瑤少多病。失學。於聖賢大道無所得。雅不欲爲浮靡之辭。以貽虛車誚。因念道之大者以治心。其次以治身。莊子曰。人莫大於心死。而身死次之。醫所以治身也。身死則心無所寄。固小道中之大者。爰取少日所誦岐黄家言。芟其繁蕪。疏其壅鬱。參以己見。泐爲一書。用以階梯初學。非敢謂是載道之車。欲使升車者。藉此以登。如履碥石云耳。故以碥名編。或曰。方今景於昆岡。子作焦頭爛額客。煩矣。人咸謂子非醫病。實醫醫。是書出。其時醫之藥石歟。碥當作砭。予笑而不敢言。乾隆十六年歲次辛未季春望日。南海何夢瑤書于樂只堂。

趙林臨序曰。予友何君西池年三十八。始成進士。其成晩。故得博通諸藝能醫。尤其篤嗜而專精者也。然自其爲諸生時。卽文名藉甚。學士惠公稱爲南海明珠。於是西池之見知於人者。獨著於詩文。餘技遂爲所掩。己酉選拔。策詢水利。西池以醫喩。娓娓且千古。學士顧公亟賞之。拔置第一。予亦與選。得讀其文。然後知西池之旁通於醫。而猶未悉其妙也。西池聯捷後。尋觀政西粤。歴宰義寧陽朔岑溪思恩諸邑。遷牧遼陽。則又但以善政聞。然其在思恩也。癘疫流行。西池廣施方藥。飲者輒起。制府策公。下其方於郡邑。存活甚衆。遼陽民王洪病風年餘。狂易多力。投人秋火中。焦爛無完膚。傅以藥。數日愈。於是西池坐廳事。呼伍伯縛王洪庭柱間。洪且罵且歌。州人聚觀如堵。西池先威以刑。令怖慴。旋予湯液。兩人持耳灌之。有頃暴吐下。其病遽失。人咸驚爲神。嗣是西池之醫。遂稍稍著矣。庚午夏。予內子病。兩月不少間。諸醫皆束手。已治木矣。適西池請告歸里。亟延診。先後處大承氣白虎小柴胡數十劑。效在桴鼓。予謂西池。諸醫皆言陽虛宜扶陽。非參附勿用。子獨反之。何也。曰。此非粗工所知。且此輩妄引易義。動言扶陽抑陰。夫易陽君子陰小人。故當扶抑。醫言陰陽。但氣耳。氣非正則邪。正虛無論陰陽。均當扶。邪勝無論寒熱。均當抑。何得牽合惑人耶。又曰。溫補之説。藉口春夏。不識歸根復命。四時皆生之理。苟明亢害承制。以剋爲生。則大黄朴硝。即回陽之上品。故藥之補瀉。初無定名。惟視病之寒熱。以爲去取。今不問何證。概從溫補。何異懲溺而羣趨火坑。不亦惑乎。又曰。醫有庸有黠。庸醫不知溫補之能殺人也。以爲平穩而用之。黠醫知溫補之能殺人。而人不怨。以爲可以藏拙而用之。於是景岳之徒徧天下。而河間丹溪之學絶矣。距邪閑正。吾能已乎。西池之言若此。然則西池之醫之著於天下也。所繫固不少矣。西池所輯醫書凡數種。向欲梓以問世。而不名一錢。此編乃朋好所醵刻。先行者工竣。命予弁其端。予惟西池自序簡括精妙。無可復益。聊綴拾其言論案驗之未著於篇者。告諸世。使知西池之所長。不獨在文章政事間而象著之以嘉惠天下也。是爲序。賜進士出身截選知縣年眷同學弟趙林臨序。

四庫全書提要曰。何夢瑤。字報之。南海人。雍正庚戌進士。賡和錄註

葉氏桂臨證指南醫案　十卷　存

華岫雲序略曰。吳閶葉氏晚年日記醫案。辭簡理明。悟超象外。其審證則卓識絶倫。處方則簡潔明淨。案中評證。方中氣味。於理胳合。能運古法。而仍周以中規。化新奇而仍折以中矩。察其學識。蓋先生固幼稟頴

絕之才。衆所素稔。然徒恃資敏。若不具沈潛力學。恐亦未易臻此神化也。惜其醫案所得無多。不過二三年間之遺帙。每細參玩。祇覺靈機滿紙。其於軒岐之學。一如程朱之於孔孟。深得夫道統之真傳者。以此垂訓後人。是即先生不朽之立言也。故亟付剞劂。以公諸世。至其一世之遺稿。自有倍蓰於此。箇中義理。必更有不可思議者。自必存在諸及門處。什襲珍藏。尚未輕以示人也。然吾知卞氏之玉。豐城之劍。其精英瑞氣。斷不至於泯沒。自必終顯於世。只在先後之間耳。倘有見余是刻。能悉將先生遺稿。急續刻行世。此豈非醫林中之大快事。抑亦病家之大幸事也。諒亦必有同志者。余將翹企而望之。因以爲序。

沈德潛葉香嵒傳曰。君名桂。字天士。號香嵒先生。自歙遷吳。君少從師受經書。暮歸。君考陽生翁授以岐黃學。年十四。翁弃養。君乃從翁門人朱君某專學爲醫。朱君即舉翁平日所教教之。君聞言即徹其蘊。見出朱君上。因有聞於時。君察脈望色。聽聲寫形。言病之所在。如見五藏癥結。治方不執成見。嘗云。劑之寒溫。視疾之涼熱。自劉河間以暑火立論。專用寒涼。東垣論脾胃之火。必務溫養。習用參附。丹溪創陰虛火動之論。又偏於寒涼。嗣是宗丹溪者多寒涼。宗東垣者多溫養。近之醫者。茫無定識。假兼備以倖中。借和平以藏拙。甚至朝用一方。晚易一劑。而無有成見。蓋病有見證。有變證。有轉證。必灼見其初終轉變。胸有成竹。而後施之以方。否則以藥治藥。實以人試藥也。持論如是。以是名著朝野。即下至販夫豎子。遠至鄰省外服。無不知有葉天士先生。由其實至而名歸也。居家敦倫紀。內外修備。交朋忠信。人以事就商。爲剖析成敗利鈍。如決疾然。洞中窾會。以患難相告者。傾囊拯之。無所顧藉。君又不止以醫擅名者。歿年八十。歸愚文鈔

四庫全書提要曰。臨證指南醫案十卷。國朝葉桂撰。桂字天士。吳縣人。以醫術名於近時。然生平無所著述。是編乃門人取其方藥治驗。分門別類。集爲一書。附以論斷。未必盡桂本意也。

種福堂公選良方　四卷　存

杜玉林序曰。華與余家世爲姻婭。華君岫雲精通岐黃術。常存利濟救人之心。孜孜不倦。向慕吳門葉天士先生爲當世盧扁。留心覓其醫案。約計盈萬。分門選刻。共成十卷。名曰臨證指南。已遍行海宇矣。壬申歲。又將其續補醫案溫熱論。與平生所集數種經驗奇方。付刊以備救急。其願甚誠。忽於癸秋謝世。其方止刻十之二三。半塗而廢。見者咸爲惋惜。華君好友岳君廷璋不忍膜視。力勸徽蘇義商程葉兩君子。授梓完璧。以公同志。一日漢川程君來蜀。出此編丐余作序。予素不知醫。且當

公務紛拏，軍書旁午，竟不暇及第展閱一過，了然心目，洵爲青囊家不可缺之一書，卽盧扁復起，亦不能舍是而別開窔奧，倘於鄉陬僻壤，證患奇難，一時罕有良醫調劑，備此查攷，對證用藥，立能起死回生，功效匪淺，愼勿以此編易簡而忽諸。

黄氏宫繡醫學求眞錄　十六卷　未見

醫學求眞錄總論　五卷　未見

四庫全書提要曰：醫學求眞總論五卷，國朝黄宫繡撰，宫繡，宜黄人，是書成於乾隆庚午，據其凡例，稱嘗著醫學求眞錄十六卷，别鈔其篇首總論，勒爲五卷，以標明其宗旨，議論亦明白易解，然不無臆說，如論風土不齊，而云西北人不可温補，則未免膠柱而鼓瑟矣。

徐氏大椿醫學源流論　二卷　存

自序曰：醫，小道也，精義也，重任也，賤工也，古者大人之學，將以治天下國家，使無一夫不被其澤，甚者天地位而萬物育，斯學者之極功也，若夫日救一人，月治數病，顧此則失彼，雖數十里之近，不能兼及，況乎不可治者，又非能起死者而使之生，其道不已小乎，雖然古聖人之治病也，通于天地之故，究于性命之原，經絡藏府，氣血骨脈，洞然如見，然後察其受病之由，用藥以驅除而調劑之，其中自有玄機妙悟，不可得而言喻者。蓋與造化相維。其義不亦精乎。道小則有志之士。有所不屑爲。義精則無識之徒。有所不能窺也。人之所係。莫大乎生死。王公大人。聖賢豪傑。可以旋轉乾坤。而不能保無疾病之患。一有疾病。不得不聽之醫者。而生殺唯命矣。夫一人係天下之重。而天下所係之人。其命又懸于醫者。下而一國一家。所係之人。更無論矣。其任不亦重乎。而獨是其人者。又非有爵祿道德之尊。父兄師保之重。既非世之所隆。而其人之自視。亦不過爲衣食口腹之計。雖以一介之微。呼之而立至。其業不甚賤乎。任重。則託之者。必得偉人。工賤。則業之者。必無奇士。所以勢出于相違。而道因之易墜也。余少時頗有志于窮經。而骨肉數人。疾病連年。死亡略盡。于是博覽方書。寢食俱廢。如是數年。雖無生死肉骨之方。實有尋本溯源之學。九折臂而成醫。至今尤信。而竊慨唐宋以來。無儒者爲之振興。視爲下業。逡巡失傳。至理已失。良法併亡。惄焉傷懷。恐自今以往。不復有生人之術。不揣庸妄。用敷厥言。倘有所補所全者。或不僅一人一世已乎。乾隆丁丑秋七月。洄溪徐大椿書於吳山之半松書屋。

四庫全書提要曰。醫學源流論二卷國朝徐大椿撰。其大綱凡七。曰經絡藏府。曰脈。曰病。曰藥。曰治法。曰書論。曰古今。分子目九十有三。持論多精鑿有據。如謂病之名有萬。而脈之象不過數十種。是必以望聞問三者參之。又如病同人異之辨。兼證兼病之別。亡陰亡陽之分。病有不愈不死。有雖愈必死。又有藥誤不卽死。藥性有今古變遷。內經司天運氣之說不可泥。鍼灸之法失傳。其說皆可取。而人參論一篇。涉獵醫書論一篇。尤深切著明。至於有欲救俗醫之弊。而矯枉過直者。有求勝古今之心。而大言失實者。故其論病。則自岐黃以外。秦越人亦不免詆排。其論方。則自張機金匱要略傷寒論之外。孫思邈劉守眞李杲朱震亨皆遭駁詰。於醫學中。殆同毛奇齡之說經。然其切中庸醫之弊者。不可廢也。

蘭臺軌範　八卷　存

自序曰。欲治病者。必先識病之名。能識病名。而後求其病之所由生。知其所由生。又當辨其生之因各不同。而病狀所由異。然後考其治之之法。一病必有主方。一方必有主藥。或病名同。而病因異。或病因同。而病證異。則又各有主方。各有主藥。千變萬化之中。實有一定不移之法。卽或有加減出入。而紀律井然。先聖後聖。其揆一也。自南陽夫子以後。此道漸微。六朝以降。傳書絕少。迨唐人外臺千金。不過裒集古方。未能原本內經。精通病變。然病名尙能確指。藥味猶多精切。自宋以還。無非陰陽氣血。寒熱補瀉。諸膚廓籠統之談。其一病之主方主藥。茫然不曉。亦間有分門立類。先述病原。後講治法。其議論則雜亂無統。其方藥則浮泛不經。已如雲中見月。霧裏看花。彷彿想象而已。至於近世。則惟記通治之方數首。藥名數十種。以治萬病。全不知病之各有定名。方之各有法度。藥之各有專能。中無定見。隨心所憶。姑且一試。動輒誤人。余深憫焉。茲書之所由作也。本內經以探其源。次難經及金匱傷寒論。以求其治。其有未備者。則取六朝唐人之方。以廣其法。自宋以後諸家。及諸單方異訣。擇其義有可推試。多獲效者附焉。古聖治病之法。尚可復覩。使學者有所持循。不至傍偟無措。至於推求原本。仍當取內經金匱等全書。潛心體認。而後世之書。亦當窮其流派。掇其精華。摘其繆誤。而後此書之精意。自能融會貫通。而心有實獲。則變化在我矣。乾隆二十九年四月。洄溪徐靈胎書。

四庫全書提要曰。蘭臺軌範八卷。國朝徐大椿撰。大椿持論。以張機所傳爲主。謂爲古之經方。唐人所傳。已有合有不合。宋元以後。則彌失古法。故是編所錄病論。惟取靈樞。素問。難經。金匱要略。傷寒論。隋巢元方病源。唐孫思邈千金方。王燾外臺祕要而止。所錄諸方。亦多取於諸書。而宋以後方。則採其義有可推試。多獲效者。其去取最爲謹嚴。每方之下。多有附註。論配合之旨。與施用之宜。於疑似出入之間。辨別尤悉。較諸家方書。但云主治某證。而不言其所以然者。特爲精密。獨其天性好奇。頗信服食之説。故所註本草。於久服延年之論。皆無所駁正。而此書所列通治方中。於千金方鍾乳粉。和劑局方玉霜圓之類。金石燥烈之藥。往往取之。是其過中之一弊。觀是書者。亦不可不知其所短焉。

愼疾蒭言　未見

徐大椿曰。醫學絶傳。邪説互出。殺人之禍烈也。故作愼疾蒭言。徵士洄溪君自序

江氏之蘭醫津一筏　一卷　存

四庫全書提要曰。國朝江之蘭撰。之蘭字含微。歙縣人。是書凡十四篇。每篇以内經數語爲主。而分條疏論於其後。

汪氏西顥瘧苑　未見

杭世駿序曰。錢塘汪君西顥薈古今瘧病之事爲一書。其目有四。曰原病。曰徵痊。曰紀事。曰藝文。屬杭子序其端。曰。瘧之爲疾。疾之至奇者也。若朓朒之有期。若潮汐之不爽。其信風暑寒熱。以人身爲之橐槖。而或者謂有鬼物以憑依之。一以爲顓頊之不才子。一以爲宋司馬桓魋之二鬼者。生既不得齒於正人。乃其既死之魂魄。能爲虐於君子。而狡焉以逞。度亦理之所必無。然其爲是説者。蓋已歷之數千百年之久。避之而得免。嚇之而可愈。斯説也。吾疑信參焉。既思凡疾之起。必中有不愼。

而後外物得而乘之。瘧之病不足以殺人，而實爲諸疾之緣起。聞曰日痎，三日日痁，曰寒，曰溫，曰痺，曰牝。傳則爲疫，傷則爲勞，錮則爲瘖。汪君徵前事以爲鑒，懲羹吹虀，不亦仁人君子之用心乎。聞嘗靜觀身世之交，何莫不由斯道也。陰陽相薄，寒暑代嬗，剝復通變之幾，寓其中矣。一境而甘苦分，一日而憂樂半，一事而榮辱幷。間見層出，天若物物儷而配之者焉。砭之以箴銘監史，藥之以仁義道德，沃之以詩書禮樂，是堯舜爲之量刀圭，而周孔調湯劑也。頻如二鬼者，且慄慄乎其辟避，而何厭疾之弗瘳也歟。汪子曰：旨哉言乎。遂書於首簡。道古堂集

吳氏儀洛成方切用　十四卷　未見

四庫全書提要曰：國朝吳儀洛撰。儀洛字遵程，海鹽人。此書爲其醫學述之第四種。取古今成方一千三百餘首，本經按證，加以論斷。卷首載內經一十二方，第一卷至第十二卷，每卷各有上下，分治氣、理血、補養、濇固、表散、涌吐、攻下、消散、和解、表裏、祛風、祛寒、消暑、燥濕、潤燥、瀉火、除痰、殺蟲、經帶、胎產、嬰孩、癰瘍、眼目、救急，凡二十四門。卷末載勿藥元詮七十四條。大旨謂古方不宜今用，故所錄皆切於時用之方。凡例於汪桓醫方集解頗有微詞，然桓書淺略，亦可無庸掊擊也。

一源必徹　未見

按右見于本草從新序。

沈氏（金鰲）雜病源流犀燭　三十卷　存

自序曰。極天下能燭幽者。犀之角而已。角何能燭。以犀性之通靈也。犀之神力。全注于角。其通靈之性。亦全聚于角。是以燃之而幽無弗燭也。夫人得天地最秀最靈之氣。失其靈者。私汩之耳。私汩其靈。必是非莫辨。矧能燭幽。若是者吾于醫有感焉。人之有病。或感七情。或染六淫。皮毛肌肉。經絡藏府。受其邪即成病。而病即發于皮毛肌肉。經絡藏府之間。故曰雜也。雜者。表裏易蒙。寒熱易混。虛實易淆。陰陽易蔽。紛形錯出。似是實非。欲于易蒙易混易淆易蔽中。確定爲勿蒙勿混勿淆勿蔽之證。非本通靈之性。洞徹精微。安能如犀之無幽弗燭。秦越人視病。洞見人藏府癖結。能燭幽也。能本通靈之性。以燭乎至幽也。夫醫何能盡如秦越人。然切脈辨證。就證合脈。反覆推究。從流溯源。縱不能洞見癖結。當必求昭悉于皮毛肌肉經絡藏府之間。或爲七情所傷。或爲六淫所犯。知其由來。當其變遷。夫而後表裏不相蒙。寒熱不相混。虛實不相淆。陰陽不相蔽。悉皆通靈之爲用也。悉皆通靈之用。原本于性生者也。雖不燃犀。奚翅幽之能燭乎。亦何憂病之紛形。錯出于皮毛肌肉經絡藏府間乎。書既成。因名之曰雜病源流犀燭。乾隆癸巳清明前一日。錫山沈金鰲芊綠氏自書。

沈氏尊生書總序曰。予自弱冠時、讀左國史漢、一人一事。必究其詳。知扁鵲倉公輩。皆醫之神者。其所以能神處務。切求而根據之。遂搜閱古人方書。如靈樞素問等帙。古奧質實。直追漢魏。可與史漢參論筆法。乃益愛讀焉。嗣是而後。積數十年。稽古之功。往往兼習不廢。得徧悉仲景以下諸名家。或論傷寒。或言雜病。或明脈法。或詳藥性。分門別戶。各有師承、正如諸子百家。流派不一。而匯歸于是。未嘗北轍南轅。甚哉醫之道。大而深也。蓋醫係人之生死。凡治一證。搆一方。用一藥。在立法著書者。非要于至精至當。則遺誤後世。被其害者必多。在讀書用法者。非審乎至精至當。則冒昧從事。被其害者更多。又况古人之書。或議證而無方。或存方而略證。或闡脈而遺藥。或論藥而置脈。神明變化。每紛見雜出于殘編剩簡中。醫者以庸陋之姿。膠執之見。貪鄙之心。相與從事。甚且讀書而不通其義。雖淺近之語。亦謬解訛傳。吾見其治一病。必殺一人。即或有時偶中。徼倖得生。在醫者并不知其所以然。猶張目大言。自据其功。以爲非我莫治。不亦可愧之甚矣乎。吾愧之。吾又憫之。因統會平日所讀方書。研審其意理。或採前人之語。或抒一己之見。參互攷訂。輯爲脈象統類一卷。諸脈主病詩一卷。雜病源流犀燭三十卷。傷寒論綱目十八卷。婦科玉尺六卷。幼科釋謎六卷。要藥分劑十卷。共七種。計共七十二卷。總名之曰沈氏尊生書。蓋以人之生至重。必知其重。而有以尊之。庶不至草菅人命也。係以沈氏者。以是書之作。實由予憫人生命。思有以尊之而成。故不妨直任爲已書也。雖然。沈氏尊人之生。而成是書。亦沈氏自藏之。自閲之而已。何敢表示於人。自詡爲著述也哉。特書以誌意。

吳氏道源痢證匯參　未見

吳道源曰。余幼殫精舉業。亦究心岐黃。緣歷試不遇。遂以方藥應世。數十年來。窮源竟委。上探前賢之著述。旁錄時人之議論。成痢證匯參一書。女科切要序

董氏西園醫級　十卷　存

自序曰。嘗聞宣聖云。不登東山。不知魯國之僅一片壤。不登泰山。不知天下之同一寰轍。此固聖門喻道之高遠。醫理亦無不然。軒岐之道尚矣。靈素遺文。由陰陽消長之理。以明四時六氣之有餘不及。推五行之運。以合聲色臭味之生尅制化。其於象藏之剛柔。情氣之從乘。發病之因由。病機之順逆。莫不燦然具備。其理一而其象紛繁。其轍同而其變不測。苟得一以自足。僥嘗而妄試。其不誤人者鮮矣。夫學問之道。不外

行遠登高之義。進一步有一步之優游。歷一級有一級之憑眺。登峯造極之見。不能躐等而幾也。張李劉朱。其卓卓表著者也。四家雖各自成家。亦各由級而詣其極。而始得羽翼軒岐。指南後學。他如越人淳于。及張氏葛氏喻氏王氏薛氏輩。奚啻數十家。莫不各有發明。昭兹來學。是亦皆走趨之級也。第編緗充棟。立言未嘗不備。每苦泛濫汪洋。童年習之者。皓首而不得其傳。此由不能循級以登。致多歧亡羊。而無可把握。以故求道之士。畏其艱於誦讀。恆欲得一家宗之。夫精微廣大之藴。豈一家之學所可竟耶。余因薈萃羣書。摘其要領。編章約句。推原辨證。卽就證約方。首集經典明論。以示必需之要。次及傷寒。以明傳變之機。再詳雜病女科。以備治法。凡各證之後。申明治療大法。諸義備詳。方藥三卷。脈訣一章。併附無問錄。聰見一篇。冀爲後學啓蒙之階級。聊取簡要易明之意。非敢以尺寸之守。漫附於著作之林也。第由是而幾之。其於高遠。或庶幾矣。錢塘董西園魏如謹書。

無問錄　一卷　存

孫氏從添石芝醫話　未見

唐大烈曰。孫慶增。名從添。號石芝。常熟人。遷居郡城葑溪。年七十六歲歿於乾隆丁亥。所遺石芝醫話。吳醫彙講

沈氏果之醫學希賢錄　十卷　未見

唐大烈曰。沈實夫名果之。號橘園。國學生。輯醫學希賢錄十卷。未梓。年四十七歲。歿於乾隆乙巳。吳醫彙講

李氏文淵得心錄　一卷　未見

四庫全書提要曰。國朝李文淵撰。是編皆所制新方。前有自題云。古方不能盡中後人之病。後人不得盡泥古人之法。故名曰得心錄。凡十九方。其歐參膏四方。案應補之證。委曲調劑。以他藥代之。爲貧不能具參者計。雖未必果能相代。然其用志可尚也。

黃氏元御四聖心源　十卷　未見

四庫全書提要曰。國朝黃元御撰。四聖者。黃帝岐伯秦越人張機也。元御於素問靈樞難經傷寒論金匱玉函經五書。已各爲之解。復融貫其旨。以爲此書。其文極爲博辯。而詞勝於意者多。

四聖懸樞　四卷　未見

四庫全書提要曰。國朝黃元御撰。是書謂寒疫。溫疫。痘病。疹病。皆由於歲氣。世皆以小兒之痘爲胎毒。非也。若能因其將發。而急表散之。則痘可以不出。其說爲宋以來所未有。夫痘病之發。每一時而遍及遠近。且輕則大概皆輕。重則大概皆重。則謂之歲氣。亦非無理。然究由胎毒伏

於內。歲氣感於外。相觸而發。必謂不係胎毒。何以小兒同感歲氣。而未出痘者乃病痘。已出痘者。不病痘乎。是又未可舉一廢百也。

素靈微蘊　四卷　未見

四庫全書提要曰。國朝黃元御撰。其書以胎化。藏象。經脈。營衞。藏候。五色。五聲。問法。診法。醫方。爲十篇。又病解十六篇。多附以醫案。其說詆訶歷代名醫。無所不至。以錢乙爲悖謬。以李杲爲昏蒙。以劉完素朱震亨爲罪孽深重。擢髮難數。可謂之善罵矣。

亡名氏脈因證治　八卷　未見

四庫全書提要曰。不著撰人名氏。其書按四時氣候。詳列諸病。先脈次因。次證次治。頗有條理。而分屬處未免牽強。如霍亂泄瀉。屬夏三月。傷寒。屬冬三月。已爲拘滯。至於以癲狂驚癎痔漏脫肛。分屬冬夏。益爲無說矣。春三月之證。分別眞陰元陰。眞陽元陽。其意主先後天立說。亦牽合不能了了。案元朱震亨有脈因證治一書。國朝喻昌嘗惜其不行。說見所撰寓意草。是書卷首無序。後有嘉禾石氏一跋。稱岐黃家久奉爲枕祕。因譌脫甚多。借得藏書家善本校錄。似即震亨之書。然所載各方。如左歸丸。右歸丸之類。皆出自張介賓景岳全書。而亦以古方目之。知其斷非震亨所著矣。

秦氏之楨 證因脈治　未見

高鈖曰。余原籍奉天。先大夫參政京華。遂居輦轂下。四方醫士。雲集京邸。因聞天下名醫。出在松江。然多高隱。未得來京。未獲親逢考究。自辛卯春。遷任吳閶。得見雲間秦子皇士之書。名曰證因脈治。施子宇瞻昆季所刻也。證分外感內傷。治分經絡表裏。就證以審因。就因以審脈審治。因嘆向聞松郡多明醫。是書果爲壽世。傷寒大白序

劉氏奎 四大家醫粹　未見

松峯醫話　未見

劉氏秉錦 濯西救急簡方　未見

按右見于劉嗣宗温疫論類編序。

唐氏大烈 吳醫彙講　十卷　存

自序曰。粤稽炎暉紀物。首垂本草之經。雲瑞名官。肇啓靈蘭之笈。宗傳歷代。各立家言。派衍至今。尤工蒐錄。篁南江氏有類案之編。東逸羅君有彙粹之選。惟淵源之有自。斯紀述之多人。矧吾吳文獻之邦。迺良醫薈萃之域。韓門昆季。擅盧扁之稱。葛氏喬梓。紹張劉之學。新甫啓東廾子。前朝之著述已繁。生洲路玉諸公。聖代之闡揚亦夥。印機草識元儀臨證之愼重。讀書記知在涇學業之深沈。凡此各自成書。出自諸家見

地。康熙時。有過君繹之者。哀集衆賢治案。合鏤爲書。名曰吳中醫案。此又片善悉録。一藝必庸。旁搜博採而成者也。夫廣羅成效。固以誌鄉先輩之典型。而各抒論言。亦以徵諸君子之詣力。况乎精是業者。高才不少。明其理者。卓識自多。匿采藏光。非乏枕中之秘。靈機妙緒。詎鮮囊底之珍。凡屬蘊藏。可勝惋惜。僕謹倣吳中醫案之舊帙。更輯吳醫彙講之新編。奥義顯詞。統爲求教。長篇短節。並曰無拘。苟步武之克追。期當仁之不讓。乃荷同志。弗靳輝光。共表深思。互相賞新。或疏往訓。既發覆而摘微。或出心裁。尤領新而標異。詮玉版之秘要。欣符麗澤之占。索金匱之眞言。胥協盍簪之慶。勿謂禁方三十。獨推思邈得其奇。須知肘后四編。不惟抱朴窮其蘊。縱釀花爲蜜。未免書癖之譏。而集腋成裘。堪補藝林之闕。乾隆壬子仲秋。長洲唐大烈立三氏書於問心草堂。

武夷應道人秘傳諸病藥方　一卷　存

趙氏學敏醫林集腋　十六卷　未見

養素園傳信方　六卷　未見

按右見于彙刻書目。

沈氏丹彩醫譜　未見

錢大昕序曰。沈子丹彩。吾邑世族。少時棄去舉業。獨究心醫方五行壬遁之術。皆有神解。又以爲占筮之失。止於不論。惟方藥主於對病。病之名同也。而或感於外。或傷於内。或實而宜瀉。或虛而宜補。疑似之間。毫釐千里。學醫費人。爲禍尤烈。乃博涉古今方書。分類采輯。辨受病之源。而得製方之用。爲醫譜若干卷。既成。將付之剞劂。而屬予一言序之。予復於丹彩曰。子亦知相馬之說乎。昔者伯樂言九方皐於秦穆公。公使行求焉。三月而反。報曰。得之矣。其馬牝而黃。公使人往取之。牡而驪。召伯樂而讓之曰。子所使求馬者。色物牡牝。尚弗能知。又何馬之能知也。伯樂喟然太息曰。技一至於此乎。皐之所觀者。天機也。得其精而忘其粗。在其内而忘其外。見其所見。而不見其所不見。是乃所以千萬臣而無數者也。漢馬文淵少師事楊子阿。受相馬骨法。及征交趾。得駱越銅鼓。鑄爲馬式。以爲傳聞不如親見。視景不如察形。乃依儀氏鞹。中帛氏口齒。謝氏脣鬐。丁氏身中。備此數家骨相以爲法。夫伯樂之於馬。觀其天機而已。色物牝牡。且不暇辨。而伏波乃斤斤於口齒脣鬐。支節分寸。一一取其相肖。此與皮相者何異。然伯樂世不常有。而相馬之法。不可不傳。將欲使物盡其才。人藉其用。驊騮毋困于鹽車。駑蹇勿參乎上駟。舍伏波銅馬之式。將奚觀哉。古人本草石之寒溫。量疾病之深淺。辨五苦六辛。致水火之齊。以通閉解結。於是乎有十一家之經方。此猶伏波相馬之有式也。而善醫者又云。上醫要在視脈。脈之妙處不可得傳。虛著方劑。無益於世。此伯樂所云觀其天機。不見其所不見者也。今子既精於察脈。洞見垣一方。而復集古今證治之法。爲譜以示後人。其有合於伏波之意乎。雖然。按寸不及尺。握手不足足。相對斯須。便處湯藥。昔賢所譏。於今爲甚。以是識病之眞而不謬於毫釐千里之介。抑又難矣。予將舉以告子之書者。

亡名氏靜耘齋集驗方　八卷　未見

容山德軒氏普濟應驗良方　一卷　存

自序曰。靜耘齋集驗方八卷。救治良法。無證不備。行世已久。人所共珍。今於原集中。擇取簡要諸方。錄爲一册。間有依他書補入者。要皆屢經效驗之方。彙付棗梨。量力印送。知樂善君子。見是書。其利濟之心。不能自已。當必同印廣施。遍救疾苦。則斯刻之幸也。時嘉慶己未仲春。

葉氏慕樵平易　四卷　存

自序曰。昔新建曹鞠菴先生彙輯萬方類編。分一百七門。計症三千四百七十又九。得方一萬一千七百有奇。別類分門。瞭如指掌。可謂殫盡心力。利天下後世者不小矣。顧其中有一證而二三方者。亦有多至數十方者。搜羅既富。卷帙不少。在學識既優之士。固以多多爲善。若如其才淺見迂。徒使望洋驚嘆。且猛毒之藥。勢如狠虎。證不灼見。方難遽施。今惟就外科女科兒科等門。候有定者。治亦易定。故摘錄較廣。以備博採。至於瘧疾中風傷寒等門。皆係內證。驟難辨別。且虛實變遷。移步換影。若備錄之。恐拘於成法。毫釐之失。貽誤匪輕。故僅從簡略。並以內經知要。頤生微論。傳忠錄。經驗良方等書。採摘一二。載入卷內。間附以製治方法。大抵皆平穩無害。簡易可從者。義取平易。名曰平易方。惟是蠡測管窺。未臻完善。仍俟高明。隨證變通。隨方參證云爾。嘉慶九年。歲次甲子。春二月朔日。武林香佀自序。

醫籍考卷六十七

東都　丹波元胤紹翁編

方論四十五

亡名氏寒食散論　隋志二卷　佚

寒食散湯方　七錄二十卷　佚

寒食散方　七錄二十卷　佚

曹氏歙解寒食散方　佚

册府元龜曰。魏東平王翕撰解寒食散方。與皇甫謐所撰。竝行於世。

皇甫氏謐曹歙論寒食散方　七錄二卷　佚

釋氏道洪寒食散對療　隋志一卷　佚

釋氏智斌解寒食散方　隋志二卷　佚

解散論　七錄二卷　佚

亡名氏解寒食散論　隋志二卷　佚

徐氏叔嚮解寒食散方　七錄六卷　佚

解散消息節度　七錄八卷　佚

解寒食散方　新唐志十二卷　佚

釋氏慧義寒食解雜論　七錄七卷　佚

亡名氏雜散方　隋志八卷　佚

解散方　七錄十二卷　佚

解散論　七錄十二卷　佚

范氏闕名解散方　七錄七卷　佚

亡名氏解慧義解散方　七錄一卷　佚

服石論　隋志一卷　佚

解散經論并增損寒食節度　隋志一卷　佚

宋氏尙太一護命石寒食散　隋志二卷　佚

亡名氏序服石方　隋志一卷　佚

寒食散方并消息節度　新唐志二卷　佚

醫籍考卷六十八

東都　丹波元胤紹翁編

方論四十六

陶氏（闕名）療目方　隋志五卷　佚

甘氏（濬之）療耳眼方　隋志十四卷　佚

龍樹眼論　崇文總目一卷（讀書後志作三卷）　存

趙希弁曰。右佛經龍樹大士者。能治眼疾。或假其說。集治七十二種目病之方。

按朝鮮國醫方類聚所輯。龍樹菩薩眼論。卽是書也。弟堅錄出以爲一卷。跋曰。世傳龍樹王菩薩能療眼疾。故往往假託。以神其書。史志著錄。亦頗爲繇。今如是書。文辭雅古。與外臺秘要謝道人論相出入。而證治之法。鍼鎌之術。其精微非彼所及。又有波斯之法。與漢土用藥不同等語。則或是隋唐間人。傳錄夷法者矣。白香山病眼詩云。案上謾鋪龍樹論。盒中空撚決明丸。蓋指是書也。且觀其篇第。函蓋備具。非出零殘之餘者。宋志所謂龍樹眼論者。亦是耳。唯菩薩療眼。未詳所出。或曰。玄奘西域記。稱龍猛善閑醫藥。隋志亦有龍樹菩薩藥方四卷。而菩薩所撰大智度論。辨五種眼。疑後人湊合爲言者。余素暗內典。未敢決也。

龍木論　四卷　未見

劉昉曰。此論莫所從出。世言龍木王菩薩之書。（幼幼新書）

秘傳眼科龍木總論　十卷　存

按是書方論，與聖濟總錄、幼幼新書所援相符。而自第一卷至第六卷，載七十二證方論，每條攙以審的歌。第七卷，係宋人諸家名方。第八卷，鍼灸經。第九第十兩卷，辨論藥性。蓋後人就其舊本演以成編者也。狩谷掖齋望之嘗藏一本，寫手精善，古香可愛云。是應永中所鈔者。考應永，即明洪武季年。據此，是書當是宋元間人所編矣。萬曆中，毅所黃氏所梓行，卷首附葆光道人秘傳眼科一卷，每卷各以方論分篇，文字多譌，不易讀矣。頃日常陽丹墀天祥元禎示其所藏大字鈔本，原亦係黃刻，題曰秘傳眼科龍木集，卷首不著葆光道人書。

眼科龍木論　國史經籍志一卷　存

按右輯在于危氏得效方第十六卷，較之龍樹眼論及龍木總論，全然別是爲一家書。

日華子鴻飛集論　一卷　存

題言曰：昔有日華子，北齊雁門人也。幼年好遊獵，忽一日同行數人，各執弓矢，出於雁門嶺南，見征鴻數隻飛過，墜於道傍。日華子又張弓而射之，羣雁皆棄所含蘆去，書二卷。日華子收之，乃覽其文，是昔時皇帝岐伯問答論眼證書，故曰鴻飛集論。

孫氏思邈　銀海精微　二卷　存

四庫全書提要曰：銀海精微二卷，舊本題唐孫思邈撰。唐宋藝文志皆不著錄，思邈本傳亦不言有是書。其曰銀海者，蓋取目爲銀海之義。蘇軾雪詩。有凍合玉樓寒起粟。光搖銀海眩生花句。瀛奎律髓。引王安石之說。謂道書以肩爲玉樓。目爲銀海。銀海爲目。僅見于此。然迄今無人能擧安石所引。出何道書者。則安石以前。絕無此說。其爲宋以後書明矣。前有齊一經序。稱管河北道時。得於同僚李氏。亦不著時代年月。莫知何許人也。其辨析諸證。頗爲明晰。其法補瀉兼施。寒溫互用。亦無偏主一格之弊。方技之家。率多依託。但求其術之可用。無庸核其書之必眞。本草稱神農。素問言黃帝。固不能一一確也。此書療目之方。較爲可取。則亦就書論書而已。

亡名氏醫眼鍼方論 藝文略。作醫眼針鈎方論。　崇文總目一卷　佚

陳詩庭曰。宋志有鍼眼鈎方一卷。註云針眼。一作眼鍼。不著撰人。亦卽此書。

穆氏昌敍　眼方 宋志。作穆昌緒療眼諸方。註。緒。一作敍。　崇文總目一卷　佚

亡名氏審的眼藥歌　崇文總目三卷　佚

審的選要歌　崇文總目一卷　佚

劉氏皓　眼論準的歌 宋志。作審的歌。　藝文略一卷　存

審的歌發揮曰。昔夫自古名人。無不從學而就功。推窮事理。盡因事以立文。須在理通。方當行用。若或言詞無據。卽不足與討論以從。幼歲此

道留心。亦迺數世相傳。豈敢妄違先哲。每逢同道。皆言眼疾有七十二般。及問其數名迹難言一半。今則謹按諸家眼論。夙夜搜求。敢推眼疾之名。果有七十二種。據其疾狀。患者頗多。論錄爲謌。以貽後代。又自古諸家之眼。各有條章。病狀一一不同。數目皆書不足。或有畫作圖形。或有歌其藥性。雖則救人爲切。詳之理。未周圓。遂乃按其古今。綴爲歌頌。名號審的歌矣。庶使心念其言。眼看疾狀。認識既不差錯。治療必有所憑。將用救人。永無傷橫。近見庸醫之輩。學不從師。自出胸襟。亂行鍼藥。或卽虛時便瀉。實則不宣。或則醫嫩便鍼。瘡痕劃烙。或卽不看血忌。觸犯人神。或卽誤手太深。損於榮衛。因玆疼痛。便致損傷。鍼刀觸着五輪。湯藥乖於藏府。亦由病家無鑒。信任庸醫。遂使可痊之眸。永沈黑暗。忝爲人子。曷不愍傷。故書苦口之辭。發揮歌訣義理者也。

按是書世久失其傳。考龍木總論七十二證方論。每段攙以歌括。卷首又附審的歌發揮一篇。卽知係劉皓所撰。先子門人下毛木村友賢美種江都岡本椿年可久就龍木論中錄出。以還舊觀。劉書於是得再現幽光矣。

療小兒眼論　藝文略一卷　佚

亡名氏經驗眼藥方　藝文略十卷　佚

眼論　藝文略三卷　佚

楚人劉氏豹子眼論　藝文略一卷　佚

倪氏維德原機啓微　醫藏目錄二卷　存

自序曰。醫爲儒者之一事。不知何代而兩途之。父母至親。有疾者而委之他人。俾他人之無親者。乃操父母之生死。一誤謬。則終身不復。平日以仁推於人者。獨不能以仁推於父母也。故於仁缺。朋友以義合。故赴其難。難雖水火兵革勿顧。故周其急。急雖金玉粟帛弗吝。或疾則曰素不審。他者曰甲審。遂以甲者。渠者繼曰乙亦審。又更乙者。紛紜錯擾。竟不能辨。此徒能周赴於瘡痍。而不能攜援於三一也。故於義缺。己身以愛爲主。飮食滋味。必欲美也。衣冠玩好。必欲佳也。嗣上續下。不敢輕也。疾至不識。任之婦人女子也。任之宗戚朋友也。任之狂巫瞽卜也。至危猶不能辨。藥誤病篤。故於知缺。夫五常之中。三者云缺而不備。故爲儒者。不可不兼夫醫也。故曰醫爲儒者之一事。傷寒內傷婦女小兒皆醫通習也。又不知何代而各科之。今世知某者曰專某科。復指某者曰兼某科。又指某者曰非某科。殊不知古有扁鵲者。世重老人。則療老人。世重婦女。則療婦女。重小兒。則又療小兒。豈分異而治也。予耄矣。爲儒者。則文章政事。致君澤民。不復妄擬也。爲醫者。傷寒內傷婦女小兒。頗爲致力也。然論傷寒。則有張仲景論。內傷有李明之論。兼婦女小兒雜證者。有劉守眞張子和。中間括之以歌詩。析之以註解者。又不可以概舉也。諸書已具。予不復更加筌鑿也。惟歎其治眼一書。獨缺不全。雖雜見於諸書中。且不備不精。意以古人輕之。而不爲之著說耶。抑亦授者之不眞。而惟受之於淺薄耶。使爲醫者。曰熱也。風也。上焦有邪也。不爲據其所自爲。病者曰目也。細事也。於命無繫。不爲重其所苦。致有不覩不見。永不其悟也。予故不自以所論爲妄。竟裒集爲一書。因陰符經曰。心生於物。死於物。機在目。故目之曰原機啓微。嗚呼。志於同者。則備也。事於異者。則分也。古之同者。不能以其所同。而授於人。故列其所同。而爲受同者之軌範。事異者。以才力不能同其同。竟分其所同。而置之爲以是同源分異。遂失其同。爲儒爲醫。爲傷寒內傷婦女小兒者出矣。噫同耶異耶。反此則不同不異也。予爲此書。非異於目也。特爲補同者之缺耳。因爲之序。以待識同者辨。洪武三年龍集庚戌上元前二日。敕山老人倪維德序。

蘇州府志曰。倪維德。字仲賢。先爲大梁人。徙居吳。世以醫鳴。維德少受尙書於湯碧山。奇其才。勸之仕。曰。爵祿以濟物。然有命焉。不可倖致。不若紹承醫學。以濟吾事。於是取內經。研其奧旨。欣然曰。醫之道盡是矣。操心仁厚。來謁卽赴。窶人抱疾求治。維德授藥。兼畀烹器。客問曰。藥可宿備。瓦缶亦素具乎。維德指室北隅。蓋積數百枚。晚建別墅敕山。自號敕山老人。

薛氏己原機啓微附録　醫藏目錄一卷　存

自序略曰。眼目一科。世無全書。予每病焉。嘗讀南齊龍樹王所著龍木論。篇章簡略。其義未備。曩予承乏留都。獲敕山老人原機啓微。其詞古。其論確。刀圭之玄。刀劑之神。炮爁之精。條分縷析。氣運該通。可謂見道分明。得內經之旨。予嘉之。一日三復。不能去手。嘗採諸書中治眼方法。附繡梓傳諸四方矣。予將葬親。卜地于敕山之麓。懷賢弔古。廬墓丘墟。無復得斯人矣。斯集也。陽湖祠部敘之于前。茲又摘玉機微義論方。附于卷末。復梓以廣其傳。畢予之志而已。

亡名氏七十二證眼論　文淵閣書目一部一册菉竹堂書目作一卷　未見

七十二證眼科歌訣　文淵閣書目一部一册闕菉竹堂書目作一卷　未見

眼科口訣　文淵閣書目一部一册菉竹堂書目作一卷　未見

石氏光明家傳方　國史經籍志一卷　未見

顧氏鼎臣醫眼方論　國史經籍志一卷　未見

亡名氏明目至寶　國史經籍志四卷　未見

眼科捷　讀書敏求記一卷　未見

錢曾曰。趙清常得此書于洪州李念襄。李傳寫于道士藍田玉。藍幸于世廟。名位顯隆。旋以不循道瘐死。此蓋錄內府祕藏本也。

還睛祕論　讀書敏求記一卷　未見

錢曾曰。舊鈔本不著撰人。詳論目病之所由起。而續之以治之之法。深心于眼科者也。

顧氏可學眼科對證經驗方　國史經籍志一卷　未見

胡氏永年明目方　國史經籍志一卷　未見

張氏景隆眼目對證心法　國史經籍志一卷　未見

亡名氏眼科撥雲圖集　二卷　未見

味齋經驗眼論方　一卷　未見

按右二書見于濬生堂書目。

四要集　醫藏目錄四卷　未見

彭氏用光簡易便覽眼目方　醫藏目錄四卷　未見

李氏闕名心授鴻飛仙丹辨證　醫藏目錄一卷　未見

亡名氏眼目神驗方　醫藏目錄一卷　未見

神機著略　醫藏目錄卷闕　未見

宜明眼科　未見

按右見于本草綱目。

李氏藥師金鎞祕論　十二卷　未見

四庫全書提要曰。金鎞祕論十二卷。舊本題梁谿流寓李藥師撰。不知何許人。自序稱唐李靖以三等法教士。故以三等法治病。藥師之稱。適符靖字。殆亦寓名歟。其書分十二門。皆論醫目之法。故曰金鎞。蓋取佛書金鎞刮　之義也。

濮氏鏞杏莊集　未見

按

亡名氏明目良方　二卷　存

鐃鐸序曰。愚自早歲。觀書過度。患目旬月。遍求之醫弗能愈。一日先人樂志翁謂不肖曰。昔有一老軍。以眼科鳴世。還自遼陽。會惠書一帙。寶藏久矣。子何不考是書以求其效。不肖於是展誦三復。如所謂醫瘴證候。輪廓根源。及眼目形狀。治要詩訣。靡不具載。遂令醫者按方用藥。倏覺雙目瞭然。後初聞者爲之駭愕。先人又喜而謂之曰。是書捷效如此。不可私於一己。異日倘得一官。當捐俸鏤板。以廣其傳。亦濟人利物之一端也。嗚呼。先人用心仁矣。今不肖幸而述錄而鋟。亦不忘先人之命乎。

龔氏（廷賢）秘授眼科百效全書　二卷　未見

袁氏（學淵）秘傳眼科七十二證全書　六卷　存

岳氏（甫嘉）眼科指迷良方　未見

按右見于醫學正印種子編附記。

亡名氏秘傳明目直指　三卷　存

亡名氏眼科全書　三卷　存

王協抄刻始末述略曰。余以辛卯。循序入都。應明經廷試。候選吏部。偶過京山友人秦公緒館中。見案頭有眼科抄本一部。披閱竟覺其有異。蓋世之專門是科者。止云七十二證。此則一倍有奇。前序列形證。後則因證配方。其中或治或不治。莫不條分縷析。備極精詳。末又附以點洗昇煉靈藥諸方。皆神妙入微。詢其所自。云借之同鄉黃岡今太史王涓來先生。時先生尙肄業國學也。其先太史安生公任淮司李時。有醫者。祕此書爲家秘。不肯輕以告人。偶罹奇寃。公力爲之伸雪。知有此書。索觀之。醫乃出以呈于公。並借以云報也。兵燹之後。此書猶存。涓來先生攜之都中。欲授梓而未果。公緒素嬰目疾。暫假考驗。因借歸館。時正隆冬。寒爐呵凍。手錄一部。浠川年友岑碧甫亦手錄一部。各藏行笥去。

青囊完璧　七卷　存

王協序曰。予曩令華亭時。嘗刻眼科全書。而其書所由始末。已具其序中。不復贅焉。越六年。又獲抄本一部。較之於前刻者。其論議精確。證方全備。蓋原本之完美者也。而知前刻之未盡善。雖欲拾遺補闕。既出于人間。而不可盡得復收。遺恨不寡矣。因切念更刻此書。以彌縫前漏。手錄較正之際。適得明人傅仁宇所纂錄審視瑤函。而反覆披閱。則知傅氏全竊此書。改頭換面。錯置冠履。顛倒衣裳。且捃摭不急冗論。無用套語。而推衍排列。以眩目駭耳。埋沒前人之苦心。冒爲己有。刻成庸陋之書。以欺世求名。且其凡例中有言曰。昔人載一百六十證。則失之濫。上古著七十二證。則失之簡。是函摘要删繁。纖鉅各當。定爲一百八證云。意黠俐狡猾。靡所不至。殊不知古人對病施治。議證設方。垂世仁心。嚴然具在者。何有所害。刻迫削剗。如此容易也。竊意無佗。蓋傅氏所獲。亦殘脫抄本。而所謂一百六十證。方不具全者。故不得已。虛喝大言。以嚇人耳。試將此書。較照傅氏審視瑤函。則眞贋妍媸。自然呈露。寧竢辨耶。且夫此書。予所目睹。前後二部。俱只曰眼科書。而另無題號。且併亡作者名氏。顧前代隱德君子。孜孜切切乎濟世憫民之情。不能得已。而所著作。實所謂一百六十證論。治術條理縷析。備極精詳。於戲。此書再出于世。而后之盲瞎者。復明還光。應屈指而期爾。青囊之術。於是乎可稱完璧矣。故更題青囊完璧。壽梓公四方。抑彼傅氏之子。亦明季專門世業。士名于一時者。其論說中。非無一二發明□采取。故今舍短擇長。以潤色此書。揚傅之功。以償其罪也。吁。傅氏之靈其有知。稱予爲異世忠臣而已矣。康熙十二年歲次甲寅。楚蘄約菴居士王協恭男甫撰。

傅氏仁宇眼科審視瑤函　六卷　存

亡名氏異授眼科　一卷　存

鄧氏苑一草亭眼科全書　一卷　存

醫籍考卷六十九

東都　丹波元胤紹翁編

方論四十七

張仲景口齒論　宋志一卷　佚

邵氏（英俊）口齒論　新唐志一卷　佚

排玉集　新唐志二卷註曰口齒方（崇文總目作三卷）　佚

中和先生口齒論（宋志作沖和先生）　崇文總目二卷　佚

廣陵正師口齒論（宋志作唐陵王師）　崇文總目一卷　佚

鄭樵曰。唐供奉僧普濟撰。

釋氏（普濟）口齒玉池論　崇文總目一卷　佚

亡名氏咽喉口齒方論　崇文總目一卷　佚

療口齒方　崇文總目一卷　佚

薛氏（己）口齒類要　醫藏目錄一卷　存

張氏（宗良）喉科指掌　六卷　存

彭啓豐序曰。夫醫之爲類最繁。其爲道甚難。而于咽喉一科。則尤難之難者也。咽以納食。喉以納氣。納食者爲胃脘。而通于脾。從土化。納氣者爲肺脘。而通于心。從金化。金性燥。其變動爲澀。澀則閉塞而不仁。故喉病謂之痺。土性濕。其變動爲泥。泥則壅脹而不通。故咽病謂之腫。咽喉者。人能知之。而至其證之虛實寒熱。與夫治法之攻補升降。所爲剖析于毫芒。折衷于疑似者。非聽音切脈。辨氣察形。銖黍之差。成緇澠之判。即或兢兢慄慄。試探揣摩。遂不得當。顧勢急而救之以緩。傷重而扶之以輕。因循之害。其法謬戾幾何。故曰。難之難者也。吾郡留僊張先生素精醫理。其于咽喉一科。究心而深且久。採輯成方。參以己見。條例詳細。裒集成編。自神氣脈理。以及色之青紅紫白。音之高下沈浮。一一皆有註釋。瞭然指掌。較若列眉。合諸所治之證。如燈取影。百無一失。眞濟阨之慈航。拯危之寶筏。其所經驗取效。蓋不可勝數。同人咸從慂付剞劂。俾遠近之習是道者。流傳其說。發揮其蘊。其爲功于世寅也。何可涯量。是爲序。乾隆丁丑春王二月。

醫籍考卷七十

東都　丹波元胤紹翁編

方論四十八

亡名氏金創瘛瘲方　漢志三十卷　佚

服虔曰。音瘳引之瘳。

顔師古曰。小兒病也。瘛音充制反。瘲音子用反。

華氏佗外科方　醫藏目録卷闕　未見

劉氏涓子鬼遺方新唐志。作男方。宋志。作鬼論。並訛。　隋志十卷　闕

隋志註曰。龔慶宣撰。

龔慶宣序曰。昔劉涓子。晉末於丹陽郊外照射。忽見一物。高二丈許。射而中之。如雷電聲若風雨。其夜不敢前追。詰旦率門徒子弟數人。尋蹤至山下。見一小兒提罐。問何往。爲我主被劉涓子所射。取水洗瘡。而問小兒曰。主人是誰人。云黄父鬼。仍將小兒相隨。還來至門。聞搗藥之聲。比及遥見三人。一人開書。一人搗藥。一人臥爾。乃齊唱叫突。三人並走。遺一卷癰疽方。並藥一臼。時從宋武北征。有被創者。以藥塗之卽愈。論者云。聖人所作。天必助之。以此天授武帝也。涓子用方爲治。千無一失。

演爲十卷。號曰鬼遺方。舊脫演爲以下九字。今據太平御覽訂補。姉適余從叔祖。涓子寄姉書。具敍此事。幷方一卷。方是丹陽薄紙本寫。今手跡尚存。從家世能爲治方。我而不傳。其孫道慶與余隣居。情款異常。臨終見語。家有神方。兒子幼稚。苟非其人。道不虛行。尋卷診候。兼辨藥性。欲以相傳。屬余既好方術。受而不辭。自得此方。於今五載。所治皆愈。可謂天下神驗。劉氏昔寄龔方。故草寫多無次第。今輒定其前後。蔟類相從。爲此一部。流布鄉曲。有識之士。幸以自防。齊永元元年大歲己卯五月五日撰。

龔道慶曰。王祖母劉氏有此鬼方一部。道慶祖考相承。謹按處治。萬無一失。舅祖涓子兄弟自寫稱云無紙。而用丹陽錄。永和十九年資財不薄。豈復無紙。是以別之耳。顧修曰。永和祇十二年。且去宋武甚遠。疑元嘉之訛。

宋書宗室傳曰。遵考父涓子。彭城內史。

錢曾曰。劉涓子鬼遺方五卷。劉涓子不知何許人。晉末於丹陽郊外。射中一物云云。是書極爲奇祕。收藏家罕見之。別有劉涓子治癰疽神仙遺論一卷。與此同是宋鈔。皆宜別錄副本備之。

神仙遺論　宋志十卷　闕

陳振孫曰。劉涓子神仙遺論十卷。東蜀刺史李頔錄。按中興書目。引崇文總目云。宋龔慶宣撰。劉涓子者。晉末人。於丹陽縣得鬼遺方一卷。皆治癰疽之法。慶宣得而次第之。今按唐志。有龔慶宣劉涓子男方十卷。未知卽此書否。卷或一板或止數行。名爲十卷。實不多也。

甘氏濬之癰疽部黨雜病疾源　隋志三卷　佚

療癰疽金創要方　隋志十四卷　佚

療癰疽毒惋雜病方　隋志三卷　佚

甘氏伯齊療癰疽金創方　隋志十五卷唐志作十二卷　佚

亡名氏癰疽論方　隋志一卷　佚

療癰經　隋志一卷　佚

療三十六瘻方　隋志一卷　佚

秦氏政應療癰疽諸瘡方　隋志二卷　佚

喻氏義纂療癰疽要訣宋志作廣癰疽要訣　唐志一卷　佚

瘡腫論　唐志一卷　佚

鄭樵曰。唐西州節度史藉喻義撰。

錢侗曰。崇文總目。瘡腫論一卷。喻義撰。侗按通志略。作藉喻義撰。誤也。

按千金方癰疽門五香連翹湯註曰。要籍喻義有黃耆甘草芒消各六分。據此藝文略史藉二字。當作要籍。蓋係官銜。唐書百官志曰。節度使府院法直官要籍逐要親事各一人。又藝文志。有江承宗刪繫藥詠三卷。註。鳳翔節度要籍。可以證焉。

沈氏泰之癰疽論　唐志二卷　佚

藺道者仙授理傷續斷方　四卷　存

亡名氏序曰。此方乃唐會昌間。有一頭陀。結草庵于宜春之鍾村。貌甚古。年百四五十歲。買數畝墾畬。種粟以自給。村氓有彭叟者。常常往來其廬。頗情甚稔。或助之耕。一日彭之子升木伐條。誤墜於地。折頸挫肱。呻吟不絕。彭訴于道人。道人請視之。命買數品藥。親製以餌。俄而痛定。數日已如平時。始知道人能醫。求者益衆。道人亦厭之。乃取方授彭。使自製以應求者。且誓之以無苟取。毋輕售。毋傳非人。由是言治損者宗彭氏。彭叟之初識道人三十許。今老矣。然風采無異前時。問其姓名。曰藺道者。問其氏。曰長安人也。始道人閉門不通人事。人亦少至。惟一鄧先生每春晴秋爽。攜稚過之。必載酒殽從焉。道人懸一椰瓢壁間。鄧至則取瓢更酌。彭或遇之亦酌。二人皆談笑竟晷。醉則高歌。其詞曰。經世學。經世學。成無用著。山中樂。山中樂。土堪耕鑿。瘿瓢有酒同君酌。醉臥草廬誰喚覺。松陰忽聽雙鳩鶴。起來日出穿林薄。彭踏朴不知所言爲何。惟熟聽其歌。亦得其腔。每歸對人歌之。人亦不省。居久。鄧先生不至。彭問道人。道人云。已仙去。彭卒不悟。後江西觀察使行部至袁州。聞彭所歌異之。詰其詞得道人姓氏。遂遣人同彭叟至其廬。邀之。至則行矣。

惟瓢存焉。廉大以爲恨。謂彭得其治損諸方。因易其村曰瓘。道人有書數篇所授者。特其最後一卷云。

亡名氏癰疽論　崇文總目三卷　佚

釋氏（智宣）發背論　崇文總目一卷　佚

白氏（岑）發背論　崇文總目十卷（通志略宋志作一卷）　佚

李肇曰。白岑嘗遇異人傳發背方。其驗十全。岑賣弄以求利。後爲淮南小節度使高適。脅取其方。然終不甚效。岑至九江爲虎所食。驛吏收其囊中。乃得眞本。太原王昇之寫以傳布。（國史補）

釋波利譯吞字貼腫方（通志略作唐波馳波利奉詔譯）　崇文總目一卷　佚

亡名氏瘰癧方　崇文總目一卷　佚

療小兒丹法　通志略一卷　佚

邢氏（元朴）癰疽論（宋志註邢一作郱）　宋志一卷　佚

徐氏（夢符）外科灸法論粹新書　宋志一卷　佚

王氏（蘧）經效癰疽方　宋志一卷　佚

自序曰。元祐三年夏四月官京師。疽發於背。召國醫治之。逾月勢益甚。得徐州蕭縣人張生。以艾火加瘡上。自旦及暮。凡一百五十壯。知痛乃已。明日鑷去黑痂。膿血盡潰。膚理皆紅。亦不復痛。始別以藥傅之。日一易焉。易時旋剪去黑爛惡肉。月許瘡乃平。是歲秋夏間。京師士大夫病疽者七人。余獨生。此雖司命事。然固有料理。不知其方。遂至不幸者。以人意論之。可爲慨然。於是撰次前後所得方。模版以施。庶幾古人濟衆之意。紹聖三年三月日題。（本事方）

胡氏（權）治癰疽膿毒方　宋志一卷　佚

史氏（源）治背瘡方　宋志一卷　佚

史源序曰。源幼時學舉業。全不知醫藥。甲戌年。自太學歸省。國醫常潁士器之適在府下。求爲母氏一診。云有蓄熱必渴。時母子不引飲。略喜水。又云。但防作瘡。覺瘡便著艾于上。熱盛則五花灸之。（謂中及四旁。隨赤到處灸。非方停也。）切記。至辛巳年六月望日。母氏忽言。背胛間微痒。視之有赤半寸許。方有白粒如黍粟。記器之之言。乃急著艾。其赤隨消。故二七壯而止。信宿復覺微痛。視之有赤下流長二寸。闊如韭葉。舉家不悉。皆以前灸爲悔。親戚交謫。謂赤熱如何用火。有詆器之者。遂呼外醫用膏藥覆之。益引一日夜。增一暈。至二十二日。衡斜約六七寸。痛楚不勝。間一呻吟。聽之心碎。蒼忙詢告。或云。等慈寺尼知全者。前病瘡甚大。得灸而愈。奔問之。全云。劇時昏不知。但小師輩言。范八奉議。（忠宣之子）守定灸八百餘壯。方甦。約艾一篩爾。亟歸白之。見從。始以銀杏作炷。其上十數。殊不覺。乃截四旁。

亦引其炷。減四之三。皆覺痛。七壯後覺痒。每一壯燼。則赤隨縮入。灸至三十餘壯。赤暈收退。病者信。遂以艾作團梅杏大。灸其上。漸加至雞黃大。約四十團。方覺痛。視火焦處巳寸餘。蓋灸之遲。而初發處。肉巳壞。壞肉盛隔。至好肉方痛爾。四旁知痛者。肉未壞也。又有言。一潘殿直居城南。施瘡藥每效。源即再拜邀講。時巳矄黑。火焮滿背。潘以手離瘡五六寸許試之。云瘡高阜而熱。不妨。且云。怕不高而熱氣少者。病者食粥訖安寢。前此六夜不寢。至曉示之瘡。如覆一甌。突然高三四寸。上有百數小竅。色正黑。以千金所說。與潘氏高阜之言求之。突然高者。毒氣出外而聚也。百數小竅者。毒未聚。而浮攻肌膚也。色正黑者。皮與肉俱壞也。非艾火出其毒於壞肉之裏。則五藏逼矣。至是方悟明堂圖與烟蘿子所畫。五藏在背。如懸挂然。今毒行分肉間。待其外穿潰。則內虛外實。虛則易入。實難出。較然可見。而聽庸醫用尋常赤腫敷貼涼冷藥。以消散之。此借寇兵也。源痛自咎。爲人子不曉醫藥。致親疾危甚。苟神明扶佑於蒼茫間。問知艾力巳危而獲安。顧何以報神明之德。唯詳具灸效。及以名醫所論。長者所教。體常治療。將養避忌之法。盡告後來。庶以推廣聖賢垂濟之意。警發人子之用心。少謝母氏獨獲更生之幸云。壬午上元日潁昌史源序。

定齋居士五痔方　宋志一卷　佚

宋氏霖丹毒備急方　宋志三卷　佚

李氏闕名癰疽方　宋志一卷　佚

亡名氏治發背惡瘡內補方　宋志一卷　佚

亡名氏衛濟寶書　宋志一卷　未見

陳振孫曰。衛濟寶書一卷。稱東軒居士。不著名氏。治癰疽方也。

四庫全書提要曰。衛濟寶書二卷。舊本題東軒居士撰。不著名氏。陳振孫書錄解題。宋史藝文志。皆列其目。爲一卷。世間久無傳本。惟永樂大典內。尙有其文。並原序一篇。稱予家藏癰疽方論二十二篇。圖證悉具。可傳無窮。故記之曰家傳衛濟寶書。序中具述方論之所自來。而復言憑文註解。片言隻字。皆不妄發云云。然則是書所載。本以經驗舊方。裒輯成帙。惟中間註語。乃東軒居士所增入耳。又別有董璉序一篇。紀其得此書於妻家汪氏始末。中有乾道紀年。知東軒居士尙當爲孝宗以前人。特其姓名。終不可考。至徐文禮。不過校正刊行。而所作後序。亦有舉諸家治法。集成一書之語。乃當時坊本售名欺世之陋習。不足信也。其書首列論治諸條。皆設爲問答之詞。原序以爲傳之不老山高先生。其說頗荒誕不可稽。而剖晰精微。探中奧妙。實非有所師授者不能。其後臚列諸方。附以圖說。於藥物之修製。針灸之利害。抉摘無遺。多後來醫流所未見。謹因其舊文。掇拾排比。析爲上下二卷。著之於錄。以備醫家之一種。其乳癰軟癤二門。則別系之卷末。俾各從其類焉。

李氏迅集驗背疽方　書錄解題一卷　未見

李迅序曰。耕當問農。織當問婢。業之貴乎專門。固也。苟得於口耳道聽。古人所不取。余自上世。本以儒術名家。取科第與鄉薦。代不乏人。今猶未艾於醫方。特寓意於其間。志在濟人而已。他無苟焉。其視徒廣於收方。每有所得。靳而不與人者。心實病之。凡士大夫家傳名方。每喜於更相傳授。至於醫生術士。或有所長。賂以重賄。幸而得之。則必試而用之。心知其經驗有固。病來叩隨證贈方。一無吝色。行之無倦。繼志述事。今歷二世。獨背疽之疾。世醫以爲奇疾。望風斂手。於是尤盡心焉。始則試之田夫野人。中則用之富家巨室。久而獻之貴官達官。有如印券契鑰之驗。屢欲編集。以貽後人。愧非專門而止。茲因賢士大夫。適爾過聽。諄諄下問。欲廣其傳。乃退而敬嘆其存心之良。高出收方之士數百等。用是不敢固辭。取平昔所用經驗之方。從而編次。明辨其證候。詳論其顚末。與夫用藥之先後。修合之精粗。病者之調攝。飲食居所之戒忌。靡所不載。自知鄙俚而繁贅。然以口授心傳之術。而寄於筆端。一或不詳。且盡。因致錯誤。則性命所繫。陰譴之報。其誰尸之。故不恥而爲之撰集。用藥之際。更宜謹思之。明辨之。宦遊四方。聞見益廣。續得名方。因風教告。以警不逮。豈特愚之素志。實君子聞善相告之意也。慶元歲在柔兆執徐。律中大呂中澣日。途江李迅嗣立書。（外科精要）

陳振孫曰。李氏集驗背疽方一卷。泉江李迅嗣立撰。凡五十二條。其論議詳盡曲當。

四庫全書提要曰。集驗背疽方一卷。宋李迅撰。迅字嗣立。泉州人。官大理評事。以醫著名。此書見於陳振孫書錄解題。稱所集凡五十三條。其議論詳盡曲當。馬端臨經籍考。亦著於錄。而題作李逸撰。與書錄解題不合。今案此書。前有郭應祥序。亦云嗣立名迅。則通考誤也。背疽爲患至鉅。俗醫剽竊一二冊方。或妄施刀針。而於受病之源。發病之形。及夫用藥次第。節宜禁忌之所宜。俱置不講。後夭閼者。十恆八九。今迅所撰。於集方之前。俱系以論說。凡診候之虛實。治療之節度。無不斟酌輕重。辨析毫芒。使讀者瞭如指掌。中如五香連翹湯。內補十宣散。加料十全湯。加減八味丸。立效散之類。皆醇粹無疵。足稱良劑。至忍冬丸。與治乳癰發背神方。皆衹金銀花一味。用藥易而收功多。於窮鄉僻壤。難以覓醫。或貧家無力服藥者。尤爲有益。洵瘍科中之善本矣。謹從永樂大典中。採掇裒訂。仍爲一卷。其麥飯石膏。及神異膏二方。諸方中最神妙者。

而永樂大典。乃偶佚之。今據蘇沈良方。及危亦林得效方補入。又赤水元珠。亦載有神異膏方。與得效方稍有不同。今並列之。以備參考焉。

按查文獻通考。亦作李迅。其誤作李逸者。見于國史經籍志提要說失考。

伍氏起予外科新書舊作起子訛　宋志一卷　佚

鄒應龍序曰。大抵癰疽。發于背者。至危殆之疾也。多至不救者。夫豈皆命也哉。然有法可活。非膏塗末傅之能愈。初覺便從頭上作艾炷。宜泄蘊毒。使毒氣亟奪。而無內蝕之患。惟頭及頸則否。此更生法也。灼艾之外。則又有奇方存。起予平昔屢用屢效。實不敢私。以廣其傳。開禧丁卯十月旦日。江南西路提刑鄒應龍爲之序跋。刊于章首。外科精要

亡名氏外科積要方　佚

按右見于朱氏集驗方。

張氏允蹈外科保安要用方　宋志五卷書錄解題作三卷　佚

陳振孫曰。外科保安方三卷。知興化軍亳社張允蹈家藏方。龔參政茂良劉太史夙爲之序跋。

亡名氏五發方論　書錄解題一卷　佚

陳振孫曰。五發方論一卷。不知名氏。亦吳晦父所錄。

李氏世英癰疽辨疑論　一卷　存

史彌忠序曰。余嘗觀隋大業中巢元方等。著諸病源候論。其論癰疽諸證。固多本於古書。但能定人以必死之期。而未嘗示人以救死之方。然則此書流傳於世。見之者毛骨竦立而已。果何益乎。近時陳無擇三因方盛行。所謂病有三因者。實原於金匱要略。非臆說也。其爲癰疽敍論。謂陰滯於陽則發癰。陽滯於陰則發疽。而此二毒。發無定處。常以脈別之。浮洪滑數則爲陽。微沈緩濇則爲陰。陰則熱治。陽則冷治。可謂明白簡易矣。然考其所用之方。則不能無疑。如乳香連翹。與漏蘆二湯。及洪丞相所序內補散。固已明言不可守此一法。而晉攻之矣。但謂內因則用遠志。外因則用大黃。不內外因則用甘草。所謂陰則熱治者。初未嘗有方及之。後雖有內塞散一方。亦用附子。但施之於熱退膿血不止之時。非是用於其疾興作之際。則夫熱治之說。竟成泯默而無傳可乎。余弟定叔得此疾於積年患渴之後。不數日間。腫大如杯。勢極可慮。不敢輕用外科。父子兄弟。相與爲謀。惟有李君太醫。老成更練。可付茲事。亟致禮招之。至則診其脈。察其證。遽舉手相賀曰。此陰病也。見得甚明。無庸過憂。但用多備雄附等料耳。暨服其藥數日。病者大覺煩躁。且索冰水。沃手盥漱。至呼諸子來前。而誥李君曰。汝以附子殺我。我死。兒輩忍不從汝取償吾命乎。李君但笑而唯唯。不得已而應之曰。今夜迺住此藥。退而語諸子曰。今正是服附子時。舍則無藥可進。況病人飲食精神。皆不失常。瘡潰而膿如湧泉。皆舍證也。非服附子之功而何。但用附子。稍雜以他劑而進之。使不能別其氣味。斯可矣。諸子如其言。遂收全功。病涉數月。用附子逾三百之數。皆余所目擊。向使李君初無定見。終無定力。顧不殆哉。余於此尤惜陳無擇三因方證治。未及處熱治之方也。李君世攻外科。壯歲從古館陸從老學。指下明徹。如洞見肺腑。用藥親切。如射必中的。晚歲遂爲吾鄉獨步。一日與余言。今老矣。且憚於出入。然醫書之備。莫盛於今日。學者儻能按圖而索焉。十豈不能得其五六。但癰疽一證。實爲至危之疾。乃絕無所謂熱治之方。後學何所考據。況近世有不幸而罹此疾者。多發於陰。如憂慮鬱結。色慾過度。陽氣衰弱。榮衛不調。非陰類乎。某輒犯不韙。著辨疑論。仍以常用既效之方。具述于後。因欲命工刻梓。以廣其傳。幸不靳一語。與之印可。則其爲不費之惠。夫豈淺淺。彌忠當不文辭。而此論不必以文而行遠。於是乎書。淳祐壬寅季秋既望。端明殿學士金紫光祿大夫致仕史彌忠序。

李世英跋曰。僕年過從心。歷醫五十餘載。耳聞目見。受此病者。十中僅有三二可保其生。緣此病有陰陽緩急之異。蓋醫者不決。使病者惶怖。世英僅將家傳積世祕效之方書。參考古今諸家之論。并親承前輩諸老先生指證之教。編成一帙。命曰癰疽辨疑論。其實只欲辨明陰陽之疑惑。次用藥劑之輕重。非敢爲贅言也。更望四方高明之士。洞燭此書。或恐語未能盡善。悉爲攷證。庶得旨要諦當。欲廣流傳。深願家家盡曉。人人自會。或城邑市井。猶可命醫。或道途阻。深山大澤。忽感此疾。倉卒之間。命醫未及。但將此書詳覽。先別陰陽。隨證施治。庶不致陰陽錯謬。舉獲康寧。爲利益小補哉。時大歲壬寅淳祐二年仲冬晦日。雪巖李世英少穎書。

陳氏自明外科精要　醫藏目錄三卷　存

陳自明序曰。凡癰疽之疾。比他病最酷。聖人推爲雜病之先。自古雖有瘍醫一科。及鬼遺等論。後人不能深究。於是此方淪沒。轉乖迷塗。今鄉井多是下甲人。專攻此科。然沾此疾。又多富貴者。內經云。大凡癰瘡。多生於膏粱之人。僕家世大方脈。每見沾此疾者。十存一二。蓋醫者少有精妙能究方論者。間讀其書。又不能探賾索隱。及至臨病之際。倉卒之間。無非對病閱方。遍試諸藥。況能療癰疽。持補割。理折傷。攻牙療痔。多是庸俗。不通文理之人。一見文繁。卽便厭棄。病家又執方論。以詰難之。遂使醫者鼯鼠技窮。中心惶惑。當下不下。悠悠弗決。遷延日久。遂令輕者重。重者死。又多見生疽之人。隱諱者衆。不喜人言。是癰疽發疾。但喜云只是小小瘡毒而已。及至孔洪。遂致不救。又有病家猜鄙。吝其所費浩瀚。不肯請明了之醫。而甘心委命於庸俗之手。或有醫者。用心不臧。貪人財利。不肯便投的當伐病之劑。惟恐效速。而無所得。是禍不極。則功不大矣。又有確執一二藥方。而全無變通者。又有當先用而後下者。當後下而先用者。多見一得疾之初。便令多服排膿內補十宣散。而及增其疾。此藥是破後排膿內補之藥。而洪內翰未解用藥之意。而妄爲序跋。以誤天下後世者衆矣。陳無擇云。當在第四節用之。是也。又有得一二方子。以爲秘傳。惟恐人知之。穹貴之人。不見藥味。而不肯信服者多矣。又有自知衆人嘗用已效之方。而改易其名。而爲秘方。或妄增藥味。以惑衆聽。而返無效者。亦多矣。此等之徒。皆含靈之巨賊。何足相向。又有道聽塗說之人。遠來問病。自是了了。詐作明能。談說異端。或云是虛。或云是實。出示一方。力言奇效。奏於某處。此等之人。皆是貢諛。其實皆未曾經歷一病。初無寸長。病家無主。易於搖惑。欲於速效。又喜不費資財。更不待醫者商議。可服不可服。卽欲投之。倏然至禍。各自走散。古人云。貧無達士將金贈。病有閑人說藥方。此世之通患。歷代不能革。凡癰疽之疾。眞如草寇。不守律法。出意凶暴。待之稍寬。殺人縱火。無可疑者。凡療斯疾。不可以禮法待之。仍要便服一二緊要經效之藥。把定臟腑。外施鍼灸。以泄毒氣。其勢稍定。却乃詳觀方論。或命醫者。詳察定名。是癰是疽。是虛是實。是冷是熱。或重或輕。對證用藥。無失先後次序。病者不必憂惶。醫者確執己見。不可妄立名色。愴惶惑亂。收效必矣。如近代名醫李嗣立伍起予曾孚先輩。編集上古得效方論要訣。愚因暇日。採摭羣言。自立要領。或先或後。不失次序。其中重複繁文者削之。取其言簡意盡。綱領節目。整然不紊。庶幾覽者。如指諸掌。雖不能盡聖人之萬一。使臨病之際。便有所主。毋致渴而穿井。鬬而鑄兵者乎。旹景定癸亥孟秋。竇唐習醫陳自明良甫序。

朱氏震亨外科精要發揮　佚

按右見于宋濂丹溪朱公石表。

熊氏宗立外科精要附遺　三卷　存

薛氏己校註外科精要　三卷　存

薛己序曰。外科。蓋指瘡瘍門言也。上古無外科專名。實昉於季世。後人遂因而分內外爲二科。茲外科迺宋陳良甫先生所著。雖以瘍科名其書。而其治法固多合外內之道。如作渴泄瀉灸法等論。誠有以發內經之微旨。殆亘古今所未嘗道及者。可傳之萬世。而無弊也。第其他所設方藥。亦不無宜於昔。而不宜於今者。非先生之術。有未精要也。良由今人所禀。遠不逮昔。雖使先生至今存。亦不得不因時而損益之矣。余於時自忘淺鄙。漫倣元本之所既備而未悉者。斷以愚意而折衷之。仍其舊名。釐爲四卷。其補錄一卷。則出余管見。同志幸勿咎其僭。而進其所未至焉。嘉靖丁未春月吉日。奉政大夫太醫院使致仕吳郡薛己謹序。

外科精要補　一卷　存

竇氏（傑）瘡瘍經驗全書　醫藏目錄十二卷　存

申時行序曰。宋有竇漢卿者。以瘍醫行於慶歷祥符之間。詔治太子疾。召入仁智殿下訊之。未幾太子病愈。輒嘉勞之。封爲太師。以國老稱。遂命製諸方。以弘濟寰海外內。一時神其術者。咸知有竇氏瘍醫矣。然其書之傳於世者。分析種種。繪圖定方。具有法度。信利人之妙術。濟世之弘軌也。我朝以來。家有傳焉。其方多驗。裔孫楠續授太醫院醫士。其子夢麟術業益工。聲稱藉甚。乃緝遺書。重增經驗諸方。梓以行世。蓋遡漢卿爲合肥人。嘗遊江湖。遇一至人。而其術益神。則醫業之精。信非偶然者矣。夢麟號仲泉。今家常之無錫。與華太學復陽游。復陽爲秋官補菴公之子。比來京師。備能道之。

四庫全書提要曰。瘡瘍經驗全書十三卷。舊本題宋竇漢卿撰。卷首署燕山竇漢卿。而申時行序。考宋藝文志。不載此書。僅有竇太師子午流注一卷。亦不詳竇爲何名。疑其說出於附會。且其中治驗。皆夢麟所自述。或即夢麟私撰。託之乃祖也。國朝康熙丁酉。歙人洪瞻巖重刊。乃云。

得宋刻祕本校之。殆亦虛詞。

按寶傑金末人事履詳著于明堂經脈類申氏說妄甚。

胡氏元慶癰疽神祕灸經　醫藏目錄一卷　存

楊子成序曰。人具五藏之形。而氣血之運。必有以疎載之。其流則曰歷。曰循。曰經。曰至。曰抵。其交際則曰會。曰過。曰行。曰達者。概又所謂十二經焉。十二經左右手足。各備陰陽者三。陰右而陽左也。陽順施而陰逆施。以三陽言之。則太陽少陽陽明。則陽有太少也矣。而有陽明者。取陰陽合明之意也。以三陰言之。則太陰少陰厥陰。陰既有太少矣。又有厥陰者。取兩陰交會之義也。非徒經之有十二。又有系絡者為系絡之數。三百六十五。所以附經而行。週流不息。若陰陽維蹻衝帶六脈。皆有所繫。惟任督二經。則包乎腹背。而有專穴。諸經滿而溢者受之。初不可常而忽焉。宜與諸經並論。通考其穴。三百五十又七。此人身之常遍也。概經血所滯發而為癰疽為疔癤。此皆氣血不能通之謂也。歷觀諸經。傳變不一。是經之滯。當審何經所發。何穴所滯。辨視其穴。則用火以攻之。疎其源流而無滯也。猶如溝渠塞其庭水泛濫。今胡元慶先生深窮妙理。週遍玄微。遂緝十二經所滯之穴。毫端妙理。用以廣生民之福。同躋仁壽之域也。至正甲子。永昌楊子成序。

薛氏己癰疽神祕灸經校補　一卷　存

齊氏德之外科精義　國史經籍志二卷　存

齊德之曰。夫醫者。人之司命也。脈者。醫之大業也。蓋醫家苟不明脈。則如冥行索途。動致顛覆矣。夫大方脈婦人小兒風科。必先診脈。後對證處藥。獨瘡科之流。多有不診其脈候。專攻治外。或有證候疑難。別招方脈診察。於瘡科之輩。甘當淺陋之名。噫。其小哉如是。原夫瘡腫之生。皆由陰陽不和。血氣凝滯。若不診候。何以知陰陽勇怯。血氣聚散耶。由是觀之。則須信療瘡腫。於診候之道。不可闕也。歷觀古今治療瘡腫方書甚多。其間診候之法。略而未詳。比夫諸科。甚有滅裂。愚雖不才。輒取黃帝素問難經靈樞甲乙及叔和仲景扁鵲華佗千金外臺聖惠總錄古今名醫諸家方論之中。診候瘡腫之說。簡編類次。貫成篇帙。首載診候入式之法。次論血氣色脈參應之源。後明脈之名狀。所主證候。及瘡腫逆從之方。庶使爲瘡腫科者。覽此則判然可曉。了無凝滯於胸次。一朝臨疾。診候至此。則察逆從。決成敗。若黑白之易分耳。

四庫全書提要曰。外科精義二卷。元齊德之撰。德之始末未詳。惟其結銜稱醫學博士充御藥院外科太醫。是編先論後方。於瘡腫診候淺深虛實。最爲詳盡。考周禮天官。瘍醫掌腫瘍潰瘍金瘍折瘍之祝藥劀殺之劑。註曰。劀謂刮去膿血。殺謂以藥食其惡肉。又曰。凡療瘍以五毒攻之。註曰。今醫方有五毒之藥。合黄堥。置石膽。丹砂。雄黄。礜石。慈石其中。燒之三日三夜。其烟上著。以雞羽埽取之。以注惡肉破骨則盡出。又曰。以五氣養之。以五藥療之。以五味節之。註曰。既劀殺而攻盡其宿肉。乃養之也。五氣。當作五穀。字之誤也。節。節成其藥之力云云。是則古者瘍醫。攻補兼施之明證。後之瘍醫。惟持攻毒之方。治其外而不治內。治其末而不治本。故所失恒多。德之此書。務審病之所以然。而量其陰陽強弱以施療。故於瘍科之中。最爲善本。書中無一字及李杲。李杲平生亦不以外科者。原本附東垣十書之末。蓋坊刻雜合之本。取以備十書之數。與所載朱震亨書。均爲濫入。孫一奎赤水玄珠引之。竟稱東垣外科精義。不考甚矣。

滑氏壽痔瘻篇　佚

按右見于朱右攖寧生傳。

醫籍考卷七十一

東都　丹波元胤紹翁編

方論四十九

亡名氏仙傳外科祕方（醫藏目錄　趙宜眞撰）　國史經籍志十一卷　未見

楊氏（淸叟）外科集驗方　國史經籍志一卷　存

趙宜眞序曰。外科集驗方一帙。迺禾川楊淸叟所編述。以授吳寧極。寧極之子有本。以授西平𡈼觀李先生。以授於宜眞者。其方簡要。惜未版行。故獨存之。昨來遊金精福地。道經雩都。吾徒蕭天倪鳳岡。本西昌望族。自幼學道於紫陽觀。卄載前嘗從予遊。亦能召風雨。濟旱潦。蓋道緣深重。履踐端恪之所致也。其師弟劉致彔順川數年間。徧身苦瘡癬。服荆煎湯。敗毒散。諸藥俱不效。予因以外科方授之。用返魂湯。未終劑而愈。天倪乃欣然捐己貲繡梓。散施流通。其惠濟之意如此。則雨暘之應禱也宜哉。雖然。予有故人。嘗患鼓椎風。往來寒熱。數月伏枕。諸藥不能療。最后一醫士診之曰。雖成痼疾。而有客邪在少陽經未解。若曾服五積散則誤矣。詢之果然。因投小柴胡湯。數服寒熱頓除。却用本料追風丸等藥。理其風證。而全瘳矣。夫雜病有方。傷寒有法。二者兼盡其道。乃爲良醫。若以大方外科。各專其一。正恐或有所誤。而不自知。則又豈能全美乎。此外科論證處方。雖極其造理。校於諸方爲獨優。在圓機之士。臨證之時。尤當加審焉。洪武戊午九月朔日。浚儀原陽子趙宜眞序。

外科序論　國史經籍志一卷　未見

亡名氏祕傳外科方　一卷　存

郭氏文才瘡科心要　二卷　未見

劉純曰。純早年居淮南。於陳復初契家齋堂。得東原郭文才甫家傳瘡科心要二卷。特行四方。按法每擇用之。多獲奇效。玉機微義

王氏拳大河外科　二卷　存

王時槐序曰。永樂中。大河王拳得異人祕授精外科方。密傳其子孫者六世。效大顯。世莫不知有大河外科者。而其書顧益祕莫有傳。代巡山泉吉公來按閩。間出一帙。槐得而觀之。所論著。多朴而不文。往往務爲蹇澁重複。雜以俚下之語。豈其故爲是。欲以晦其指。而終祕其傳耶。然公昔年嘗患肩癰。曰馬刀。治不效。久之得奇方立愈。後數年乃見此書。則向所謂奇方者在焉。槐竊謂。凡遣疾攝形之家。固稱多術。要在愛護元氣。勿令伐傷。此其大指也。大河外科。爲圖三十有六。大抵皆險惡危怪之疾。在庸醫且駭悖眙愕。卽往往下峻烈猛毒之劑。急攻其內。蘄速

效旦夕。故一臂瘍肘癰。而輒不救者。則伐元氣之過也。而此書附載諸方。多疏解消導。達支而衞本。此其所以爲得歟。嗟夫海隅塞外。異時羽書相聞。良足畏。顧驅除在機術何如耳。而愼毋畢耗吾民力。此殆亦元氣之說。而忠誠憂世。眞爲社稷計者。將必於大河有取哉。書故抄本。督屯憲僉黃君朏一見。謂宜廣其傳。遂相與請于公付梓云。

陶氏華癰疽神驗祕方　國史經籍志一卷　存

十段關　醫藏目錄一卷　未見

周氏文采外科集驗方　二卷　存

自序曰。醫一也。然有內外科之異者。蓋人之疾有內外故也。科既有內外。故古之專門者。各有方書。以傳後世。第今之專於內者。則精其內。而瘡科或有所遺。專於外者。精其外。而方脈或有未諳。二者俱不能以無偏。夫惟仁者愛人之心。深長而周密。必欲兼之而後已。弘治丙辰歲。王殿下不以臣爲蒙昧。命臣於凡大方脈書內。精選其方之經驗者。區分類別。且論辨其下。名曰醫方選要。總一十卷以進。內瘡科亦一帙焉。今年春。睿意又以爲選要之集。固足以爲內疾之療。然人於日用間。莫不有飲食也。亦莫不有喜怒也。飲食不節。喜怒不常。則未免致傷榮衞。而瘡毒生焉。其生也種類頗多。茲瘡科一帙。烏足以盡療乎。以故命臣。重集外科方論。務在較量之也審。簡拔之也精。究其疾之源。詳其藥之用。以與選要配。庶不致有所偏廢。臣於是尤有以仰知殿下仁愛及人之盛心。所謂深長而周密矣。顧臣草茅學不足以明理。醫不足以名世。凡庸膚淺。務乎此而遺乎此者也。曷克以稱上意邪。雖然。睿命不敢不遵。駑鈍不可不效。是以忘其固陋。集古名醫外科諸書。謹擇其藥與證對。而隨患用巧者。依選要條例。裒成二卷。名曰外科集驗方。上塵睿覽。夫疾之愈不愈。醫之良不良。係乎方之驗不驗也。臣之所集。雖妄以集驗名。然亦管窺蠡測。勉強以應命耳。若夫較量審而簡拔精。究其源而詳其用。則臣豈敢。弘治戊午歲秋九月吉日。良醫副臣周文采稽首謹序。

興王序曰。弘治丙辰。令良醫周文采於大方脈書中。巳選其方之驗且要者。爲十卷。名曰醫方選要。而外科方。略之尙未備也。迨今年春。仍令本官。於外科方書中。集其方之奇驗者。爲二卷以進。吾覽之。見其考論精詳。處證不謬。深足定外科之關鍵。而開醫學之蒙昧也。因刻而廣之。俾天下之人。凡嬰外之病。而職外之科者。得是書以治之。雖未能繼古人之神妙。而篤廢聾瞽。萬一可復之於全。生生之功。庶亦博哉。

許氏兆禎外科集驗　未見

按右見于吳秀醫鏡序。

韓氏（丞）楊梅瘡論治方　一卷　未見

韓丞曰。近時黴瘡。亦以霞天膏。入防風通聖散治愈。別著楊梅瘡論治方一卷。滇壺簡易方一紙。爲遠近所傳用者輒效。（醫通）

薛氏（己）外科心法　國史經籍志七卷　存

外科經驗方　國史經籍志一卷　存

癘瘍機要　國史經籍志三卷　存

外科發揮　八卷　存

外科樞要　四卷　存

汪氏（機）外科理例　明史八卷　存

自序曰。外科者。以其癰疽瘡瘍。皆見于外。故以外科名之。然外科必本於內。知乎內以求乎外。其如視諸掌乎。經曰。膏粱之變。足生大丁。由膏粱蘊毒於內而生也。又曰。榮氣不從。逆於肉理。乃生癰腫。是癰腫由榮氣逆于肉理之内而生也。有諸中。然後形諸外。治外遺內。所謂不揣其本而齊其末。殆必己誤于人。己尚不知。人誤于己。人亦不悟。嗚呼。己雖不知。天必知之。人雖不悟。神必識之。異日明受天責。陰獲神譴。不在于身。則在于子孫矣。予于是懼。因輯此書。名曰外科理例。蓋其中古人所論。治無非理也。學者能倣其例而推廣之。于焉而求古人不言之妙旨。

庶幾小不誤己。大不誤人。抑口有補於將來焉。輯已成編。復得新甫薛先生心法發揮讀之。觀其論治。亦皆一本于理。而予竊喜暗與之合。于是復采其說。參于其中。庶得以爲全書。而學者無復有遺憾矣。是爲序。嘉靖辛卯冬十一月長至日。祁門汪機識。

四庫全書提要曰。外科理例七卷。附方一卷。明汪機撰。是書成於嘉靖辛卯。凡分一百四十七類。又補遺七類。共爲一百五十四門。後附方一卷。凡一百五十六通。前有自序。其曰理例者。謂古人所論。治無非理。欲學者倣其例而推廣之也。大旨主於調理元氣。先固根柢。不輕用寒涼攻利之劑。又分爲舍脈從證。舍證從脈。及治之不應。別求其故三例。用法通變。亦異於膠執之談。惟措語拙澁。驟讀之或不了了。是其所短。然方技之書。不能責以文章之事。存而不論可矣。書中多引外科精要。及朱震亨之論。又稱輯已成編。得新甫薛先生心法發揮。復採其說。參於其中。考新甫爲薛己之字。己父鎧弘治時官太醫。則爲宏治正德間人。是書杖瘡門中。記療治武宗時。廷杖諫官事。則機在正德中。早以醫名。二人同時。而虛心從善如是。其持論平允。良亦有由也。

劉氏（倫）濟世外科經驗全方　一卷　存

費寀序曰。嘗論國政失則急於修省。夷亂華則急於攘禦。醫道內外科亦然。御醫劉宗序已輯内科全方。詳委而覈要。而外科實並有闕。其重者關存亡死生。其輕者關悔吝安危者也。南京太醫院判薛立齋彙古方書目。唐陸宣公編集良方。李東垣十書。及醫學正傳。救世良方。萬氏家抄等書。茲以海上丹方爲主。採前書凡係於外科者。彙而盈箱。歷年餘爲之分門別類成篇。醫無漏診。診無漏證。證無漏方。使纖微疑似闡發明白。一證也。或逆境而憂憤成疾。或順而嗜慾滋毒。一證也。或寒暑鬱結於内。或風露冒觸於外。一證也。或老穉之兩境。或方域之各禀。一證也。或強弱之異質。或勞逸之殊由。圖其像。則正人幾證。側人幾證。覆人幾證。婦證童證瘋證。歷歷條例。無微不究。無隱不洞。不啻秦越人與盧扁隔垣可見人疾病也者。行是集也。誠患家之針砭。醫林之準繩。其禔福斯民之功。良不淺也。乃知醫人治國。理同事異。國得出將入相。如裴郭諸公。治兼内外。而寄之生生之任。則金甌永固。外侮消萌。今下文闕

王氏伯學痔漏論　國史經籍志一卷　未見

楊氏得春瘡科通玄論　國史經籍志二卷　未見

白氏士偉中流一壺世善堂書目一曰癰疽摘要　未見

徐中行序曰。往余在武昌。親見觀察毛公方壯疽發背。屬有澤宮之役。不蚤治以致病悸久之。桃源白博士士偉。蜀仕族也。三世病疽。得禁方

以起。語云。醫不三世不效。豈謂是哉。黔楚地故卑濕。往往病疽。而貴陽直指鄭公疽發於頸危甚。徵博士治輒効。至諸生編氓。全活者以百數。而大中丞阮公履楚甸日。疽發于肩。僉憲馮公亟遣博士往。方行而問至。馮公傷之。乃籍其方布境內。庶幾不脛而走四裔。即僻壤貧民。猶然療治之耳。夫人之所病病疾多。醫之所病病道少。使聖人預知微。能使良醫得蚤從事。則何恙不已哉。博士以精博起諸生間。王公大人莫不折節下之。曩過武陵客省。談十日。自兵略象緯。堪輿支離覆逆之數。靡不中窾。而尤深於養生之指。其言曰。易行周流。詘信反覆。則氣無壅。而疽自不作。豈倉扁所謂。治不疾稱聖儒者等耶。若博士可謂近之矣。余先君東皐翁喜方術。急人危厄。甚於己私。設先君在。布莢當不後矣。乃更置其中流一壺。示急也。而泫然授梓。用承先志云。天目先生集

儒醫選要　醫藏目錄一卷　未見

龔氏廷賢 復明眼方外科神驗全方六卷　未見

許氏孫 瘡科方論　一卷　未見

按右見于菉竹堂書目。

申氏拱辰 外科啓玄　十二卷　存

申五常跋曰。宗兄斗垣公出一編。名外科啓玄。不佞弟于是編而卒業。

論凡一百二十有奇。毒發類凡一百三十有奇。方凡一千有奇。析爲十二卷。合爲一編。不欲緘藏肘後。行且壽剞劂氏。以公之九圍千禩。蓋欲登世世於壽域。公之陰行。善使學醫者曙用。仁心何深摯哉。不但術貴藥而已。

王氏肯堂瘍醫準繩　六卷　存

自序曰。周禮天官冢宰之屬。有疾醫瘍醫。內外科之分久矣。疾醫中士八人。瘍醫下士八人。重內輕外。自古已然。然未有不精乎內。而能治外者也。疾醫之所不能生者。於父母遺體。猶得全而歸之。而瘍醫不然。至於爛筋骨。潰肌肉。見藏府。而後終焉。故疾病於人。唯疕瘍最慘。而世顧輕之何哉。乃世之瘍醫。明經絡。諳方藥。而不嗜利。唯以活人爲心者。千百無一也。其見輕固宜。然不曰弁自輕其命耶。余童而習岐黃之術。弱冠而治女弟之乳瘍。虞翁之附骨瘍。皆起白骨而肉之。未嘗有所師受。以爲外科易易耳。欲得聰明有志者指授之。使爲瘍醫。而竟無有。故集先代名醫方論融以獨得。而成是編。與世專科書。圖人形。列方藥。詫爲祕傳者。萬萬不侔。能孰而玩。神而明之。可以名世矣。余既以便差還故山。例得支俸。受之則不安。辭之則立異。乃以付梓人。逾期而後竣事。於是諸科分證用藥之書略備。夫孰使余竊祿於朝。而又得優遊編葺。以行於世。豈非聖主之賜也歟。萬曆二十六年。歲在戊申。七夕微雨作涼。

金壇王肯堂奢懶軒下書。

亡名氏瘍醫會要　醫藏目錄二卷　未見

外科鈔錄　醫藏目錄卷闕　未見

外科方論　醫藏目錄卷闕　未見

陳氏實功外科正宗　醫藏目錄四卷　存

自序曰。歷下李滄溟先生嘗謂。醫之別內外也。治外較難于治內。何者內之症。或不及其外。外之症則必根于其內也。此而不得其方。膚俞之疾。亦膏肓之莫救矣。迺今古治外者。豈少良法神術哉。或緣禁忌而祕于傳。或又蹈襲久而傳之訛。即無所訛而其法術未該其全。百千萬症。局于數方。以之療常症。且不免束手。設以異症當之。則病者其何冀焉。余少日。即研精此業。內主以活人心。而外悉諸刀圭之法。歷四十餘年。心習方。目習症。或常或異。輒應手而愈。雖徼及岐黃之靈。肉骨而生死。不無小補于人間。自叩之靈臺。則其思慮垂竭矣。既念余不過方技中一人耳。此業終吾之身。施亦有限。人之好善。誰不如我。可不一廣其傳。而董韜之肘後乎。于是賈其餘力。合外科諸症。分門逐類。統以論。系以歌。殺以法則。微至疥癬。亦所不遺。而論之下。從以註。見陰陽虛實之元委也。方之下。括以四語。見君臣佐使之調停也。圖形之後。又綴以瘡名十律。見病不可猜。藥石之不可亂投也。它若鍼灸。若炮煉。若五戒十要造孽報病之說。不啻詳哉其言之也。余心其益熯矣。集既成。付之梓。名曰外科正宗。既而攬鏡自照。鬚鬢已白。歷下所云。治外較難于治內。庶幾識余之苦心哉。里中顧比部諸君。似亦嘉余之有裨于世。各褒以言。而弁其端。余則惺悚遜謝曰。韓伯休名根未剗耶。第諸君且褒余。余敢不益廣諸君意。謹唯命。而以是公之養生家。時萬曆丁巳之秋七月既望。東海陳實功謹識。

范鳳翼序略曰。吾里若虛陳君。少遇異人。授以刀圭之術。既後乃遂肆力於醫。醫輒精。即奇瘍怪證。一覩輒晳。投以半匕。無不立痂而愈。雖有厚毒攻中。陷胸洞脇。萬無生理者。亦必計日以瘥。心手之間。若有神與存焉矣。又慷慨重然諾。仁愛不矜。不張言災禍以傷人之心。不虛高氣岸以難人之請。不多言誇嚴以鈎人之賄。不厚求拜謝以殖己之私。然久之而家顧益饒。乃以間行斥千金構祠。以祠醫王及先代之良於醫者。己復分火粥飢。錮槥瘞骼。好行其德於鄉。歷數十年不倦。已復念龍宮之祕。久混於凡方。而青囊之書。竟不傳于人世。則又裒刻其生平已效之醫案。題曰外科正宗。

龔氏居中外科百效全書　六卷　存

陳氏文治瘍科選粹 彭宗孟序作瘍科祕旨　醫藏目錄八卷　存

按醫藏目錄。舊作陳鶴溪。考彭宗孟序。許僖。凡例。當作嶽谿。蓋文治别號也。

鄭氏汝煒外科宗要　未見

武進縣志曰。鄭汝煒。字明甫。宛陵世胄。徙居武進。精岐黃。尤以刀圭擅長。每遇危險諸證。汝煒至立起。有華元化之風。前授太醫院官。後隱跡懸壺。垂六十年。全活甚衆。人皆德之。年八十卒。所著有外科宗要。授子文起。續纂行世。

亡名氏祕傳外科經驗良方　一卷　存

按是書。附刻于徐用和加減十三方後。卷末有萬曆新歲穀旦鄭繼華梓木記。

盧氏萬鍾醫說佛乘　一卷　存

自序曰。不佞齠年。學居龍業。未竟其志。逮冠而先慈恙篤。思忠未若孝也。遂廢儒而事醫焉。窮素書往帙。採近名藝方。迄今四十年。華神力罄竭。諸病雖獲其奇。總之不外程式。獨癰疽梅毒咽喉急證。數種異方。卓然不伍。眞不啻夜光之珠者。每每修合濟衆。隨在必施。隨手奏效。昨奉委抵荆。活人之念未輟。而求濟者如市。庶務甚繁。藥難驟製。轉而籌之。藥之濟人有限。方之濟世無窮。私一己。忍不爲世世作律梁也。敬將萬舉萬全之祕。屢試屢效之奇。序成短刊。以誌不朽。願同志者。毋鄙其淺近忽之幸甚。天啓丙寅孟冬日。覺遲子仁和盧萬鍾書。

劉威序曰。嘗論之人世之所以奉佛。爲其大慈悲。乃癰疽之在人身。不啻阿鼻瘡痍之繫人體。不啻桎梏。良醫一劑去之。雖大士楊枝水。能有如此顯應哉。顧乃奉泥鬼而忘活佛。則大可笑矣。盧君者。今世之活佛也。人每覿面失之。懸方欲廣佈津梁。濟渡衆生。而無其術。同君。使盧君上乘妙法。不公於世耶。則書成而名以佛乘。於重得之矣。顧良醫作之。而庸醫習之。鮮不害事。萬一得其粗而忘其精。□反罪盧君。能殺人哉。因骨以扶髓。由皮以達神。是在善用者。勿蹈讀書之覆車可也。故梓之。而復弁其首。

岳氏甫嘉外科樞要良方　未見

按右見于醫學正印種子編附記。

李氏仲梓外科點化　未見

按

陳氏司成黴瘡祕錄　一卷　存

自序曰。往余弱冠時。與友人某某者。同試虎林。彼狎邪青樓。而余畏不敢從。以余爲迂也。北歸未幾。友臥病。心知有所中也。不敢彰其言。私倩余商榷。余發先王父遺書。及檢各家祕授。合治之迺痊居無何。余食貧而家且圯。遂棄去經生。業長桑君之術。於是披素難。究鍼經。老人帶下嬰兒三科。靡不博涉。既而浪遊三吳間。參訪遇有痾病。則搜奇剔怪以瘳之。今卄年矣。無藥不愈。更見公子王孫。一犯其毒。終爲廢疾。嗟嗟。方書不言。言亦不悉。余甚愍之。因察氣運天時。病原傳染嗜好。爰及或問治驗方法。類成一帙。名曰黴瘡祕錄。非敢以立言自任。聊補前人所未發耳。幸高明者。不鄙而采之。崇禎壬申秋九月重九日。海寧陳司成九韶甫題。

王氏大綸外科纂要經驗良方　三卷　存

祁氏坤外科大成　四卷　存

祁坤跋曰。醫自軒岐而始。原無內外科之分。蓋緣本於運氣之有司天。有主客加臨之遷迭。藏府之有虛實。則有淫勝鬱復之乖變。用藥之有氣味。則有逆從反正之權衡。是醫者一也。至於唐宋之間。分立一十三科。意在學難盡述。使人各治一科。如水陸之殊途矣。瘡瘍雖曰外科。而其本必根於內。且多針灸去腐完肌之技。似治外較難於治內耶。近之世。重內而輕外者。由近之醫。棄內而治外。是捨本而從末也。予暇中殫精採擷。參素問靈樞之奧旨。蒐古今名賢之確論。彙爲一書。名曰外科大成。直陳本末。一目了然。猶星辰之有躔度。河漢之有源流。庶不致輕人命於草菅焉。今大成梓完。尚有内科證治粗評。相繼鐫發。因書乎平昔之所見者。著之云爾。愧菴生陽子祁坤跋。

祁宏源序曰。源家世山陰。習儒學。自家忠敏公殉前明難。後業醫。先王父廣生公幼敏悟。通儒書。諸子旁流。靡不詳究其義。更以外科醫。世鮮精者。尤加考求。冥搜幽索。遂盡其奧窔。膺世祖章皇帝召。以御醫侍值内庭。先王父性謹慎自重。聖祖仁皇帝尤嘉之。信賜與優渥。累擢太醫院判官。遇休沐。兀坐一室。先大人昭遠公與諸伯叔侍。環列惟醫家書。發疑問難。校讐折衷。隆冬盛暑。常丙夜乃命就寢。在直廬或中夜有得。必索火記之。會丁曾王母憂家居。更簡練揣摩。訂爲書。顔之曰外科大成。凡四卷。部類三十有二。鋟而藏其板於家。是時先大人亦以御醫侍值内庭。性實介慎。歷事聖祖仁皇帝世宗憲皇帝兩朝。恩眷特殊。贈太醫院判官。憶源方垂髫。先大人即以大成。課源兄弟。而家兄弘濤早世。季弟國與成戊戌進士。乃心王事。又不果卒業。先大人嘗訓源曰。嗣我家學者。其惟女乎。源不肖。惟恐不克仰承。用是黽勉。不敢自逸。於今五十餘年。乾隆己未冬。今上諭太醫院判官吳謙等。纂醫宗金鑑一書。以源世外科醫。欽命纂脩。源識謭學陋。何所與能。惟竊取先王父大成之意旨。而敷揚之耳。而謬叨優錄。感愧交幷。嗟夫。醫者意也。意之所之。死生繫焉。矧外科之六脈三因。陰陽善惡。端雜緒棼。黍粟不辨。有失之尺丈而不知者。是編也。義晰辭明。字釋句解。部分類別。領挈綱提。瘡瘍之微者無不載。方法之善者無不備。集曰大成。洵可謂集外科之大成也與。源年屆七旬。兩兒邦相邦柱俱駑鈍。深懼先業失傳。緣命坊人。印行海內。非特業是科者。有所式循。庶幾先王父之精神學問。亦不至湮沒云爾。時乾隆歲次癸亥秋七月既望。孫男宏源敬識。

何氏鎮　瘡瘍濟生論　未見

按右見于本草綱目必讀類纂。

釋氏傳傑　明醫諸風癘瘍全書指掌　六卷　存

自引曰。慧愚超墮。等級懸殊。爲僧而果能練性依空。安禪闡悟。去來生死。脫然無礙者。蓋其難之。兼能識岸俱消。身田無相。一意於渡迷拔諸苦。眞實不虛。亦非易事。勿然而閉門飲食。私心獨了。茅簷隙竇。兀自沈淪。又非覺王遺旨。勿然而影現規儀。蹣跚世法。臨深加少。妙舌縱橫。已布地獄種子。勿然而四聲五絃。丹青黑白。誇矜技絕。不異優孟衣冠。山河大地。浮泡何堪。然則人亦何苦而爲僧。而有不得不爲僧之時之勢。又適有可以爲僧之筏之根。則三十年來。余之幻寄是已。余本上虞蘭亭成氏。十齡而失怙恃。依兄習學。稍長而嗜經文。遇師歸戒。乙酉鼎沸。家口流離。漂泊江南。隻影顛沛。嗣後鄉邑親知。雖間通音問。而空門之願。矢誓已決。遂投澄江智文師。爲余削除。遵遺命。與師兄寅白相依爲伴。尋亦謝世。險危孤阨。獨余爲甚。謬生天地。未執君親。因思好生之德。無過於醫。而癘瘍一證。備諸疾苦。早年即留心此學。蒐羅醫典。諮訪同術。竊以博而不精。不若卑而取效。既得丸散之方於智文先師。復得針刺之法於金溪子宣林先生。朝夕研思。揣今訂古。心手相隨。漸臻神境。意者如來之啓迪。俾余得展布心神。遐通慧願。以迄有成。未可知也。歲月既久。積稿成編。大抵診脈察色。以知其人之表裏虛實。審音核證。以悉其病之寒熱經絡。用針刺以去其毒血。施湯散以導其邪風。內以拔藏府之根原。則劑有先後。外以敷瘡瘍之腫潰。則法分輕重。直至氣血和通。膚肉完好。病根盡除。永不復發。無礙生育。不留斑痕。咸稱美善。庶幾癘瘍一證。不致醫者畏難而束手。患者苟安而隕命。亦覺王救世之一快事也。今余寓錫之陡門萬壽菴。市囂不接。生趣悠然。謹將平生果用果驗諸法與方。和盤托出。公諸海內。不負先師衣鉢。破除一切私吝。遐邇抄謄。愧非帳祕。而檀善助梓。冀以流通。但余性稟下根。學力又淺。句詞不文。義理未洽。災梨之誚。其能免乎。尙懇當世賢哲大方。惠垂教剞。則幸甚。康熙歲在乙卯。桂月既望。曹溪釋氏子木傳傑謹識。

金氏燮珂外科精微　未見

按右見于錢塘縣志。

陳氏士鐸洞天奧旨　十六卷　存

自序曰。醫不窮理。不可談醫。藥不執方。不可用藥。以醫藥之難精也。鐸性□刀圭。然而獲效者半。每致嘆於無師也。康熙丁卯秋。遇岐伯天師於燕市者。五閱月。凡藏府經絡。陰陽色脈。氣血順逆。邪正虛實。寒熱異同。罔不盡□無隱。且遍傳方術。試之多奇驗。鐸信師之深。退著述若素問。若靈樞。若六氣新編。若辨證錄。俱已告竣。計八□□有奇。亦可謂書之富矣。癸亥冬。再遊燕市。所遇者。皆瘡瘍壞證。鐸執方療之。病家懷疑。棄而不用。反信任世醫。刀鍼割裂。變出非常。復以瑣細輕劑救援。卒至死巳不悟。鐸痛憫久之。因再著茲編。名曰洞天奧旨。談醫用藥。無非本諸洞天之傳也。又慮證多方略。附祖父家傳。採古今驗方。列於後。無證不備。無方不神。總不忍夫千百世人因瘡瘍而夭喪也。或曰子著述甚富。靈素之書。窮理甚晰。又傳外科。毋乃太多難執乎。鐸謝之曰。靈素之談瘡瘍。僅論營氣不調耳。未嘗遍傳方法也。且瘡瘍之論。非一二言可罄。其證實多。其變實異。而其禍實大。病已成而後藥之。必非輕小劑可藥也。亂已成而後治之。必非因循常法可治也。今世治瘡瘍者。不姑息養癰。必鹵莽嘗試害相等也。而其咎本乎不學。然而學亦非易。天下讀外科者。比比也。往往用之敗績。因傳書術之未可師也。鐸之書術。傳諸洞天之師。其理淵微。其方祕奧。卽間採家傳世傳之方。百試百驗。可信可師。傳之千百世而無誤者也。或又曰。古人治瘡瘍者。多用刀鍼成名。吾子醫精究理。藥善執方。何獨刀鍼略之。吾恐子有師而無師也。嗟乎。鐸豈無師者哉。瘡瘍之尚刀鍼者。古人不得已而用之。蓋瘡瘍宜急治。而不可少緩。宜重治。而不可過輕。治之早且重。則毒且盡散。毒散則肌肉頓生。何必尚刀鍼乎。凡用刀鍼者。此救敗之法也。天師所最忌。故方中無傳。鐸誠□未備。採前代名醫用刀鍼之法。入之以佐諸方之不逮。然尚割肉損皮。無神方以輔之。未有不顛沛故也。是刀鍼可以救敗。而不可以成功。何若專用驗方。轉敗尤速。而取勝更神。萬無一失之爲得乎。然則鐸之窮理執方。乃善於得師也。書成因弁之首。山陰陳士鐸字敬之號遠公別號朱華子。題于燕市。時康熙甲戌仲冬望後三日。

程氏國彭外科十法　一卷　存

自序曰。外科十法者。予歸宗普陀時所作也。予自普陀生長天都。五十有三載。業醫者凡三十年。爰著醫學心悟一書。詳言內證。梓行於世。而外科有未及。壬子冬還歸普陀修行。適逢聖天子廣發帑金。修葺我菩薩行宮。前後寺僧。及工作人等。不下數千人。其中病患不一。予爲調治悉痊。復有患背疽者。有患臁瘡疥癬者。投以膏散。不半月而收功。因思予在天都時。僅著內科。而未及外科。亦一時之闕略也。乃復會聚精神。參悟外科旨要。約以十法。而施治之道。以無餘蘊。言簡而該。方約而效。以之問世。庶幾其有小補乎。新安江子耀舟見是書。而深喜之。遂捐貲付之剞劂。將見十法一書。當與前醫學心悟。並行於天壤間也。旹雍正癸丑孟夏月吉旦。歸宗普陀善財國彭自序。

王氏維德外科證治全生前集　三卷　存

自序曰。明劉誠意伯言。藥不對證。枉死者多。余曾祖若谷公祕集云。癰疽無一死證。而諸書所載。患生何處。病屬何經。治乳岩而用羚羊犀角。治橫痃而用生地防己。治瘰癧惡核而用夏枯連翹。概不論陰虛陽實。惟以引經藥。陪以致乳岩橫痃成功不救。瘰癧惡核潰久成怯。全不悔引經之藥誤。反誣言白疽百人百可致泉鄉。夫紅癰乃陽實之證。氣血熱而毒滯。白疽乃陰虛之證。氣血寒而毒凝。二者以開腠裏爲要。腠裏開。紅癰解毒止痛即消。白疽解寒化凝立愈。若憑經而失證治者。藥之對經。而實背證也。世之患陰疽而斃命者。豈乏人乎。如以陰虛陽實。別治癰疽。無究證之語確矣。余曾祖留心此道。以臨危救治之方。大患初起立消之藥。一一筆之於書。爲傳家珍寶。余幼讀之。與世諸書。治法迥別。歷證四十餘年。臨危者救之。初起者消之。疼痛癢極者止之。潰爛不堪者斂之。百治百靈。萬無一失。因思癰疽憑經並治。久遍天下。分別陰陽爾治。惟余一家。且余之治。止於村境。若遍通邑。分身無術。偶聞枉死。無不痛惜。特以祖遺之秘。自己臨證。幷藥到病愈之方。精製藥石之法。和盤托出。盡登是集。弁序而梓之。以質諸世之留心救人者。依方修合。依法修製。依證用藥。庶免枉死。使天下後世。知癰疽果無死證云爾。昔乾隆五年。歲在庚申。仲春朔日。林屋王維德洪緒氏書。

外科證治全生後集　三卷　存

顧氏（澄）瘍醫大全　四十卷　存

自序曰。澄生逢堯舜之世。身爲太平之民。每念聖天子宵旰勤勞。惟恐四海臣民。有纖芥之苦。御極之始。即下詔徵方。彙輯御纂醫宗金鑑。頒發中外。使窮鄉僻壤。凡有疾痛。皆得檢方施治。沈痾立起。而各省上憲。又復仰體聖慈。每歲自捐清俸。開設藥局。以濟貧病。其愛民如子。可謂至周極備矣。澄本一介布衣。賦性迂拙。聖賢之書。讀而未竟。業醫自贍。碌碌無聞。因思身體髮膚。受之父母。安居樂業。悉出皇仁。而君父之恩。

無由報稱。是以診視之暇。不憚精神勞悴。搜括古今名醫確論。首標內經義旨。宣明脈法元微。詳分經絡穴道。彙集內景證形。上自巔頂。下至湧泉。凡涉外證者。繪圖立說。按證立方。諸如湯火刀傷。刑杖跌撲。獸傷蟲咬。誤吞藥石毒物。五絕解救之法。自今古成方之外。又益以先祖寧華公先父青巖公家藏經驗諸方。別類分門。計四十卷。名之曰瘍醫大全。俾患者咸知瘍必有名。醫必有法。按圖施治。經絡分明。初起期其必消。已成必其易潰。已潰速其易斂。使人間無破漏之危。更可免釀癰之患。凡所備諸方。悉俱養正驅邪。調衛和榮。雖云小道。利濟匪輕。斯書纂輯。閱三十寒暑。因囊橐空懸。未獲授梓。今緣兩淮同人。慨爲捐貲。始付棗梨。以成此志。爰述綴輯原委。弁之簡端。以見成之尤非偶然云。乾隆二十五年。歲次庚辰孟夏。靜齋顧澄練江書。

馮氏（兆張）外科精要　未見

按右見于錦囊祕錄。

醫籍考卷七十二

東都　丹波元胤紹翁編

方論五十

亡名氏婦人嬰兒方　漢志十九卷　佚

黃帝素問女胎　隋志一卷　佚

黃帝養胎經　隋志一卷　佚

張仲景療婦人方　隋志二卷　佚

衞氏𠘧婦人胎藏經　佚

按右見于太平御覽張仲景方序。

范氏闕名療婦人藥方　七錄十一卷　佚

亡名氏雜湯丸散酒煎薄貼膏湯婦人少小方　七錄九卷　佚

徐氏文伯療婦人瘕　隋志一卷　佚

亡名氏療婦人產後雜方　隋志三卷　佚

產乳書　隋志二卷　佚

產經　隋志一卷　佚

按丹州公醫心方所引產經，與時賢書不同。蓋此書也。

王氏琛推産何時産法　隋志一卷　佚

雜産書　隋志六卷　佚

生産符儀　隋志一卷　佚

産圖　隋志二卷　佚

雜産圖　隋志四卷　佚

按以上八種。見于五行家。

宇文氏士及粧臺記崇文總目作妝臺方　宋志六卷崇文總目作一卷　佚

舊唐書宇文士及傳曰。宇文士及。雍州長安人。隋右衛大將軍述子。化及弟也。開皇末。以父勳封新城縣公。隋文帝嘗引入臥內。與語奇之。令尙煬帝女南陽公主。從太宗平宋金剛。以功復封新城縣公。妻以壽光縣主。仍遷秦王府驃騎將軍。又從平王世充竇建德。以功進爵郢國公。遷中書侍郎。再轉太子詹事。太宗卽位。代封倫爲中書令。尋以本官檢校涼州都督。貞觀七年卒。贈左衛大將軍涼州都督。陪葬昭陵。

楊氏粧臺寶鑑集　宋志三卷　佚

宋志註曰。南陽公主。

亡名氏婦人方　舊唐志十卷　佚

婦人方　舊唐志二十卷　佚

俞氏寶小女節療方　舊唐志一卷　佚

亡名氏小女方　舊唐志十卷　佚

小女雜方　舊唐志二十卷　佚

崔氏知悌產圖崇文總目作產鑑圖　新唐志一卷　佚

按右一書。見于五行類。

許氏仁則子母祕錄宋志作張傑　崇文總目十卷　佚

昝氏殷產寶　宋志三卷　佚

周頲序曰。頲聞至靈者人。最重者命。人皆知命之所重。而不知養命之方。天年未終。疾病攻奪。嗟乎。世無良醫著述。則急難倉卒尋醫。其舛誤多矣。醫之中惟產難爲急。子母命懸在片時。頲勤志方書。常思救療。每覽名醫著述。皆誌於心。且夫男女構精。陰陽分氣。就中女弱。疾狀頗多。蓋其稟受賦質。以爲人有血藏而抱育。妊娠之內。導理有常。至於飲食之間。動靜之際。尤多制忌以節情。及乎既產。鮮保安者。蓋是損觸藏府。傷動筋骨。將理稍失。疾患便生。更値盲醫。取次下藥。致其所苦。積漸懸危。日後一日。亟至于死。可不痛哉。故易曰。天地之大德曰生。則知在天地之間。以生育爲本。又豈因生產。而反危人之命乎。自惟攝理因循。藥餌差謬。致其產婦不保安全。且婦人生產方二三次。血氣未衰。飲食易進。

但能節性。則無病生。縱或偶有微痾。不難醫治。至於四五次。迨乎七八次。傷敗已深。血氣衰微。子藏虛弱。穢敗內滯。風邪外攻。有病生。宜須審療。醫若不子細。疾使危殆。此醫殺之。理甚明矣。且士俗之家。婦人產後。復乳其子。產既損氣已甚。乳又傷血至深。蠹命耗神。莫極於此。稍失常理。便合急醫。或以家貧。不及厚賂醫者。醫者怠慢。須臾困篤。吁。人之生產。非小事也。而醫者圖財。侮而致死。此醫殺之。理又明矣。且夫產前產後。血氣未寧。一疾茍生。百疾同作。古人所以著方論於產乳者。正在於此也。至若鯉魚阿膠。能治胎動。芎藭當歸。善療胎痛。祗如胎動胎痛。非一理也。有因母疾而胎動者。因胎不堅固而自動者。痛亦如之。此略舉大綱。蓋須知醫者之功也。降及地黃益血。生姜助氣。芎藥止痛。黃耆補虛。用之得門。其效如聖。用之失理。不如不醫。乃知醫人不可茍作。頲以此疾。心常思著方。以濟危急。而學解不博。未能自信。所以偏採產術。志在廣行。復見昝殷產寶。深入醫門。乃大中歲。相國白敏中傷茲婦人。多患產難。詢訪名醫。思救人命。或人舉殷。相國迎召。問其產乳。殷乃撰方三卷。贄於相國。相國重其簡要。命曰產寶。此方雖存。得者甚少。頲志在愈疾。常恨不家藏一本。故輒敢序之。蓋欲開其衆聽。凡五十二篇。三百七十一方。兼拾昝氏之遺。作小論三篇。次於序末。庶幾妊娠之家。自得覽斯。爲家內明師爾。時丁巳歲秋八月序。

趙希弁曰。產寶二卷。右僞蜀昝殷撰。產乳備驗方藥二百七十八首。

馬端臨曰。產寶二卷。晁氏云唐昝殷撰。殷。蜀人。大中初白敏中守成都。其家有因免乳死者。訪問名醫。或以殷對。敏中迎之。殷集備驗方藥三百七十八首以獻。其後周頲又作三論附于前。

陳自明曰。產寶方。乃朱梁時節度處官昝膺所撰。

按弟堅曰。大中初。白敏中守成都。昝殷實以是書。考唐書。敏中大中六年。爲劍南西川節度使。治五年。徙荆南。而趙氏讀書志。稱僞蜀昝殷撰。此因其蜀人以訛者。藝文略。夏有產寶三卷。云。僞蜀周頲撰。此以頲增益誤爲二書。然據此。頲唐季遺民。序所稱丁巳。卽建寧四年也。益知殷爲唐人。陳自明所稱。未知何據也。是書久佚。唐愼微陳自明諸家。徵引頗夥。猶多挂漏。惟散見醫方類聚中者。條理較詳。尙可裒錄。蓋證以旁見他書者。似十得八九矣。宋志作三卷。頲序亦同。云五十二篇。三百七十八首。讀書志。作二卷二百七十八方。然類聚所收。猶有三百二十餘方。篇目之數亦合。則後志兩二字。爲誤寫明矣。友人船橋經中恒從類聚錄出。以經閉帶下並姙娠爲上卷。以坐月產難爲中卷。以產後諸證爲下卷。周頲所作小論。其可辨識者。自明所引一篇。餘難得考。

楊氏歸厚產乳集驗方(宋志註曰歸一作師) 新唐志三卷 佚

一十一

唐志註曰。楊歸厚元和中自左拾遺貶鳳州司馬。終虢州刺史。方九百

時氏賢產經　一卷　存

楊氏全迪李氏壽集產後論舊失撰人名氏今據藝文略訂補　崇文總目一卷　佚

王氏守愚產前後論藝文略作王守忠　崇文總目一卷　佚

亡名氏集產後十九論　崇文總目一卷　佚

家寶義囊　崇文總目一卷　佚

王氏嶽產書　藝文略一卷　存

按是書久佚。特朝鮮國醫方類聚中所收。殆爲完璧。弟堅錄出。以爲一卷。可謂發幽光於數百年湮晦之餘。鄭汝明產經跋曰。衡陽宋居士云。舊曰王岳產經。湖南漕使陳公傳良親跋於後。今檢止齋集。不錄其文。類聚中亦失載。

楊氏康侯十產論　存

楊康侯曰。凡生產先知此證。庶免子母之命。折於無辜也。世之收生者。少有精良妙手。多致傾命。予因傷痛。而備言之。

郭氏稽中婦人產育保慶集　宋志一卷　佚

鄭汝明曰。昨得湘潭陳友直施本二十一論。乃大觀間郭稽中集。不云何許人作。至紹興辛亥鏤板印施。屢試神驗。起死回生。效有萬全。

李師聖序曰。余收產論二十一論。議論精確。無所不充。蓋國醫博士。極方書所得之妙。惜乎有其說而無其方。郭君稽中爲時良醫。尤長於治產。故其切脈用藥。屢獲奇效。一日願以所收家方。附於諸論之末。遂爲完一。眞集衆益之異書也。古人論人子而不學醫者爲不孝。則有方論而不傳于世者。其可謂之仁哉。

杜氏 茮 附益產育保慶集　書錄解題一卷　佚

陳振孫曰。濮陽李師聖得產論二十一篇。有其說而無其方。醫學教授郭稽中以方附諸論之末。遂爲全書。近時括蒼陳言嘗評其得失於三因方。婺醫杜茮者。又附益之。頗爲詳備。

趙氏 瑩 校增產乳備要　佚

趙瑩序曰。婦人產育。雖曰常事。其實甚危。調護或失其宜。藥石或乖其用。則爲害不細。此前輩所以諄諄于方論之間也。余友人得產乳備急。乃盱江傅君教授常刊于澧陽郡庠。因以家藏舊本。稍加校正。增以楊子建七說。幷產論同爲一集。鋟木以廣之。庶幾有補于萬一云。

龔氏 致君 校附產育保慶集　二卷　存

龔致君序曰。一日過醫公李寧之家。示一書。曰產育寶慶集。披讀一二。蓋宋儒李師聖郭稽中楊子建輩之所編集。至生產篇曰。婦人懷胎。有七月八月九月十月而產者。亦有經一年至二年四年五年。而後產者。蓋人之生。陰注陽定。自有時日。不可改移。今獨限以十月。似爲未盡。讀不終篇。不覺屢嘆。惜乎此書在世希有。若能廣傳。使天下共知。則人生安得罹殤夭之禍乎。意謂婦人方經雖多。而產書難其全者。若是一或廢失。世間必不復有也。因問誰氏之書。公曰。外郎楊士表所祕藏也。輒親往謁。告以情實求之。忻然見許。遂得原書印本。方議刊行。公曰。此止一產書也。若更將御藥院雜病方論。並入月產圖。體元子借地法。安產藏衣方位附之。合爲一集。可爲完書矣。余喜從之。猶恐有錯謬未盡者。更命諸名醫。復加校正。余謂公曰。書則完矣。當如之何矣。參謀周德甫閱之。毅然贊成。遂命工刊行。自今以始。庶令姙娠得安。產婦無失。家自可以修藥。人自可以爲醫。來者可知。而傳之愈廣矣。冀致君序。

四庫全書提要曰。產育寶慶方二卷。不著撰人名氏。宋史藝文志。以爲郭稽中撰。考陳振孫書錄解題。郭稽中特因李師聖所得舊本。增以新方。非所自撰。宋史所載。似未見陳氏說也。然稽中所增。合原論。共爲一卷。與此本不合。以卷首諸序考之。蓋括蒼陳言撰三因方。嘗取其方論。各許得失。婺醫杜荍因採其所評。附入各條之下。後趙瑩得產乳備要。增以楊子建七說。合於產論。爲一集。有冀致君者。又掇御藥院雜病方論。及入月產圖。體元子借地法。安產藏衣方位。綴于其末。是輾轉增益。已非郭氏之舊。特治其舊名耳。其書世罕傳本。今載於永樂大典者。得論二十一。陳言評十六。方三十四。爲一卷。產乳備要暨經氣妊娠等證。方六十二。爲一卷。其體元子借地法。永樂大典佚不載。今亦闕焉。按胎教之法。古人所重。賈誼新書所引青史之記。劉向列女傳所記。大任育文王之事。尚可見其崖略。惟產育方藥。則罕專書。唐書藝文志有昝殷產寶一卷。始別立一門。今其書不傳。則譜妊育者。當以是書爲最古矣。卷中惟陳言之評。標識姓名。餘皆不標爲誰說。今以原本體例推之。上卷之方。皆出郭氏。下卷娩乳安產經氣三條外。殆卽楊氏之說。所附方藥。殆卽龔致君所採御藥院方也。陳言卽撰有三因方者。楊子建名倓。有楊氏家藏方。今未見。李師聖等。皆南宋人。龔致君序稱諸人爲宋儒。又稱近在燕趙間。蓋元人云。

李詷元序曰。此書本名產育寶慶集方。相沿俱作寶慶集。蓋因脫落方字而誤。今姑仍其舊云。

按是書已非郭氏之舊。係于後人所增附。今尋其源委。各列其目。唯趙瑩所錄。閱其序。則似產乳備要。然寓齋老人序。有此產育寶慶之書。所以倡廣其傳也語。乃知其以產乳備要附乎是書。趙字德修。爲宋公之族云。楊子建名康侯。號退修。元符間人。著有護命方。通神論。已著于錄。楊倓字子靖。淳熙中人。此著家藏方者。提要以爲一人。失考。

鄭氏 佚明 胎產眞經 一卷 存

熊宗立曰。郭稽中作產後二十一論。與唐時賢胎前十八論合。謂之胎產眞經。

按靈蘭二集所收時氏產經。即是書也。蓋時氏原本凡十八問。鄭汝明以博物姙娠謹所感說。孫思邈幷楊崔等說。郭氏廿一論。十產論。附爲二卷。書成于嘉定改元。

沈氏虞卿衞生產科方　宋志一卷　佚

沈氏炳產乳十八論　宋志註曰卷亡　佚

朱氏端章衞生家寶產科方　宋志八卷　未見

錢曾曰。產科備要八卷。長樂朱端章以所藏諸家產科經驗方。編成八卷。淳熙甲辰歲。刻校南康郡齋。楷墨精好可愛。首列借地禁草禁水三法。古人于產婦入月。愼重若此。罕有行之者。亦罕有知之者矣。

亡名氏產科經眞環中圖　宋志一卷　佚

陸氏子正胎產經驗方　書錄解題一卷　佚

亡名氏產寶諸方　書錄解題一卷　未見

陳振孫曰。不著名氏。集諸家方。而以十二月產圖冠之。

四庫全書提要曰。產寶諸方一卷。不著撰人名氏。宋史藝文志不載。惟陳振孫書錄解題有之。自明以來諸家書目。亦罕有著錄者。今檢永樂大典所載。尙得七十餘方。又有十二月產圖一卷。與振孫所記並合。蓋即宋時之原本。又別有序論一首。王卿月序一首。文皆殘闕。當亦原書之佚文也。其方於保產之法。頗爲賅備。而原第爲永樂大典所亂。已不可復考。謹詳加釐訂。以類分排。首調經養血。次安胎。次胎中諸病。次催生。次產後。次雜病。仍爲一卷。其所引各方。多爲後人所承用。如人參飲子一方。與朱震亨所制達生散。雖品味多寡不同。而以大腹皮爲君。人參爲輔。命意無異。知震亨實本此而增損之。又如張元素以枳殼白朮爲束胎丸。後人以爲不宜於藜藿之軀。易以白朮黃芩。相沿至今。爲便產良方。不知亦本是書所載之枳殼湯。又今時治產後血風。有所謂舉卿古拜者。核其所用。惟荊芥一味。即此書之青金散。蓋荊芥主治風。素問東方主風。而肝屬於木。平肝木。即所以助肺金。故以青金爲名。後人竊用其方。而又繙切荊芥字音。詭名以炫俗耳。凡此之類。可以證古今傳授之由。惟所用多降氣破血之品。辛熱震動之劑。則古人稟厚。可受攻伐。有未可概施於後來者。此則神而明之。存乎其人矣。

陳氏自明婦人大全良方　二十四卷　存

自序曰。世之醫者。於婦人一科。有專治婦人方。有產寶方。治以專言。以專攻也。方以寶言。愛重之也。蓋醫之術難。醫婦人尤難。醫產中數證。則又險而難。彼其所謂專治者。產寶者。非不可用也。綱領散漫而無統。節目詳略而未備。醫者盡於簡易。不能深求徧覽。有才進方一不效。輒束手者。有無方可據。揣摩臆度者。有富貴家鄙藥賤而不服者。有貧乏之人憚藥貴而無可得服者。有醫之貪利。以賤代貴。失其正方者。古云看方三年。無病可治。治病三年。無藥可療。又云。世無難治之病。有不善治之醫。藥無難代之品。有不善代之人。此之謂也。僕三世學醫。家藏醫書若千卷。既又徧行東南。所至必盡索方書以觀。暇時閉關淨室。翻閱涵泳。究極未合。採摭諸家之善。附以家傳經驗方。秤而成編。始自調經。訖于產後。凡八門。門數十餘證。總二百六十餘論。論後有藥。藥不惟□貴賤惟□效。綱領節目。粲然可觀。庶幾病者隨索隨見。隨試隨愈。僕於此編。非敢求異昔人也。蓋亦補其偏。而會其全。聚於散而斂於約。期決無憾云。愚者千慮。必有一得。君子毋以人廢言。時嘉熙元年八月良日。建康府明道書院醫諭臨川陳自明良父序。

四庫全書提要曰。婦人大全良方二十四卷。宋陳自明撰。自明字良父。臨川人。官建康府醫學教授。是編凡分八門。首調經。次衆疾。次求嗣。次胎教。次姙娠。次坐月。次產難。次產後。每門數十證。總二百六十餘論。論後附方。案婦人專科。始唐昝殷產寶。其後有李師聖之產育寶慶集。陸子正之胎產經驗方。大抵卷帙簡略。流傳亦尠。自明採摭諸家。提綱挈領。於婦科證治詳悉無遺。明薛己醫案。曾以己意刪訂。附入治驗。自爲一書。是編刻於勤有書堂。猶爲自明原本。前有嘉熙元年自序。稱三世學醫。家藏書若干卷。又徧行東南。所至必索方書以觀。其用心亦可云勤矣。

熊氏宗立 婦人良方補遺大全 醫藏目錄二十四卷 存

薛氏己 校註婦人良方 國史經籍志二十四卷 存

凡例曰。各論有重複闕略。悉遵素難及歷代名醫治法增減。庶灼見本證病因。不致紛雜難曉。 一各論有陳無擇熊鰲峯二先生評論治法。去繁就簡。併入本論。以便觀覽。 一諸治驗原隨方者。悉從其舊。若詞義重複者。刪之以便覽閱。 一補遺第二十四卷。各卷已備不錄。今補繭脣等一十四證方論。足成其卷。

亡名氏 濟生產寶論方 國史經籍志二卷 存

按是書亡撰人名氏。嘉靖乙未雙峯王子冲序。稱南都雷氏子鳴大震類集諸書。間嘗檢閱得宋板醫書一帙。名曰濟生產寶論方云。國史經籍志誤爲徐明善所著。蓋徐亦嘉靖中人。校正是書者也。

張氏元素 產育保生方 佚

按右出于醫學源流。

李氏辰拱 胎產救急方 一卷 存

李辰拱自序曰。延平正心李辰拱壯歲遊三山。獲從仁齋楊先生遊。氣味相投。因以傷寒總括見授。且語之曰。治雜病有方。治傷寒有法。一法旣通。其餘可觸類而長矣。來歸舊隱。迺取先生活人治例。演而伸之。編爲傷寒集成方法。研精覃思。三十餘年。方克成編。靖思先生所刊活人總括。直指方論。醫學眞經。嬰兒證治。傳施四方。家傳人誦。獨於胎產一科闕焉。遂採摭古今效驗方書。爲胎產救急方。板行施人。以續先生未盡之仁。客有誚余曰。扁鵲聞邯鄲貴婦人。過彼卽爲帶下醫。子攜此而遊邯鄲。予應之曰。滔滔者天下皆是也。前哲能事。非敢僭擬。是編蓋將補仁齋老師施方之闕也。客曰。如其仁何。因題篇端。以記歲月。延祐五年戊午暮春之初。書于濟安樂院。

朱氏 震亨 產寶百問 五卷 存

按是書未知果是朱氏所著否。有王肯堂序。唯稱產寶古名典公器也。又不言成于何人手。想是書估託二公盛名。併序文而僞撰者歟。文淵閣書目。有產寶百問一部一冊闕。當非是書。錢國賓女科百病問答。與是書全然相同。可疑。

產寶 一卷 存

按是書亦託于丹溪朱氏者。書凡三十五則。編中專用生化湯。爲諸方之主。考此原出于景岳全書新方八陣中。則其出于明季人者可知矣。南山單養賢著三論。以爲增補。

醫籍考卷七十三

東都　丹波元胤紹翁編

方論五十一

徐氏守貞胎產　醫藏目錄一卷青囊雜纂急救仙方所收分作三卷　存

徐守貞序曰。醫之療疾。莫難於婦人。婦人之疾。莫重於胎產。胎產之重者何。蓋以一身之疾否。繫乎母子之存亡。故千金方部居。獨以婦人爲其首。此思邈孫眞人之用心不苟矣。世之胎產諸方。不爲不富。然其間多犯冗僻貴。冗則倉卒之際難備。僻則窮鄉下邑難得。貴則貧窶之家難求。是三者雖非君子用心之不周。而人之蒙其惠者。往往求什一於千百。今此方之編。分爲三類。末附以雜病。雖不能如諸方之廣載博該。要之不犯冗僻貴。而凡胎產危急之證。大略亦盡之矣。俾倉卒之際。窮鄉下邑。貧窶之家。皆得易而求之。雖一草一木。足以收效。豈若前三者之難爲功哉。苟有用者。始信其爲閨門之重寶云。金川徐守貞序。

亡名氏仙傳濟陰方　三卷　存

章貢序曰。右濟陰方一帙。神效不可具述。比者吾母嘗遘疾。徧求於醫。久而未效。一日會釋氏子能專濟陰科。因請其藥而歸。服不盡劑。其病已愈。遂袖香致謝。並叩其方。惟得異香四神散。蒲黃黑神散。烏犀丸而已。固常切慕其全方。竟爾未獲。後遇吾師原陽趙公。問道之暇。出示全方。實與前釋氏子所專科者。同出一源。因嘆一方一效之緣。遇者各有其時。予既得以奉親。又間出以濟人。其收效也多矣。蓋其中用藥斟酌得宜。俱有定論。但只問證發藥。無不奇驗。每常念不能普濟人。爰命鋟刻。以廣流傳。使有疾者。咸遂生全。實所願也。旹洪武丁丑孟春。章貢淵然道者書。

顏氏漢便產須知　淡生堂書目二卷　存

高賓序曰。醫小道也。而有仁人之功。君子雖不爲。亦不廢也。矧有係於嗣續之重。切於人道之常。至理所寓。而教存焉者哉。家自先祖芬菴府君。強於藏書。百家兼收。得此寫本。曰便產須知。蓋醫流書也。用之家。示之人。施無不利。知其爲良久矣。先君子嘗曰。古有胎教。茲實近之。每念廣施而未及也。今年夏伯兄懋齋手爲校讎。千里封寄。且示曰。先志也。卒之。予惟產之爲疾。家必有之。而其爲醫人不盡克。且以秘在閨室。違遠嫌疑。於凡起居澡浴之宜。幽暗纖微之務。有非盡外醫所能預者。然一失其理。則子母俱殆。夭厲之大。係者二焉。是豈尋常痰疾倫哉。此其爲書。所宜家置一編。而不繫者也。矧果如其所論。而百愼之。則所謂形容端正。而才過人者。亦在其中矣。念先志之攸存。又不害爲仁者之事。茲故梓行。以與吾人共也。請嘗試之。必有可觀。時弘治庚申歲十有一月上澣賜進士文林郎知瑞安事江陰高賓識。

劉氏倫濟世女科經驗全方　一卷　存

俞氏橋廣嗣要語　三卷　存

總論曰。盡萬物而觀之。山無不草木。地無不黍稷。人無不生育。要之得其養耳。得其養則磽者肥。瘠者以沃。草木何懼乎不蕃。黍稷何懼乎不秀。夫人亦由是也。苟形質強壯。而嗜慾無節。久之不免虛衰。賦稟怯薄。而攝養有道。終焉亦能完實。不特少健而老衰。早壯而晚憊。滋悟保護之間。固不以挽秋冬而復春夏也。昔者名醫羅天益壬戌年春桃李始華。雨雪厚寸。一園叟令舉家擊樹墮雪。焚草於下。是年他果蕭然。而此園大熟。然則天地之氣。尚可以力轉移。於人之身。豈無所用其術哉。橋乃不慙愚昧。積以平日所聞。縉紳方士之說。質諸古今名家論議。著爲調理精血。直指眞源。男女服藥三論。陰陽虛實四圖。合用方法三十五道。附經驗祕方。號曰廣嗣要語。精切曉明。纖芥弗隱。信此以行。將見天下無不可父之男。無不可母之女。而螽斯之應。比屋皆然矣。

薛氏己女科撮要　醫藏目錄二卷　存

嗣產法論　一卷　存

張氏_{聲道}產科大通論方　國史經籍志一卷　佚

趙氏_{輝}胎產須知　國史經籍志二卷　佚

亡名氏女科樞要　國史經籍志四卷　佚

辨疑集　國史經籍志三卷　佚

萬氏_{全}廣嗣紀要　五卷　存

萬全曰。全嘗著廣嗣紀要。一曰脩德。以積其慶。二曰寡慾。以全其真。三曰擇配。以昌其後。四曰調元。以却其疾。五曰協期。以會其神。遵而行之。有子之道也。若山水之靈。所禱之應。必有德無慾者。天地交感。志意潛通。不莽無子。而獲孔釋抱送之祥矣。否則徼福於冥冥之中。其不爲天地厭之者幾希。

婦人祕科　三卷　存

廣嗣精要　未見

按右見于羅田縣志。

徐氏_{春甫}婦科心鏡　三卷　存

徐春甫曰。婦人之疾。惟調經胎產爲至要。固有大異於丈夫。只云婦科者。恐先□此也。其餘雜病。多與男子同。茲專集胎產須知一卷於前。分析雜證二卷於後。俾檢閱者。知所先後重輕焉。

螽斯廣育　一卷　存

汪儆序曰。螽斯廣育者。孰集之。徐氏汝元集而傳之。以公於人也。汝元余故友裏府典膳鶴山遺腹子也。生質敏穎。幼從學於太學生葉光山。攻舉子業。既而多病。復問醫學於余族姪子良。子良素以醫術鳴時。汝元以儒通醫。故其術易精。其存心每每以濟人爲急務。弗規於利。良可嘉也。頻往來於余。常以素問脈理。病機治法。及劉李張朱諸氏之書詰之。汝元皆亹亹條析。隨問隨對。略無凝滯。此見汝元醫有所本。業有師承。非復近時俗醫記本草而療病。泥古方而藥人也不侔。凡醫書自上古軒岐靈素。歷漢唐宋。而至於我皇明。作術之行於世者。二百餘家。汝元悉究精微。敍而集之。名曰古今醫統。凡有關於醫者。靡不博極該詳。誠集諸醫之大成者也。螽斯廣育卷。余披而閱之。有原始要終論。陰虛論。調經諸論。尤見生生不息之功多。余嘉其有心得之妙。鑿鑿有理。諄諄懇懇。以嗣續爲重。果能體而行之。未必無螽斯之產也。其用心亦仁矣哉。胡雲峯云醫而儒。明醫也。汝元以之。汝元名春甫。思鶴號也。齡青質穎。該博羣集。而究精義不已。誠爲鳴世之士云。新安韓溪道人汪儆序。

蔡氏龍陽螽斯集　醫藏目錄一卷　存

胡氏文煥香奩潤色　一卷　存

按是書。百家名書中所刻。改名題曰廣嗣須知。

胡氏闕名濟陰方　未見

亡名氏婦人明理論　未見

婦人千金家藏方　未見

婦人經驗方　未見

按以上四種。見于本草綱目。

張氏文遠保生集要　一卷　未見

金壇縣志曰。張文遠。字振凡。善醫。尤工於胎產。著保生集要一卷。提學副使馮□序之以行。萬曆四十年。授太醫院官。

亡名氏產科大全　醫藏目錄卷闕　未見

齊氏仲甫產寶百問附產寶雜錄　醫藏目錄二卷　未見

王氏肯堂女科證治準繩　五卷　存

王肯堂序曰。婦人有專治方舊矣。史稱扁鵲過邯鄲。聞貴婦人。即爲帶下醫。語兼長也。然帶下直婦人一病耳。調經雜證懷子免身。患苦百出。療治萬方。一帶下寧渠盡之乎。世所傳張長沙雜病方論三卷。婦人居一焉。其方用之奇驗。奈弗廣何。孫眞人著千金方。特以婦人爲首。蓋易基乾坤。詩首關雎之義。其說曰。特須教子女學習此三卷婦人方。令其精曉。卽於倉卒之秋。何憂畏也。而精於醫者。未之深許也。唐大中初。白敏中守成都。其家有因免乳死者。訪問名醫。得昝殷備集驗方三百七十八首以獻。是爲產寶。宋時濮陽李師聖得產論二十一篇。有說無方。醫學教授郭稽中以方附焉。而陳言無擇於三因方。評其得失確矣。婺醫杜荍又附益之。是爲產育寶慶集。臨川陳自明良甫以爲諸書綱領散漫而無統。節目詳略而未備。醫者局於簡易。不能深求徧覽。有終進一方不效。輒束手者。有無方可據。揣摩臆度者。乃采摭諸家之善。附以家傳驗方。編葺成篇。凡八門。門數十餘體。總二百六十餘論。論後列方。綱領節目。燦然可觀。是爲大全良方。良方出而閨閫之調。將大備矣。然其論多採巢氏病源。什九歸諸風冷。藥偏獷熱。未有條分縷析其宜不者。近代薛己新甫始取良方。增注其方論。酌寒熱之中。大抵依於養脾胃。補氣血。不以去病爲事。可謂救時之良醫也已。第陳氏所葺。多上古專科禁方。具有源流本末。不可昧也。而薛氏一切以己意。芟除變亂。使古方自此湮沒。余重惜之。故於是編。務存陳氏之舊。而刪其偏駁者。然亦存什之六七而已。至薛氏之說。則盡收之。取其以養正爲主。且簡而易守。雖子女學習無難也。若易水㵋水師弟。則後長沙。而精於醫者。一方一論。具掇是中。迺它書所無。有挾是而過邯鄲。庶無道少之患哉。其積德求子。與夫安產藏衣。吉凶方位。皆非醫家事。故削不載云。稿成。而兵憲蔡虛臺公明府涂振任公助之貲刻行之。以爲此亦二公仁政萬分之一。遂不復辭。萬曆丁未早秋念西居士王肯堂宇泰甫書於無住菴。

許氏 兆禎 女科要論　未見

衍嗣寶訓　未見

按右見于吳秀醫鏡序。

王氏 肯堂 胤產全書　醫藏目錄四卷　存

王肯堂序曰。世之什襲而藏者。金玉玩好已耳。稍有關於世。則烏得什襲而藏之。關於世者。兵農錢穀。重莫與醫埒也。老人弱子。又莫若妊婦重也。蓋人之身一。而妊婦之身二。方兒爲胚胎。性精血而身母腹。母寒熱爲兒寒熱。母虛實爲兒虛實。醫於此可少忽乎。顧幃幙中。乍佩宜男。而輒先露草者。且比比然。豈妊家固有專門治驗。未多靈劑耶。予每慨於斯。一日張孝廉心如過予。燒燭檢書。閱數十笥。獨胤產無成編。相與咨嗟永夜。爲出所藏。付之訂梓。噫。古今怵惕惻隱之心。能於嬰兒者。其於兒之始基更何如乎。證類若干條。方採若干首。姙家胎產前後纖悉備列。庶取諸左右。無不逢原。猗歟盛矣。予敢恡一標示。而使如金玉玩好。同俶蘉中也夫。念西居士金壇王肯堂宇泰父題。

張受孔序曰。予昔在括蒼。其府庫多奇書。守茲土者。雲間新宇俞公館穀不佞。得盡閱焉。於岐黃別笥。有產便數種。予請攜歸。間以試之室人。無弗效也。試之親故。無弗效也。叩之業是。又弗有知也。欲梓之以廣其傳。計偕上春官弗逮。而室人重身。竟殞於產中。過聽庸醫家。弗知檢也。予痛恨甚焉。居無何。侄遠文婦一如室人之誤。而弗知救。一月之間。里婦相次殞者三四。噫。是予過也。衣珠而弗之省也。過金壇。懷之以質宇泰王公。弁得王公手錄。遠文梓之。名曰胤產全書。談者乃侈曰。是書也成。可以贊天地之化育。予何敢。遠文亦何敢。第吾兩人均傷弓之鳥。覩傷弓者。不覺故瘡痛。如宋人得不龜手之藥。因欲盡愈夫水戰者耳。不敢望封爵。其敢擬天工。先哲謂一介之士。苟存心於利物。必有所濟。吾兩人任斯語已矣。若夫雲間俞公之授是書。金壇王公之參是書。功德不可思議者也。今而後家置一冊。乃可。海陽張受孔題。

張氏（文介）玉泉子金閨祕方　一卷　存

李氏（盛春）胤嗣全書　一卷　存

王氏化貞產鑑　二卷　存

陳氏治道保產萬全書　一卷　存

陳治道序曰。生育婦人之常。非病也。故不用藥。不延醫。瓜熟蒂落。原無難生倒生橫生之異。歲時無不罹此苦者。繇女流生長閨閣。理卽載書。何曾習聞。臨產時徒以兩命。寄一穩婆之手。遇老練善良者。順緩急而調之。子母俱適於安。此亦偶中。而非諳於理也。值蠢而惡者。全昧節次。卒意妄施。或順令之逆。驚駭索財。因而傷命。道甚憫焉。不忍此理不明於世。因據胎產古本。參以耳目見聞。集爲一書。不敢文者。易通曉也。此書也。尤在夫君居常與婦講論。庶受胎便知保攝。臨產自有主張。而又穩婆各習此書。明其節次。當不致倉皇失序。誤人之性命也。則是書尙有濟哉。蘄陽陳治道謹序。

錢氏國賓女科百病問答　四卷　存

按是書與前卷所著丹溪產寶百問。毫無差異。豈書估以錢氏之書。剽爲朱彥修所撰者歟。國賓字君穎。浙錢塘人。

女科百病補遺　一卷　存

李氏長科胎產護生篇　一卷　存

小引曰。予壯歲艱嗣。服祖傳秘方。聯舉六子。每值閨中坐草時。輒爲醜動心驚。壬申夏產第四兒難甚。兼以收生老媼耄而騃。毋若子幾致俱殞。亟用萆麻子。僥幸無恙。因是發願。輯胎產護生篇。卽欲刊行。以爲保姙婦嬰兒。生死關頭第一著。遷延至今。僅得家大人已試良方一帙耳。會予友乳遷孫仲氏授我產要一書。爲四明卜氏所傳。又復旁搜遍採。共成茲編。亦既備厥苦心矣。但保姙自受胎始。前此諸證。有婦科耑門在。予不問也。保嬰自出胎數日止。後此諸證。有幼科耑門在。予亦不問也。因述顚末如此。廣仁居士李長科小有氏。

亡名氏廣嗣祕旨　十卷　未見

按見于許信瘍科選粹凡例。

皇甫氏泰產寶　未見

按右見于浙江通志。

陳氏鶴溪濟陰擧要　醫藏目錄　卷□未見

亡名氏保室方　醫藏目錄三卷　未見

集驗廣嗣珍奇　醫藏目錄卷闕　未見

□氏鄭均濟生婦人方　醫藏目錄一卷　未見

亡名氏保產育嬰　醫藏目錄二卷　未見

錢氏大義求嗣祕書　醫藏目錄四卷　未見

袁氏黃 祈嗣眞詮　醫藏目錄一卷　存

鄭氏闕名 問答十四門　醫藏目錄一卷　未見

胡氏孝 種子類纂　醫藏目錄一卷　未見

亡名氏大生方論　未見

祝以寧序曰。夫生人生物者。天地也。故曰天地之大德曰生。天地之生惟大德。而後知鼓潤熯散。原隰肥磽。德也。非所以德。惟人其然。竊嘗閱世。而知凡人之有生德者。卽與天地合。其人必多男子。蓋化醇化生。自有嘌相摶抗之理。而血氣筋骸之盈虧强弱不與焉。故古稱舜德好生。其以大德獲福。究至于子孫保之。而經傳所紀。惟舜以九男二女特聞。理有固然。亦何足異。今岐黃家謂。人之生本於精血。而精血統於腎與命門。此其說固無以易。余則謂人與天地。合其生德者。非腎與命門。乃心也。卽岐黃家亦豈不以心爲五藏六府之君乎。復見天地之心。正見生生之心。天地生生之心。正爲大生之德。而先儒言心如穀種。言生生也。釋氏亦謂。萬物生於心。道家謂。衆妙之門。在谷神不死。由斯以觀。此心之中。冲然湛然。總是生機生理。而一毫陰刻噍殺之象。不得而蝕之。心生則百脈皆生。精與血無不隨之而生者。所謂與天地合其德。先天而天弗違者也。卽陰德之說。吾猶以爲是後天之補助。不免落第二義。

而況藥物乎哉。且不獨男子也。婦之婉娩淑順。以婦德稱者。李云宜子。彼亦具有天地之心。德與男子合。亦屬先天。至於醫方之有百子九子。六神二仙。用以補助精血。詎不奇中。然皆後天而奉天時者也。余持此說。以閱世徵應。百不失一。今讀大生子所撰著。余未能一一悉其義。然有味乎大生。而爲言也。自大生方論行。而以後天補先天。以先天養後天。當萬不失一。（諂美堂集）

趙氏（獻可）邯鄲遺稿　未見

單氏（養賢）產寶新書　未見

蕭壎曰。趙獻可邯鄲遺稿。單養賢產寶新書。爲胎產秘笈。世所罕讀。

龔氏（定國）內府秘傳經驗女科　一卷　存

亟齋居士達生編　一卷　存

小引曰。胎產非患也。難產則爲人患。人患不殄。則歸之于天。天何尤乎。亦唯求之人事而已。此編專爲難產而設。蓋區區一得之愚。亦卽區區一點眞誠之念。倘能熟看謹行。皆可先生如達。于是人患弭。而天德叶矣。然知之而不言。非也。聞之而不傳。亦非也。好生者見之。宜爲廣布。有力者重刻通行。無力者手鈔數册。口授數人。隨分所至。未必非吾儒同胞同與之一事。吾人利濟爲懷。原非求福。然積善餘慶。必有攸歸。達天德也。但此編揣摩印證。委係無疑。凡重刻手鈔時。不必改動。尤不必增入方藥。以相矛盾耳。康熙乙未天中節。函齋居士記于南昌郡署之西堂。

武氏之望濟陰綱目　十四卷　存

四庫全書提要曰。濟陰綱目十四卷。國朝武之望撰。汪淇箋釋。之望字叔卿。自署關中人。淇字瞻漪。一字右子。錢塘人。是書所分門目。與證治準繩之女科相同。文亦全相因襲。非別有所發明。蓋即王肯堂書。加以評釋圈點。以便檢閱耳。

岳氏甫嘉妙一齋醫學正印種子編　二卷　存

岳甫嘉序曰。種子編。乃予醫學正印編之一也。合女人調經固胎護產。爲上下卷。藏之笥中久矣。曩在金陵時。侍御趙公勸予授之梓。予見巒兒飲冰茹蘗。未便購梓。及隨任禹杭半載。見兒懸魚之署。垂槖更甚。是編幾付之塵蠹。無復公世想。適觸杭城中。有標榜通衢。警打胎絕產之方爲業者。其術之不仁。一至是。兒雖禁示頗嚴。未必無一二潛蹤。以圖射利者。天下往往有求嗣而艱育者。迺懷妊而反欲墮之。不幾拂天地好生之德乎。予于是出是編。命兒曰。寧減我輩啇齋之膳。亟授之梓。以告杭人。并以告天下之爲杭人者。庶不至習爲殘忍刻薄之業。緣是而減口腹之奉。可以惜福。習保身之法。可以延年。得廣嗣之意。可俾天下男無不父。女無不母。爲當今聖天子成一多福多壽多男世界。予與爾之心。不更愜乎。鑾唯唯旋付剞劂。

女科全編　未見

錢處士闕名繡閣寶生大生要旨作繡閣保生書　未見

湯處士闕名保產機要　一卷　存

柯炌序曰。秦郡湯處士保產機要一册。余近得讀之。見其簡切諄複。謀付重梓。杜子瑩陽又以錢處士繡閣寶生遺余。所言脗合。余因徧閱醫書。朱丹溪產寶百問。楊子建十產論。陳自明婦人良方。參考互訂。始知湯錢兩編。皆本於先喆。而疏衍詳明。一覽盡見。余遂以機要爲主。存其確論。節其冗言。補其未備之條。載以經驗之劑。至易至簡。可遵可行。居家者其可忽諸。至若胎前產後各證。浩不及載。惟臨產一關。醫家不能措手。故著爲通俗之言。以行於世云。丙辰秋日吳嘐集菴柯炌識。

李氏春茂婦人諸證辨覽　未見

按

李氏仲梓女科微論　未見

按

王氏（宏翰）性原廣嗣　未見

女科機要　未見

按右見于吳縣志。

蕭氏（壎）女科經綸　八卷　存

蕭壎序曰。兩儀定位。陰陽肇分。天地即以陰陽化生萬物。故經云。陰陽者。天地之道。萬物之綱紀。變化之父母。而男女其陰陽之始也。聖人以六經垂教萬物。易始乾坤。詩首關雎。書傳釐降。禮著內則。春秋載王姬。蓋以夫婦爲人道之造端。而婦人乃孳育化原之本。是以參調燮之術者。不可不於婦人之病爲獨重也。自寇宗奭謂寧醫十男子。莫醫一婦人。以婦人病四診有所不能盡。而其所患者。多隱曲不可述。如月經胎產。至崩淋帶下。俱屬鄙瑣。難以言示。然而婦人之病。惟茲諸證爲最要。故著書者。於茲尤不可不亟講也。余纂輯醫學經綸。博極羣書。兼綜條貫。凡雜證得一百六十有三。採摭名賢之論。七千條有奇。而婦人月經諸證不與焉。誠以婦人之病。莫重於月經胎產。崩淋帶下。是以別立標名。曰女科經綸。凡一切內外虛實寒熱。各有條序按之。略方名。詳治論。俾學者知所從事。其於婦人病。庶毋患治療之倍難於男子也。司馬子長稱扁鵲過趙聞邯鄲貴婦人。病帶下。即爲帶下醫。夫婦人病。不止於帶下。而扁鵲所過。隨以其名聞諸侯間。知古人留心於婦人病。蓋愼且重也。今之醫者。非如扁鵲遇長桑君授上池神術。舍昔聖昔賢之論。而欲冀爲洞垣之見。不其難哉。苟有志斯。其以是編爲規矩焉。繩墨焉。可也。康熙甲子歲孟秋七月。檇李棘人蕭壎賡六氏漫識。

程氏雲鵬種嗣玄機　未見

程雲鵬曰。天地雖極凝寒。生理未嘗謝絕。元精不蓄。恣情于方士金丹。或閉塞于窮愁哀怨。或田乏之膏腴。或疲于奔命。自棄而已。天地何心。又有堅持經朔之談。妄冀葭吹六管。捕影捉風。徒令若敖氏笑而引爲同病。慈幼筏序

陳氏治濟陰近編　五卷　存

濟陰近編附纂　一卷　存

吳氏儀洛女科宜今　未見

按右見于傷寒分經凡例。

唐氏千頃大生要旨　五卷　存

秦氏之頏女科切要　未見

按右見于陳懋寬傷寒大白序。

吳氏道源女科切要　八卷　存

馮氏兆張女科精要　未見

按右見于錦囊祕錄。

沈氏金鰲婦科玉尺　六卷　存

自序曰。尺者。劃分寸量短長。取其準也。尺而以玉爲之。分寸所劃。堅久不磨。尤準之準也。余竊思短長之數。必取準於尺。於物然。於病亦然。于婦女之病更無不然。何則。婦女深居閨房。則情不暢。婦女見地拘局。則識不開。婦女以身事人。則性多躁。婦女以色悅人。則心偏妬。稍有不遂。即爲憂思。憂思之至。激爲怨怒。不知憂則氣結。思則氣鬱。怨則氣沮。怒則氣上。血隨氣行。故氣逆而血亦逆。血氣乖爭。百疾於是乎作。及其疾作。又苦不自知。即或知之。而幽私隱曲。又不肯自達。且多掩蔽。于是其家委之醫。醫一憑之脈。而此翕翕跳動之脈。欲藉以測婦女幽私。達婦女隱曲。毫釐千里。貽禍不少。豈非妄意揣度。而未知用玉尺以量之。且用玉尺。以求得其準乎。昔者倉公診女子。知其欲男子不得。脈出魚際一寸。是以玉尺量準者也。古來如倉公之醫者不乏。要皆量以玉尺而能準者。舉古人爲法。求得其準焉。夫何幽私隱曲之不可達哉。雖然。言醫之書甚繁。其不能讀者無論已。有能讀者。茍非識精見卓。確有把持。將此紛紛聚訟者。何自援以爲準。余故不憚參稽。著爲婦科六卷。所言諸病。必按脈切證。要于的當。不失幽私隱曲之所在。摘錄前人之語及方。悉皆至精至粹。百用百效者。以是而當尺之分寸。庶幾如玉所劃。堅久不磨。取以量婦女病。應無不得其準之準者歟。乾隆甲午清明前二日。無錫沈金鰲自書。

舒氏詔女科要訣　一卷　存

醫籍考卷七十四

東都　丹波元胤紹翁編

方論五十二

師巫顱顖經　宋志二卷　存

原序曰。夫顱顖者。謂天地陰陽。化感顱顖。故受名也。嘗覧黃帝內傳。王母金文。始演四序二儀陰陽之術。三才一元之道。採御靈機。黃帝得之昇天。祕藏金匱。名曰內經。百姓莫可見之。後穆王賢士師巫於崆峒山。得而釋之。敘天地大德。陰陽化功。父母交和。中成胎質。爰自精凝血室。皃感陽輿。血入精宮。女隨陰往。故以清氣降而陽谷生。濁氣升。而陰井盛也。甚者二儀互換。五氣相參。目覩元機。非賢莫達。謂真陰錯雜。使精血聚而成殃。陽發異端。感榮衞合而有疾逆。使嬰皃纔養。驚候多生。庸愚不測始末。亂施攻療。便致枉損嬰皃。吁哉吁哉。遂究古言。尋察端由。敍成□目曰顱顖經焉。

巢元方曰。中古有巫方。立小皃顱顖經。以占夭壽。判疾病死生。世所相傳。有小皃方焉。諸病源候論○千金方作巫妨

劉昉曰。顱顖經。世傳爲黃帝之書。至周穆王時。師巫得之於崆峒洞。今

不可考。幼幼新書

陳自明曰。嬰童寶鑑集云。小兒方論。起自巫方。黃帝云。吾不能察幼小。賴國有巫方。能知小兒之壽夭耳。婦人良方

四庫全書提要曰。顱顖經二卷。不著撰人名氏。世亦別無傳本。獨永樂大典內載有其書。考歷代史志。自唐藝文志以上皆無此名。至宋藝文志。始有師巫顱顖經二卷。今檢此書。前有序文一篇。其所謂師巫。與宋志相合。當卽此本。疑是唐末宋初人所爲。以王冰素問註第七卷內。有師氏藏之一語。遂託名師巫。以神其說耳。其名顱顖者。案首骨曰顱。腦蓋曰顖。殆因小兒初生。顱顖未合。證治各別。故取以名其書。首論脈候至數之法。小兒與大人不同。次論受病之本。與治療之術。皆極中肯綮。要言不煩。次論火丹證治。分別十五名目。皆他書所未嘗見。其論雜證。亦多祕方。非後世俗醫所可及。蓋必別有師承。故能精晰如此。宋史方技傳。錢乙始以顱顖經著名。召至京師。視長公主女疾。授翰林醫學。錢乙幼科冠絕一代。而其源實出於此書。亦可知其術之精矣。謹據永樂大典所載。裒而輯之。依宋志舊目。釐爲二卷。俾不至無傳於後矣。

按諸病源候論所謂巫方顱顖經。即是書也。方與彭通。呂覽□□□□曰巫彭作醫。師巫亦是巫方之謂也。是書非據王冰師氏藏之一語。而託名者也。

衛氏汎 顱顖經 三卷 佚

按右見于太平御覽張仲景方序。

俞氏闕名 療小兒方 隋志四卷 佚

徐氏叔嚮 療少小百病方 七錄三十七卷 佚

亡名氏療少小雜方 七錄二十卷 佚

療少小雜方 七錄二十九卷 佚

范氏闕名 療小兒藥方 七錄一卷 佚

王氏末 療小兒雜方 七錄十七卷 佚

亡名氏少小方 隋志一卷舊唐志作十卷 佚

療小兒丹法 隋志一卷 佚

小兒經 隋志一卷 佚

王氏超 仙人水鏡圖訣 新唐志一卷註曰。貞觀人。 佚

姚氏和衆 童子祕訣 新唐志二卷 佚

孫氏會 嬰孺方 新唐志十卷 佚

李氏言少 嬰孩病源論舊闕撰人今據宋志錄之宋志作嬰孺病論 崇文總目一卷 佚

崔氏闕名 小兒論宋志揚全廸崔氏小兒論 崇文總目一卷 佚

亡名氏療小兒論宋志作療小兒疳病論 崇文總目一卷 佚

小兒五疳二十四候論　崇文總目一卷　佚

小兒官氣集（藝文略作宮氣）　崇文總目三卷　佚

小兒方術論　崇文總目一卷　佚

朱氏（象）孩孺明珠變蒸七疳方論（舊闕撰人今據藝文略錄之宋志作朱傳）　崇文總目一卷　佚

亡名氏孩子脈訣論　崇文總目一卷　佚

劉氏（景裕）小兒藥證　崇文總目一卷　佚

按是書久佚。弟堅從醫方類聚各證門所輯錄出。裒爲一編。

亡名氏小兒祕錄（宋志作小兒祕錄集要方）　崇文總目一卷　佚

楊大鄴嬰兒論　宋志二卷　佚

周氏（挺）保童方（藝文略作僞蜀周挺）　崇文總目一卷　佚

亡名氏嬰兒雜方（藝文略作嬰孩雜方宋志作孩孺雜病方）　崇文總目五卷　佚

嬰兒論　藝文略三卷　佚

小兒水鑑論　藝文略三卷　佚

小兒玉匱金鎖訣　藝文略一卷　佚

小兒葱臺訣　藝文略一卷　佚

小兒備急方　藝文略一卷　佚

童子元感祕訣　藝文略二卷　佚

嬰童寶鑑　藝文略三卷　佚

幼幼方　藝文略一卷　佚

小兒病源　藝文略六卷　佚

錢氏汝小兒論　藝文略三卷　佚

亡名氏小兒訣　藝文略三卷　佚

錢氏乙小兒藥證直訣　宋志八卷　未見

錢氏小兒藥證眞訣　書錄解題三卷　未見

陳振孫曰。錢氏小兒藥證眞訣三卷。大醫丞東平錢乙仲陽撰。宣教郎大梁閻季忠集。上卷言證。中卷敍嘗所治病。下卷爲方。季忠亦頗附以己說。且以劉斯立所作仲陽傳附於末。宣和元年也。

曾世榮曰。晉朝有醫工錢氏諱乙。設方用藥。明證識候。直究竟嬰孩藏府冷熱。表裏虛實傳變。頓取其效。正所謂醫孩童之意。準繩法則之道如此。後世欲以及其儀者。蓋闕如也。往往誦錢君之書。記錢君之藥。錢君之意旨。未之聞也。愚詳其意。徑且直。其說勁且銳。其方截而良。其用功而速。深達其要。廣操其言。萬世不可掩其妙。四方皆可遵其說。凡八十一家書。各述精通。莫若錢君智意尅效。究竟不勞再三。亦無中道而廢。門人閻公編集。未具錢君心服。想計恢洪純粹。妙理希奇。紙筆不可得而錄者耶。時有高見之士。一悟錢君意旨。醫之與藥。規矩法度。無以異錢君。運乎中。顯乎機。而自然造化者。莫之能語也。良工妙用。信乎野老之言。毋曰管見。後之學者。盡心討論。必有深著於胸次。且德義於人。揚名于後世之道。不亦宜乎。（活幼口議）

曾世榮曰。鄭氏議古人醫書。不能無失。如錢氏治慢驚用栝蔞湯。與病不相主對。是謂之失。以愚觀之。所待藥性醫者之通曉。縱有前證。未必肯用。但不容不講明耳。殊不知錢氏既沒之後。其書成于仕路故人閻孝忠編集刊行。屢經異代。况錢氏儒醫。名聞朝野。施治之法。如珠在貫。未嘗少差。鄭氏所指慢驚。誤用栝蔞湯。然本方下。明載治肺熱涎盛。非爲慢驚之設。閻孝忠豈不知此。其或居官錄梓之日。失於參考。誤傳此劑。致有前議。奈歷年已遠。卒難校正。若論五藏補瀉之妙。却無瑕可指。及雜方有功于世。不爲不多。直訣一書。信不誣矣。（活幼心書）

錢氏小兒方　藝文略八卷　未見

趙希弁曰。錢氏小兒方八卷。右皇朝錢乙仲陽撰。神宗時擢太醫丞。於書無所不窺。它人靳靳守古。獨度越縱舍。卒與法合。尤邃本草。多識物理。辨正闕誤。最工療嬰孺病。年八十二而終。閻季忠方附于後。

按是書。與宋志所載。未知果爲一書否。書錄解題作三卷者。似有不同。亦以未可決定。併著于錄。

熊氏宗立類證註釋錢氏小兒方訣 十卷 存

自序曰。宋錢氏仲陽著小兒直訣。太醫陳文中作痘疹方論。世稱活幼之筌蹄。全嬰之軌範。當時門人傳寫本。未免有造次錯文之患。後之讀是書者。往往莫無疑難。予不揣凡陋。已知僭妄。竊以二書。疏其源流。類其證治。要之支分節解。脈絡貫通。間附註以發明之。使我同志初學之士。展卷觀讀。則前之疑難者。今盡渙然冰釋。而一歸至當矣。抑亦人人保赤子之心。油然而興。不至委命於庸夫之手乎。爲之醫者。爲能以二書浹洽於胸臆之中。臨治之際。□功取效。如鼓應枹。必無饋藥有不敢嘗之譏焉。庶乎太上好生幼幼之仁。而不負國家惠民之初。豈其視饋核獨善之人。吾不忍爲之。遂鋟諸梓。以廣其傳云。

薛氏己校註錢氏小兒直訣 三卷 存

自序曰。宋神宗時。有太醫丞錢仲陽氏。貫陰陽於一理。合色脈於萬全。偉論雄才。迥邁前列。可謂傑起而振出者。門人閻孝忠記其典要。緝成直訣若干卷。而幼穉之色脈證治。無遺漏矣。先君嘗語余曰。幼幼之藥。宜善調之。古謂小兒爲芽兒。如草之萌。如水之漚。故其命方。曰保嬰。曰全幼者。蓋不欲以峻攻耳。錢氏之法。可以日用。錢氏之方。可以特省也。愚服膺先人之言。僅有年矣。遇施之治。有一得驗者。輙自識之。用補註於錢文之下。同幼其幼。不敢以紫亂朱。以薰並蘭也。非特以錢氏峻攻。爲不可用也。視古既遠。元氣亦殊。不欲直施之於今耳。敬以一得之愚。附續貂尾。更覬明哲者正諸。

亡名氏童子要訣 藝文略三卷 佚

潘氏闕名小兒方 藝文略一卷 佚

陳氏宗望小兒方 藝文略一卷 佚

陳氏琥小兒方 藝文略一卷 佚

王氏闕名小兒方 藝文略一卷 佚

栖眞子嬰孩寶鑑方讀書後志作嬰童寶鏡 宋志十卷 佚

趙希弁曰。右題云栖眞子。不著姓名。錄世行應驗方。成此書。

劉昉曰。大湖釣叟栖眞子撰。

漢東王先生小兒形證方 宋志三卷 未見

劉昉曰。漢東王先生。本方不載名字。

曾世榮曰。小兒方書世傳有三。王氏東漢。作方論二十篇。今家寶是其或大同少異。往往好事作德君子。刊施濟衆。就平增損者有之。大抵其言有序。自微至著。其旨有歸。自隱至顯。話括周遍。事無繁述。參以數十名家。比較優劣。始知先生用藥淳和。方排繼續。考之而取其功。究之而救其疾。斟酌升降。以和爲用。其意在調理盡善之最也。雖然。後學之士。治家之子。檢閲投餌。或有不當。毋至差忒致害。其書故得家寶之稱。夫良士用心。妙理活人。醫之與藥。猶若權衡。權衡者。法之一端也。參究均平。考較定論。循方以應脈。有條而不紊。王氏之書。乃幼幼方脈之規模。習小圓散。豈可循此。如大人疾患。有叔和脈訣。考五行有珞琭子。命書學六爻。有火珠卦文。知貴賤。有人倫風鑒相法。如斯等術。皆名家所集。詳辨以爲上首。冠諸妙義。得毋枉冤。雖然。各有廣要。篇章終不遠越。而在總歸。非曰訓童發蒙之謂。垂老足欽。至妙之道也已。活幼口議

錢曾曰。王氏小兒形證方二卷。醫之科有十三。惟小兒爲啞科。察色觀形。最爲難治。漢東王氏祕其方爲家寶。良有以也。此書刻于元貞新元。序之者爲古梅野逸。不知何人。後附錄祕傳小兒方三十二。及秣陵牛黄鎭驚錠子方。皆庸醫所不知者。宜珍視之。

亡名氏小兒靈祕方　讀書後志十三卷　佚

趙希弁曰。右不題撰人。辨小兒疾證。及治療之方。多爲歌括。

小兒玉訣　讀書後志一卷　佚

趙希弁曰。右未詳撰人名氏。爲韻語以記小兒疾證治法。凡一十三。

按幼幼新書。載玉訣一書曰。玉訣太元眞人撰。三十六種。四十八候。皆託以神仙所傳。不知其果爲何人。得

之長沙諸醫云。讀書志所著。似與其書不同。今附記以俟考。

嬰孺方　十一卷　佚

劉昉曰。嬰孺方。此方得之湖南撫幹向澹伯海云。相傳出於祕閣。凡十一卷。近崇文總目求遺書。有兩嬰孺方。卷目皆同。亦不載所作之人。

寶童方　佚

按右見于幼幼新書。

張氏渙小兒醫方妙選　宋志三卷　佚

劉昉曰。張渙編。總方四百二十道。長沙小兒醫丘松年又得遺方數十首。分載諸門。

陳振孫曰。小兒醫方妙選三卷。成安大夫惠州團練使張渙撰。凡四百二十方。渙五世爲小兒醫。未嘗改科。靖康元年。自爲之序。

曾世榮曰。宋朝徽宗朝。太子壽王聰慧。幼時常發癎疾。諸大名醫莫之安愈。時有草澤醫士張渙。挾盞貨藥于都下。召之入内。用藥即效。官至翰林醫正。張氏北人也。留方五百有餘。逐病敍說。深參其要。近傳于世。目曰張氏妙選。四方士夫樂而用之。殊不知南人得病。以北人處方。自是道地相反。意議不同。所謂北人水氣多。南人瘟疫盛。地氣天時。使之然也。北人水氣盛。盛則就濕。濕即與燥之。南人瘟疫盛。盛即作熱。熱宜發散。更加燥熱之藥。病熱傳作它證。藥既不宜。疾何能愈。夫幼童陰陽相偏。表裏固同。藏府怯弱。豈可以熱制冷。以涼止燥。其說證候可以循簡。述論頗有優長。然其方藥。初使人疑之。次復惑之。或有不當。必與悔之。曰。南人用北人方藥。曷不知之。學者參究盡善。不必殢方。如前有云。意與醫同。藥與病諧。方可投之。若也據乎云云。而用之者。斯謂愚醫。不無妄投其餌。在乎得失。須當審之。宜其察之。活幼口議

張氏永 小兒方 佚

按右見于紹興府志。

王氏伯順 小兒方 宋志三卷 佚

李氏檉 小兒保生要方書錄解題作小兒保生方 宋志三卷 佚

陳振孫曰。小兒保生方三卷。左司郎姑孰李檉與幾撰。

閻氏孝忠 重廣保生信效方 宋志一卷 佚

劉氏昉 幼幼新書 宋志四十卷 存

李庚序曰。醫家方論。其傳尚矣。自有書契以來。雖三墳之言。世不得見。而神農本草。黃帝內經。乃與庖犧氏之八卦。綿歷今古。爛然如日星昭垂。信乎藥石不可闕於人。而醫書尤不可廢於天下。或者乃謂醫特意耳。不庸著書。唐史臣以此劇口稱道於許胤宗。殊不知張仲景孫思邈

輩。率千百年。而得一人。使其方劑之書不傳。則醫之道。或幾於熄矣。是或一偏之論也。湖南帥潮陽劉公鎭拊之暇。尤喜方書。每患小兒疾苦。不惟世無良醫。且無全書。孩抱中傷。不幸而殞於庸人之手者。其可勝計。因取古聖賢方論。與夫近世聞人家傳。下至醫工技工之禁方。閭巷小夫試之祕訣。無不曲意尋訪。兼收並錄。命幹辦公事王曆義道主其事。鄉貢進士王湜子是編其書。雖其間取方或失之詳。立論或失之俗。要之皆因仍舊文。不敢加竄定。越一年而書始成。惜乎公未及見而疾不起。公臨終顧謂庚曰。幼幼新書。未有序引。屬來欲自爲之。今不是及矣。子其爲我成之。庚曰。謹聞命。嗚呼。學士大夫。公天下以爲心者。幾何人哉。平日處念積慮。無非急己而緩人。先親而後疎。物我異觀。私爲町畦。其來蓋非一日。昔吾夫子助祭於蜡。出遊魯觀之上。喟然發嘆。以謂大道之行。天下爲公。故人不獨親其親。不獨子其子。大道既隱。天下爲家。各親其親。各子其子。夫子之嘆。蓋嘆魯也。然而天下後世。豈止一魯而已哉。滔滔者皆是也。東漢人物。如第五倫者。悃愊無華。質直好義。似若可喜也。意其設心。必有大過人者。至於或人問之。以有私乎。倫則曰。吾兄之子。常病一夜。十往退而安寢。吾子有疾。雖不省視。終夕不寐。自以謂不能無私。夫以兄之子尙若爾。況他人之子乎。以第五倫尙若爾。

况下倫一等者乎。宜乎夫子之嘆之也。今公之爲是書。使天下之爲父兄者。舉無子弟之戚。少有所養。老有所終。家藏此書。交相授受。慶源無窮。其爲利顧不博哉。以此知公之存心。非特無愧於今之人。抑亦無愧於古之人矣。紹興二十年九月幾望謹序。

樓璹跋曰。庚午秋仲。潭帥劉方明以疾不起。僕攝帥事。問諸府人。公治潭久。凡所興立。不爲苟且計。得無有肇端既閎。偶未就者。於是以幼幼新書來告。索而觀之。則古今醫家之書。若方與論。爲嬰孺設者。無不畢取。包幷總統。類聚而條分之。如適通寰。百貨具在。如開藏室。羣玉粲然。隨所宜用。必厭其求。噫。昔好事人得一名方。櫝藏謹守。雖父子誓以不傳。方明於此。顧能窮探博取。萃爲成書。鋟版流通。與世共寶。則其用心亦仁矣哉。因命趣工以成其美。又集舊傳宜子諸方。列繫於左。爲第一通云。

石才孺後序略曰。福陽劉公帥荆湘。嘗命編集古今醫書中小兒方劑之說。爲一書。總四十卷。目曰幼幼新書。既成三十八卷。而疾不起。漕使四明樓公實繼其政。乃曰。前之美不可不成。因命亟迄其事。因合後二卷爲一。復纂歷所求子方論爲一卷。冠其篇首。閱月而書成。噫。可謂盡矣。

陳振孫曰。幼幼新書五十卷。直龍圖閣知潭州劉昉方明撰。集刊未畢而死。徐𤪹壽卿以漕攝郡趣成之。

曾世榮曰。調理嬰孩小兒。上古黃帝未有言著。鬼臾區云。謂小兒受病。令是一門。故不載素問。始自巫人顱顖經篇章三舉。自後智者繼述本末。世傳諸家之善。經進詳要旨證準繩之者。凡八十一家。近世湖南潭州周宅。廣收其文。專入編集。目曰幼幼新書。四十册。僅數十萬。排列名方。似涉繁碎。猶如元帥要退伏兵。欲以一箭敗陣。乃定太平。彼時求選一夫善射。急於百萬軍衆。皆張弧矢。以待比較優劣。臨機對壘。就敵之勢。不可得而用之。奇正退其潛伏。猶據再三。乃非良將者耶。臨時檢閱。審較可否其效驗。正由渴而掘井。鬬而鑄兵。不亦晚乎。學醫之士。若不究竟胸次。了了肘後。簡往直截。扶危之功。若也取次緩慢。智意不逮。徬徨之久。出不得已。肆意而設。自不知慙而且愧。有如馬服子強戰。無不失利。活幼口議

按萬曆丙戌。古吳陳履端刊行是書。其方論字句。併爲筆削。以故劉氏原書之晦尙矣。特祕府所藏。明人鈔本。實爲完帙。每卷首尾有二印。曰中山世裔。曰和陽劉氏。奕世儒醫。豈其方明氏之後歟。寬政辛亥祖考藍溪君申請以傳錄之。醫藏目錄。爲陳履端所著。疎甚。

鄭氏端友全嬰方論　二十二卷　存

按是書世久不見傳本文政己卯西京福井榕亭需繕寫以詒貽爲來書稱其板式類乎宋槧而惜闕第一第二兩卷云考觀末卷記常所治病有紹興庚戌乾道壬午文則知端友實爲高孝兩朝間人醫學源流所謂淳祐中當是淳熙訛字而其方論援證該備間述新見有劉氏幼幼新書所未收者是亦小方脈科不可少之書也

朱氏端章衛生家寶小兒方　宋志二卷　佚

亡名氏小兒祕要論　宋志一卷　佚

亡名氏小兒衛生總微論方　二十卷　存

何大任序曰余先君有小兒衛生總微論方二十卷家藏甚久今六十餘載矣不知作者謂誰博加搜訪未嘗聞此書之流播也自嬰孩初育以至成童所謂保衛其生總括精微視古今方書極爲詳盡仁哉著書者之心也宗族親舊間幼稚有疾余每口傳指授效如影響又取其可以通用於大人者增湯劑而用之尤爲神異豈此書不言之妙有待於余而發耶烏可掩爲一家之寶而不與人共之於是集二三同志訂正其謄寫之舛鋟于行在太醫局以廣其傳得此者敬而用之當知余言不繆或未免畫蛇添足之譏不暇顧矣吁齊魯大臣史失其名恨不得詳其人也嘉定丙午立春日和安大夫特差判太醫局何大任序

朱臣序曰保幼大全即小兒總微論方之別名也以其制方著論詳審

精密。故復名之。曰保幼大全。予素頗有志於濟物。見醫家書。每喜蓄之。揮使鄭君和精於小兒醫者也。與予友善。予扣其所以精於醫之故。乃出是書焉。予閱是書之異於尋常也。又扣其所以得之之故。則曰。相傳農人得之於古塚中。於是求以錄之。鄭君無難色。遂以全集授予。錄而珍藏諸笥者有年矣。間遇小兒疾。按方試之。往往得奇驗。一日偕宣城令李君宗仁詢民瘼。會於公所。語及是書。宗仁樂於濟物者也。即取而刊之。以廣其傳。不數月而成。噫予竊祿明時。無補於吾民尚矣。使一二孩提之童。得因是書而濟萬分之一於危迫倉卒之際。予之素心。寧不亦少慰乎。若其爲術之高下。明者當自得之。蓋不待予言者。姑序其所自云。

四庫全書提要曰。小兒衛生總微論方二十卷。不著撰人名氏。凡論一百條。自初生以至成童。無不悉備。論後各附以方。前有嘉定丙午和安大夫特差判太醫局何大任序。稱家藏是書六十餘載。不知作者爲誰。博加搜訪。亦未嘗聞此書之流播。因鋟於行在太醫院。案南宋雖定都臨安。而當時猶稱行在。以示恢復之意。咸淳臨安志所載甚明。以廣其傳。案北宋錢乙始以治小兒得名。其藥證直訣一書。僅有傳本。亦不免闕略。其他如晁陳二氏所著錄者。有嬰童寶鑑小兒靈祕方。小兒玉訣。小兒醫方妙選。小兒斑疹論諸書。皆不可得見。是書詳載各證。如梗舌鰷瘡之類。悉近時醫書所未備。其議論亦篤實明晰。無明以來諸醫家黨同伐異。自立門戸之習。誠保嬰之要書也。此本爲明宏治己酉濟南朱臣刻於寧國府者。改名保幼大全。今考嘉定本原序。復題本名。臣序又稱得之醫者鄭和。和得之古冢中。其說迂怪。蓋方伎家自神其授受。亦無取焉。

董氏大英活幼悟神集　宋志二十卷　佚

安慶集　宋志十卷　佚

湯氏民望嬰孩妙訣論　宋志三卷　佚

陳振孫曰。湯氏嬰孩妙訣二卷。東陽湯衡撰。衡之祖民望精小兒醫。有子曰麟。登科。衡。麟之子。尤邃於祖業。爲此書九十九篇。

湯氏衡博濟嬰孩寶書　宋志二十卷菉竹堂書目作二卷　未見

熊均曰。宋南渡時。南陽湯民望精小方脈。其子麟登進士第。麟子衡尤邃於此學。因以得官。遂述其家傳有明驗方二十卷。刊於會稽齋。謂之曰嬰孩寶書。

陳氏文中小兒病源方論　四卷　存

鄭全序曰。嘗聞范文正公之言曰。不爲宰相。當爲良醫。夫以宰相之尊。豈醫者之卑。所事同日語。反而思之。宰相以道濟天下。醫者以術濟斯人。其位望思不同。其存鄉於濟人一也。余見世之所謂醫者。以病試藥。以藥試人。比比皆是。間有一濟而愈者。出于幸也。孰能收萬全之效乎。淳祐庚戌來遊漣水。此見醫者。惟陳公文秀一人而已。陳公明大小方脈。於小兒瘡疹。尤造其妙。漣水自守將蕭宣使以下。與夫時官富民之家。多以疾篤爲憂。羣醫環視。縮手無措。而公獨優悠和緩。隨證施治。皆收奇效。至於閭閻細民。以急告者。公不以其家之窘窶。匍匐往救。此賴以全活者。不可枚舉矣。又有目之所不見。力之所不及者。必羅於是圖其形狀。別其證候。跡其方論。板而行之。其意欲使天下後世。俱受其惠。吁。陳公之心。其文正公之心乎。公姓陳。名文中。字文秀。宿之符離人也。亡歸宋。處漣水十五年。漣人無小大。識與不識。皆稱之爲宿州陳令。居維揚醫道盛行。有子業儒呼盧喝。亦之報其在是乎。余曰。其尙味之不釋乎。嘉其用心古。而擇術精。故敍此見於卷末。

楊氏士瀛嬰兒指要　五卷　未見

劉氏完素保童秘要　二卷　存

曾氏世榮活幼心書　國史經籍志三卷　存

自序曰。聞之先儒云。天向一中分造化。人於心上起經綸。大哉心乎。其萬事之機括乎。前乎千百世而上。爲天地立心。生民立命者。此心也。後平千百世而下。爲往聖繼絕學。來者續師傳。亦此心也。是心也。以之活幼。則有惻隱之眞。所謂乍見孺子。將入於井。皆有怵惕惻隱者。無非此心中來。宋翰林侍御太醫戴克臣者。徽宗朝名堯道活幼宗師也。取信當時。有聲朝野。心以傳心。得其妙者。惟丞西高原劉茂先。名祀自號固窮山叟茂先之心其五世孫字直甫者。名思道又深得之。推其所得。隨施輒效。亦可以見其用心矣。然昔賢之學。固以心而傳。而昔賢之心。非書又無以衍其傳。況自開禧以來。其書散漫。戴劉二公之心傳。幾不復見。予生二公之後。而欲默契乎二公之心。蚤歲師事直甫。于茲有年。面命心傳。領會多矣。但念一宗醫書。方論詩訣。歲月寖遠。卷帙不齊。設有危難。未易檢閱。吁得其心者。敢不究其心哉。明牕晝熏。短檠夜雨。因就其遺書。而精加編次。繁者刪之。缺者補之。書非可用不敢錄。方非已效弗敢收。脫凶遺漏。存十一於千百。上探三皇前哲之遺意。下探克臣茂先之用心。實則吾心固有之理。旁求當代明醫之論。亦姑爲活幼之一助云爾。遂名其書。曰活幼心書。書成。客或難予曰。醫者意也。但觀形切脈。以意逆志。是爲得之。何必一切求諸書。而且以心書名之哉。予曰。不然。余非有心於著述。而求異於人也。不過推廣劉氏數傳之眞心。以求契夫戴氏之初心耳。朱文公有言。意者。心之所發也。書之所述。豈非心之流行發見者乎。客唯而退。於是乎書。至元甲午菊節。衡陽後學育溪曾世榮德顯識。

吳剛中序曰。人得天地生物之心以爲心。則當視天地萬物爲一體。瘡痾疾痛。舉切吾身。仁者事也。先儒謂醫家以四支痿痺爲不仁。斯言善狀仁字。蓋手足痺則氣脈不相通。痛癢無所覺。心之生道息矣。烏得仁。況醫家之於嬰孩。語言未足辨。脈理未足憑。必能以心體之。然後可以察其癢痾疾痛之所在。非有志于仁者。其能若是乎。丞西曾君德顯儒而爲醫。幼從鄉先生李月山固已得儒學於心授。長從世醫劉氏。又能得醫學於心傳。精讀醫經。詳味藥性。參前輩之奧識。伸自己之獨見。有求必應。不倦于貧。集其平時論證與方。名曰活幼心書。將與同志共之。夫作書以述其心之所用。而克廣其傳。亦庶乎仁者之用心矣。嘗觀其書。則審證施劑。信有異乎人者。五苓散在諸家。止用之解傷寒溫濕暑毒霍亂。而德顯於驚風痰搐瘡疹等疾。通四時而用之。前同知衡州府事胡省齋因其子驚風得愈。問之曰。五苓散何以愈斯疾乎。德顯曰。此劑內用茯苓。可以安此心之神。用澤瀉導小便。小腸利而心氣通。木得桂而枯。足能抑肝之氣。而風自止。所以能療驚風。施之他證。亦皆有說。省齋深然之。此其善用五苓散也。小兒驚風搐掣。醫者視爲一病。輒以金石腦麝蜈蠶蛇蝎等劑投之。非徒無益。及激他證。德顯則謂有因驚風而搐者。有因氣鬱而搐者。驚屬心。風屬肝。而鬱於氣者。亦有搐。陳氏所謂。蓄氣而成搐者。是也。未著其方。余於驚風。則隨證施治。若氣鬱而搐者。則用寬氣飲治之。只以枳殼枳實爲主。嘗患搐者。倉卒求藥。教服鋪家枳殼散而搐亦止。病者深感之。此又治搐之特見也。其他緊證。俱能究心。用藥之奇。成效之速。有未易縷述者。寄寓予家。將十年。二孫藉其調護。每識證於微眇。制疾於萌芽。其用心之溥。非特於吾輩爲然。蓋其篤志于仁。重義輕利。亦自讀書中來。非可與庸俗例視也。讀其方論。因敘數語於篇端。識者儻察予言。必有知其用心者。

楊仲叔序略曰。予曩職衡邑庠。識會公於卅載前。茲宦遊過石鼓。握手傾倒。既壽且康。嘗出示其書。曰活幼心書。諸老師序之甚詳。予啓誦。而喜其用心之宏矣。越翌日。衡遭回祿。連甍巨棟。數千室俱煨燼。是書板寘諸闤闠中。逃難奔走不暇顧。刼灰未冷。亟視之。則遇好事者。納諸方池中無恙。吁。金珠玉帛。人不能全。詎能顧此書乎。己力已不逮。尚安能期諸人乎。今是書之存。是不存諸人。而存諸天地。以吾方示之天。而證諸天心之天。予以是知□心中之天矣。

亡名氏序曰。活幼心書。衡士曾君德顯所自著也。德顯儒而業於醫。蚤有聲譽。其所著書。切脈觀證。用藥之道。靡不具。而身所著效。猶備錄焉。

夫非泛焉以語人也。非徒自衒以祈人之知也。蓋欲業於斯者、深信而依倣之。庶幾居襁褓者。不夭閼其生。而遂至於壯且強也。於是可見仁人之用心矣。余僑寓於衡。孩提之童。沐其刀圭之惠者非一。即是書讀之。益知其用心之不誣。傳曰。幼吾幼以及人之幼。充是心也。不謂之仁人可乎。德顯號育溪。時年今已八十。而康寧慈惠仁者壽者歟。至順壬申良日。

活幼口議　國史經籍志二十卷　存

馮氏（道玄）入全嬰簡易方　佚

熊均曰。

亡名氏三十六吊書　文淵閣書目一部一册闕（菉竹堂作口卷）　未見

朱氏（震亨）丹溪活幼心方　醫藏目錄卷闕　未見

按醫藏目錄。又有丹溪幼科全書四卷。是蓋傳紹章所假託者。仍不著錄。

亡名氏養子直訣　文淵閣書目一部一册闕（菉作堂作一卷）　未見

養子要言　文淵閣書目一部一册闕　未見

醫籍考卷七十五

東都　丹波元胤紹翁編

方論五十三

徐氏（用宣）袖珍小兒方　十卷　存

自序曰。事莫難乎醫。醫莫難乎小兒。何也。蓋小兒之證。惟在揣摩推測以得之。古人喻之。若草頭之露。水上之泡耳。苟非獨理之明。曷能療之哉。古今方書。非不多也。然往往得彼失此。不足以備檢閱。予因暇日。竊蒐輯小兒諸家方書。纂成一帙。分爲十卷。以脈訣爲首。方論針灸圖形次之。名曰袖珍小兒方。總七十二門。共六百二十四方。以便出入之觀覽。非敢要譽于世。特爲吾家子孫之業夫醫者。有所循守而不忘也。噫。後之子孫。尚當寶藏而弗墜。庸書此以識云。

潘琪序曰。袖珍小兒方一帙。首紋脈圖。次形色圖。又次命門部位圖。又次則自初誕至痘疹。其間若吐瀉驚疳風癇瘧痢。靡不以次具載。終則繫以針灸形圖。凡七十二門。六百二十四方。每門或斷以歌訣。或辞以論議。而贅經驗方藥于下。其於小兒證候。陰陽逆順。源委明盡。傳變補瀉。條理秩然。一覽間可得其旨趣。苟依書療理。奚啻庖丁於牛。肯綮迎刃而解矣。眞活幼之良方也。然世無此書。永樂間三衢徐用宣氏始爲之用宣以世醫。自少通儒書。究心醫道。晚年貫通得其要領。每嘆世傳小方脈。諸書浩瀚。多得此失彼。殊無旨歸。於是究竟源流。參互己意。著爲論議。擇取良方。彙成此帙。珍藏出入。以備檢閱。以善其術。以傳其後。天順間。今撫蜀都憲貴溪丘公時爲秋官。幼稚失調。適遇用宣之孫□□于京師。延以診視。見其觀色察脈。聽聲用藥。殊異俗輩。且取效刻期。因詢其故再三。□□感公勤懇。袖出此帙以觀。乃用宣手錄。細字大逾掌。厚僅盈寸耳。公讀之。觀其圖形詳究。論辨精確。方藥簡要。誠非世有之書也。遂禮求得之。依方果誠。獲效如神。信謂此書之足以活幼也審矣。迺今弘治庚戌春。公撫蜀之暇。始得授蜀藩大方伯文安邢公錄梓以傳。而命予序其端。予惟用宣竭心思。弊精神。而成此書。將珍藏以善其業。而傳之子孫。俾其一邑一郡。及後世幼幼者。咸得蒙其惠。以活其幼。其術業可謂精。其用心可謂仁矣。惜未廣也。若今都憲公與方伯公。梓以傳世。則書之所及。澤之所及也。天下後世。其有不蒙其澤乎。其用心之仁。是豈直一邑一郡。及後世而已者乎。

四庫全書提要曰。袖珍小兒方十卷。明徐用宣撰。用宣。衢州人。藝文志稾作徽州人。蓋字形相近而譌。其書以脈訣爲首。方論鍼灸圖形次之總七十二門。六百二十四方。蒐採頗備。惟論斷多襲舊文。無所發明耳。

是書作於永樂中。嘉靖十一年。贛撫錢宏重刊。以是書原本宋錢乙也。

莊氏應祺補要袖珍小兒方　十卷　存

葛氏哲保嬰集　四卷　未見

鄭文康序曰。保嬰集者。崑山葛哲明仲所輯也。明仲業傳累世。於儒醫二家之書無不讀。於內外諸科之書無不究。竊謂嬰孩之疾。語言不通。脈理未定。猝有所遇。無所措手。憑仗者惟聲與色耳。汝陽錢仲陽漢東王鐔之言。固無容議。若陳文中喜熱而惡寒。喜補而惡解利。已不免丹溪朱氏之辨非。若張長沙傷寒方法。後世莫之違而可據也。爰是采取諸家已試獲效之方。分門繫論。以藥隨之。劑皆平和。而孟浪者弗錄。集成奏進。宣宗皇帝親覽之。賜宴獎勞。明仲存其副於家。請言引首。噫醫仁術也。天下之術。莫有仁於醫者。夫父母之於子。無所不至。不幸而有疾。計無所託。乃託之醫。醫無良方善藥。將奚受其託哉。得其人則變危爲安。起死爲生。非其人則患有不可言者。世系或至於莫續。宗祀或至於殄。殄絕萬全之產乎。此明仲保嬰集之所由輯也。明仲博學明脈。而有恆心。今爲迪功佐郎楚府良醫副云。平橋藁

又致仕良醫副葛明仲同配蔡氏合葬墓誌略曰。吾崑多世醫。若周若

許若董若沈若吾鄭。咸著工巧於前代。近時獨葛氏。以術顯而得官。葛氏數傳。而至諱吉甫者。益弘其業。名出數家之上。吉甫生叔成。叔成娶張氏生二子。長某。次即公。諱哲字明仲。次睿字季眞。永樂間明仲選士太醫垣。授荆府良醫。副季眞起爲本縣醫學訓科。昆仲在位三十年。各致其仕。今季眞之孫蘭又嗣爲訓科。一門之內。以術而膺冠帶者三人。噫。前人積德之厚可徵矣。明仲自荆改梁。又改楚。持恆守道。歷三府鮮有敗事。府僚自長史而下。無不重其人。而神其術也。在醫垣日。嘗集保嬰方論若干卷上進。在荆府日。嘗授賜勅有式。克勤愼之褒。階修職佐郎。公之配蔡氏諱淨。同縣思齋之女。公卒天順五年四月廿一日。蔡卒臘月七日。公壽七十有三。蔡踰其一云。平橋藁

寇氏平全幼心鑑　十六卷醫藏目錄作四卷　存

自序曰。上古聖賢。嘗百草作素問。肇爲醫藥。蠲除痾瘵。躋斯民于壽域。歷代醫師。繼志述事。立言立方。廣平功用。大抵以活人爲心。而又分爲十三科。俾專於一科。用志不分。必獲十全之效。小兒科乃其一。然小兒號曰難治。何也。夫赤子之生。乳下弱質。神未全。氣未充。言語未能。飲食不知節。寒暑不知謹。不可問切故也。專是科者。必明乎性命樞紐。榮衞依附。脈絡相因。以五藏之色見於面部。探疾病之根源。以藥性溫寒。爲

攻補緩急。然古方有效有不效。蓋天地氣運。古今不同。猶一歲有春夏秋冬之異。不知今日是何時。選古方效於今日者。彙成一書。前列察病法。後具用藥方。名全幼心鑑。繡梓印行。快其心目。開卷易曉。玆又以是流布四方。其用心廣。用心良。併書于端。爲醫學勸。

錢氏（大用）活幼全書　國史經籍志八卷　存

吳志尹序曰。疾有大小不同。不相爲用。疾之最難治者。莫過於小兒。小兒氣體不全。不能語言。醫之用藥。多損其人。故漢之治幼者。有上虞陳氏之科。宋之治幼者。有新安錢氏之科。元之治幼者。有衡陽曾世榮之科。書雖多而專門極少。用之者罔見其效。近世後學錢大用早游江浙。遇京師太院名公。講明醫道。師事老學明經之儒。採諸家治過小兒有驗奇方。集爲一部。名曰活幼全書。請予爲序。予觀大用所集新書。與諸書不同。試之累有神驗。但文理駁雜。亂而不序。乃取方中最驗可錄者。三百餘條。編成次序。分爲門類。作爲歌賦論斷。以列於前。復以巨細詳略。以條于後。俾士之治小兒者。易於檢閱。舉其綱以見其目。某疾用某方。某方治某疾。理之謬者正之。傳之訛者去之。繁者删之。略者詳之。不疎不略。有條有倫。後之學醫者。則而象也。用藥者取而證之。不患藥之不應。而疾之不愈矣。若夫集方以沽名。用藥以利己。大用不爲也。大用醫得師傳。存心仁厚。切於活幼。積方有年。今發之雖不責報。而天之報之者。自有默相之理。方豈云乎哉。是爲序。

薛氏（鎧）保嬰撮要　明志二十卷　存

薛己序曰。保嬰撮要一書。余先人所編集也。余所嘗治驗者。因類附焉。大參石山沈公見而嘉之。謂有益於民也。遂付諸梓。嗚呼。先人之用心。於是乎不泯矣。昔先人之爲是書也。其意甚勤。嘗誨己曰。稚科惟潔古老人最精。若陳文中錢仲陽。則二大家也。文中未嘗專用熱劑。而後世宗陳者或失之。仲陽未嘗專用凉劑。而後世宗錢者或失之。故有互相詆排。遂爲二先生累者矣。而二先生之法。則豈端使然哉。又曰。小兒無補法。此俗說之誤也。錢陳二先生之法無是也。然世之持是說以殺人者多矣。可不戒歟。又曰。大人小兒。其劑異製。所以然者。大人之腸胃大。其劑宜豐。小兒之腸胃小。其劑宜約。法固然也。且兒亦有大小。襁褓之兒。劑不可同於髫齔。髫齔之兒。劑不可同於成童。□□胃之不堪。必有所傷。是以治者愼之也。□□攻伐之劑者。必審察其眞。毋眩不足爲有餘。中病卽止。徐而調之。病必善愈。不止者。命之曰過劑之傷。兒之憂也。治者愼之。又曰。子母一體也。況未食之兒。全資母乳。其感通尤速。故母病子病。母安子安。由此言之。凡診兒病者。不可察其母矣。但療其母。子病自愈。一則藥之氣味。釀乳汁中。入兒之腹。一則母病既去。兒飲善乳。二者兒皆有得愈之道。誠療兒之善術也。若母無他疾。其兒自病。然兒甚苦於服藥者。亦當與母服之。藥從乳傳。其效與兒自服藥等。吾蓋屢試之。非漫云也。又曰。大人小兒。其治同也。夫何故五行生尅。其理一焉耳。治病而不本諸五行之生尅。其盲其聾。其憒憒者歟。茲吾所懼而弗敢也。且吾所論集保嬰方治。多可通於大方脈治者。在識者善用之而已。又曰。諸所集或多舊方。蓋欲其備。非謂按方即可施治也。舊方多因當時病者而製。與今人所患病情。未必悉合。大率未可遽用。宜審酌之。噫。凡先人所以剖玄示要。諄諄以誨小子者。可謂詳且至矣。余小子安敢忘諸。安敢忘諸。夫玄微之語。切要之論。洒迺稚科之指南也。業者不可不知也。讀保嬰書。而不通是論。其待轉戶而亡其樞。挈裘而亡其領者歟。惡乎可哉。惡乎可哉。遂謹述先人之語。而次序記之。用寘諸卷首。先人諱鎧。字良武。素業儒。爲郡學生。以明醫徵。弘治年間。爲太醫院醫士。今贈院使。所著述甚多。此特其一耳。平生履歷。紀於學士大夫。載於家乘及墓誌爲詳。茲不贅及。嘉靖三十四年。歲次乙卯。九月朔旦。奉政大夫太醫院院使致仕男薛己謹書。

四庫全書提要曰。保嬰撮要八卷。明薛鎧撰。鎧字良武。吳縣人。宏治中。

官太醫院醫士。是編分門纂輯。於幼科證治。最爲詳悉。其論乳下嬰兒有疾。必調治其母。母病子病。母安子安。且云小兒苦於服藥。亦當令母服之。藥從乳傳。其效自捷。皆前人所未發。其子太醫院院使己又以其所治驗。附於各門之後。皆低一格書之。後人集己遺書。爲薛氏醫案。此書亦在其中。考卷首蘇州府知府林懋舉序。有請己纂而約之之語。疑鎧但草創此書。其編纂成帙。則實出己乎。後人收入己書。蓋由於此。此本爲嘉靖丙辰所刊。猶未編醫案以前單行之帙也。

按

王氏綸節齋小兒醫書　未見

按右見于浙江通志引黃氏書目。

劉氏錫活幼便覽　二卷　存

自序曰。古人謂良醫治未病。猶良相治未亂。蓋防微杜漸。遠慮深謀。則禍亂無自而作。深根固本。思患預防。則疾病無自而生。斯理也。雖調攝者不可不知。而養子者尤不可不謹也。古人育子。深明此理。不惟節愛養於形生之後。且謹胎教於未生之先。不惟審醫療於有疾之日。且預防慎於未病之時。故其生子。氣質自異。形體自充。既無庸惡陋劣之質。亦無夭折卒暴之患。今之養育者不然。在孕則胎教無素。致使受邪於胚胎之時。養育則專事姑息。又使過傷於萌芽之際。日積月累釀成疾。受病二三分。父母尙不省悟。至五六分。方知就醫。若遇明哲之士。不致謬妄。亦能挽危挽安。倘遇無知鄙夫。不究病源。不治根本。乘急射利。妄投藥餌。卒致告變。此皆父母不謹於始。有以致之也。可勝嘆哉。予以童醫。世居新安。自幼迄今。繼述斯業。凡見小兒疾患得於時令天行者。雖嘗隨病救治。亦能取效萬一。然窮鄉遠邑。耳目之所不及者。豈能一一救濟。而人人曉告之哉。古人云施藥不如施方。蓋藥之所及有限。而方之所及無窮。予竊以爲施方使治已病。又不若示法使治未病也。古方古法。雖詳著於演山省翁活幼口議全幼心鑑錢氏陳氏諸家之書。大行於世。然皆繁多散漫。人不能遍觀而盡識。至於吾但心法獨得之妙。又皆得之於家傳口授。不能家喻而戶曉。於是選擇諸書。參互祖訓。取其養育切要者。三十餘條。編爲一書。名曰活幼便覽。前三十餘條。首明保胎原本之理。次著隨時愛養之法。使人視此以爲撫育之節。而不爲姑息所害。後百餘條。各究受病之原。隨附經驗急救之方。使人因此以識治療之理。而不爲醫家所誤。間有稟受虧欠。賦命短促。而夭折疲癃之患。素定於成形之初。亦非醫療所能全活。又皆備錄於其間。使人知此。而不妄歸罪於醫也。噫。小兒之科。古稱爲難。微言奧理。千變萬化固非一帙所能盡述。然而大略大法。亦不外此。故敢僭越編集成帙。刊行於世。庶幾遠邇舉知養育治療。而不致於迷惑失措也。若夫因時制宜。隨機應變。不泥古人之陳跡。□又神聖工巧之能事。豈吾庸愚所能預言者哉。正德五年歲舍庚午孟春下澣。新安劉錫書。

彭氏用光原幼心法　國史經籍志二卷　存

亡名氏保嬰得效方　未見

幼幼全書　未見

按右見于古今醫統。

魯氏伯嗣嬰童百問　國史經籍志十卷　存

四明陳氏闕名小兒按摩經　未見

按右見于鍼灸大成。

薛氏己過秦新錄　一卷　存

自序曰。小兒醫名啞科。蓋以幼稚不能自言病。雖或能言。而亦多不知調攝。噫可謂難也已矣。故治者苟不察兼脈色。療兼子母。量大小虛實而施之。鮮無誤者。余切憫焉。思所以保之。敢摘是科之最要者。說數條方數枚。聊成小帙。合溪史君梓曰過秦新錄。非能由博致約。特欲其簡省易閱。以便初學。及鄉僻人士耳。誠採用者。更能臨證制宜。則于病情。

庶可以畢照之矣。嘉靖庚戌春三月之吉

按薛氏十六種所輯。題曰保嬰金鏡錄。

保嬰粹要　一卷　存

王氏鑾幼科類萃　明志二十八卷　存

朱雲鳳序曰。甚哉醫之難言也。甚哉幼科尤難言也。是故緩急者宜也。輕重者勢也。表裏者別也。知緩急之宜存乎因。得輕重之勢存乎通。察表裏之別存乎明。是故泥者因之反也。通者局之反也。明者暗之反也。因其宜。通其變。明其故。匪衷曷運。甚哉醫之難言也。稽幼雖同而異。宜似乎緩而實急。勢若乎重而實輕。別恍乎表而實裏。幼言之艱也。是故應其緩則疾。應其輕則危。應其表則敝。匪神曷變。甚哉幼科尤難言也。幼科而難則已乎。曰。否。稽類則引伸其變。稽萃則推類其餘。醫之勝書者也。有子贊孔子無以加。曰出乎類。拔乎萃。以之名書。若有妄焉。曰。否。難言而悉。法古而神。自活幼以來。數十百家。廣大宣朗。首以述。次以衍。終以方。曰述則否者去。曰衍則意者詳。曰方則變制。若源之有本。由是而得其宜焉。由是而得其勢焉。由是而得其別焉。明其期而曷難乎。容湖諱鑾字文融。懋之之從祖也。世居烏程。自宋及今。以醫名家。數傳而容湖神知幼術。恂恂若儒。求活者若市。年愈耆而業愈精。予暇日懋之以是書求冠爲請。予嘗以胤祈命知容湖。故不佞僭言。

湖州府志曰。王中立。烏程人。精于嬰兒方脈。孫以勤。曾孫元吉。世傳其業。至鑾繼業尤精。名動四方。所著幼科類萃行世。

按烏程縣志。以是書爲中立曾孫元吉所著。浙江通志引黃氏書目曰。鑾字元吉。二書似誤。

魯氏守仁保嬰心法　未見

李維禎太醫院吏目魯君墓誌曰。君先世衢郡常山縣人也。國初祖望石爲醫學提領。始徙西安。望石生廷臣。廷臣生世華。世華生一檟。一檟生明。明生宗知宗信宗朝。宗知生守世守仁。守身。嘉靖間章聖獻皇后不豫。諸醫無功。有薦宗朝者。服湯三日而間。拜太醫院御醫。朝無子。以守仁爲後。受其要事。盡其方書。所著保嬰心法行於世。則君父也。大泌山房集

徐氏春甫幼幼彙集　三卷　存

劉氏倫濟世幼科經驗全方　一卷　存

亡名氏活幼濟世全書　醫藏目錄卷闕　未見

活幼名方　醫藏目錄卷闕　未見

祕傳幼科纂要　醫藏目錄卷闕　未見

釋氏如惺普慈祕要　醫藏目錄一卷　未見

許氏養冲葆元一鑑　醫藏目錄卷闕　未見

何氏繼宗醫機心論　醫藏目錄二卷　未見

閔氏道揚保嬰要覽　醫藏目錄二卷　未見

賈氏一元保嬰全書　醫藏目錄四卷　存

李氏捷小兒脈辨方論　醫藏目錄一卷　未見

支氏秉中保嬰直指　國史經籍志五卷古今醫統作四卷　未見

姚氏能小兒正業　未見

按右見于浙江通志。

秦氏昌遇幼科折衷　未見

按右見于松江府志。

萬氏全育嬰家祕　四卷　存

幼科發揮　二卷　存

自序曰。粤自先祖杏坡翁。豫章人。以幼科鳴第一世。蚤卒。先考菊軒翁孤。繼其志而述之。成化庚子客於羅。娶先妣陳氏生不肖。乃家焉。其術大行。遠近聞而誦之。萬氏小兒科。云爲二世。羅有鉅儒張玉泉胡柳溪講明律曆史綱之學。翁知全可教命。從遊於夫子之門而學焉。頗得其傳。翁卒矣。顧其幼科之不明不行也。前無作者。雖美弗彰。後無述者。雖盛弗傳。不肖之責也。故于暇日。自求家世相傳之緒。散失者集之。缺略者補之。繁蕪者刪之。錯誤者訂之。書成。名育嬰家秘。以遺子孫爲三世。惜乎有子十人。未有能而行之者。其書已流傳於荊襄閩洛吳越之間。莫不曰此萬氏家傳小兒科也。余切念之。治病者法也。主治者意也。擇法而不精徒法也。語意而不詳徒意也。法愈煩而意無補于世。不如無書。又著幼科發揮以明之者。發明育嬰家秘之遺意也。吾不明。後世君子必有明之者。不與諸子。恐其不能明。不能行。萬氏之澤。未及四世而斬矣。與門人者。苟能如尹公他得庾公之斯而教之。則授受得人。夫子之道弗墜。若陳相雖周孔之道。亦失其傳也。諸賢勗之哉。萬曆己卯夏至日自書。

孟氏繼孔　幼幼集　四卷　存

江寧府志曰。孟繼孔。字春沂。亞聖公裔。宋南渡以醫名世。居吳門。洪武初隸太醫院。繼孔幼穎慧。習舉子業。遊焦澹園先生之門。父垂歿。命醫世業。道術日進。聲滿都邑。生平存活嬰稚。未可數計。每痘疹流行。間從羣兒遊嬉中。預決生死。無不奇中。性通脫不羈。所得金錢。悉推予貧乏。隨手輒盡。歿之日囊無餘物。所著有幼幼集。

馮氏其盛　幼科輯粹大成　十卷　存

□氏□□　小兒雜證便蒙捷法　十卷　存

亡名氏祕傳小兒二十二方　未見

牛黃鎮驚錠子方　一卷　未見

田氏（闕名）保嬰集　一卷　未見

按右見于也是園書目。

亡名氏小兒推拿祕訣（舊題周于蕃撰）　明志一卷　存

自序曰。小兒推拿之說。其來已舊。而書不概見焉。自余年廿七。乃始舉長子。且多疾。有黃冠善此術。請試之覺驗。然得自口授。習而不察。語亦不詳也。顧不佞每留心此書。忽一日偶得之。若有所授之焉者。然又不無錯謬。因細心歷訪諸方士。暨凡業此術者。陸續參訂。有得即錄之。漸次明盡。幾欲梓之以傳世。適上庸長令申吾張侯天植仁慈。雅志懷少。且此中俗尚巫教。病者往往誤傷無算。侯深悼之。故一見其書。輒付之梓。而屬不佞引其端。余惟小兒無七情六慾之感。第有風寒小濕傷食之證。且初生藏府脆薄。不經藥餌。稍長又畏藥難投。惟此推拿。一着取效於面步掌股皮骨之間。蓋面步掌股。與藏府相連。醫者以一色而覘人氣候。以一脈而診人休咎。故可思矣。得是書者。儻能察其病證。循其穴道。施以手法。而汗吐下三者。尤能得訣。大者又稍兼以藥餌。未有不隨試而隨效者也。眞足補造化之不及哉。而張侯命梓之意。利亦溥矣。

敬書之以告諸同志者。萬曆乙巳秋楚人周于蕃書。

按是書據周序。非其所自著。萬曆中劉氏喬山梓行急救小兒推拿法二卷。署曰太醫院姚國禎述輯。又萬曆甲辰胡連璧校刊活嬰秘旨推拿方脈一卷。題曰金谿龔雲林述譔。太醫姚國禎補輯。其說並與是書同。而查胡序似出于其手者。龔居中幼科百效全書序。余家庭授受療男婦之法奇正不一。獨小兒推拿。尤得其傳。轉關呼吸。瞬息回春。一指可賢於十萬師矣。而其法與亡名氏慈幼秘傳李盛春醫書十種。及是書所載不異。則推拿之術。未審出乎何人。明志題周于蕃撰。今不從也。

龔氏居中　幼科百效全書　三卷　存

亡名氏慈幼秘傳　一卷　存

保幼全書　一卷　闕

馮氏國鎮　幼幼大全　五卷　未見

河南府志曰。馮國鎮。洛陽人。通幼科。年九十餘。尚健步。強壯者追之弗及。人稱爲地仙云。其子三錫。庠生。孫松相。世其業。所著有痘疹規要。幼幼大全五卷。

許氏學文　保赤正脈　未見

合肥縣志曰。許學文。少習儒。長精於醫。尤善痘科。多所全活。所著有痘科約言。保赤正脈二書。刻孫眞人寶訓。以勸醫者

程氏公禮　保赤方略　未見

按右見于圖書集成藝術典引幼幼全書。

王氏肯堂 幼科證治準繩 九卷 存

自序曰。醫家以幼科爲最難。謂之啞科。謂其疾痛不能自陳說也。稱黃帝之言曰。吾不能察其幼小。爲别是一家調理耳。吾獨謂不然。夫幼小者。精神未受七情六欲之攻。藏府未經八珍五味之漬。投之以藥。易爲見功。猶膏粱之變難窮。而藜藿之腹易效也。何謂難乎。然古今輯是科書。未有能善者。如心鑑之蕪穢。類萃之粗略。新書則有古無今。百問則掛一漏萬。皆行於世。未足爲幼科準繩也。故吾輯爲是編。而麻痘一門。尤加詳焉。平生聚麻痘書百數十家。率人所寶祕。千金不傳者。然多猥陋。不足采擇。益可以見世之無具眼矣。或曰。夫人之病。無論男女長幼。未有能越五藏者也。予於它科。不分五藏。而獨幼科分之。何居。曰。正以精神未受七情六慾之攻。藏府未經八珍五味之漬。獨有藏氣虛實勝乘之病耳。粗工不能精究。而臆指之曰。此爲內傷。此爲外感。此爲痰。此爲驚。此爲熱。妄投湯丸。以去病爲功。使輕者重。重者死。亦有不重不死。幸而得愈者。然已傷其眞元。夭其天年矣。吾之獨分五藏。以此也。大中丞沈太素公從大梁寄余俸金百。以助刻費。而是書稿適成。遂鳩工刻之。又踰年始竣。因序而識之。使後之人有敎焉。時萬曆三十五年。歲在丁未夏五十有二日。念西居士王肯堂宇泰甫書。

傅氏紹章幼科捷徑　四卷　存

王氏大綸嬰童類萃　一卷　存

李氏盛春小兒形證研悅　二卷　存

沈氏惠扁鵲遊秦　未見

松江府志曰。沈惠字民濟。華亭人。幼得異傳。爲小兒醫。能起死者。嘗從浦南歸。聞岸上哭聲甚悲。問知某氏僅一子。自塾中歸暴絕。惠走視其胸次尚溫。作湯劑灌之遂甦。有富家子。患痘危劇。已治木矣。藥之而愈。取其棺以施貧兒。惠以小兒醫多祕其書不傳。乃覃思博考。著書九種行世。詳見藝文志。學者以爲津梁。

全嬰撮要　未見

決證詩賦　未見

金口獨步　未見

藥能　未見

活幼心書　未見

方家法診　未見

得效名方　未見

雜病祕術　未見

按右九書。見于松江府志藝文部。

歐氏 士海 保嬰錄　一卷　存

岳氏 嘉甫 保嬰全編　未見

按右見于醫學正印。

吳氏 元溟 兒科方要　一卷　存

自序曰。夫兒科者。古人謂之啞科。止可望聞。不能問切者也。兒以芽稱。正如春草初生之芽。極其脆嫩。最難調護者也。其間虛實難知。寒熱莫測。一有不安。卽望聞猶不足恃。假此時稍有失手。便涉危疑。豈可不細加詳審。而藥以峻削猛烈之劑。輕試漫嘗之哉。夫嬰兒之在襁褓時。雖無七情六慾之擾。而有陰陽虛實之乘。其證若痘疹變蒸。臍風撮口。天弔內弔。重舌木舌。解顱□瘡等。此原因胎毒之所致。若吐瀉驚疳。肺風癎搐。瘧痢傷風。傷寒傷食。發熱等。此因外失調護之所致。其爲病亦多端矣。夫病多端。則治法宜詳且愼。要以按候審氣。據理察源。消息往來。一一不謬。然後可以對證之方藥投之。余每見庸人不辨是非。惟以口傳道聽之方。一藥混用。往往至於相誤。卽如一腹痛也。有寒有熱。有實有虛。有食積蟲積。種種不同。倘見一方曾驗。輒便試人。果熱者效矣。則寒者誤之。實者效矣。虛者受害。余常見此。有感于懷。故述余父道川公先年與邵愚齋公俞小亭公。相與辨論較正。經驗之方。而又參以表裏虛實寒熱之用。凡小兒性情體氣之微。感受經絡之次。化裁通變。有可用於此。不可用於彼者。有可用於前。不可用於後者。務令表裏安位。虛實得宜。纔爲有用之方。所施必驗之劑也。彼育嬰之家。得是說而求之。按書知理。自不見誤于庸醫。而生生之機。無憂逆折。又何待問切而後知也哉。余向有痘科切要一書。廣之於世。茲集爲小兒諸證切要之用。故仍名之曰兒科方要云。崇禎戊寅孟春月。光祿寺署丞古歙吳元溟澄甫氏識。

杭州府志曰。吳元溟。字澄甫。自歙徙錢塘。先世精於醫。萬曆間浙大疫。從父道川治療。日活數十百人。晚年述父意。著書曰痘科切要兒科方要。事繼母以孝聞。女弟寡無所依。迎養於家。終身無間言。故人程生負課千金久繫。元溟代償之。崇禎庚辰歲大饑。元溟出橐金。於江右糴米五百斛。悉散與親故。年八十二而卒。子孫至八十餘人。

燕氏士俊保嬰集　未見

仁和縣志曰。燕士俊家貧力學。乙酉江南兵敗入浙。俊奉母避梁渚。母驚憂成疾。禱天剪股肉。母病得痊。後山寇肆掠。母病不起。哀毀幾於滅性。終身布衣蔬食。其至孝性成如此。祖志學向醫名世。俊發其祕笈。潛心默識。治病每多奇效。所得即周貧乏。著有保嬰集。未成而卒。

汪氏 琪 慈幼綱目 九卷 未見

汪琪曰。濟陰綱目之後。有慈幼綱目。即證治準繩之幼科也。復增圈點。詳加評釋。亦如是編之精詳。梓以問世。蓋濟陰所以扶陽地天于焉常泰。而慈幼即以康老。運會用是咸亨。

保生碎事 一卷 存

四庫全書提要曰。保生碎事一卷。國朝汪琪撰。是書又名慈幼外編。錄小兒墮地時。至七日內。醫療之事。如拭口斷臍浴兒稀痘各法。寥寥數則。大約取其便於檢用。非保嬰之全書也。卷末一條云。有濟陰綱目。及慈幼綱目。即鐫行。則是書之成。猶在濟陰綱目之前。其慈幼綱目。自謂即證治準繩之幼科。加以評釋。今未見其本。

談氏 金章 幼科誠書 十六卷 存

王氏 宏翰 幼科機要 未見

按右見于吳縣志。

程氏 雲鵬 慈幼筏 十二卷 存

自序曰。余少攻舉子業。未知靈素之理。迨先慈以瘧亡。荊婦以血死。三男二女。夭于驚與痘。乃不能無疑于世之所謂醫者。遂盡發家藏軒帝以下書。凡一千七百九十餘卷。晝誦夜思。有得則痛哭失聲。手擗顱頭觸。而不可止。蓋先慈之痘。爲崩證將成。往來寒熱。治宜滋水。荊婦之血。爲經期逆行。血隨火泛。宜因其勢而導之使下。醫乃以青皮草菓治先慈。以三七血餘治荊婦。尅損眞元。遏抑營氣。至使水涸血凝。而不可救。傷哉。余兒賦質素虛。出痘值嚴冬之候。識時務者。自應調氣助血。俾痘無壅遏。收功何難。乃日事石膏明粉。犀角羚羊。芩連梔栢。冰伏其生生之氣。竟致不起。次子感寒吐瀉。醫與抱龍及發散之品。風門大開。頭搖目視。復進牛黃紫雪而死。豈知藏氣消長。易虛易實。此等當溫中補脾耶。歲丙子。余客廣陵。與門人成生聘。討論古今醫籍。著書七種。聘慨欲先以幼科行世。問於余師。師曰。近世醫學。非庸即妄。庸者卑陋自窒。守一師說。而不能變通。妄者私心穿鑿。而不能察于微渺。嗟乎。今之醫亦可以自反矣。余欲何言。無已。則以七書之旨略陳之。一曰靈素微言。素問五藏七府。世僅列六。有包絡而無三焦。有三焦而無包絡。胃者腎之關。易作腎者胃之關。一字之譌。陰陽顚倒。易由消納。又如眞人聖人等論。尤非儒者所可混同。均加辨晰。一曰脈覆。叔和之書。僞亂難憑。李士材依素問。考據甚悉。分列二十八字。窺深迎浮。後生小子。殊苦尋究。初氣二氣之説。又未能脗合歲運。是用正之。一日傷寒答問。仲景法象高深。茫無入手。束而不觀。臨證昏昧。因就一二門士之問。而淺示之。使易通曉。一日醫貫別裁。趙氏撮李薛之要。最爲眞截。而措引不純。主張太過。懶慢者挾爲祕本。將欲廢棄一切。遺害非小。余爲汰去支辭。補入諸家雜證方論。頗覺改觀。一日醫人傳。軒岐而下。代不乏人。採輯成編。表其功能。闢其謬誤。學者獲所適從。生民安得無濟。一日慈幼筏。錢陳皆有分途。斯世盛傳金鏡。稚陽純氣。不任溫補。理固宜然。膠柱一端。抹殺名理。昇夫爨婦。皆可言醫。競謂家負異傳。讀書飜覺多事。嗟乎。無知幼孩。惡能堪此。一日種嗣玄機。天地雖極凝寒。生理未嘗謝絕。元精不畜。恣情于方士金丹。或閉塞于窮愁哀怨。或□□膏腴。或疲于奔命。自棄而已。天地何心。又有堅持經朔之談。妄冀葭吹六管。捕影捉風。徒令若敖氏笑而引爲同病。七書義類如此。聘欲以慈幼先之。憫赤子之呼號而無告耳。余忍敍之哉。吾母吾婦。吾子若女。九原之下。方且怨恨。余不學于二十年之前。而抱哀痛于無窮。然猶幸得學于二十年之中。爲足以承吾父之歡心。而目前之子若女。似我長也。抑幸得施諸二十年之後。天下之父母之子若女。不至短折而死于庸妄之手也。甲申花朝前一日。香夢書生書。

葉氏其蓁抱乙子幼科指掌遺藁　五卷　未見

陳氏復正幼幼集成　六卷　存

小引曰。稽自三墳啓祕。神聖迭興。本草內經。昭垂星日。蓋聖人繼天立極。位育爲功。念天壤之間。陰陽代謝。運氣推遷。至之先後。已無成規。應之遲早。靡有定律。其間六淫勝復。釀爲災眚。哀此蒼黎。能無因是而夭札者。此岐演十世之傳。帝啓九章之問。而有醫氏之學也。伏讀黃帝之謂岐伯曰。至哉聖人之道。天地大化。非夫子孰能通。請藏之靈蘭之室。非齋戒不敢示。夫聖如軒皇。而於醫事崇尙若此。豈非痌瘝一體。胞與爲懷。欲登萬世斯人於仁壽者歟。素問而下。如伊尹湯液。皇甫謐甲乙。秦越人問難。張仲景金匱。王叔和脈經。陶弘景肘後。此數公者。雖曰祖述靈素。其實以作爲述。自茲而往。醫事寥寥。雖著作者代不乏人。求其無偏無陂。實難多覯。唯明末李時珍張景岳喻嘉言遞出。闡明金匱。發洩內經。掃蕪穢而返淸純。有功於醫事者不小。然數人雖產明代。而其書始盛行於康熙初年。大爲世用。蓋由聖天子臨御。德孚中外。仁協萬方。近纂醫宗金鑑。遍周海宇。將見民無疵癘。物遂生成。故預產明良。以勷位育之功。非偶然矣。唯幼科一門。不無遺憾。雖嘉言微啓其端。其言未竟。予每讀鷺風之書。未嘗不三嘆而流涕也。予幼稟虧多病。於醫家色脈之要。頗嘗究心。長際仙師。授金鼎火符。性命之祕。嗣是遨遊海嶽。冀遇同儔。竹杖芒鞵。行蹤幾半宇內。凡紳衿士庶。名公鉅卿。以及至賤至微者。蓋嘗隨緣而方便之。其臨證救治之多。有非筆楮所能罄。第念驚風之說。在在訛傳。莫獲辟而正之。坐使無辜嬰稚。枉受貽殃。前後相仍。迄無底止。茲將驚風之說。槪爲删訂。而附以一得之愚。自稟予胎元。火功爍艾。以及雜說麻痘。湯火瘡瘍。無不周備。彙爲六卷。計數十萬言。書成付梓。顏曰幼幼集成。其中診治權衡。一遵經旨。罔或偏枯。務期有當於理。無害於人而後已。非敢妄議前人。遂其一隅之見。第念保赤誠求。不中不遠。此書不無萬一之助。勿忍緘默而息。不辭狂瞽。呈政大方。豈曰井海蠡天。立言啓後。亦聊體古聖仁民愛物之心。欲自效其負暄之悃云爾。維大清乾隆十五年歲次庚午孟春月。羅浮陳復正飛霞氏書於遂陽之種杏草堂。

凡例曰。幼科之書。幾於汗牛。其驚風之傳。誠多謬誤。喻嘉言陳遠公程鳳雛業已闢之。指出病痙。惜未申明病痙之由。與治痙之法。仍無著落。不足服人。予茲徹底揭破。以傷寒病痙。雜病致搐。併竭絕脫證。分爲三則。以搐字槩之。曰誤搐。曰類搐。曰非搐。條分縷析。證治判然。名目既正。治療不惑。周慮中曰。開此三大法門。可濟無窮夭札。 一幼科論證。悉以陽有餘陰不足立說。乖誤相承。流禍千古。後人誤以嬰兒爲一團陽火。肆用寒涼。傷敗脾胃。古初稟受敦龎。貽害猶淺。今非昔比。怯弱者衆。古方今病。每多齟齬。是故聊爲刪訂。非敢輕前人而執己見。蓋亦因時制宜之用也。　一痘科之書。如馮氏陳氏聶氏萬氏。雖皆不爲無見。而實繁簡不侔。又惟萬氏明顯。可以濟急。惜原板燬於明末。康熙二年復梓者。則亥豕盈篇。魯魚過半。詩歌口韻。全亡證論。先後重復。識者鄙之。予甚惜焉。因爲詳悉刪潤纂入。以成全璧。　一火功爲幼科第一要務。濟急無捷於此。奈從前所傳。悉犯闢門逐盜之戒。不惟無濟。而反有害。今以異授神火繪圖作歌。公諸同志。急迫之濟。可以回春頃刻。

沈氏金鰲幼科釋謎　六卷　存

醫籍考卷七十六

東都　丹波元胤紹翁編

方論五十四

董氏（汲）小兒斑疹備急方論（書錄解題作小兒斑疹論）　書錄解題一卷　存

自序曰。夫上古之世。事質民淳。稟氣全粹。邪不能干。縱有疾病。祝由而已。雖大人方論。尚或未備。下逮中古。始有巫妨氏者。著小兒顱顖經。以卜壽夭。別死生。歷世相授。於是小兒方論興焉。然在襁褓之時。藏府嫩弱。脈促（促字疑）未辨。痒不知處。痛亦難言。祇能啼叫。至於變蒸驚風。客忤解顱。近世巢氏一一明之。然於斑疹欲出證候。與傷風相類。而略無辨說。致多謬誤。而復醫者不致詳慎。或乃虛者下之。實者益之。疹者汗之。風者溫之。轉生諸疾。遂致夭斃。噓可歎也。今採摭經效祕方。詳明證候。通爲壹卷。目之曰斑疹備急方。非敢謂有補於後世。意欲傳諸好事者。庶幾鞠育之義存焉。東平董汲及之序。

孫準序曰。世之人有得一奇方。可以十全愈疾者。恐恐然惟慮藏之不密。人或知之。而使其藥之不神也。其亦陋矣。夫藥之能愈病。如得人人而告之。使無夭橫。各盡其天年以終。此亦仁術也。吾友董及之少舉進士不第。急於養親。一日盡棄其學。而從事於醫。然醫亦非鄙術矣。古之人未嘗不能之。如張仲景陶隱居葛洪孫思邈。皆名於後世。但昧者爲之。至於異貴賤。别貧富。自鄙其學。君子不貴也。及之則不然。凡人之疾苦。如己有之。其往來病者之家。雖祁寒大暑。未嘗少憚。至於貧者。或昏夜自惠薪粲。以周其乏者多矣。他日攜小兒斑疹方一帙見過。求序於余。因爲引其略。亦使見及之之所存。知世之有奇方。可以療疾者。不足貴也如此。東平十柳居士孫準平甫序。

錢乙後序曰。余平生刻意方藥。察脈按證。雖有定法。而探源應變。自謂妙出意表。蓋脈難以消息求。證不可言語取者。襁褓之嬰。孩提之童尤甚焉。故專一爲業。垂肆拾年。因緣遭遇。供奉禁掖。累有薄效。誤被恩寵。然小兒之疾。陰陽癇爲最大。而醫所覃思。經有備論。至於斑疹之候。蔑然危惡。及驚搐傷寒。貳癇大同。而用藥甚異。投劑小差。悖謬難整。而醫者恬不爲慮。比得告歸里中。廣川及之出方一帙示予。予開卷而驚歎曰。是予平昔之所究心者。而子乃不言傳而得之。予深嘉及之少年藝術之精。而又愜素所願。以授人者。於是輒書卷尾焉。時元祐癸酉拾月丙申日。翰林醫官太醫丞賜紫金魚袋錢乙題。

陳振孫曰。東平董汲及之譔。錢乙元祐癸酉題其末。

謝氏天錫瘡疹證治　書錄解題一卷　佚

劉氏洙瘡疹訣　佚

劉昉曰。瘡疹訣。彭城劉洙撰。洙字道源。

陳氏文中小兒痘疹方　一卷　存

自序曰。嘗謂小兒病證雖多。而痘疹最爲重病。何則。痘疹之病。疑似之間難辨。投以佗藥。不唯無益。抑亦害之。況小兒所苦。非若大人能言受病之狀。乃知畏惡之由。爲父母者。惟之知子病急於得藥。醫者失察。用藥差舛。鮮有不致夭橫者。文中每思及此。惻然於心。因取家藏已驗之方。集爲一卷。名之曰小兒痘疹方論。刻梓流布。以廣古人活幼之意。顧不韙歟。和安郎判太醫局兼翰林良醫陳文中謹書。

王珪曰。宿州陳君手集嬰幼攝養痘瘡疹方。詳備有法。證有驗。每濟人。一如方所說。今及三十載。起死回生。端如反掌。泰定養生主論

阮桂榮曰。陳文中援黃帝岐伯曰。陽盛陰虛。冰雪不知寒。陰盛陽虛。沸湯不知熱。治之何如。陽盛則補陰。木香散。加丁香官桂。陰盛陽虛。異功散。加木香當歸。識者詳其陰盛陽盛。一槩俱用熱藥。本非黃岐之經者。類乎實實虛虛。抱薪救火。若曰皆屬心火。又不可與素問同日而語也。又觀其本方治痰實壯熱。胸滿喘息。大便堅實。用柴胡枳殼湯。亦有大

黃其諸方之用柴胡黑參知母黃芩石膏滑石之類。亦未嘗專於熱藥也。奈何世人喜熱而畏寒。致有陰陽偏盛之患。終不省悟瘡瘍心火之證乎。

朱震亨曰。痘瘡之論。錢氏爲詳。歷舉源流經絡。明分表裏虛實。開陳其施治之法。而又證以論辯之言。深得著書垂教之體。今人不知致病之由。不求立方之意。倉卒之際。據證檢方。漫爾一試。設有不應。并其書而廢之。不思之甚也。近因局方之教久行。素問之學不講。抱疾談醫者。類皆喜溫而惡寒。喜補而惡解利。忽得陳氏方論。皆燥熱補劑。其辭確。其文約。懽然用之。翕然信之。遂以爲錢氏不及陳氏遠矣。或曰。子以陳氏方爲不足歟。曰。陳氏方誠一偏論。雖然。亦可謂善求病情者。其意大率歸重於太陰一經。蓋以手太陰屬肺。主皮毛也。足太陰屬脾。主肌肉。肺金惡寒。而易於感。脾胃土惡濕。而無物不受。觀其用丁香官桂。所以治肺之寒也。用附朮半夏。所以治脾之濕也。使其肺果有寒。脾果有濕。而兼有虛也。量而與之。中病則止。何傷之有。今也不然。徒見其瘡之出遲者。身熱者。泄瀉者。驚悸者。氣急者。渴思飲者。不問寒熱虛實。率投木香散。異功散。間有偶中。隨獲效。設或誤投。禍不旋踵。雖然。渴者用溫藥。痒塌者用補藥。自陳氏發之。迥出前輩。然其多用桂附丁香等燥熱。恐未爲適中也。何者。桂附丁香輩。當有寒而虛。固是的當。虛而未必寒者。其爲害當何如耶。陳氏立方之時。必有挾寒而痘瘡者。其用燥熱補之。固其宜也。今未挾寒。而用一偏之方。寧不過於熱乎。格致餘論

熊氏宗立類證陳氏小兒痘疹方論　二卷　存

薛氏己校註陳氏痘疹方　一卷　存

自序曰。嘗謂醫之分析。雖有內外大小之殊。要其理初不異。特在人化裁之耳。至如痘疹癰疽。則尤其相類。而治亦相通焉者。蓋其始而發出。中而成膿。終而收靨。彼此一致。故東垣先生合二者而論之。必皆明托裏疏通和榮衞三法。良有以也。陳氏之書。又以必得。發明虛實寒熱。蓋契經旨。而超諸家者矣。觀涼膈散之治實熱。白朮散之治虛熱。異功散之治虛寒。木香散之治虛弱。分別表裏。察色辨形。兼得之矣。但已上治法。又須見證便施。若稍延緩。反多致誤。學者不可不知。僕幸私淑先哲。亦時獲驗。敢爲校註重梓。倘多得失。幸同志教正云。嘉靖庚戌九月吉旦。前奉政大夫太醫院院使後學薛己謹序。

聞人氏規痘疹論　國史經籍志二卷　存

劉尙義曰。夫痘疹論者。聞人氏規所著也。規素業儒。而久不得志。以故銳意于岐黃之術。而爲此書。其說雖出于張從道百二十篇。然考變分

論。因證分治。因治應方。而於病之緩急。輕重寒濕。補瀉攻擊保養。罔不具載。確而當。簡而備。視從道尤詳焉。往歲余偶得其抄本。遇痘疹者試之輒效。因訪之醫家。冀得刊本。而無見者。尋擢御史。遊京師。又博訪之醫與縉紳。而亦無見者。豈元季之亂。而或失耶。夫醫藥以濟其夭死。是書良術。使湮沒而不傳。則痘疹之兒。罔藉以生。而聞人氏窮矣。今歲余尹朝邑。因思古人遺愛。不可使斬。而嬰孩之殤。不可不恤。乃於簿委之暇。略爲校正。令剞劂氏。刊之縣齋。庶布而傳之。使家得一書。而痘疹者。胥藉以生。而聞人氏其延也。但原本殘毀。而字有脫誤。幸有刊本者。是正之。旹嘉靖壬寅仲秋六日。前進士汾州劉尙義識。

聞人規後序曰。士生斯世。窮達兩途。孟軻氏有言曰。窮則獨善其身。達則兼善天下。雖然。窮而未達者。能學爲良醫。亦豈獨善其身而已哉。規素著書卷。今茲從事蕿术。嘗謂自昔聖賢。閔生民之疾苦。著書立言。汗牛充棟。晩觀唐孫思邈千金方。其次序深有旨意。三十卷之首。觀之以婦人嬰孺。獲養拯救之說。寧不以生育爲重乎。規因念婦人之有乳兒。小兒之疾苦。惟瘡疹皆不可免。而治療之間。毫髮一差。生死隨異。仁人君子。所尤當審慮者。世傳產方之論。其利人也甚博。惟小兒痘瘡諸書。止看其大略。倉卒之際。何所憑藉焉。規輒不揆量。廣求古人之議論。證以己所聞見撰成問難八十一篇。凡二卷。目曰小兒瘡疹論。每施以濟人。隨試輒效。所活者亦多。使家有是書。則豈曰小補之哉。此論之成久矣。欲鋟諸梓。而力未克遂。邇來幸甚。獲登繡使煥章吳公門牆。一日迨暇。因有請言。公既慨然。捐金以成其事。公之賜豈私於規者。實與衆共之。若有訛舛。改而正諸。以俟同志。紹定壬辰仲夏吉。樵李待補國學進士聞人規述。

丁永榮跋曰。余昔守原州。得痘疹論于晉汾劉侍御公處。取而讀之。見其立論製方。明白簡易。確有源委。而凡諸家方說。要不出範圍內。眞有活幼之良書也。既遷覃懷。惺原本失傳。乃於簿書之暇。校而圖諸梓。歲戊申。復得海虞陸儼翁所刻全本。閱其方附錄之。願與天下保嬰兒者共焉。讀是書者。當自得之。其可與覆瓿者例視也耶。時嘉靖戊申秋八月吉日。南京戶部廣西司員外郎東魯陸村氏丁永榮謹跋。

王氏好古 斑疹論 一卷 未見

按右見于絳雲樓書目也是園書目。

癍論萃英 一卷 存

按右收在于杜氏濟生拔粹中。未知與斑疹論。果爲一書。想是書係其所節抄者。青囊雜纂。題曰小兒方。不著撰人名氏。

朱氏震亨治痘要法　國史經籍志一卷　未見

亡名氏小兒痘疹方　文淵閣書目一部一册闕　未見

保嬰瘡疹方　文淵閣書目一部一册闕　未見

袁氏仁痘疹叢書　五卷　存

袁黄序曰。余祖世受宋恩。戒子孫不得仕元。入國朝。以法峻刑重。猶逡巡未敢出。故曾祖菊泉先生生當永樂時。資稟穎異。學問淵深。而自託於醫。吾祖怡杏。吾父葠坡。皆英敏博洽。而不習舉子業。吾父始教吾兄弟。爲時文應試。而余遂登丙戌進士。入仕以來。遇縉紳諸公。嘗慨治痘無奇方。而嬰兒橫夭。予思菊泉翁因徐氏故業□痘疹全書。怡杏重爲增輯。而葠坡復從而删訂之。是皆出其緒餘。以廣濟人之術。而其著論闡幽。繪圖立法。眞能發前賢所未發。而開千古之迷。遂命工繡梓以傳。此書出。而治痘者有準繩矣。嬰兒之命。十可全六七矣。我祖宗之遺惠不淺矣。嗚呼。東方朔之智。不盡於恢諧也。而傳漢書者。遂以恢諧槩其名。王羲之之學。不盡於筆札也。而慕右軍者。竟以筆札掩其大節。我祖宗之心術行誼。不盡於是也。而後之讀是編者。或指是以稱袁之盛則誤矣。余謂欲知菊泉者。當觀其所著周易緒言。春秋别傳。欲知怡杏者。當觀春秋或問。革除編年。忠臣自靖錄。智士順天錄。欲知葠坡者。當觀大易法。毛詩或問。尙書砭蔡編。春秋針胡編。及一螺集等書。庶足以知其槩耳。雖然。遺編種種。皆粗迹也。心之精華。口不能宣。而况形之副墨之跡乎。然則未足以知吾祖考也。善學者。由粗致精焉可矣。由粗致精。即痘疹一編。亦足玩也。是不可不傳矣。趙田逸農袁黄拜手書。

嘉興府志曰。袁仁字良貴。父祥祖灝皆有經濟實學。至仁愈邃。謂醫賤業。可以藏身濟人。遂隱於醫。

胡氏璟祕傳痘疹壽嬰集 一卷 存

自序曰。壽夭固有命也。然必莫之致而致者。乃可謂命。苟人事之不盡。而徒諉之命。智者如是乎。若夫痘疹之疾。人之壽夭關焉。自始覺以至收靨。各有次序。受證之原。固有不同。而調護之方。則有定法。循其法而治。罔有不生。舍其法而不之循。未有不殞傷者矣。是豈可不盡人事。而徒歸之命乎。予生子女者十人。其卒於痘疹者幾半。弘治改元。一子二女俱嬰疾於痘。予懲前日之殞殤。而震恐之不下。乃求錢氏諸家痘疹方藥。謹循其序而治之。重者輕。輕者愈。不踰月而俱獲安全。其所生者。固曰有命。予則曰。前此而殁者。未嘗循方而治。其亦人事之未盡者乎。故深恨之。乃輯諸家之爲痘疹者。究其原。圖其形。跡其變。各述其方論方藥。而彙爲一編。將以與我四方之爲人父母者。而共覽焉。庶或可保嬰孩之壽。而全天之命也歟。弘治辛亥菊月朔旦。江東胡璟序。

蔡氏（維藩）痘疹集覽　四卷　未見

小兒痘疹袖金方論　一卷　存

自序曰。世不可以無醫。醫不可以無傳。醫而無傳。則亦不可有傳矣。僕少時侍先君子。宰滑邑。幼弟痘。委之庸醫。坐視而殞。心切痛之。業儒之暇。竊願學焉。延訪明師。搜致古籍。指授參考之餘。似恍然有所得者。因著痘疹集覽四卷。越數年。覽其汗漫無統。復詳說之。爲痘疹方論一帙。名曰袖金。蓋取其不容什手而貴重之也。凡證之在人。與治之在我者。悉備無遺。或謂曰。是眞得其所傳者矣。是亦可以傳諸人乎。曰。事無所徵。因以是驗之兩淮。驗之兩畿。宦轍所至。冀之北。湖之南。又從而驗之。無往弗協。或謂曰。徵而信矣。可弗傳也乎。予曰。志猶未廣行。將進而驗之天下。可也。然已往而論之。凡其驗之所協。皆其跡之所通。今老之將至。而跡未由以遍之也。奈之何哉。或又釋之曰。驗之協者。理之同也。理有未同。雖跡踪遍天下。夫何益。理苟同矣。雖半武不出戶。亦何損。君子亦理而已矣。何以跡爲。予深以爲然。因自敍之。以識歲月耳。若後世之傳與否。吾固不得而知之也。正德戊寅上元日。東安老牧盱眙蔡維藩著。

朱一麟曰。近時蔡氏有斑疹小痘大痘一論。詳備。發千古所未發。

鄭大忠曰。蔡氏維藩先生。執錢陳二子之中。謂夏以錢用。而值證之大寒。則又間用乎陳。冬以陳用。而遇證之大熱。則又間用乎錢。得丹溪先生會成達權之意矣。

魏氏直博愛心鑑　醫藏目錄三卷　存

自序曰。竊惟天地以至仁之心。惟在萌芽變蛻至微之間。其功大矣。何嬰孩痘毒易於傷生。無貴賤少長。罔不患及。予不知天也人也。然而聖人雖有裁成之能。未嘗發其端倪。醫家先師。各立濟人之方。亦未嘗究其得失。是以後世醫工。莫之考證。予原其的自來者。不在天而在人也。夫太極者。道也。化生萬物。而人備焉。故曰得其秀而最靈。受父母氣血而有是形。形者。氣血之具。天地氣化。客感而成者。此道之體全也。天地之陰陽。動靜有常。此道之用行也。人之氣血。交感不一。此道之變異也。甚至氣感情交。血凝火溷。此變異之極也。變異之極者。淫之溢也。淫之溢者。火也。火之溷者。毒也。毒之中者。害也。凡有生身遘此毒者。人也。非天也。失在人。而不在天也。昔先王講宏胷禁罝羅。尙思患於異類。而況人乎哉。予嘗慨其不救者。遍索名方。稽無可極之理。由是深究人身從毒。畜之譬之之義。氣血有交會制毒之功。陰陽有傳變受毒之害。粗知毫末。而更屈力傳方。折衷加減。靡不利其施用。自揣告人無言。於是博愛心鑑之所作也。顧予淺見薄識。雖未足以發是證之底蘊。實罄余之初心。而亦著我朝列聖愛民之盛意也。故不敢自私。將欲傳諸遐邇。第恐南北風土。移於枳矣。輒得我心者。體義而行。俾天下赤子。咸歸於仁壽之域。豈不幸幸哉。嘉靖乙酉秋七月。浙東桂岩魏直自序。

蕭山縣志曰。魏直。字廷豹。能詩。以醫聞吳越間。治痘疹奇驗。著博愛心鑑行於世。

高武曰。蕭山魏桂岩書。立吉凶悔吝圖。及多稱太極。恐非大易濂溪本志求痘之明。爲痘之晦。其謂血氣送痘氣。則誠是也。

汪若源曰。夫痘瘡雖貴乎氣血充足。然毒輕則易出。毒化則漿行。此自然之理也。今觀魏氏方書。首尾俱以人參爲主。若用於六七日毒化之時。及氣虛毒輕者。亦有奇效。若用之於一二三日。毒氣方熾。諸熱未除之際。則必補定毒氣。痘瘡反不起發。是閉門逐盜。輕則釀成疳毒。重則殞身喪命。可不愼歟。

鄭大忠曰。桂岩魏先生立順逆險三科之法。著保元方論。爲治痘之要領。云。痘本於氣血。治痘急於扶正抑邪。又云。六日以前。解毒中略加溫補。六日以後。溫補中略加解毒。則又進於朱蔡二君矣。特其始終。執用保元。則又不脱偏執之弊。

張宇傑曰。魏桂岩聰慧透竅。提綱挈領。甚謹嚴矣。第於始出圖云。見有險證。憂虞未可加治。使氣血交會之後。以保元湯與之。編中有升葛參蘇大黄二黄等方。而此不曰表實者用發散。熱壅者用清涼。毒盛者用解瀉。而惟俟其氣血交會之後。以保元湯與之。不幾表實而難出。熱甚而悶亂。毒盛而斑狂矣乎。

朱氏惠民博愛心鑑發明全書　三卷　存

朱惠民曰。予旁搜往牒。歷諸名醫家。其所編帙。無慮充棟。求其精而要。簡而明。無出西陵魏氏博愛心鑑全書。即以縣之咸陽市。洵無可增減已。第于陰陽盈虛之理。血氣保元之論。未必人具法眼。爲能覩者識歸。予故獨行臆見。闡揚奥旨。令先天後天之祕。炳若日星。庶魏氏之涵蓄未露者。遂一燭無遺。爲百千萬襁褓孩。植壽命之元。此予之謬爲發明也。聊以佐魏氏千慮之一得云。

趙氏繼宗痘疹全書　醫藏目録一卷　未見

劉桂曰。痘疹自漢以前方書不載。至拓拔魏時。始有方藥。自唐迄宋。有董汲錢乙。挺然獨出。著方立論。羽翼聖經。最爲有功。近時慈谿趙繼宗著小兒痘疹全書。板行于世。今始讀其序。竊謂繼錢乙之後者一人。及讀至終篇詳加考究。與序大異。其書總出六十二方。其間喜用紫草蟬殼大力子露蜂房四味。如是者凡四十六方。抑何其偏戾如此耶。若小兒氣實。有風邪熱毒者。用之可也。設使氣虛血虛。表裏不實。大便自利。灰白色頂陷。咬牙寒戰等證。其可輕用之乎。按胡大卿痘疹方論云。紫草雖是瘡疹家聖藥。然性寒利大腸。若大便結者可用。又云蟬殼。八日之後忌用。鼠粘子。即大力子。有虛寒者禁之。按本草圖經云。露蜂房。味苦鹹。氣平。有毒。主驚癇蟲毒。腸痔腫毒。風牙等證。並不及小兒痘疹。趙氏每方用之。此用藥之一誤也。小兒柔脆弱質。前哲用藥恆少。劑不過三四錢。趙氏動輒用一兩六七錢。用藥之二誤也。或內虛泄瀉。或頭溫足冷。或煩渴。或腹脹。或氣喘。或寒戰咬牙。此表裏俱虛也。趙氏則曰。不可便謂之裏虛。乃傷食傷冷所致。既曰傷食傷冷泄瀉。主治仍用鼠粘子紫草。此用藥之三誤也。甚至痒塌內虛。作瀉氣促者。復投寒涼之劑。此用藥之四誤也。趙氏既云寒戰咬牙。脾胃受冷。鼠粘子紫草苦參。更不忍舍。殊不知寒冷太過。脾胃清純之義。寧無損乎。經曰。五藏皆稟氣於胃。胃者五藏之本。胃氣一虛。其死可立而待。楊仁齋有云。諸熱不可驟去。宜輕解之。蓋痘瘡無熱。則不能起發。比之種豆。值天時暄暖則易生。古人用藥。審度寒暄。推詳運氣。苟執一偏之見。其誤人也必矣。余豈

好辨哉。亦幼吾幼之意云爾。續醫說

胡氏大卿痘疹八十一論　未見

高武曰。胡氏八十一論。大率宗陳文秀。第六論云。不可服升麻湯。以解利矣。於六十九論云。大小便不通者。失於解利。七十三又云。小兒之病。當先瀉失。其自相矛盾如此。痘疹正宗

朱一麟曰。胡石壁大卿著八十一論。治痘大成集

徐氏謙仁端錄　十六卷　未見

四庫全書提要曰。仁端錄十六卷。明徐謙撰。其門人陳葵刪定。謙字仲光。嘉興人。葵字蓋夫。秀水人。是書專論治痘諸法。分別五藏所主。及經絡傳變。觀形察色。條列方論。末卷附治疹之法。案痘瘡之證。古所不詳。惟書錄解題。載董汲小兒癍疹論二卷。作於宋元祐中。然其書不傳。未知所謂癍者。即痘否。錢乙藥證眞訣。於小兒諸病。皆條列至詳。亦不及於是事。惟周密齊東野語曰。小兒痘瘡。固是危事。然要不可擾之。趙賓暘曰。或多以酒麵等物發之。非也。或以消毒飲升麻湯等解之。亦非也。大約在固藏氣之外。任其自然耳。然或有變證。則不得不資於藥云云。所列本事方捻金散。四君子湯。如黃耆及狗蠅七枚。擂細酒服。治倒靨。天花粉蛇蛻同煎。羊肝治目翳證。藥乃皆與今同。蓋人情之嗜慾日深。

故其毒根於先天。而其發感於時氣。自元明以來。遂爲人生之通病。而著方立論者。亦自元明以後始詳。其間以固元氣爲主者。謂元氣旣盛。自能驅毒氣使出。以攻毒氣爲主者。謂毒氣卽解。始可保元氣無恙。於是攻補異途。寒溫殊用。痘家遂分爲兩岐。斷斷執門戶之見。是編獨審證施療。無所偏主。推原本始。備載治驗。頗能持兩家之平。較之先立成法。至於膠柱而鼓瑟者。殆不可以道里計矣。

汪氏（機）痘治理辨　一卷　存

自序曰。嘉靖庚寅冬。有非時之煖。痘災盛行。而死者過半。予甚憫焉。于是探索羣書。見有論治痘瘡者。纂爲一編。以備倉卒。易爲檢閱。免致臨病而荒忙失措也。世之治痘者。多宗錢氏之論。或用陳氏之方。二家互有得失。罔獲萬全。予心若有所未慊者。旣而獲覩浙之桂岩魏先生博愛心鑑。其論一本于太極。其治皆出于特見。誠哉度越乎前人。而超邁乎等夷者也。予昔之所未慊者。茲皆豁然而慊于心矣。何其幸哉。所論痘瘡。皆原于淫火之毒。只此一語。便見其造理之眞到也。蓋男女交感。罔不縱情恣欲。而扇動五藏厥陽之火。五藏之精血。已自孕有火毒。于焉施化。以成男女之形。則兒之五藏百骸。莫非火毒所潛伏。火與元氣。不容兩立。殆必待時而發耳。所以多感異氣而發者。淫欲之火。亦異氣也。以異感異。譬猶火就燥。水就濕。同類相召。寧弗應乎。予今所輯。以諸家所論。列之于前。而以魏君之說。辨之于後。庶得以爲全書。而凡諸說之同異得失。亦皆瞭然。不復爲其所惑矣。書成。因名之曰痘治理辨。刊梨廣布。嘉與四方共之。按法施治。庶或免死于非命也。豈忍私之于一家云。嘉靖辛卯十一月長至日。新安祁門汪機省之序。

四庫全書提要曰。痘治理辨一卷。附方一卷。明汪機撰。前列諸家治痘方法。後引浙中魏氏之說以辨之。自序云。嘉靖庚寅。痘疹盛行。因探索羣書。見有論痘瘡者。纂爲一編。其論痘皆主於火。然痘雖胎火之毒。而虛實異稟。則攻補異宜。又多兼雜證。不可拘以一說也。

痘治附方　一卷　存

汪機曰。附方總一百五十三道。皆前諸論中之所載也。以魏君所定十六方觀之。則一百五十三方。似皆無所用矣。今猶附之篇末。意欲輯爲全書。有論無方。非所以廣見聞也。且臨證施治。亦有便于檢閱。免致爲其所惑焉。

高氏武痘疹正宗　醫藏目錄四卷　存

後序曰。世無師曠。韶舞鄭聲並作。而莫辨其邪正。世□□陽。騏驥駑駘同皂。而莫識其駉劣。素問之□□□矣。又奚性於偏門。正宗之書並存。

而人不知所擇哉。醫仁術也。非德薄而衒其術者所能也。粤自軒岐之後。雖代不乏人。若受由遭刺。矜能陷戮者。明哲保身。憒然罔識。不仁其身。焉能仁人。余疑史氏之文勝。以之承醫統。猶不肖子之纘先緒也。漢之張仲景舉孝廉。官長沙太守。因人夭札。惻然興思。著傷寒論以活人。正宗也。若作活人書者。殆呂姓之亂嬴氏也。宋之錢仲陽隱汶陽。應仁宗昭明。嘗患周痺。精醫自療。著小兒以幼幼。正宗也。若製異功散輩者。殆牛姓之亂晉室也。統宗久絕。夫誰能續。嘅者金元相繼。滑夏二百年。不幸之幸。乃若易水張潔古。東垣李明之。古趙王海藏。金華朱震亨。恥食腥羶而衣左衽。考槃在澗。肆力於醫。皆著書立言。萬古不磨。活人之功。固不下於執政者。至我聖朝。多士多能。永樂間。吳陵劉宗厚以文學之餘。著玉機微義。醫經小學。傷寒雜病治例。弘治間。慈溪王節齋以政事之暇。著本草集要。明醫雜著。醫論問答。皆本之素問。家藏人誦。膾炙人口。然則張李王朱。固張錢宗子。而劉王□發爲宗孫也。至是而諸牒不紊矣。昔者三千之徒。莫不聞孔氏之說。而曾氏之傳。獨得其宗。是正宗之難得也。故敢集其議論方法。以廣幼幼之心。嗚呼。諸呂□誅。惟宋昌能迎代王爲高帝之子。前此人皆以少帝恆山梁淮山爲苗裔也。三國鼎峙。惟孔明能知先主爲中山靖王之胄。前此人皆以係孫曹操爲英主也。是正宗之難識。愧茲集之僭也。妄也。竊謂金石絲竹。迭奏者。知其音之不同。奚俟於聽。驊騮駃騠並馳不瞽者。識其步之遲速。奚俟於明。信茲集又宜也分也。乃若竊附管見。誠聾瞽之言也。因有感焉。復書諸卷尾。嘉靖己未歲孟春望日。四明高武識。

萬氏全痘疹世醫心法　十二卷 密齋全書析為三十二卷　存

自序曰。家世業醫方脈。悉有異傳。吾奉先子之訓。凡醫者流。按圖索驥。未免多歧亡羊也。吾乃本之素難。求之脈經。攻之本草。參之長沙河間東垣丹溪諸家之書。抽關啓鑰。探玄鉤隱。頗得其趣。日錄所見。積久成帙。如素問則有淺解。本草則有拾珠。脈訣則有的旨。傷寒則有蠡測。又如醫門摘錦。保嬰家祕。皆持井蛙之識。梧鼠之能。不敢自售以買咲也。惟痘疹一科。錢氏用涼瀉。陳氏用溫補。立法不同。執偏門之說者。無以白二先生之心。先子爲吾剖析發明。仲陽之用涼瀉。因其煩燥大小便不通也。文中之用溫補。因其泄瀉手足冷也。虛則補之。實則瀉之。所謂無伐天和。無翼其勝也。吾謹識之。但遇斑疹。如教施治。多所全活。迺嘆古人立法之善。先子用法之精。非滯隅之能及。於是蒐輯家教。彙成歌括。命曰世醫心法。用壽諸梓。與天下後世共之。庶先子之仁術。與錢陳二家同芳。不徒泯泯已焉耳。先子諱筐。字恭叔。行三。菊軒號也。時嘉靖二十又八年歲己酉冬十二月既生魄。後學楚萬全拜書。

痘疹格致要論　醫藏目錄五卷　存

痘疹啓微　未見

按右見于羅田縣志。

黃氏（廉）痘疹全書　十卷　存

自序曰。治痘之要。諸書載之已詳。大抵臨病應變。因時制宜。其用歸于使人正氣不損。邪氣得解而已。後世不知古人立法。一以中和爲貴。曲學偏見。滯于一隅。喜行溫補者。既昧解毒之劑。專用涼藥者。又失中和之旨。妄投藥餌。倖得成功。設遇脈證乖異。時世差殊。惟束手待斃焉耳。其問實實虛虛。令人夭折。未必非醫之咎也。予乃蒐輯先哲診視之法。又先君經驗之方。彙成歌括。序次於後。銅壁山人黃廉序。

高武曰。痘疹全書。多掇陳文中議論。而於每章之首。又諱前人之名。蓋欲爲己有也。武常見其別書論脈。謂左尺主肝。右尺主腎。又謂傷寒無傳經。乃謁之曰。九原可作。吾將殺長沙戮叔和。而族滅丹溪。然後快於心。武曰。何也。曰。其方書賊天下後世故也。其人蓋剛愎自恃者。猶荀卿謂子思孟軻亂天下也。

按醫官池田柔行晉曰。嘗讀萬密齋痘疹世醫心法。而見其立論之精。知其治療之工。後讀黃廉祕傳經驗痘疹方。其說大似心法。又得吳師古所校萬氏痘疹全書閱之。全與經驗方同。最後得丁鳳痘疹痘科玉函集。亦與經驗方同。王汝綸跋曰。巴蜀龍公湖楚黃公之遺冊未備。既而得秣陵丁竹翁手纂之書。乃知其集黃龍之大成云。更得楚山人痘疹全書而較諸從前數書。僅有篇目之異爲耳。陸穩序曰。（吳刻以陸序爲萬氏全書之序誤）得銅壁山人黃廉并其方書。授予刻之。保赤全書引其語。亦稱秘傳痘疹。然趙裕所校之書。有山人自序。而陸氏序。先于邢邦經驗序五年。乃知趙氏所校全書者。山人之真本。而秘傳經驗者。邢氏之所改稱也。嗚呼。古人稱山人如此。則萬氏痘疹全書。似襲山人全書。然萬氏全書與世醫心法符合。其出于一手無疑。且隆慶戊辰。萬氏自書碎金賦後曰。嘉靖丙午。予手作小兒及痘疹賦西江月。以教豚犬至己酉冬。又著痘疹心要。久藏於家。不知有交相傳錄者。更剽竊爲己作刊之云。此言先於陸氏序。凡二十八年。而其賦及西江月。皆載于黃氏之書。則山人竊之者明矣。獨陳飛霞幼幼集以爲萬氏之書可謂具眼者也。加之山人自序者。亦竊萬氏心法。總括論中之文。於是乎斷爲萬氏真本矣。蓋此書。嘉靖丙午萬氏起稿本無題名。後自謂彼時見未定。信筆草草。不欲示人。故至己酉冬。而更改正。補其罅漏。題曰痘疹心要也。山人竊其稿本。而爲己作。臨清邢氏改名秘傳經驗痘疹方。新安吳氏編入痘疹大全中。爲萬氏所著。亦曰痘疹全書。鶴湄張氏編入密齋全書。名曰痘疹片玉。皆非萬氏所題之名也。若傳紹章校刻丹溪幼科捷徑全書痘疹部。亦與痘疹全書同。則其襲萬氏之說。託之丹溪者可知矣。

亡名氏增定痘疹寶鑑　二卷　存

許氏（兆禎）痘疹筆議　未見

按右見于吳秀醫鏡序。

亡名氏痘綱目　未見

麻書　未見

按右二書。見于痘疹大全。

俞氏東皐痘疹巵言　未見

按右見于痘疹心印。

亡名氏痘疹一斑　醫藏目錄卷闕　未見

陳氏漸麻疹新書　醫藏目錄一卷　未見

亡名氏痘疹欄局　未見

穆氏世錫痧疹辨疑　醫藏目錄一卷　未見

吳氏應陽慈幼痘疹說問　醫藏目錄十八卷　未見

程氏晨峯經驗痘疹治法　醫藏目錄卷闕　存

按余家藏明人鈔本治痘方書三本。舊不分卷第。有嘉靖十八年己亥春望日新安程銳跋。稱諸家之說。是非淆而取舍不定。後先紊而詞義宂贅。有難備舉者。予病其不便於施治。故纂次以梓之。用廣我復讎之義。而啓天下以丈人之師云。先子謂今味此旨趣。當定爲晨峯之書。

醫籍考卷七十七

東都　丹波元胤紹翁編

方論五十五

徐氏春甫痘疹洩祕　一卷　存

匡氏鐸痘疹方　一卷　存

王敬民序曰。昔人謂不爲賢相。當作名醫。醫之道難言哉。迺幼科則尤難。而痘疹。則幼科之大關節也。余承乏大名之明年。適匡公來守是郡。政暇出所輯痘疹書視余。余莊閱已。喟然嘆曰。仁哉公之爲心乎。今天下父母之心。孰不欲仁壽其子。顧夭於痘夭於疹。以傷天下父母之心。豈皆造物者之默運歟。實明醫之希覯也。公刊定是書。流布天下。俾荒村僻疃。咸得以對證選方用藥。收奇效於萬全。卽在在皆明醫矣。昔漢以父母召杜公。亦今天下之召杜乎。賢相名醫。公當慭兼之矣。公名鐸。登乙丑進士。由左掖出守是郡云。萬曆甲戌歲孟春上浣之吉。賜進士直隸大名府推官西華王敬民書。

支氏秉中痘疹玄機　四卷　存

小引曰。醫家以小兒科爲難。至於痘疹。號爲尤難。蓋其稟受之毒有淺深。則其所發之痘有順逆。如順者可必治。逆者不可治。惟介乎可否之間。兼之以他證者。則必藉藥力以維持之。然昔之立法者。不偏於寒熱。則偏於攻補。以致今之膠柱調瑟。不知合變者。惟執前人一定之方。以變化不測之證。往往陷人於虛虛實實之禍。非人不之知。雖彼亦不自知。余竊悲之。迺即痘之始終本末類次爲論隨症。附以方藥。蓋惟因人之氣血虛實寒熱。痘之多寡輕重。相機施治。並錄其所治者於後。以備參考。初未敢剏規裂矩。別之樞軸。妄爲臆說。以欺世誤人也。錄成。名之曰痘疹玄機。期與同志共之。因付諸梓。若曰良醫不立方書。此則吹虀之談。非仁者之用心也。覽者幸相諒焉。是爲引。萬曆甲戌孟冬日。改齋主人支秉中書于仁壽堂。

汪氏若源痘疹大成　一卷　存

郭氏子章博集稀痘方論　醫藏目錄一卷　存

自序曰。昔秦越人入咸陽。聞咸陽人愛小兒。即爲小兒醫。咸陽人無不稱善。顧其自言曰。聖人豫知微。得蚤從事。則疾可已。又其對文侯曰。長兄於病視神。未有形而除之。故名不出於家。中兄治病。其在毫毛。故名不出於閭。若越人者。鑱血脈。投毒藥。副肌膚閒。而名出聞於諸侯。夫醫者理也。理者意也。意者發也。藥者瀹也。瀹者養也。聖人無死地。非能長視區宇。騁無窮之路。飲不竭之泉。如佺籛然。獨其防之者。豫莫得而死也。不待其發。而後意以藥之。淪而養之也。故曰。發乎不意。則全勝而無害。譬如越人。猶不得於其長兄並者。越人治形。長兄治其未形。病未形而治之。卽聖人之所謂豫也。若嬰孩之病。惟痘最屬。卽不可不蚤豫者。脈者不得定。口莫能抒。一七少盭。生死旋踵。防之不豫。待其發而後爲之所。則雖起越人。飲以池水。吾未必其萬全。而矧其付之諸矯氏矣。予往往悲嘅焉。泛讀方書。博諮國工。得一稀痘方論。遂爲手錄。久之成帙。間以飲未痘兒。輙飲輙效。卽未能置方書。鐍藥裹。委諸空虛。顧用之未夭未喬之先。遏之始然始達之頃。亦庶幾所謂豫且蚤者。夫痘者胎中之毒陽火也。諸家方論。言人人殊。總之解蘊毒。瀉鬱火。毒解則利。火瀉則涼。藏亡停穢。痘惡從發。理有固然。亡足異者。予來泗上。苦淮水溷溷不可食。庖徒多方。告曰。投之桃之仁。曰。雜以菉小豆。又曰。沈之礬。如其言。頃焉清冽可鑑鬚眉。痘之可稀。大都類此。或謂治痘家無慮十數書。既晰且詳。何棄其全而僅錄其半。噫乎。慾火熾矣。貪水溢矣。其登彼岸。而脫火宅者。幾何人矣。吾執其半。而蚤從事猶全也。非然。卽全書具亡足以爲也。故曰。至人之不病也。以其不病。是以無病。病病而曰吾有古方書。輓矣。時萬曆丁丑孟秋既望。默逸拙者青螺郭子章書。

朱彝尊曰。郭子章。字相奎。泰和人。隆慶辛未進士。歷官都御史。巡撫貴州。進兵部尚書。明詩綜

吳氏子揚痘疹二證全書　醫藏目錄四卷　未見

朱一麟曰。吳東園。字子揚。涇上人。

小兒痘疹要訣　醫藏目錄四卷　未見

李氏實痘疹淵源　未見

張氏晴川痘疹便覽　未見

李氏言聞痘疹證治　未見

按右三書。見于本草綱目採用書目。

龔氏廷賢痘疹辨疑全幼錄　三卷　未見

胡氏廷訓補遺痘疹辨疑全幼錄　四卷　存

按是書。與陸道元補遺痘疹金鏡錄。全然不同。考陸序其書。在萬曆戊午。而朱仁齋鍥行是書。在萬曆戊申。相溯十年。乃知胡書先陸而成焉。且所載諸論。多與龔廷賢諸書相符。自發熱三朝生死。至結靨三朝生死五則。及麻疹附餘章。見于古今醫鑑。濟世全書。顏色輕重篇。痘疹辨疑賦。見于壽世保元。論痘始終總要篇。見于普渡慈航。原書之出于廷賢者。亦可知焉。蓋翁仲仁取龔說。而爲己所撰。道元更襲胡補遺。以託名。後人不察。特奉金鏡錄。爲痘科之章程。而是書殆廢不行。江旭奇痘經大全。二書互引。孫一奎痘疹心印。特稱翁說。其在當時。真假不辨若此。夫廷賢亦一代之名醫。所著諸書。盛行于世。更豈爲此狡獪之伎倆耶。仲仁

麻疹心法。又與萬氏世醫心法相類、偶足以證其襲用之跡矣。是説聞之于醫官池田柔行晉。精確可喜。蓋其祖萬山翁正直受治痘法于歸化人。戴曼公笠。而戴在明。嘗從雲林龔氏而講醫術云。其學有所淵源。宜乎柔行之表章是書。以詒後世矣。

孟氏繼孔治痘詳説　一卷　存

自序曰。古人云。寧治十男子。莫治一婦人。寧治十婦人。莫治一小兒。黄帝曰。吾不能察其幼小。是以小兒醫爲難也。而不知其所最難者。猶莫甚于嬰兒之痘疹。差之毫釐。失之千里。吉凶在反掌之間。生死在旦夕之内。可不慎歟。治痘者若不能表裏虚實。氣血寒温。毒勢深淺。而施治焉。未有不爲害者。予深慨夫治痘之醫。或有拘于日數者。或有拘于方書者。當用升麻藥保元湯而强執不用。不當用者。則又妄用之。血不足矣。反補其氣。裏本實矣。反補其虚。熱毒盛矣。反助其火。陽氣脱矣。反解其毒。實實虚虚。損不足而益有餘。如此死者。非醫殺之乎。病死不之知也。爲人父兄者。亦不之知也。至于方書所載。又有偏於温補者。有偏于涼瀉者。有先人之妙用則可。無先人妙用則誤矣。豈應以當今粗率孟浪之見。滑詐嗜利之人爲之哉。予素研窮于此。尚未得其奥旨。因被逮淹禁比部一二載。遂將聞人氏錢氏陳氏蔡氏及痘疹全書。玄機博愛心鑑等書。細加參詳。將其已出未出。長發灌漿收靨。形色治法。膚淺易曉之說。採集及予素所經驗者。編成一帙。名爲治痘詳說。不特宜于東南。雖西北之人。亦不越是矣。惟高明同志者校之。旹萬曆癸巳夏後學孟繼孔識。

柳氏（樊邱）痘疹神應心書 一卷 存

譚起巖序曰。余家世南雲。去和夷七千里而遙。戊戌夏。捧檄來遊。維時母大人春秋高矣。兒纔五齡。意猶豫不欲發。母大人咤曰。而夙志謂何。何以吾爲念。吾尚能與而俱西也。如慮此五齡兒。獨難得一岐黃家乎。遂促裝行。今年春之正月。兒偶發熱。醫不意痘也。藥之已而見點矣。又藥之。轉見昏悶。舌黑。頭腰痛。諸惡證並生。醫無所復之。察形診脈。第謂必死。余母大人與余婦。攜持號哭。聲徹外庭間。而余亦勉強從延陵季子事。乃闔境人士。猶皇皇爲余走望于神。有如衞父兄而捍頭目者。頃之。部民劉文光扣壁請見。余因辟內而見之。渠以撚子照兒面三部。便跪而前曰。民得請於神矣。請聽民。民傳有九味神功散。當令必生。余造次恍惚。計莫知所出。壹惟是聽。其便宜而專制之。日晡散就。煮以飲兒。稍得睡。再煮以飲兒。稍得睡。再煮以飲兒。稍知尋母。又再煮以飲。東方白矣。兒遂大悟。索粥飲。更窮日夜。進一服。副痘漸出。佐以紫草茸。毒盡解。而紅活可愛。余始大神其術。至問所從來。卽以是書進。余受而卒業。

則正統壬戌間上饒樊邱公教授凌江時所著。而其弟子裴生庶爲之論治者也。嗟乎。方神方也。公神人也。余兒再生。又神賑於民而應之者也。獨恨公以南人宦南方。而其著述編刻。更自南方始。南人治痘疹家。往往不聞珍錄。卽錄之亦第引其發渴痒塌一二款。以備參互。如類聚保赤諸書止爾。無甚賞識也。豈不謂參著難常試。遂於神劑妙論。一切資覆瓿乎。抑其所編次者。浮漫不雅訓。剞劂氏又魯魚任意。或令觀者厭薄之。致未嘗致目乎。不然。何此土此書。旣廑廑有之。而用其萬一。而在吾南土。則尤泯泯也。余特爲之正其譌。汰其冗。補其闕。敍而一再鋟之。題其額爲痘疹神應心書。一以慶吾兒之遇。一以拜神人之嘉。一以廣邱公神明之德於無窮也。至其立論主方。圓神斷制。具方論中。中所稱紫草茸者。出烏思藏。自是一種。用之化毒活疔。活血排膿。大有神。又邱公所未常見。未常用矣。併綴數語。具入心書。隻眼者當自得之。

按是書收在于王象晉簡易驗方第六卷。題曰貴溪柳樊邱可封裁定。余別藏鈔本痘疹心書二卷。不題撰人名氏。蓋亦是書。考書中載逆順險三候圖。及保元等湯。則其說原魏氏心鑑而演之者。非正統中人所著。起巖之語。殆不可信焉。孫一奎痘疹心印。朱一麟治痘大成集。采錄其論。似出于嘉萬間者矣。

亡名氏毓麟芝室祕傳痘疹玉髓　二卷　存

治痘三法　一卷　未見

小兒痘科　一卷　未見

按右二種見于淡生堂書目。

盧氏銑痘疹證治要訣　五卷　存

丁氏鳳痘科玉函集　八卷　存

蔡曰蘭跋曰。竹溪丁先生幼習舉子業。卓有致君澤民大志。歷數科而名不流。慨然託醫道以利物。且曰。諸證惟痘科殺人較多。由藥誤之也。獨留神在此三十餘年。聞善理痘者。無遠近師之。又上交黃龍二先生醫譜。每看方書。雖夜分不寢。是於痘科眞有得者。至壬午春。大試其所得。以活都中殘喘。諸藥響應。蘭異其有祕書。乃懇之授。及授閱乃校閱黃龍舊著。又百懇之。又出黑舌等六心方藥。蘭檢諸書無得。乃拊蘭背笑曰。老友此腹稿也。蘭歎服久之。始信先生之心法在是。餘可推矣。蓋先生與蘭。猶晦翁季通也。出是託梓人。刊附玉函集。而先生莫可。蘭又以昔之活人心諷之。先生遂自道曰。子之言然。壬午夏江西門生豐城縣虛所山人蔡曰蘭懇刻。

按江寧府志。爲丁毅所著。是書全襲黃廉痘疹全書。而第八卷附古西蜀龍公說心法六條。無復所發明矣。

管氏橓保赤全書　二卷　存

沈堯中序曰。書云。若保赤子。此言何謂也。蓋赤子之心。眞心也。而未必能施之民。苟以保子之心保民。然後可以爲民父母。雖然。九垓一家。萬物一體。而若之云者。猶兩之也。豈以理一而分殊耶。若乃方書所貽。則保子保民一而已矣。余閱素問。知醫之道淵深微奧。未易窺測。世所傳丹溪東垣諸書。其術頗備。獨痘證書。多所缺略。吏治之暇。訪之管孝廉。得所遺書若干卷。因命醫工互相校正。梓之以傳。可以保子。可以保民。可以保陵民。亦可以保四方之民。故直命曰保赤全書云。時萬曆乙酉仲夏之吉。賜進士第文林郎嘉禾沈堯中執甫書于陽春堂。

聶尚恒曰。近年有庠生管橓編集保赤全書。載痘疹方論。頗爲詳備。然其人博而不精。未諳妙理。所論氣血虛實寒熱等理多混雜。未能融通。所論其證該用其方多鹵莽。又多乖舛。而不得其宜。在明者得之。猶可備參考。若昧者執而用之。鮮不誤事。予恐其無益於世。而反惑世也。

朱氏（惠明）痘疹傳心錄　十九卷　存

朱鳳翔序曰。吾家濟川有深心。少學儒成舉業。輒棄去。以爲老逢掖無補世用。其不如他道也多。我其爲秦越人哉。於是徧搜岐黃家書。讀之至啞科。心動曰。隸是科者。其有深意乎。科以啞稱。志無言也。無言之疾。不由已致。無言之醫。不由形治。疾不由己者。小子所不免。治不以形者。庸醫所不能。心解者垣外遇之矣。然則吾所讀糟粕已夫。於是廢書兀坐覓心。了不可得。而會王先生從雲間來、言下似有醒悟。曰。心在矣。由此試其術。諜然已解。自予族黨。達乎閭閻。以及乎鄉。遂之子弟獲壽者良多、以故濟川聲藉甚吳中矣。而間又取其所已試。作爲日錄。凡如干篇、諸縉紳好爲之序。而付殺青以廣之。弁曰傳心。蓋濟川得心於起雲氏、起雲云。得心於虛明氏、虛明吾不得而知。吾以題吾詞。

臧懋中小傳曰、濟川先生姓朱氏、諱惠明、考亭一十四世孫也、其先生父鈕宦長興、遂徙家居焉、世世以儒術箕裘。而縉紳青衿、肩摩轂擊、先生少習舉業。數不偶於有司。輒掀髯念曰。儒者究明心學。其在仁天下哉、世有晦其身。以行其道。使此心生意。周流活潑。以傳之乎無窮。吾願足矣。於是遍搜岐黃盧扁倉公之書。以啞科爲揣摩。揣摩成。候陰陽。調虛實。刀圭之所投。十不失一。先生曰。此猶以方書治也。赤子疾不由己。而口不能言。成方安可憑也。退而深維。察表裏。測順逆。耳目之所望。百不失一。先生曰。此猶以意見治也。呱呱襁褓。生存亡絕。動關一劑。苟乏眞傳。總亦佹而中耳。於是凝神索玄。務得其所以不能言之心。官知止神欲行。揮霍之乃療。千不失一。僉曰。神哉。技至此乎。先生曰。此猶以治治、非以不治治也。吾所以驗立斷案。參畫成法。留爲左劵。俾一覽而人盡知醫、吾足跡之所不到、心息到焉。儻所謂周流活潑。以傳無窮者、其在茲乎。先生爲人。冲夷恬雅。德質履素。動止自渠。有先輩風。醫聲甲于郡邑。絕不作時醫矜飭態。無分貴賤與蚤莫。叩無不應。應無不中。間逢不治。亦以宜陳。而毋或延緩其期。狐疑其見。當夫破羣議。排俗說。持論侃侃然。及其成功奏效。吶吶耳。恂恂耳。是以縉紳大夫。不獨神其技。而貴其人。至于鄉里之孤寡。村落之煢子。亦狎于先生親暱。而毋至却走也者。蓋先生之仁風。實有以來之也。以故濟益博。試益多。法益變。用益神。奚獨仁被一世。後有作者。恐亦不能易已。然則如先生者。且嘗不愧考亭。奚負縉紳青衿哉。賜進士出身兵部觀政臧懋中譔。

朱氏（棟隆）痘疹不求人　一卷　存

徐維楫序曰。余親家春海朱君。乃江西憲副朱平野公之長子。自幼穎異。攻舉子業。補京庠弟子員籍。有文名。屢屈場屋。後因毋氏遘疾。侍湯藥者十年。遂刻意醫學。自軒岐素難諸書而下。迄守眞子和仲景東垣諸家著述。悉考究精詳。至於痘疹一科。尤注意焉。凡錢仲陽之藥證直訣。陳文中之痘疹方。聞人規之痘疹論。魏直氏之博愛心鑑等書。更與名醫參考研究。殆二十餘年。撮此易簡切要者。直指以示人。俾一展卷。而方證了然於心目。取效易如反掌。又訪製蠟丸三種。以備危急。治痘初出者。名稀痘丸。五六日用者。爲快斑丸。十日後者。爲解毒丸。俱應效如神眞治痘疹始終之聖藥也。倘遠方下邑、醫藥所不及者。預蓄此丸。臨時服之。卽可保全嬰幼。免求醫藥矣。故名其書曰。不求人。嗚呼。公之用心仁矣哉。使此書行之一方。則一方之嬰幼全矣。行之天下。則天下之嬰幼全矣。其與良相博施濟衆之功用。豈有二乎哉。君文刻廷壽易簡週天訣。卽能健脾祛病。其謂延年可知。且明農於天津靜海。已捨藥幾三十年。無非欲人並躋壽域意也。故余樂爲序云。春海諱棟隆。字子吉。號瓶城子。錦衣籍。鎭江府丹陽縣人。昔萬曆二十三年。歲在乙未。夏六月望日。渤海徐維楫並書。

翁氏仲仁痘疹金鏡錄　三卷　存

陸氏道元痘疹金鏡錄補遺　三卷　存

自序曰。金鏡錄者。乃翁氏所輯諸書精要。與其平生執掌歷試。彙而成集。眞兒科妙訣也。醫稱寄人生死。故與儒家共名爲活人術。俗以兒科。不列於大成。不知天地生人。初無二理。况痘疹所關非細。豈淺淺膚見所能盡哉。元自幼業儒。不獲窺宮牆咫尺。乃謀諸家君。命習弓裘。苟得一展活人藝術。亦於此生無忝。遂以家傳翁氏舊本。講究初終。潛玩融液。按而行之。參酌時宜。元父子藉以少效微勞。雖不敢自謂活人幾許。然皆翁氏力也。補遺者。補錄中諸論。誠金鏡隙光餘照。末附雜證。亦以補痘科所未及。殆望聞問切具備。而保傳之力。尤不可闕也。孰非所以拂金鏡之塵者乎。痘科方書浩博。然旨趣要歸。曲中膏肓者。殆不越此。愚是以多贅。幸同志者鑒云。明萬曆戊午陽月。雲間南暘陸道元識。

平湖縣志曰。陸金二子。道光號明暘。道充號賓暘。道光精幼科。道充諸生。亦精醫。人稱二難。有陸氏金鏡錄。

亡名氏金鏡錄鈔　醫藏目錄卷闕　未見

唐氏守元後金鏡錄　未見

顧氏行痘疹金鏡重磨　未見

按右二種。見于浙江通志。

汪氏琥廣金鏡錄　未見

按右見于李逢春傷寒論併證廣註跋。

翁氏仲仁麻疹心法　一卷　未見

陸氏道元增補麻疹心法　一卷　存

孫氏一奎痘疹心印　醫藏目錄二卷　存

小引曰。余考痘之爲證。上古軒轅秦越人淳于公輩。未之論列也。自東漢建武中。南陽征虜。染流中國。時謂之虜瘡。醫者以蜜煎升麻。數數拭之。然則痘蓋肇于東漢也。已顯。奈何張仲景華元化王叔和皇甫謐褚澄孫眞人王冰許學士諸名公。亦未之置喙。至宋錢仲陽而下。陳文中李東垣王好古朱彥脩乃始言之。迨劉昉之幼幼新書。王賓湖之幼科類萃。徐用之袖珍。寇衡之全幼心鑑。湯衡之嬰童寶鑑。高武痘疹正宗。汪石山痘疹理辨。魏直博愛心鑑。李言聞痘疹證治。痘疹要訣。聞人規胡大卿八十一論。李實痘疹淵源。翁仲仁金鏡錄。萬菊軒痘疹心要。俞東皐痘疹扈言。皆特以痘疹爲言者。不下數十家。各相發明。以無遺漏。宜乎今之嬰童。可無虞矣。何爲年來痘疹一臨。殤輒相踵。十不保五。曷故哉。屈數前書。不爲不多。吐心露膽。不爲不悉。豈多歧而亡羊耶。抑其術猶有未臻者耶。嗟嗟。書不盡言。言不盡意。明者當心得之已。古謂用藥如用兵。岳武穆云。車而後戰。兵法之常。運用之妙。存乎一心。書安能使人人必克勝哉。矧今之業專門者。以痘爲秘術。爲禁方。固不道其道。心其心。各師其見。各顓其法。而不思融洽衆理。以契所歸。故乃宗張喙李。是甲非乙。殆派紛而不會其源。曷能齊其治哉。余燭斯弊。每爲痛心。故節錄各家成法。參以鄙意。會而同之。名曰痘疹心印。庶好生君子。得以窺其竅妙云爾。

鄭氏大忠痘經會成　九卷　存

自序曰。仕宦而至將相。幼學而遂壯行。此人情之所欲。而今昔之所同者。倘不幸而逸。則雖困守窮經。總之博一所志之爲愉耳。先儒曰。生無益於世。死無聞於後。是虚生也。余不佞。生逢盛世。唯惴惴抱虚生慙。遙瞻高曾大父。咸以齒德膺大賓。大人諱天憲。以尚書掇科目。仕大中大夫。致政。只以陰騭二字。砥礪課曹。故余向也聞之。不能一日妄耳。時偕二季弟進膠庠。負大志求克夙抱。奈碌碌爲名教羞。則所志謂何。一日大人患喉疾。因檢丹溪朱先生醫傳。先生曰。吾既窮而在下。澤不能以遠至。其可遠至者。非醫耶。夫丹溪古名儒也。方其始棄儒術。而業醫以終母養。可以言孝也。醫學之傳。可以言仁也。倘所云青囊皆仁術非耶。不佞喟然曰。丹溪我師也。我其掇習一二什科。爲大人扶弱疾。效丹溪以終養可乎。乃大人不喜藥。余因分心痘疹。藉慈幼以終先君積德之訓焉。曰。咨長者非癥于酒。則痾於色。斧伐自傷。未足惜也。惟嬰兒沖然無知。受胎孕之毒。遭糜爛之慘。則痘疹又醫家急務也。矧吾湖南方多瘴。痘疹盛行。悲聲道路。耳及而心傷之。於是傳神丹溪。手不釋卷。然未聞其所謂宗旨者。學尚模稜。親友召問。執守靡應。曰。余焉敢以操狐疑。爲嬰孩誤。無何二幼兒連罹此患。亦索手聽命於醫。皆爲所促。不佞悼我兒之受誤。而因悼天下之誤羣兒者不少也。遂益苦尋百家。以求所謂宗旨者。將得之。偶歲首夢一神王飛鴿。道經弊地。余披葛衣而謁之。

王曰、痘疹書。子可用心救世無輟爾醫業也。昔夢寐逼眞。醒覺驚汗。口占曰、蒼天豈忍嬰兒蠹。特遣神明惕我心。自此心之憂危。不啻虎尾之蹈也。遂益寘心於百家之書。始豁然得其所謂宗旨者。遂著宗旨論。俟孟夏果有報者曰。潮城痘至。未竟。又報者曰。痘及榕城矣。始知葛衣之衣、示夏至之義也。奮然應夢而出。以不肖之身。竊好生之仁。人有痘必報。報必至、至而幸效者十九。二十年間。攄胸臆若神扶。此豈余之功也。神之力也。至是縱不敢謂痘醫司南。意不復爲掇拾盧扁者愚弄已。屢負謝金至。余每謝之曰。僕不能以道爲濟。胡寧以藥爲市。若然。則大丈夫所謂博一所志者何。豈以嬰孩性命。爲囊槖計也。嗚呼。慈幼一點。願垂天年。再拯羣嬰。奈衰朽逼晬。氣不輔志。乃彙輯百家之書。焦思勞神。廢寢忘食。擇其精蘊治驗者。輟簡成文。兼以特見參詳。以補未盡之旨。意者遺後人再步我躅。于以延我業於無窮。流我心於永世。胡敢自居章程。更爲高明者厭棄哉。不虞諸君按舍懇請莫何。蓋咸欲擴賈父之恩。爲羣嬰保命也。余駭然辭曰。予非不知衰朽之軀。無以濟若事。故以言代身者。我之願也。第始懼穢眼。終懼誤人。矧此生既不能振先君遺緒。更以刀圭末技。貽方家恥。諸君將欲何爲。廼諸君強之曰、大丈夫何若奔塵事業。但志得遠酬罷耳。君以末技爲辭。將以醫之無用乎。無用之用。其用乃弘。而濟人利物。卽造化且讓功也。果欲爲青囊祕。則二十年之履歷勞悴幾何。而几上之紙筆。更不能爲盛世之珍。何益哉。君毋慮焉。余曰。俞。遂出所撰。付剞氏之梓。得授名曰痘經會成保嬰慈幼錄。得我之心哉。得我之心哉。倘此書而可用。則非予一人之德意。實搢紳諸君作成之力也。雖然。人心難符。趨向不一。知我者其惟此書乎。罪我者其惟此書乎。余不自揣。而遂爲敍。萬曆歲己亥陽月之吉。東粵榕邑英翰鄭大忠志。

張氏（宇傑）清源活水保嬰痘證百問歌　九卷　存

陰氏（有瀾）痘疹一覽　醫藏目錄五卷　存

劉曰梧序曰。余按痘疹流布。世號爲嬰童人鬼關。無幾免者。脩夭固原於天命。在人事之乖舛者亦多矣。不佞蓋譚虎而色變焉。承乏江左。偶從宛陵。得博愛心鑑一帙。乃治痘方論也。余喜其簡而有體要。而字版蠹蝕不可讀。間以示蕪醫陰氏。欲令校而重梓之。陰起而對曰。唯唯否否。是書大旨在扶元氣。執樞者保元湯一方。此探本之論。王道之宗也。然人生稟賦厚薄不齊。氣血虧勝互異。受毒淺深亦殊。標本機宜。觀變消息。譚何容易。若執一方。以徇衆病。不幾於膠柱而鼓瑟乎。余曰。然則子固精詣其技乎。則又起而對曰。唯唯否否。瀾蚤歲受醫。卽兼治痘。所經閲不知幾千百。豈謂能盡死而生之。然以數十年之所嘗試。人天善敗。稍稍窺一斑焉。間有所得。則筆而存之。過且成帙矣。余亟令取而卒覽焉。則見其源委有致。攻治有窾。緩急先後有序。而又經分證別。窮指極歸。而衞本扶元之意。實不背心鑑崇重之義。因擊節而嘆曰。痘疹證治。以彼所重若此。然素難略而不載。仲景語而不詳。此後陳錢二氏。或主攻。或主補。各守其說。意不無偏畸。鮮有括囊而得其要領者。子是之集。折衷融貫。成一家言。可稱完書矣。是不可以不傳。其以付之剞劂氏。令子之苦心。不至湮沒。而且以嘉惠將來。俾有所持循。毋委命庸醫。而嬰童得全其天年也。則不佞校刻博愛之初心哉。君姓陰。名有瀾。九峯其別號也。嗜學好脩。常從吾鄉胡郭鄒諸君子問業。而有得者。不獨以醫振江之南北已也。旹萬曆壬寅中元日。巡按直隸監察御史豫章生父劉曰梧書於姑孰之大微堂。

稀痘方　醫藏目錄一卷　未見

吳氏洪痘疹會編　明志十卷　未見

何氏洛英痘疹發微　一卷　存

自敍曰。管公明有言。善易者不論易。蓋變易乃所以爲易。執而不變。卽宓羲先天。猶屬贅畫。而況區區論說乎。醫亦宜然。余夙多病。雅志岐黃。

獨於幼科懵焉。適子女患痘。委之族醫。不問寒熱。率投方劑。余時心知其非。而未有以難。遂兩傷於虎。痛憤悒鬱。日取諸家小兒方書。究其肯綮。久之恍若有得。乃識古人治痘。氣血表裏虛實。酌量變化。本自昭然。而醫固未諳也。晚歲得子頗艱。復值痘疹流行。家人聳於疇昔。五色無主。余獨閉門謝諸醫。自以所諳。消息藥餌。雖數瀕危險。次第應手皆起。里人往往轉相詫告。攜幼稚就余。余爲隨證裁方。若多奇中。一時謬共推與。謂善醫痘。而實非敢以醫痘名也。不過曉其變通云爾。會令留滯都門。司寇大夫陳公命余著爲一編。以備啞科采擇。而國手貞一吳君復以公命從臾之。余辭不獲。乃稍疏其大指。題曰痘疹發微。嗟乎。人之所病病疾多。而醫之所病病道少。古大醫王。尚因病施藥。以度衆生。矧痘症顛末。變幻匪一。徒執一以應無窮。烏能有濟。宜往者令余之傷於虎也。然余既著此編。而更以綺語。曲爲辯論。得無悖於公明之旨乎哉。余又贅之贅矣。甲辰夏五月望日。汝南何洛英書於長安邸中。

龔氏居中小兒痘疹醫鏡　二卷　存

聶氏尚恒活幼心法　醫藏目錄一卷　存

小引曰。醫之道。肇自神農。而源於黃帝。其來尚矣。而黃帝曰。幼小者。吾不能知也。以是知治幼之難。雖聖人之神明。有不徧也。夫人之生也。無論賢愚貴賤。孰不由幼小而長成。當其幼之時。不能保其無疾。則治之不可無法也。至於痘疹自襁褓而上。人人皆不能免。則治之法。尤不可不精也。然而自今以歷遡之於古。治幼之法甚疎。而治痘之法尤疎。雖自古明哲之士。著論立方。猶未得其竅妙。而况其下焉者乎。世之庸醫。任其陋識以用藥。世人不知而過聽之。其夭害生靈也。不可勝計。世之腐儒。率其淺見以著書。世人不察而誤用之。其夭害生靈也。又不可勝計。夫使兒童夭折。弗遂長年。豈非舉世之大患。而仁者之深憂乎。先大人專心理學。而旁通於醫。予少時嘗聞其訓。曰事親者不可不知醫。慈幼者不可不知醫。於是每乘暇日。博覽方書。精察病情。而於活幼治痘。尤精心焉。蓋因其術之獨難也。是以用心獨苦也。閱歷之多。精思之久。天啓其衷。豁然深悟其妙理。每用之家族。用之姻友。隨試輒效。有可自信者。不惟庸醫腐儒之淺陋。得以洞察其弊而救正之。凡前哲之方論。皆得參酌裁決。無有能出吾範圍者。於是寫吾心之所獨悟。而發前人之所未發。取其長。棄其短。矯其偏。救其失。其辨證也簡而明。其立方也精而切。著爲一編。命之曰活幼心法。謂以吾之心悟爲後法。而可以迴生起死也。又附問辨醫案于其後。以志吾言之非無懲。吾法之果可用也。嗟乎。一書成名。君子所恥。而况於技乎。予豈以此自表見乎。然而始之苦心於此。聊以自為。不虞其技之精妙。一至於此。可以救生靈之夭折也。是以不忍自私。而必以公之天下後世也。江右清江聶尚恒識。

朱純嘏曰。清江久吾聶氏名尚恒。生於隆慶末年。萬曆年間以鄉進士。出知福建汀州府寧化縣事。卓有政聲。惜當時以儒臣顯。不列名於醫林。故其姓字。不傳於今世岐黃之口。即著有活幼心法一書。亦不傳於今世岐黃之家。要知天地氣化生聶氏於豫章之清江。非為此一隅之幼兒女起見。將令普天之下。後世之人。提撕警覺。救斯世之赤子。而令安全於襁褓中也。今獨知久吾聶氏集痘疹之大成。開幼科之法眼。議論精辯證確。用藥當不偏於寒涼。亦不偏於溫補。深得中和之理。合宜之用。無過不及之差。嘏生也晚。不獲親炙門牆。恭承面論。幸得活幼心法而熟讀之。沈潛玩味。裘葛三更。一旦恍然若有心領神會。頓將前此之舊聞。洗滌淨盡。心胸之茅塞。剪鋤豁開。又恐天下之大。萬方之衆。不能週知。歲久年深。終成湮沒。今特表而出之。凡業幼科者。必當熟讀活幼心法。反覆究竟。自然得心應手乎。（瘍醫大全引痘疹定論）

亡名氏痘疹慈幼津栰　二卷　存

朱氏（一麟）治痘大成集　四卷　存

小引曰。余閔家少多未度此關。故讀書外。偶習此業。以為救度。恨得其名。不能謝郡邑之車騎。昔年已寫蘧廬遊戲二編。識淺見俚。有論無方。宜高明吐之耳。二十餘年。何長安射覆。不遇而歸。乃坐巖洞內。覘涉黃岐靈素。及華扁張成以下。昭代名公蠹簡殘篇。忽栩栩覺而於痘事。拾千百中一二。聊寓言爲六成集。顧瞻舊業。又若爽然失矣。然而都非余心也。漆園則任呼牛呼馬。余則任呼儒呼醫。朱一麟應我識。

徐氏君盛鰲頭活幼小兒痘疹全書　五卷　存

胡氏闕名痘疹　醫藏目錄一卷　未見

洵章懶文子痘疹玉髓　醫藏目錄一卷　未見

暘谷痘疹　醫藏目錄一卷　未見

汪氏闕名痘疹　醫藏目錄卷闕　未見

汪氏秋鶴痘疹　醫藏目錄卷闕　未見

亡名氏餘毒治法條例　醫藏目錄一卷　未見

痘疹正覺草　醫藏目錄一卷　未見

倪氏有美痘疹解疑　醫藏目錄卷闕　未見

九江宋氏闕名痘科異治　醫藏目錄一卷　未見

趙氏承易痧痘集　未見

按右見于嘉定縣志。

高氏士 痘疹論　未見

沈氏好問 痘疹啓微　未見

按右二種見于浙江通志。

錢塘縣志曰。沈好問字裕生。少孤力學。世業小兒醫。至好問益精。視小兒病。必洞見藏府。尤善治痘證。沈勤雲義女年十歲。幼子痘。女抱兒出診。好問曰。兒無傷。女出惡痘矣。若呼頭及骨痛。宜服糞清。如其言而愈。閔家女阿觀年八歲。出痘甚惡。好問曰。諸醫云何。對曰。死證不必藥矣。好問曰。兒一身死痘。然有一生痘尚可生。令取五年抱雛母雞。用藥入雞腹。外以糯蒸雞。令食盡。視之右手寸關脈痘二粒。明艷如珠。女果生。江魯陶子一歲。痘止三顆。見額上耳後唇傍。好問曰。兒痘部心腎脾三經。逆傳土剋水。水剋火。宜攻不宜補。攻則毒散。補則藏府相戕。治至十四日。痘明潤將成矣。好問曰。以石膏治之。恐胃土傷腎水。俗醫憐兒小。謬投以參。好問見之驚曰。服參耶。不能過二十一日矣。兒卒死。許季明幼子痘。好問曰。順證也。不必補。小兒純陽。陽盛必剋陰。許不從。痘愈。譏好問爲妄。好問曰。兒且死。許益不悅。至十二日。兒熟睡。視之絕矣。好問爲杭小兒醫所全活甚衆。

萬氏邦孚 痘疹方論　五卷　未見

黄氏一麟痘疹遺書　未見

趙氏貞觀痘疹論　未見

顧氏行治瘖全書　一卷　未見

按右四種。見于浙江通志。

馮氏國鎮痘疹規要　未見

按右見于河南府志。

黄氏良佑麻痘祕法　未見

吳氏邦寧痘疹心法　未見

按右見于休寧縣志。

許氏學文痘疹約言　未見

按右見于合肥縣志。

醫籍考卷七十八

東都　丹波元胤紹翁編

方論五十六

王氏大綸痘疹心法　二卷　存

秦氏昌邁痘疹折衷　二卷　存

殷氏仲春痧疹心法　一卷　存

秀水縣志曰。殷仲春。字方叔。自號東臯子。工岐黃。隱居教授。茆屋蓬牆。不蔽風雨。生平落落寡合。惟與禾中高士高松聲姚士舜王叙民釋智舷相過從。載酒問奇。刻燭分韻。所著有醫藏目錄。棲老堂集。

李氏仲梓痘科點　未見

按

朱氏巽痘科鍵　二卷　存

朱鳳台序曰。治人之病。莫難於嬰兒。嬰兒之病。莫險於痘證。余少時出痘。幾爲醫者所誤。長而聞父母言。每竦然自危。而併爲衆嬰兒危。以故留心斯證。苟有良方。無不採輯。忽獲秘傳上下卷。如得拱璧照乘。用是蒐討詮次。窮歲月之力。而後授之梓。客曰。其名鍵。何也。曰。鍵者。戶鑰也。

戶非鑰無以開。是書之於痘。猶鑰之於戶耳。客曰。出子之言、使嬰兒得免於庸醫之手。子之功孰大焉。曰。醫者得是書。而究心焉。以保嬰兒於無事。醫者之功。與嬰兒之命也。於余何者。猶之今天下乂安。海晏河清。如人一元寧泰。四肢和暢。此天子之祉也。醫國者敢尸其勞哉。靖江朱鳳台愼人父漫題於退思堂。

按桐谿池田柔行曰。是書宛陵朱巽述家祕之口訣。與古人之要論。而所輯錄。原無題名。靖江朱鳳台者。撰次刊行。名曰痘科鍵。若因期施治篇。金鏡賦。節制賦。指南賦。自始熱至落痂賦六篇。自虛變實至治虛弱二法論十則。並見于金鏡錄。麻疹篇。概見于保赤全書。其他間有古人之論。若自發熱至落痂餘毒口六則。滿天秋。救苦丹。熱見愁。千里馬。賽春雷。一丸春等方論。俱見于丹臺玉案。考玉案。係崇禎中孫文胤所著。雖不知與是書先後奈何。據朱巽言而查之。是書所引。春沂師桂巖子吳東園之說。玉案亦載之。不記出典。是書有家大人曰之語。玉案亦載其說。無家大人曰字。要之是書立論。多有古賢未發之論。明辨詳委。宋元以來痘科之書。無慮數十家。未見出于是書之右者。則是豈剽襲舊說。以爲己所著者耶。於是斷爲成于朱巽之手者。唯原本頗多錯文。是鳳台從其稿本。未經校勘者也。

汪氏繼昌痘科祕訣　未見

婺源縣志曰。汪繼昌。字伯期。大畈人。先世多業岐黃。昌始奮學。能文。試不遇。尋復專醫術。挾瓢黃山白嶽。精陰陽司天之說。調五行生尅。黜奇霸不用。活人無算。時稱國手。尤於治痘有異傳。常語人曰。痘科無死證。

其不治者，醫之咎也。所著有痘科祕訣行世。性謙讓，喜施予，濟人緩急無德色，有長厚風。

李氏延昰痘疹全書　未見

按右見于曝書亭高士李君塔銘。

蔡氏維周保嗣痘疹靈應仙書　一卷　存

自序曰：醫藥二字，古有金匱玉板、岐黃問答、靈樞難經、脈訣，何其詳備明正焉。周切思痘疹一門，名曰小兒科，口不能道寒熱之情，心不能辨甘苦之味，席天幕地，忽遭成人虎變之時，生死攸關之日，令父母手足無措。延一醫家，或有矢口亂談，曰補則補，曰瀉則瀉，惟命是從，孰知補瀉之間，命若懸絲，賓主昏黑，不知醫之理，妙契穹蒼，若人也。有蹈白刃之勇，辭爵祿之廉，能中庸之德者，然後可行。其用法與諸科不同，但知參芪能補，早則閉毒於內，邪正兩爭，頃刻殺人。又知巴豆大黃能瀉，元氣已弱，伶仃之際，再授摧殘，即能殺人。周不擅補，不擅瀉，執中正之理，以告天下。欲求天下不信者，吾不信也。周自庚戌援例，家難頻仍，橫逆疊至，致誤領虎觀橫經之教誨也。久期射策金門，午馬歲月，苟得浮生三日之暇，竟寫塵蕪數萬之言，任從取舍。周始祖諱楷，字子式，嘉定二年，以椒房懿親如海康。七世祖諱道泰，至順二年，舉賢良方正。宗五世祖諱胃字用巖。知餘干。宗祖奉祀萬安橋。從兄時宜號玄谷。計擒徐海。逐汪五峯毛海峯。姪文龍年十八。用三摺利刀。趕退胡平。沖犂圍擊。忘食者三晝夜。急在成功。陣亡米碎。周父諱山。號童川。母李氏。俱可事神明。周五歲時。命置義莊田記。然祖宗遺下山場。約止八萬。余將訟雷電公明之下。恢復故物。警戒山鄰魚肉之過。節年嘗一二名鄉面命著書。忽起此念。謹勒痘疹仙書上下二卷。咸成一部。躬具四方。博濟將來。孟子云。知命者。不立乎巖牆之下。此刻顧人就利避害耳。又思文不及班馬。才不及韓范。敢乞人序跋。以累名公之心目乎。俟二三年內。將經義書旨。大小方脈。傷寒金鏡錄。次第完就。聊答天地父母之心也。或蹈山林。或桴湖海。或交翠竹蒼松。栽花灌園。惕然長悟。劃然長嘯。不知所云。甬東季愚子蔡繼周。

亡名氏痘疹祕要　一卷　存

陳楚瑜序曰。治痘方書。古今傳授。毋慮百家。求其剴切中程者。恒不易得。先君子歷宦于虔。得遇泰和蕭子。與之爲莫逆。此君久以治痘。馳名海內。知先君子留心此道。暇日洒出其師所輯痘證一編相授。先君子得之。大加歎異。自後凡遇遘斯證者。以之療治。多獲奇驗。顧以未經剞劂。是致人皆罕見。迨遷宜陽司理。常擬刻於署中。未幾以善病罷歸。逾年邃爾見背。此書幾至湮沒。甲子闌後。予既落魄。閒居無事。偶檢遺笥。幸編帙尙存。痛念先人素懷所鍾。不忍聽其散逸。爰收蠹魚之餘。訂其訛舛。更題曰痘疹祕要。付之梓人。俾廣其傳。以承先志。故於工竣之日。而述其槪如此。天啓乙卯孟秋。南海陳楚瑜謹識。

吳氏國翰痘疹保嬰彙粹鑒衡集　二卷　存

序因曰。余生多艱。而子息爲尤。歷十有數胎。止得三男一女。其他驚搐死者有之。而死於痘者。最爲酷烈。因忿極。竊思古來諸雜證。皆有方藥可治。豈痘證遂無眞傳耶。迺徧求諸家。參互考訂。其發端指歸。縷縷焉。凶險疑難死證。若皆可目稽手授。誠可藉爲活人方寸資矣。然學者往往悉舉成書。口誦心維。歷歲月而淹熟者。無慮數輩。及用藥而先後倒施。溫涼誤用。虛實舛觀。致有庸醫殺人之咎。讀書之效。茫如捕風。何也。豈書之誤人哉。要以繁冗者不芟截。當參駁者未能簡汰故爾。翰甚苦之。因出臆見。廣搜名公所說。刊其繁蕪。彙而成編。其議之精詳者。因難盡而大意則無不該。方之確當者未必備。而投劑或可無誤。雖掛一漏萬。理所必有。但其條陳者。約而明。簡而該。觀採甚便。情知蠡測之識。必見哂於方家。而愚性鄙固。自爲千慮一得。或可爲學者津梁云。因述俚識以識。

江氏旭奇痘經（或作痘疹大全） 三卷 存

亡名氏痘疹直指方 一卷 存

痘疹心書 一卷 存

程氏嘉祥家傳經驗痧麻痘疹秘集 五卷 存

自序略曰。余先大人號心宇亦號岐濱。幼肄儒。厥而習醫。先大父東谷公曰。嗟嗟。學何必爲儒。誠有裨于世。何非儒行乎。迺出其所秘授于諸明公者。以示先大人。大人學而思之。夜以繼日。覺于于然若有所得。每施于世。無不應手。嗣而訪天下之明醫。如方龍山方嗣塘何肖充姚少瓊汪爐峯黃萬山夏少江諸君。與上下其議論。博極羣書。學問益准。先大人勤于筆。每治則載一方。著一案。其間有得之書者。有得之心而發書之覆者。有得之友者。有得之己而濟友之所不及者。一一列于策。余幼篤于儒。惜父之功無繼。未表于世。遂棄而攻醫。先大人因授秘旨。余益潛心醫學。存則與之共視。究其證之顛末。故則憑其抉治之精微。隨所施效如桴鼓。益信射于百步之外。至者力也。中者巧也。善乎孟夫子之言夫。然有而秘之。與無同。于濟世之心。毋乃大謬不然乎。况濟在一方者德小。濟在天下者德大。濟在一時者功有限。濟在世世者功無窮。若是非付之剞劂氏。曷足以遂。故盡其秘旨。凡研之簡編。而驗之臨症者。

悉記之于書。以公于世。俾人人一展卷。而昭如日星。卽按方而治危險之證。無錯亂舛誤。雖億萬人于一人。謂非仁者贈人以言乎。而先大人洎予濟人利物之心。庶幾發抒其萬一云。

呂氏獻策 痘疹幼幼心書 十七卷 存

自序曰。余自束髮時。從事舉子業。未曉醫也。頃先嚴抱足疾。不離牀榻者數年。日隨諸醫侍藥。因究心於岐黃諸書。遂與醫習。先是有婦人調經一書。蓋愴心於無嗣者而刊也。言簡意該。人用之效若谷響。至嬰兒一科。存之黃帝時。未有言著。故醫家皆以啞科爲最難事。夫固謂雜證難。而不知痘疹尤難也。夫痘疹結局在一十四日之內。自發熱以至收靨。一日一小變化。三日一大變化。生死懸於呼吸。情勢迫於危急。爲兒父母者。見其倏忽間。寘兒於烈火寒水之中。倉卒靡藉。聽信庸醫。顛倒錯亂。夭人性命。可畏也哉。余常聚麻痘書數種。參考研尋。歷十餘年。纂彙始成。大約按證治方。挨日順序。始終本末。條理不亂。論皆常語。不爲鈎深。方多依古。不敢立異。猶恐閱卷之餘。味者莫解。又將藥性炮製分疏首編。使人一卷。瞭然心目。可不問醫而自得焉。然尤致詳於形色動靜寒熱虛實之辨。總以升發解毒爲主。溫補之中。必兼升解。升解之後。急須溫補。要在於燕越歧路處着力耳。嗣後余子若女。遇時行痘疹。照證對治。咸繇此脫厄。余沾沾喜曰。吾得以幼吾幼矣。然猶以不及人爲恨也。值里中親友。僉命廣其傳。余以鄭於梓爲辭。會芑之席之兩弟慨然助成。因得啓其笥藏。而付諸梨人曰。人有饑者。飼之食。人有寒者。纊之衣。人有勞者。休息而安逸之。嬰兒有欲無言。倘有抱痘而吟呻。染疹而困厄者。醫誰藥之。而誰療之。是編成。人得于是取筏焉。庶幼吾幼以及人之幼也。故名曰幼幼心書。崇禎八年夏杪。古平原呂獻策臣時題于靜篤軒。

吳氏元溟痘科切要　一卷　存

自序曰。余父道川公精岐黃。凡男婦大小抱疾者。投劑輒效。余則勤懇呫嗶間。弗克治也。年弱冠而母病。病且劇。余倉皇侍湯藥。母因語父曰。煢煢孤子。旣令業儒。不若兼令業醫。以廣其學。父慨然爲之耳提口授。余亦因之詳求博考。究脈探原。遂得理路稍通焉。至於痘疹一科。尤兢兢三致其意。然未知切要也。萬曆丁亥冬。時行出痘。幾遍鄉邑。父日閱二三十人。且命余偕往。曰。痘書雖多。未得要領。惟臨機應變爲無窮。切要在能認證。非親視莫可指傳也。蓋痘分順逆險三種。其間順險各半。逆者十亦二三。有順證誤成險證。誤成逆證者居多。因而據證。剖示其表裏虛實。按歲氣。分部位。察形觀色。酌以寒熱溫涼。而治之之理。猶如舟人把舵。不可亂推。亂則覆。又以庖人籠之法譬之。酵未發。而起火早。則麵燒死。酵已發。而起火遲。則麵塌坍。故要在討酵發火之際。不可違誤時刻也。蓋痘于五六日前。宜疏散解毒。藥用清涼。五六日後。宜抱裹助漿。藥用溫補。其切要在涼補轉換之間。勿違時刻。良於是矣。夫順證誤人。或不致大害。若險證一誤。則變態多端。莫可解救。慎之慎之。余故于茲編。名之曰痘科切要。昔余父得傳于蕪湖丁氏。再傳於余。余復加以日歷已驗之見。彙成一集。不敢私祕。謹發之梓。就正高明云。崇禎丁丑歲孟冬月。光祿寺署丞古歙吳元溟澄甫氏書。

費氏啓泰救偏瑣言　十卷　存

自序曰。嘗思道無名象。虛寂無爲。感而卽應。妙用無窮。不可得而思議。不獨大道爲然。醫之爲道。上關運氣。下切痌瘝。而寄生命。雖曰小道。能不靈變乎哉。至痘之一證。有常有變。吉凶反覆。生死尤限於日期。一不洞徹。而失圓轉。可生之痘。陷於不起。詎以泥文執象。克任斯道乎。論痘自放點以至落痂。賴氣制化其毒。而終始其功。以故前執此。而按期定法。據證立方。雖有不齊。大都以扶元爲重。治毒爲輕。防危慮患。咸以虛脫爲虞。常道其宜爾也。抑知痘犯元梟烈毒。猶夫火宅。不第制化有所不受。連氣亦爲毒氣。血亦爲毒血矣。視變爲常。而反倒置。有不速其斃耳。況時有變遷。痘多變局。試閱今之敗於虛者。几上殘花。斃於毒者。大林秋葉也。虛與毒之辨。似是者居多。此非成見所能別。亦非聰明所能定也。能以四大機關。一一深求而參合之。痘之不等於前。今之斃類於毒。可坐而照矣。今痘悉斃於虛。其於充實之體。當不登於幽錄。迺有痘未及漿。而便有是慘者。何也。其於薄弱之軀。自不留於塵世。迺有漿不煩助。而得有以稱慶者。又何也。衡其毒迫於虛。何得以虛而忽其毒。毒之所在。命懸頃刻。亦奚暇論小而繈褓。大而早婚。與值病後哉。挈其當勝之急。得靖殺身之毒。斯見大智。余蓋歷來治驗。筆難廣記。信不誣也。妙在參其毒耳。如篇中所載。種種惡形惡色。與夫證狀之猖狂。神情之擾亂。其與氣虛者。固已遠隔參商。更異夫內蘊不拔之毒。見症若虛。深潛燎原之火。見症若寒。較之暴厲而發揚者。險惡尤爲莫測。恆多並形也。而色獨異。並色也。而形不侔。並見症也。而所致不同。並日期也。而規則難施細合端詳。無非烈毒肆虐。尙在首尾一轍。法非不勁。末路尙有餘氛。舍順與逆之外。凡費推敲者。往昔容有。今殆罔不其然。是痘雖與逆鄰。未得遽與逆視。而卒流於逆者。非初昧於不知。卽擯於不治。有計挽回。且前且却。而存畏縮。比比皆然。以此惡局偏峯。俾不終害於偏。非得偏以偏救。何能以救其偏。妄作所以是名也。譬之冬衣裘。夏衫葛。寒熯使然也。濟大旱必需霖雨。治洪水自宜排決。事理當然也。行其無事而已。由來治病易。明理難。理明一任。證之縱橫變態。不爲似是所眩。不爲規則所盡。不致誤於曲謹。亦不受衍於已甚。隨在皆宜。頭頭是道矣。余少業儒。不獲一售。既思以庸才。縱得倖進。於世何補。撿家藏醫籍。及諸家痘疹。潛心三載。草草應事。留心於茲。前人不我欺也。殆自甲子更始。於古法所以然者。漸覺不當。所必禁者。漸覺相宜。然猶不敢自信。竊見泥古而執成規者。不第崇補助陽。致輕變重。重變逆。即知其痘屬血熱。急來緩急同歸於盡。可勝道哉。儘有本宜涼解。亦不害於參芪者。幸其內無隱伏。外不甚暴。偶合於從治法。非正治當然也。却舍易而求難矣。余雖不敢貿焉從事。究所以然之故而不得。則當然者終難自信。謂其先天耶。何以今昔乃爾。謂其歲氣耶。何以歷年無改。苦心參究。於枕畔間。以思民病固因六氣而轉。六氣之運。本陰陽太乙而分。時行物生。寒暑代謝。陰陽在歲位也。總持歲紀。充積其數。陰陽有大運也。必甲子一週。而一氣之大成始伏。將來乃進。自不規規於歲位。而得滿充積之數者。是則民病之改易。其應大運可知。蓋大可以覆小。小難以該大。萬化皆然。運於陰。陰中亦自有陽。是陰爲大。而陽爲小矣。大運於陽。陽中亦自有陰。是陽爲大。而陰爲小矣。逐年歲氣。大運之散殊也。計歲位而紛更者。不明運氣之大局也。執一局而不移者。更令造物無陰陽。化工無運氣矣。是大造不分而分。不定而定。謂無定準也。而卻有恆。恆則負於久。而有以見其運之大。謂有定準也。而代巡。巡則無定局。而有以見其大而運。以證往昔痘多虛寒。大運在寒水也。今多烈毒。大運在相火也。相火之爲令最厲。民病多暴邪。陽烈火亢。極似水。惟此運爲然。甚則客忤中惡。人強力勇者。藥餌有不及待。往往迭見。痘值其運。無惑乎血熱更多惡暴矣。間有氣虛陽中之陰。終非昔之虛寒並例。往昔寧無血熱陰中之陽。終非今之烈毒等象。乃知痘之不同。出自陰陽。而陽在相火。更見獨異。無論與濕土寒水。陰陽殊絕。卽如風木。木爲父母。風且動焉。非純陽之自平。雖火令有待。而陽局基之。是將乘未乘之象也。如燥金。金屬秋。陽燥因火至非純陽之後乎。雖盛餘必謝。而火局猶存。是將除未除之象也。二氣不得與亢陽比擬。猶謂其陰陽之界耳。乃若君火。旺於夏而象離。敷榮暢茂。物皆賴焉。火故名君。純陽得令之象。若過而及熾。不幾與亢陽無別。然君火雖熾。水一制而正令卽可復也。相火獨異焉者。太虛之邪。陽不藉木生。不受水制。五行常道。不能閑其局者。應痘烈毒如斯。令不禦之於格外。垂斃何挽。歷考方書。惟仲陽清解獨勝。究其功用。適宜君火之時局。僅治毒火之常。全書暨金鏡錄。補瀉兼施。

其所調劑。偶中陰陽之合令。尤爲蹈常之法。諸方得肯綮者。亦間有之。皆備一時之急至。法能禦變不忽於始。不懈於終。而斡旋速化。良法未之見也。惟玉髓篇。開示奇形怪痘。責人不識。夫亦當年時值其運。而有是痘。則是痘以前。寧無是運。是運常轉。法不及見。據能開者。法亦似乎能備。惜知及而力未充。尚非勁敵、若夫陳魏兩家。魏主溫補保元。陳主燥實固本。一切視以爲未意。曩時運必寒水濕土。痘合當然。法故得以如是。令遇君火。險必變逆。一攖相火。誠利刃矣。諸家治法。得列於前。凡有可宗。便有當戒。惟在取裁者何如耳。何有一薛氏。尤取燥實。更善述其所著。將爲世則。徒知痘之一局。不知局以時換。知道之一端。不知道有全體。若此迷途類推。古來元梟烈毒。見有可畏。便虞正不敵邪。不衡勢之孰緩孰急。惟務養生之說矣。能知道無定體。而想圓轉之法。其識自寡。安望識力並到者乎。致令可生之痘。反促其斃。不責於虛。使咎於逆。寃慘及今而無已也。是道不在求合運。總以四大機關。一一深求而參合之。迪知病眞之所在。便覺運氣之所致。不求合而有冥合。得其時措之宜。操縱惟我。人見爲異。我得其常。亦何偏之足云。神理不踰常道惟在會心者得之。余之妄作。恐在暗中摸索。第與東行而西向者。卽如石如杯。並不得而名狀矣。故不以狂瞽自分。而冒妄作。不以瑣言爲贅。

而蹈數窮。艮以學至化境。並無可言。魚免若未入手。筌蹄在所必藉。昔節菴陶君著傷寒瑣言。諄諄而不憚煩。其殆先得我心之所同然者乎。妄作粗成。諸親友謬爲鑒賞。遽爲叟授梓。余殊恧然。後適因兵火中阻。得少加參考。今殘年紀七。料難精進。勉力竣事。祈大方誨我。昔順治己亥菊月。吳興七十老人費啓泰建中氏自序。

翟氏艮痘科類編釋意　三卷　存

自序曰。醫之分科不一。若嬰兒謂之啞科。疾痛疴癢。不能一告於人。甚矣幼症之難療也。至於痘瘡。則尤難療者也。見形出透。有時起脹成功有期。變化多端。數日之間。軀命攸關。要在預識其機而圖之早。一或有誤。生死立判。醫者不可不愼。無奈醫說浩繁。遺書傳世。或偏於熱。或偏於寒。言攻者不言補。言補者不言攻。業醫之人。見聞不廣。膠執一得。宗用熱者。憚於寒涼。宗用寒者。憚於溫熱。間有廣博羣書。自謂得其要領者。輙曰。七日以前。當以清解爲主。必用涼劑。七日以後。當以溫補爲主。必用熱劑。不思七日以前。倘痘未盡出。而純清涼。則氣血以寒涼而凝滯。何由出透而起發。七日以後。倘毒未盡解。而隨溫補。則熱毒蘊蓄而不化。何能成漿而結痂。每至痘家。同儕環集。交口相爭。諸書在案。更翻迭閱。俾痘家既亂于耳。又雜于目。搖搖莫定。令痘有可生之機者。竟至不救。心甚憫焉。遂舉二十年來所得于衆書。行而有驗者。統會其說。參以己意。使寒熱補瀉。隨證變通。因時制宜。了無異同。筆成一書。名曰類編。家藏數載。未敢出示於人。因申酉間。時氣流行。痘證大作。小兒患痘比戶皆然。時與同道傳舍調理。適一痘證。天庭稠密。則曰毒參陽位。聞之不勝駭異。雖方書有云氣尊血分者生。毒參陽位者死。蓋別有其意。原非以天庭爲陽位。以天庭稠密爲毒參陽位之謂也。可見書之誤人多矣。人未必不誤痘也。因取所集。復益數條。有錄古人之論。稍加刪潤。而條暢其說者。有遵古人之意。代爲闡發。而宣明其旨者。大約活潑其法。求其因。標識本。即始見終。令補瀉溫涼。通塞汗下。隨證投劑。以證運方。而不以方泥。以我古。而不爲古膠。詞淺不文。意明不晦。炳若日星。覽者易識。更名之曰類編釋意云。

又曰。此一書也。原爲幼學小兒輩。開門導路。非敢使高明長者見也。其詞多鄙俚冗俗。其論多重出叠見。無非欲曲暢其說。解釋其意。令學者之易曉耳。如上卷。言治痘節要之總括。中卷言因病用方之合宜。下卷。言藥性立方之旨規。一一爲之階梯也。見者幸勿哂焉。益都翟良識。

痘疹全書　未見

按右見于山東通志。

馬氏之騏疹科纂要　一卷　存

吳氏學損痘疹四合全書　二卷　存

凡例曰。痘疹諸書。金鏡錄爲最著。而余家先世所藏痘疹百問。及余所得痘疹心法。雖未刊布著名。實堪與金鏡錄相爲伯仲。茲特合成一書。兼採圖像。以補其未備。共爲四種。故曰四合全書。　一痘疹百問。辨證辨方。共一百五十有七條。曰百問者。槩舉之也。　一百問證。由舊抄錄失其名。今無從考。作者救世苦心。竟湮沒不彰。誠憾事也。茲寧闕其名以覈實。不敢託名以亂眞。　一痘疹心法。予得之友人戴氏。戴氏吾鄉望族。亦精通醫理者。問其書所自出。亦不知何姓氏。予喜其立論立方之精。常試之證。亦屢驗。因不敢自祕。併公之以爲慈幼之一助。　一痧證金鏡錄中。只言其槩。心法中。亦有發明。要未爲全書。茲採王宇泰繆仲醇二先生之書。以補心法之後。名曰增補麻疹心法。　一痘疹論。雖精詳。尤得圖像而愈顯。是書特採圖像。以爲之佐。

按池田柔行曰。是書以金鏡錄爲主。然失載之。所謂心法者。即玉髓圖像而集圖者。秦氏形色老嫩善惡。及順逆險之說。及五運六氣之二圖耳。唯痘疹百問題白嶽吳學損損齋校訂。實不合序及凡例所言。未審何謂。

馮氏兆張痘疹全集　十五卷　存

黃氏序痘科約囊　五卷　存

辨語曰。嘗思保幼莫要於痘科。根於藏府。顯諸皮膚。順逆稍殊。死生立判。眞童稚之大關也。每怪內經不載。意上古氣淳稟厚。時無此證。故黃岐不言。後世莫宗歟。說者謂此證起於漢兵南征。人衆鬱蒸而成。傳染中國。歷今爲患。前此無方。任其夭折。先哲陳氏錢氏特憫之。殫心極慮。各陳治法。實痘家之鼻祖。然陳氏主補。錢氏主瀉。意旨既殊。方術亦異。自丹溪著陳錢優劣論。大率進錢却陳。若東垣。若海藏。若節齋。若潔古。若聞人氏劉氏王氏諸君子。立論不一。而符丹溪之意者居多。苟善用之。均有濟也。今之喜於溫補者。動稱文秀。不問其人壯實。槩行丁桂薑附之屬。以致皮潰肉爛。咽瘡目昧。傳諸惡毒。不可治者多矣。喜於涼瀉者。輒祖仲陽。不問其人虛弱。槩行芩連梔蘗之屬。以致脾胃損傷。嘔吐洩瀉。不食痒塌而死者有矣。嗚呼。此皆泥方以用藥。不審證以裁方。誤人者非方也。乃己見不明。不善用之過也。近有魏氏桂岩吳氏東園萬氏密齋三家者出。以痘方甚繁。率無純效。各著數千言。足爲痘家正脈。魏氏掃衆軌而更轍。出獨見而立言。排變異歸腎之非。以剖人不決之疑。揭毛甲骨牙之毒。以示人勿罹其害。特製保元湯。以固根本。又製水楊湯。以宣和氣。其曰始出之前宜開和解之門。既出之後當塞走洩之路。結痂之時。清涼漸進。毒去未盡。補益宜疎。有哉數言。啓蒙解惑。發前未發。良可師也。所惜者。不分寒熱。不量虛實。自始至末。一以保元湯主之。痘之虛寒者得之矣。若實熱者。必罹壅毒之害。斯不能無遺議耳。吳氏例以衆家之言。參以心得之祕。辨虛實寒熱之異。明汗下補瀉之宜。備載諸家名方。開陳諸品藥性。條分縷析。示人活法。甚可尙矣。但博而寡要。使觀者靡所適。又謂六日以後。製藥用鹽酢。夫六日以後痘方起。採鹽能發痒。酢能破血。豈其所宜。萬氏視二家尤詳。既多辨論。且製歌括。其立論多強合附會。前定一百四十七方。有迂雜不切者。襲人之舊有。而易其名者。似亦未盡美焉。大抵諸家所著。或狥己見。或蹈前說。或詳於議論。而不備乎方藥。或繁於方藥。而不精乎選擇。俾後人懷猶豫之疑。而抱多歧之歎。毋乃非濟世之心乎。靈樞曰。夫約方者。猶約囊也。囊滿而弗約則輸洩。方成弗約。則神弗與俱。又曰。未滿而知約之以爲工。不可以爲天下師。余故博採諸名家之說。而返於約。名曰約囊。先之以議論。人覽而易明。次之以歌賦。文順而易讀。詳其圖說。可按而決死生。列其成方。可考而極險證。鑑乎古而不泥乎古。師其意而不滯其跡。使表裏寒熱氣血虛實之辨。燦若列星。煥如觀火。非敢謂功倍古人。或於刪述之意。竊有得焉耳。抑更有進焉。夫醫者意也。隨時變易。而無不宜也。若能順天時。度地宜。察人事。於以審病勢之順逆。詳藥理之宜異。庶萬舉萬全。而童稚無夭折之患矣。

李氏[菩]痘疹要略　四卷　存

自序曰。夫醫學所垂。列有四科。而四科之中。惟兒科爲最難。以其問無所施。而切難於用也。至兒科之中。惟痘科爲尤難。以其變端在頃刻。而虛實不易辨也。見夫世之業痘科者。初則發表鬆肌。繼則清火解毒。其後則行漿託裏。此外無餘法矣。動則曰發欲其透。出欲其盡。不問表氣之虛實。而任意表發。雞肝人牙。無所不進。至皮肉虛腫。而痘仍不起者有之。元氣盡發於外。而痘不能內回者有之。動則曰火欲其清。毒欲其解。不顧裏氣之虛實。而肆用寒凉。芩連大黃。無所不投。至血凝氣餒。而痘反冰伏者有之。胃寒脾泄。而痘久內陷者有之。噫。可慨矣。不知痘瘡一證。虛實由於稟賦之厚薄。故密而重者。竟獲安全。疎而輕者。反致危殆。輕重隨乎運氣之變遷。故重則俱重。輕則俱輕。然稟賦所偏者少。而運氣所關者衆。所以不明三元甲子。與五運六氣者。不可以業痘科。如上元一白。中元四綠。下元七赤。各管六十年。謂之大運。其中一白管上元之上爲水運。二黑管上元之中爲土運。三碧管上元之下爲木運。四綠管中元之上爲木運。五黃管中元之中爲土運。六白管中元之下爲金運。七赤管下元之上爲金運。八白管下元之中爲土運。九紫管下元之下爲火運。循序遞遷。各管二十年。謂之小運。大運統其權。小運司其令。此洛書之定理也。古人以河圖之先天五行論體。以洛書之五行論用。良有以也。至於各年歲氣。又有五運六氣之不同。如甲己爲土運。喜煖而惡寒。乙庚爲金運。喜清而惡燥。丙辛爲水運。欲煖而怕冷。丁壬爲木運。愛達而惡鬱。戊癸爲火運。宜涼而厭熱。此五運之遞遷也。六氣者。如子午一年。少陰君火司天。卯酉燥金在泉。而卯酉二年則反之。丑未二年。太陰濕土司天。太陽寒水在泉。而辰戌二年則反之。寅申二年。少陽相火司天。厥陰風木在泉。而巳亥二年則反之。此六氣之流轉也。一歲之中。又有主氣之值月令。客氣之重加臨。俱當分別而爲治者也。岐伯曰。厥陰司天。其化以風。少陰司天。其化以火。陽明司天。其化以躁。太陽司天。其化以寒。經曰。不知年之所加。氣之盛衰。虛實之所起。不可以爲工矣。蓋司天行天之令。上之位也。故主上半年。在泉主地之化。行乎地中。下之位也。故主下半年。歲運主天地之間。人物化生之氣。中之位也。故主一歲之中。運氣之理者。此其詳且悉也。可不察乎。夫痘內發於藏府。外應乎氣運。天動人隨。毫髮不爽。是故治痘者。以明氣運爲急也。然則錢氏之用清涼。陳氏之用溫補。皆非二子之偏見。乃運氣之所值宜爾也。卽如救偏瑣言一書。闡發皆有至理。論證備極詳明。雖以清火解毒爲主。而其中不無補法。但以大黃爲首重者。因其時值下元甲子。九紫火運二十年。所以宜瀉者十之七八。宜補者十止二三。後人讀其書。而不知其故。欲執一法以通治。遞遷之運氣。有是理乎。乃今時值上元甲子。運氣屬水。若肆用苦寒。而不知反保赤者能無隱憂乎。余徧觀痘科諸書。無過乎王宇泰先生所輯幼科。第合刻於羣集之中。部籍甚多。而且彙纂諸家方論。博而太繁。恐學者難於檢閱。故特抽其尤而撮其要。咀其微而啜其華。爲之因時上下。酌古宜今。不泥乎法。而遵其法。不執于方。而準其方。凡閱是編者。必會通乎補瀉溫涼之旨。而神明變化于問也。彼守一隅之見。而執一定之法者。未可與適道而言權矣。至若痘疹之首重氣運。古人言之詳矣。非創見也。因悉之簡端。借以問世。不知然乎否乎。故爲之敍若此。康熙辛巳歲孟冬之月。古越李菩東白梅山氏書。

談氏金章 誠書痘疹 三卷 存

張氏琰 種痘新書 十二卷 存

自序曰。今夫創千古未有之奇。裁一心獨得之蘊。以新岐黃之耳目者。乃得謂之新。若治痘之家。名賢濟濟。卽治痘之法。汗束盈盈。但墨守一室者。拘管見而不能通。循行故轍者。泥常法而不知變。率由舊章。陳陳相因已耳。即以舊章而論。宇內方書。總無種痘之說。豈治痘之方。則宜傳之於世。而種痘之術。不可向人言乎。蓋祕其訣而不肯筆之于書。私其技而不欲公之于世也。余今乃洩人之所未洩。傳人之所不傳。書不云新。亦何云乎。或云。痘爲最險之證。當天行癘疫。人皆惶恐。方思遠避之不暇。況集嬰孩小子。無影無端。取而種之。是舉無疾之人。憑空而授之以病也。仁者將安忍乎。余曰。不然。痘乃先天之毒。方陰陽交感之際。早已植根于胎元。一遇五運變遷。時行疫氣之感。從未有不發者。若俟其既發。而始圖之。則疫氣流行。症多不順。又或付之庸手。表裏虛實之莫辨。溫涼和解之不明。既不能起死以回生。反歸咎於天災之作孽。此余所以痛心疾首。不能不致嘆於消患未萌。保安未危者。其功爲甚鉅也。惟于無事之日。以佳苗而引胎毒。斯毒不橫而證自順。敢曰人謀能奪造化之柄哉。亦趨吉免凶。保安無危。仁人慈幼之善術耳。余祖承聶久吾先生之教。種痘箕裘。已經數代。余讀父書。遍臨痘症。幾及萬人。用數十年艱苦之思。日憂勤於治痘之法。師古而不泥於古。讀書不盡信其書。辨症發藥。因病制方。重可使輕。逆可使順。危可使安。雖遇不治之症。亦或爲之治矣。但年暮力疲。無復四方之志。爰將生平學力。悉筆于書。非敢曰創千古未有之奇也。特以獨得而心裁者。公之于世。以補慈幼之術。而新岐黄之耳目云爾。故題之曰種痘新書。乾隆六年。辛酉歲次。仲春穀旦。三山汀郡寧陽張琰遜玉題。

朱氏 錫嘏 痘疹定論 未見

亡名氏痘科正宗 未見

李斗曰。小兒之生。以種痘爲要。不然則治法有二。其一用升提托補。以催其膿。聶久吾活幼心法發其端。朱錫嘏痘疹定論詳之。其一爲通下以瀉其毒。始于救偏瑣言。而揚其流于痘科正宗。蓋痘毒原于先天。勢宜外發。不容内解。以常法治之。則聶氏之說爲勝。或因天行感染。則其病與瘟疫相表裏。則正宗攻下之法爲宜。此仲景傷寒治法。與吳又可瘟疫論。所以並行不悖也。近世時醫。偏用瀉下。一二好古之士。執聶以呵斥之。不知皆偏論也。揚州畫舫錄

吳氏 建鈕 異傳稀痘經驗良方 一卷 存

亡名氏痘疹傳心錄 十九卷附慈幼傳心採痂種痘法 未見

按右見于彙刻書目。程永培六醴齋醫書。

舒氏 詔 痘疹真詮 一卷 存

醫籍考卷七十九

東都　丹波元胤紹翁編

史傳

甘氏伯宗名醫傳宋史作歷代名醫錄　新唐志七卷　佚

李氏濂醫史　明史十卷　存

凡例曰。歷代名醫。凡史傳所載者。謹備錄之於前五卷矣。其有散見各家文集者。亦錄之以備遺。則俱列於後五卷。　一古之名醫。前史已有傳者。既錄之矣。乃若張仲景王叔和啓玄子。皆醫之宗也。良不可無傳。今皆補之。其絕無事實。如巫咸巫彭矯氏俞氏盧氏崔文子公孫光之類。則闕之。　一凡各家文集中所載。序記雜文。凡爲名醫而作者實繁。其篇悉弗錄。蓋不可勝錄也。　一諸名醫學本素難。方術醇正者。則錄之。如晉書所載佛圖澄單道開之類。頗涉幻誕。悉黜不錄。恐滋後人之惑。　一凡區區別有見聞。本傳之所未及者。或間有一得之愚。亦僭附傳後。以諗觀者。　一近代名醫。如劉守眞張子和李明之諸子。平生著述頗多。其治療奇驗。不可勝數。而金元史載之甚略。今姑依史錄之。不敢增也。

明史藁曰。李濂。字川父。祥符人。舉正德八年鄉試第一。明年成進士。授沔陽知州。稍遷寧波同知。擢山西僉事。嘉靖五年。以大計免歸。年纔三十有八。濂少負俊才。時從俠少年。聯騎出城。搏獸射雉。酒酣悲歌慨然。慕信陵君侯生之爲人。一日作理情賦。友人左國璣持以示李夢陽。夢陽大嗟賞。訪之吹臺。濂自此聲馳河雒間。既罷歸。益肆力於學。遂以古文名於時。初受知夢陽。後不屑附和。里居四十餘年。著述甚富。

四庫全書提要曰。醫史十卷。明李濂撰。是編採錄古來名醫。自左傳醫和以下。迄元李杲。見於史傳者。五十五人。又采諸家文集所載。自宋張擴以下。迄於張養正。凡十人。其張機王叔和王冰王履戴原禮葛應雷六人。則濂爲之補傳。每傳之後。濂亦各附論斷。然如醫和診晉侯。而知趙孟之死。據和所稱主不能禦。吾是以云。蓋以人事天道斷之。而濂以爲太素脈之祖。扁鵲傳中。趙簡子齊桓公號君。各不同時。自爲史記好奇之誤。而濂不訂正。葛洪自屬道家。但偶集方書。不聞治驗。乃一概收入。則陶弘景之撰名醫別錄。有功本草。何以見遺。褚澄遺書。僞託顯然。乃不能辨別。反證爲真本。至於宋僧智緣。本傳但有善醫二字。別無治驗。特以太素脈知。與張擴具有醫案者迥別。載之醫家。尤爲濫及。遼濟魯古。按濟魯古原作直魯古。今改正。亦更無一事可述。但以長亦能醫。專事鍼灸一語。遽爲立傳。則當立傳者。又何限乎。濂他書頗可觀。而此書乃冗雜特甚。殊不可解。惟其論倉公神醫。乃生五女而不生男。其師公乘陽慶亦年七十餘無子。以證醫家無種子之術。其理爲千古所未發。有足取焉。

程氏 伊 醫林史傳　醫藏目錄四卷　未見

醫林外傳　醫藏目錄六卷　未見

史傳拾遺　醫藏目錄一卷　未見

王氏 宏翰 古今醫史　未見

按右見于吳縣志。

程氏 雲鵬 醫人傳　未見

程雲鵬曰。醫人傳。軒岐而下。代不乏人。採輯成編。表其功能。闢其謬誤。學者獲所適從。生民安得無濟。

按

殷氏 仲春 醫藏目錄　一卷　存

殷仲春曰。平生嗜醫家書。恨不多見。僕在寧國。日暇無事。而江西朱純宇先生。處久識寧國諸醫家。並仕宦家。以鐃道尊命。挾一刺借觀。然後知醫書之浩瀚也。今列爲十數函。標爲函目。使仁人求其書。而廣濟於羣生也。鐃道尊爲浙省提學。酷愛醫家之籍。所收甚富。寧國日出所藏考訂校正。雖不詑其卷帙。聊記名目焉。

又曰。按醫藏錄者。取諸如來法藏。權立其名。以濟度羣生也。世人珍重嚴敬者。莫如內典。廣被獲濟者。亦莫過內典。昔庾信竊佛記。以藻麗其文。罪生孽現。予借如來藏名。以救困厄。卽如汲黯矯詔發粟。以濟饑民。漢武英主而不罪。又如周室不朝。桓文不得不令諸侯也。况佛藏有藥師之經。勒禮懺誦。卽得清涼解厄。醫藏爲世實罪過或宥。

王氏宏翰**古今醫籍志**　未見

按右見于吳縣志。

醫籍考卷八十

東都　丹波元胤紹翁編

運氣

太始天元册文　佚

素問補篇天元紀大論。鬼臾區曰。臣積考太始天元册文曰。大虛寥廓。肇基化元。萬物資始。五運終天。布氣神靈。總統坤元。九星縣朗。七曜周旋。曰陰曰陽。曰柔曰剛。幽顯既位。寒暑弛張。生生化化。品物咸章。臣斯十世。此之謂也。

王冰曰。天元册。所以記天眞元氣運行之紀也。自神農之世。鬼臾區十世祖。始誦而行之。此太古占候靈文。洎乎伏羲之時。已鐫諸玉版。命曰册文。太古靈文。故命曰太始天元册文。

林億等曰。詳今世有天元玉册。或者以謂卽是太始天元册文。非是。

太始天元玉册元誥　十卷　未見

呂復曰。太始天元玉册元誥十卷。不知何人所作。歷漢至唐。諸藝文志。俱不載錄。其文自與內經不類。非戰國時書。其間有天皇眞人。昔書其文。若道正無爲。先天有之。太易無名。先於道生等語。皆老氏遺意。意必老氏之徒所著。大要推原五運六氣。上下臨御。主客勝復。政化淫正。及三元九宮。太乙司政之類。殊爲詳明。深足以羽翼內經六微旨五常政等論。太玄君扁鵲爲之註。猶郭象之於南華。非新學之所易曉。觀其經註一律。以出一人之手。謂扁鵲爲黃帝時人。則其書不古。謂扁鵲爲秦越人。則傳中無太玄君之號。醫門假託。率多類此。九靈山房集滄洲翁傳

藝文略十卷 宋志。作一卷。誤。國史經籍志。

王氏 冰 玄珠密語 宋志。作素問六脈玄珠密語。國史經籍志。作素問六氣玄珠密語。

作十七卷。道藏基字號中所輯亦同。

存

自序曰。余少精吾道。苦志文儒。三冬不倦於寒窓。九夏豈辭於炎暑。後因則天理位。而迺退思休儒。繼日優游。棲心正道。每思大數。憂短景以無依。欲究眞筌。慮流年而不久。故乃專心問道。執志求賢。得遇玄珠。迺師事之。爾卽數年間。未敢詢其太玄至妙之門。以漸窮淵源。乃言妙旨。授余曰。百年間可授一人也。不得其志求者。勿妄泄矣。余卽遇玄珠子。與我啓萌。故自號啓玄子也。謂啓問於玄珠子也。今則直書五本。每本一十卷也。頭尾篇類義同。其目曰玄珠密語。乃玄珠子密而口授之言也。余於百年間。不逢志求之士。亦不敢隱沒聖人之言。遂書五本。藏於五嶽深洞中。先饗山神。後乃藏之。恐後人志求者。可以遇之。如得遇者。可以珍重之寶愛之。勿妄傳之。不得奇人。不可輕授爾。此玄珠子授余

之深誡也。此十卷書。可見天之令運之化。地產之物。將來之災害。可以預見之。素問中隱奥之言。可以直而申之。可以修養五內。資益羣生。有罰強補弱之門。有袪邪全正之法。故聖人云。天生天殺。道之理也。能究其玄珠之義。見之天生。可以延生。見之天殺。可以逃殺。陰符經云。觀天之道。執天之行盡矣。此者是人能順天之五行六氣者。可盡天年一百二十歲矣。其有夭亡。蓋五行六氣。近相罰夭。故祖師言六氣之道。本天之機。其來可見。其往可追。可以法之玉版。藏之金櫃。傳之非人。殃墮九祖。

王冰曰。辭理祕密。難粗論述者。別撰玄珠。以陳其道。素問次註序

林億等曰。詳王氏玄珠。世無傳者。今有玄珠十卷。昭明隱旨三卷。蓋後人附託之文也。雖非王氏之書。亦於素問第十九卷至二十二卷。頗有發明。

呂復曰。玄珠密語十卷。乃啓玄子所述。其自序謂。得遇玄珠子而師事之。與我啓蒙。故自號啓玄子。蓋啓問於玄珠也。目曰玄珠密語。乃玄珠子密而口授之書也。乃考王氏素問序云。辭理祕密。難粗論述者。別撰玄珠。以陳其道。二序政自相戾。意者玄珠之名。取諸蒙莊子所謂黃帝遺玄珠。使罔象得之之語。則師事玄珠子。而號啓玄者。皆妄也。宋高保

衡等校正內經曰。詳王氏玄珠。世無傳者。今之玄珠。乃後人附託之文耳。雖非王氏之舊。亦於素問十九卷二十二卷。頗有發明。余嘗合素問觀之。而密語所述。乃六氣之說。與高氏所指諸卷全不侔。疑必刊傳者所誤也。原其所從。蓋攟摭內經六微旨及至眞要等五篇。洎天元玉册要言。而附會雜說。其諸紀運休祥之應。未必可徵。實僞書也。苟啓玄別撰。果見于世。又豈止述氣運一端而已。覽者取其長而去其短可也。（九靈山房集滄洲翁傳）

錢曾曰。玄珠密語十七卷。唐啓玄子王冰述其師密授之口語也。冰云。能究其言。見之天生。可以延生。見之天殺。可以逃殺。百年間不逢志求之士。遂書五本。藏五岳深洞中。遇者可寶愛之。冰之言如此。余讀其書。浩瀚委曲。莫得其津涯。大槩直申素問六氣之隱奧耳。（讀書敏求記）

四庫全書提要曰。玄珠密語十七卷。舊本題唐王冰撰。冰有黃帝素問註。素問序稱。詞理祕密。難粗論述者。別撰玄珠。以明其道。則冰實有玄珠一書。然考冰爲寶應時人。官至太僕令。而此書序中。有因則天理位。而退志休儒之語。時代事蹟。皆不相合。其書本素問五運六氣之說。而敷衍之。始言醫術。浸淫及於測望占候。前有自序。稱爲其師玄珠子所授。故曰玄珠密語。又自謂。以啓問於玄珠。故號啓玄。然考冰所註素問。

義藴宏深。文詞典雅。不似此書之迂怪。且序末稱傳之非人。殃墮九祖。乃粗野道流之言。序中文謂余於百年間。不逢志求之士。亦不敢隱沒聖人之言。遂書五本。藏之五岳深洞中。是直言藏此書時。其年已在百歲之外。居然自號神仙矣。尤怪妄不可信也。宋高保衡等。校正內經云。詳王氏玄珠。世無傳者。今之玄珠。乃後人附託之文耳。雖非王氏之書。亦於素問十九卷二十四卷。頗有發明。則宋時已知其僞。明洪武間呂復作羣經古方論云。密語所述。乃六氣之説。與高氏所指諸卷全不侔。則呂復所見者。併非高保衡所見。又僞本中之重儓。且鄭樵通志略。稱玄珠密語十卷。呂復又稱十卷。而此本乃十七卷。則後人更有所附益。又非明初之本矣。術數家假託古人。往往如是。不足詰也。其書舊列於醫家。今以其多涉禨祥。故存其目於術數家矣。

昭明隱旨　三卷　佚

林億等曰。昭明隱旨三卷。與今世所謂天元玉册者。正相表裏。而與王氏之義多不同。

啓玄子天元玉册　讀書後志三十卷　佚

趙希弁曰。右啓玄子撰。即唐王冰也。書推五運六氣之變。

藍先生闕名素問入式鈐　藝文略一卷　佚

亡名氏三甲運氣經　藝文略二卷　佚

趙氏從古六甲天元運氣鈐舊缺撰人名氏。今據宋志訂補。　藝文略二卷　佚

亡名氏五運六氣玉鎖子　藝文略二卷　佚

劉氏溫舒素問論奧　藝文略四卷讀書後志。作三卷是。　存

自序曰。夫醫書者。乃三墳之經。伏羲觀天文造甲曆。神農嘗百藥制本草。黃帝論疾苦成素問。因知其奧妙。不易窮研。自非留心刻意。豈達玄機。且以其間氣運。最爲補瀉之要。雖備見黃帝與岐伯鬼臾區問對。分糅篇章。卒無入法。稍難施用。余性識偏陋。竊慕眞風。棲心聖典。積有歲月。雖吏役勞塵之暇。亦未嘗暫捨。筆萃斯文。久以盈軸。莫不究源附說。解惑分圖。括上古運氣之祕文。撮斯書陰陽之精論。若網之在綱。珠之在貫。粲然明白。箋明奧義。咸有指歸。詎飾文辭。庶易曉悟。使覽者經目。頓知妙道。幾過半矣。詎敢沽譽。且畏醫藥之差誤。遺人夭殃。絕人長命爾。元符己卯歲丁丑月望日序。

趙希弁曰。運氣論奧三卷。右皇朝劉溫舒撰。溫舒以素問氣運。最爲治病之要。而答問紛糅文辭古奧。讀者難知。因爲三十論。七十二圖。上于朝。

四庫全書提要曰。素問入式運氣論奧三卷。附黃帝內經素問遺論一

卷。宋劉温舒撰。温舒里居未詳。前有元符己卯自序。題朝散郎太醫學司業。蓋以醫通籍者也。晁公武讀書志云。温舒以素問氣運。爲治病之要。而答問紛糅。文辭古奥。讀者難知。因爲三十論。二十七圖。上於朝。今詳考其圖。實二十九。蓋十干起運。十二支司天。二圖。原本別題曰訣。故公武不以入數。僅曰二十有七。其論爲三十一篇。末五行勝復論一篇。原本別註附字。故公武亦不以入數。僅曰三十也。卷末附刺法論一卷。題曰黃帝内經素問遺篇。案刺法論之亡。在王冰作註之前。温舒生北宋之末。何從得此。其註亦不知出自何人。始不免有所依託。未可盡信。焦竑國史經籍志載此書四卷。合此論爲一書。益舛誤矣。

馬氏昌運 黃帝素問入試祕寶　宋志七卷　佚

陳氏蓬 天元祕演　宋志十卷　佚

葉氏玠 五運指掌賦圖　書錄解題一卷　佚

劉氏完素 内經運氣要旨論舊作素問要旨。今據原病式訂正。　國史經籍志八卷世善堂書目。作一卷。

未見

劉完素曰。世俗或以謂運氣無徵。而爲惑人之妄說者。或但言運氣爲大道玄機。若非生而知之。則莫能學之者。由是學者寡而知者鮮。設有攻其本經。而復有註說雕寫之誤也。况乎造化玄奥之理。未有比物立象。以詳說者也。僕雖不敏。以其志慕茲道。而究之以久。略得其意。惜乎天下尚有未若僕之知者。據乎所見而輒伸短識。本乎三墳之聖經。兼以衆賢之妙論。編集運氣要妙之說。十萬餘言。九篇三部。勒成一部。命曰內經運氣要旨。備見聖經之用矣。原病式序

亡名氏運氣圖解　一卷　存

按是書。附刻于張卿子仲景全書。頃又見元板零冊。不載撰人名氏。

鄧氏焱運氣新書　佚

吳澄序曰。天地陰陽之運。往過來續。木火土金水。始終如環斯循。六氣相生之序也。歲氣起於子中。盡於子中。故曰冬至子之半。天心無改移。子午之歲始冬至燥金三十日。然後禪於風木。以至燥金。日各六十者五。而小雪以後。其日三十。復終於寒泉。寅申以下皆然。如是六十年。至千萬年。氣序相生而無間。非小寒之末。無所於授。大寒之初。無所於承。隔越一氣。不相接續。而截自大寒。爲次年初氣之首也。此造化之妙。內經祕而不發。啓玄子闕而不言。近代楊子建昉而推而得之。夫醫家運氣之說。惟陰陽大論七篇具存。而啓玄子取以補內經。醫流之究竟及此者蓋鮮。鄧焱京文貫通儒書。精專醫伎。純厚謹審。而篤於學。演繹七編。條分類別。目曰運氣新書。經文註義。采拾靡遺。凡著書欲以明運氣

者未有能若是賅且悉也。予又因楊氏所推。特表古聖先賢未發未言之奧于其篇端。鄧氏之此書之行於世也。可無毫髮罅漏矣。文集

曹氏大本運氣考定　佚

吳澄序曰。邵氏謂素問密語之類。得術之理。郾城曹君大本彥禮又嗜邵子書。而尤究意於素問密語運氣之說。裒集大論三卷。密語七卷。亦勤矣。吾鄉有醫士鄧氏所編運氣新書。相近而微不同。予嘗爲之序。噫。世之言運氣者。率以每歲大寒節。爲今年六之氣所終。來年一之氣所始。其終始交隔。越一氣不相接續。予嘗疑於是。後見楊子建通神論。乃知其論已先於予。彥禮父好邵學。予請以先天後天卦明之。夫風木冬春之交。東北之維。艮震也。君火春夏之交。東南之維。震巽也。相火正夏之時。正南之方。離也。濕土夏秋之交。南西之維。坤兌也。燥金秋冬之交。西北之維。兌乾也。寒水正冬之時。正北之方。坎也。此主氣之定布者也。地初正氣子中。而丑中震也。地後間氣丑中也。卯中離也矣。前間氣卯中。而巳中兌也。天中天氣巳中。而未中乾巽也。天後間氣未中。而酉中坎也。地前間氣酉中。而亥中艮也。地終正氣亥中。而子中坤也。此客氣之加臨者也。主氣土居二火之後。客氣上行二火之間。終艮始艮。後天卦位也。始震終坤。先天卦序也。世以歲氣起大寒者。似協後天終艮始

艮之文。然而非也。子建以歲氣起冬者。冥契先天始震終坤之義。子午歲之冬至。起燥金而生丑中之寒水。丑未歲之冬至。起寒水而生丑中之風木。寅申歲起風木。卯酉歲起君火。辰戌歲起濕土。己亥歲起相火。皆肇端於子半。六氣相生。循環不窮。豈歲歲間斷於傳承之際哉。然則終始于艮者。可以分主氣所居之位。而非可以論客氣所行之序也。彥禮父於經傳之所已言。采拾詳矣。惟此說乃古今之所未發。欲爲誦之。以補遺闕。彥禮父天資淳實。於書無不讀。而慕邵子甚至。昔司馬公與邵子同時。而師尊之。註太玄。譔潛虛。篤學請修。吾彥禮父之資。其幾乎。予忝與之聚處國學。獲其書。遂爲志其卷首。文集

呂氏復運氣圖說　未見

按右見于九靈山房集滄洲翁傳。

亡名氏運氣精華　文淵閣書目一部一册闕菉竹堂書目作一卷　未見

熊氏宗立素問運氣圖括定局立成　一卷　存

四庫全書提要曰。素問運氣圖括定局立成一卷。明熊宗立撰。宗立字道軒。建陽人。劉剡之門人也。好講陰陽醫卜之術。是書以素問五運六氣之說。編爲歌辭。又有天符歲會之說。以人生年之甲子。觀其得病之日。氣運盛衰。決其生死。醫家未有用其法者。蓋本五運六氣。以生尅制

化。推其王相休囚而已。初無所徵驗也。

汪氏（機）運氣易覽　三卷　存

四庫全書提要曰。運氣易覽三卷。明汪機撰。是編取素問中五運六氣之說。詳加辨論。所衍各圖。亦頗有發明。然治病自以脈證爲主。拘泥司天在泉。終無當於經旨也。

樓氏（英）運氣類註　四卷　存

王氏（三傑）運氣指明　二卷　未見

亡名氏氣運總論　一卷　未見

按右二書。見于濟生堂書目。

亡名氏運化玄樞　未見

按右見于絳雲樓書目

呂氏（夔）運氣發揮　未見

按右見于江陰縣志。

邵氏（弁）運氣占候補彙　未見

按右見于圖書集成。

董氏（説）運氣定論　一卷　未見

四庫全書提要曰。運氣定論一卷。明董説撰。是編凡四論八圖。辨素問所論運氣，當在六元正紀大論，原文久佚，故晉皇甫謐作甲乙經，隋全元起註素問，皆云亡失。唐王冰始私採陰陽大論七篇補之，詭云祕藏舊本。劉守眞楊子建遞變其說，亦皆乖謬。因著此書以闢之。定以六氣爲經，五運爲緯。氣靜運動，上下周流。天始於甲，地始於子，數窮六十，循環無端。其說甚辨。然運氣之主病，猶分野之占天，以爲不驗，亦有時而中。以爲必驗，又有時不然。天道遠，人事邇，治病者求之望聞問切，參以天時地氣，亦足得其槩矣。正不必辨無證無形之事也。

石氏震運氣化機　未見

按右見于武進縣志。

錢氏寶運氣說　未見

按右見于鎮江府志。

張氏三錫運氣略　一卷　存

李氏仲梓運氣考　未見

按運氣之說，出于王冰補素問七篇，而見于褚澄遺書。然則運氣之說，起于六朝間者乎。褚書蓋蕭淵所依託也。隋蕭吉五行大義，上自經傳，下至陰陽醫卜之書，凡言涉五行者，莫不蒐輯。特至五運六氣，勝復加臨之義，則片言隻字，無論及者。其起于隋以後，確乎可知矣。其說湊合緯醫二書所立，自是一家言。未知創于何人。但至王冰，採而闖入素問篇內，其說始顯。然竟唐代，猶未聞有言之者。及宋楊子建沈存中劉温舒篤信之。以爲表章。然其泛濫不經。與靈素之旨相乖。五變篇。雖有先立其年。以知其時之語。是則歲露篇。所謂三虛三實之義。與加臨勝復等說不同。乃不唯無裨治術。後世醫家。爲之眩惑。爲害不尠。先子嘗於所著醫賸極辨其妄。而古人亦有議及之者。今採錄其說。以備鏡考。褚澄遺書曰。尹彥成問云。五運六氣。是邪非邪。曰。大撓作甲子。隸首作數。志歲月日時遠近耳。故以當年爲甲子歲。冬至爲甲子月。朔爲甲子日。夜半爲甲子時。使歲月日時積一十百千萬。亦有條而不紊也。配以五行。位以五方。皆人所爲也。歲月日時。甲子乙丑。次第而及。天地五行。寒暑風雨。倉卒而變。人嬰所氣。疾作於身。氣難預期。故疾難預定。氣非人爲。故疾難人測。推驗多舛。拯救易誤。俞扁弗議。淳華未稽。吾未之見其是也。黃魯直通神論序曰。余有方外之友。曰楊介。嘗謂五運六氣。視其歲而爲藥石。雖仲景猶病之也。王履溯洄集曰。運氣七篇。與素問諸篇。自是兩書。作於二人之手。其立意各有所主。不可混言。王冰以爲七篇參入素問之中。本非素問元文也。黃仲理傷寒類證辨惑曰。夫運氣應時交反脈者。謂取其加臨時日。以診平人。驗其病不生死於將來。非傷寒已病脈之比也。蓋傷寒有是證。則有是脈。如傷寒脈緊。傷風脈緩。是也。有是證而不見是脈者。故云反之一字也。溫舒浦雲守眞三家之說。豈敢附于仲景之篇。特後人好事者爲之耳。萬全痘疹心法曰。運氣之論。岐黃之祕旨。專論其年。非謂起病日也。傷寒鈐法。以日起病。歸號求方。不惟失軒岐之意。而且亂長沙之法矣。況主客之氣。勝復之變。一歲之中。難以逆料。豈可以是料病吉凶也。信如其言。太乙天符日起病者凶。則太乙天符年有病者。皆不可治也。周禮醫聖階梯曰。運氣治傷寒。以病者之所生。年月日時。合得病之日時。推算五運六氣。與傷寒六經證候。無不吻合。謂某日當得某經。某經當用某藥。而以張仲景一百一十有三方。按方施治。如太陽無汗麻黃湯。有汗桂枝湯之類。此無稽之術。殺人之方也。世之業醫者。欺人罔天。動以五運六氣爲言。殊不知寒毒之氣。入人腠理。相搏于榮衛之間。怯者則着而成病矣。壯者氣行。即時未病。或過一二日。或過三四日而始覺。則得病之日。無真正之日矣。以此不真正之日。而謂某日當得某經。某經當用某藥。正所謂差之毫釐。謬以千里。禍不旋踵。況運氣推算。假饒得真正之日、萬無是理耶。予故曰。運氣不可適從也。繆希雍本草經疏曰。原夫五運六氣之說。其起於漢魏之後乎。何者。張仲景漢末人也。其書不載也。華元化三國人也。其書亦不載也。前之則越人無其文。後之叔和鮮其說。予是以知其爲後世所撰。無益於治療。而有誤乎來學。學者宜深辨之。予見今之醫師。學無原本。不明所自。倭口而談。莫不動云五運六氣。將以施之治病。譬之指算法之精微。謂事物之實有。豈不誤哉。殊不知五運六氣者。虛位也。歲有是氣至則算。無是氣至則不算。既無其氣。焉得有其藥乎。一言可竟已。其云必先歲氣者。譬夫此年忽多淫雨。民病多濕。藥宜類用二朮。苦温以燥之。佐以風藥。加防風羌活升麻葛根之屬。風能勝濕故也。此必先歲氣之謂也。其云毋伐天和者。即春夏禁用麻黃桂枝。秋冬禁用石膏知母芩連芍藥之謂。即春夏養陰。秋冬養陽之義耳。乃所以遵養天和之道也。昔人謂不明五運六氣。檢偏方書何濟者。正指後人愚蒙。不明五運六氣之所以。而誤於方冊所載。依而用之。動輒成過。則雖檢偏方書。亦何益哉。予少檢素問。中載有是說。既長游於四方。見天下醫師。與學士大夫。在在談說其義。於時心竊疑之。又見性理所載元儒草廬吳氏。於天之氣運之中。亦備載之。予益信其爲天運氣數之法。而非醫家治病之書也。後從敝邑。見趙少宰家藏宋板仲景傷寒論。皆北宋善板。始終詳檢。並未嘗載有是說。六經治法之中。亦並無一字及之。予乃諦信予見之不謬。而斷非治傷寒外感之說。何夢瑤醫碥曰。運氣之說。拘牽不通。固爲有識者所不信。然其大指在詳舉六氣。有許多變幻。寒中有熱。熱中有寒。邪正交錯。蕃變紛紛。莫可紀極。一以明人之病源。一以例人之病情耳。明人之病源者。言人感六氣而生病。欲人細推所感之氣。其中有無夾雜他氣。當兼治也。例人之病情者。天地之氣。變幻無定。則人身之氣。亦變幻無定。而病情不可以一律拘也。如冬月固屬寒氣司令。然亦有客熱加臨。故冬亦有溫時。所謂非時之煖也。人于冬月。病外感。則未知爲感寒而病歟。抑感非時之溫而病歟。是其源所當察也。寒氣在上。則陽伏地中。故土上凜烈。而井泉溫煖。以驗人身。則外感于寒。則內鬱爲熱也。是其情之有可例也。此言運氣者之大指。取其大者。略其煩碎。棄其紕繆。而實實體驗于人身。是在善讀書者耳。又曰。徐靈胎醫學源流論曰。司天運氣之說。黃帝不過言天人相應之理如此。其應驗先候于脈。凡遇少陰司天。則兩手寸口不應。厥陰司天。則右寸不應。太陰司天。則左寸不應。若在泉則尺脈不應。亦如之。若脈不當其位。則病相反者死。此診脈之一法也。至于病。則必觀是年歲氣勝與不勝。如厥陰司天。風淫所勝。民病心痛脇滿等證。倘是年風淫雖勝。而民另生他病。則不得亦指爲風淫之病也。若是年風淫不勝。則又不當從風治矣。又云。相火之下。水氣乘之。水位之下。火氣承之。五氣之勝皆然。此乃亢則害。承乃制之理。即使果勝。亦有相尅者乘之。更與司天之氣相反矣。又云。初氣終三氣。天氣主之。勝之常也。四氣盡終氣。地氣主之。復之常也。有勝則復。無勝則否。則歲半以前屬司天。歲半以後。又屬在泉。其中又有勝不勝之殊。其病更無定矣。又云。厥陰司天。左少陰右太陽。謂之左間右間。六氣皆有左右間。每間主六十日。是一歲之中。復有六氣。循環作主矣。其外又有南政北政之反。其位天符歲會三合之不齊。太過不及之異氣。欲辨明分晰。終年不能盡其蘊。當時聖人不過言天地之氣運行旋轉如此耳。至于人之得病。則豈能一一與之盡合。一歲之中。不許有一人生他病乎。故內經治歲氣勝復。亦不分所以得病之因。總之見病治病。如風淫于內。則治以辛涼。六氣皆有簡便易守之法。又云。治諸勝復。寒者熱之。熱者寒之。溫者清之。清者溫之。無問其數。以平爲期。何等劃一。凡運氣之道言其深者。聖人有所不能知。及施之實用。則平正通達。人人易曉。但不若今之醫者所云。何氣司天。則生何病。正與內經圓機活法相背耳。張倬傷寒兼證析義曰。諺云。不讀五運六氣。檢遍方書何濟。所以稍涉醫理者。動以司運爲務。曷知天元紀等篇。本非素問原文。王氏取陰陽大論。補入經中。後世以爲古聖格言。孰敢非之。其實無關於醫道也。況論中明言。時有常位。而氣無必然。猶諄諄詳論者。不過窮究其理而已。縱使勝復有常。而政分南北四方有高下之殊。四序有非時之化。百步之內。晴雨不同。千里之外。寒暄各異。豈可以一定之法。而測非常之變耶。何瑭醫學管見曰。運氣之說。起于素問。本爲四時之變而設。蓋以春爲木。夏爲火。秋爲金。冬爲水。夏秋之交爲土。以此察天地之氣候。辨人物之病證。以爲治療之主耳。素問六節藏象論。謂五運相襲。而皆治之。終期之日。周而復始。又謂春勝長夏。長夏勝冬。冬勝夏。夏勝秋。秋勝春。且以一期三百六十日。分爲六氣。每氣主六十日。則其意可見矣。紀以天干。則曰五運。紀以地支。則曰六氣。其實一也。傳久致訛。至天元紀大論等篇。則遂以年歲之干支。分管六氣。蓋以失先聖之指矣。蓋年歲之干支。天下皆同。且通四時不變也。天氣之溫暑寒涼。民病之虛實衰旺。東西南北之殊方。春夏秋冬之異候。豈有皆同之理。此其妄誕。蓋不待深論而可知也。近世傷寒鈐法。則以得病日之支干爲主。其源亦出于此。決不可用。蓋金木水火土之氣。各主一時。當時則爲主氣。爲司天。非其時。而有其氣。則爲客氣。其氣與時正相反者。則爲在泉。謂其氣伏于黃泉之下而不見。治療之法。用熱遠熱。用寒遠寒。蓋所謂必先歲氣。勿伐天和者也。春時木氣司天。則四方皆溫。夏時火氣司天。則四方皆熱。夏秋之交。土氣司天。則四方皆濕。秋則皆涼。冬則皆寒。民病往往因之。此則理之易見者也。其有氣與時相反者。則所謂客氣者也。故治療之法。亦有假者反之之理。觀此則運氣之說。思過半矣。

皇漢醫學書目一覽

裘吉生錄存

一　現存者

增訂和漢藥考　前後兩篇　小泉榮次郎
和漢藥物學　正續合本　日野一郎　一色直太郎
袖珍和漢之常識　古木仁
皇漢名醫和漢藥處方　石原保秀
和漢藥之良否鑑別法及調製法　一色直太郎
東洋醫學處方各論前編　渡邊熙
淺田宗伯處方全集　世界文庫刊行會
漢法醫典　野津猛男
和漢藥物寶典附栽培法　荒井榮造
和漢藥治療要解　鵜嗣禮堂
和漢藥應用解說全集　田中達治
漢法醫學全書　栗原廣三
漢方藥術　栗原愛咨
和漢藥寶典附處方集　岡本幸一郎

簡明和漢處方　津内駿齋
皇漢醫學 一二三卷　湯本求眞
和漢醫籍學　淺田賀壽衛
東洋和漢學實驗集 上下卷　渡邊熙
診療漢法醫筌　森田幸門　毛利部紫山
臨床應用漢方醫學解說　湯本求眞
類證鑑别皇漢醫學要訣　大塚敬節
漢法醫學之新研究　中山忠直
民間藥（日本内科全書第三卷别錄）　富士川游
黑燒之研究　小泉榮次郎
藥草漢藥民間療法　齋藤菊壽　松島實
藥草之處方與調劑　勅使河原　眞齋
民間療法與民間藥　野村瑞城
漢藥之知識　久保田晴光
漢方與漢藥月刊
漢醫術語解及索引　岸原鴆太郎
中華民國之醫育問題　同仁會

中華民國醫事衞生之狀況　同仁會
中國醫界之新思潮　同仁會
上海醫界之現狀　同仁會
增補先哲醫話　長尾藻城
杏林遺方　一至五輯　富士川游
醫箴　富士川游
針灸治療法　福岡桂司
針灸技術學　福岡桂司
新撰針灸醫學　小野田範司
針灸經穴醫典　玉森貞助
選針三要集　辰井文隆
中風症必治針灸療法　宇山健二
中風及脊髓神經痛針灸療法　宇山健二
本朝針灸醫人傳　小川本典
簡明改正孔穴圖　說明書附　德日慈司
針灸術秘密傳　森田蒿英
針灸術獨學　高村高

全身神經領域經穴圖　奥田三郎
圖解經穴學　辰井文隆
萬病針灸全書　岸原鴻太郎
萬病名灸集　附藥方及病理　岸原鴻太郎
針灸原全科辭典　眞野保正
最新針灸問題答案集　山崎良齋
按摩術針灸術整復術試驗問題答案　新井卯之助
各府縣針灸術試驗問題解答集　山本新吾
針灸醫術概論　山崎良齋
最新針灸經穴精圖　森田蒿英
按摩針灸學　奥村三策
針灸學汎論並受驗開業法　辰井文隆
教科用受驗用針灸醫學精義　上中下三卷　坂本貢
日本針灸學教科書　三編　山本新吾
最新針灸醫學教科書　三卷　山崎良齋
灸法之醫學的研究　原志免太郎
改訂簡明針灸醫學　辰井文隆

實驗針灸病理學　前後兩編　辰井文隆
近世針灸學解説　山崎良吉
針灸術秘傳書　澤田治津夫
灸穴灸點新療法　松梁齋
萬病必效灸療法　原志免太郎

二　吉生收藏者

靈樞識　六卷　丹波茝庭
醫心方　三十卷　丹波康瀨
古今醫統　四十卷　徐春甫　日本校刻
聖惠方　一百卷　中國失傳　日本校刻
外臺秘要　日本校刊與中國流傳者不同
皇國名醫傳　三卷　淺田惟常
素問紹識　四卷　丹波元堅
醫學千字文　一卷　惟中時俊
嚴和用濟生方　十卷　賀通元訓默
又續方　八卷　中國無傳
醫家辯害　十一卷　宇治田雲菴

產航　二卷　桑原惟親敬夫
續易簡方　前六卷　後四卷　施發政卿
藥徵　三卷　東洞吉益
藥徵續編　三卷　邨井杶
重刻軒岐救正論　六卷　蕭井原著　日本刻
難經王註評林　八卷　日本刻
脈訣評釋　八卷　王叔和原著　日本刻
醫官玄稿　三卷　鹿門山人著　日本刻
名方類證醫書大全　廿四卷　熊宗立原著　日本刻
類證辯異全九集　四卷　鐵月湖著　日本刻
針灸素難要旨　三卷　高武選原著　岡本一抱重刻
瘍科祕錄　十卷　玄調和卿
醫斷續醫斷　各一卷　賀屋敬恭
醫壘元戎　十二卷　王好古原著　日本刻　中國傳祇一卷
御藥院方　十一卷　佚名
醫方考繩愆　七卷　吳崑原著　日本刻
斥醫斷　一卷　畑維和柳

針灸資生經大成　七卷　佚名
類聚方集覽　二卷　南總雉間
奇正方　一卷　賀古壽公
古今方彙　一卷　賀通元
方極附言　一卷　岩淵在冲
傷寒雜病類方　一卷　喜多村直寬
上池祕錄　十二卷　西川湖子璉
外科祕錄　四卷　西川湖子璉
觀聚方要補　十卷　丹波元簡
素問識　八卷　多紀櫟窗
難經疏證　二卷　多紀柳沜
傷寒論輯義　七卷　多紀櫟窗
傷寒論述義　五卷　多紀茝庭
傷寒廣要　十二卷　多紀茝庭
金匱玉函要略輯義　六卷　多紀櫟窗
金匱述義　三卷　多紀茝庭
藥治通義　十二卷　多紀櫟窗

脈學輯義　三卷　多紀櫟窗
救急選方　二卷　多紀櫟窗
醫賸　三卷　多紀櫟窗
醫略抄　一卷　多紀櫟窗
經穴纂要　五卷　多紀櫟窗閱　小坂元裕著
證治摘要　二本　中川成章斐卿
古今精選眼科方筌　二卷　中國岡撝山道
藥性提要　一本　多紀舉定
奇方撮要　一本　金子杏菴
方函　一卷　東洋山脇
藥方分量考　二卷　岡田靜默子成
衆方規矩大全　八卷　佚名
晉唐名醫方選　十卷　喜多村直寬
十四經發揮　十卷　高野山龍安齋
頤生輯要　五卷　竹田直寬
診病奇侅　二卷　丹波茝庭
先哲醫話　二卷　淺田惟常

徽癘新書　二卷　片倉元用
全幼心鑑　十六卷　葉潤泉著　日本刻
醫鑑　四卷　中國失傳　日本抄本
針灸聚英發揮　八卷　高武著　日本刻
三因方　十八卷　陳無擇著　日本刻
保赤全書　三卷　管橓著　日本刻
巢氏病源候論　巢元方著　日本刻
徽癘證治秘鑑　二卷　冠峯橘尚賢
傷風約言　一卷　後藤省仲介
喻選古方試驗　四卷　喻嘉言著　中國失傳　日本刻
長沙正經證彙序　一卷　田中榮信愿
千金方眞本　一卷　孫眞人原本　丹波元簡摹刻
本事方　十卷　許叔微著　日本刻
續本事方　十卷　許叔微　中國無傳　日本刻
證治要訣　十二卷　戴元禮著　日本刻
產論　四卷　賀川立迪
產論翼　二卷　賀川立迪

錦囊外療祕錄　一卷　林子伯
內臺方議　十二卷　許弘　中國失傳　日本刻
太平和濟局方　十卷　中國失傳　日本刻
校正金蘭方　五本　菅原譽嗣
外科百效全書　六卷　龔應園著　日本刻
痖癥結聚編　一卷　海西大橋尙因
玄珠密語　十卷　王冰　中國少傳　日本刻
子午流注經　中國無傳　日本抄
傷寒粹言　一卷　橋本吉齋
傷寒啟微　六卷　片倉元周
傷寒論集成　十卷　山田正珍
傷寒論疏義　十二卷　喜多直寬
傷寒論訂正　二卷　了庵今村
傷寒論識　六卷　淺田栗園
傷寒辯要　一卷　淺田栗園
傷寒辯術　一卷　淺田栗園
傷寒雜辯證　三卷　淺田栗園

傷寒翼方　一卷　淺田栗園
傷寒法則　一卷　淺田栗園
傷寒劉氏傳　一卷　山田正珍
傷寒名數解　五卷　中西維忠
傷寒考　一卷　山田正珍
傷寒論辯正　六卷　中西維忠
傷寒方機　一卷　東洞吉益
建殊錄
針灸擇日編集
青囊瑣探　二卷　片倉元周
是齋百一選方
唐本草　四卷　中國無傳　日本抄
三　未見者或已佚者
行餘醫言　香川氏
百疾一貫　和田氏
醫事小言　南陽氏
大同類聚方　百卷　三谷岩田

醫道　一册　三谷岩田
醫訓　二册　三谷岩田
診則　一册　三谷岩田
中正醫斷　三册　三谷岩田
神方經驗　三册　三谷岩田
二神遺方　五册　三谷岩田
眼疾診候　三册　三谷岩田
大同類聚方藥品考　五册　三谷岩田
醫範　一册　三谷岩田
傷寒論五類　三册　三谷岩田
傷寒論二義　三册　三谷岩田
傷寒方意略解　一册　三谷岩田
傷寒方去加考　二册　三谷岩田
醫道二十年眼目篇評　一册　三谷岩田
西說醫事辯　一册　三谷岩田
本朝名醫傳　五册　三谷岩田
六經問答　一册　三谷岩田

产技　三册　三谷岩田
骨技　二册　三谷岩田
活技　一册　三谷岩田
按腹　一册　三谷岩田
木說　五册　大方服部原著　三谷岩田
製藥秘傳　三册　三谷岩田
麻藥考　一册　三谷岩田
脚氣治辯　一册　三谷岩田
痘疹論　三册　三谷岩田
中外療法　三册　三谷岩田
王宇泰醫辯　六册　中西華文軒校刻
救荒本草　八册　中西華文軒校刻
羣類衆方規旨　一册　中西華文軒校刻
醫方大成論　一册　中西華文軒校刻
活幼方彙　一册　中西華文軒校刻
合類衆方規矩大成　一册　吉文字屋梓
本草和解　四册　吉文字屋梓

藥方分量考□書　一册　高橋原助
分劑小帖考問　一册　高橋原助
痘瘡愚說　一册　高橋原助
大同類聚方　一册　高橋原助
古方丸散方　一册　東洞吉益
丸散兼用方　一册　東洞吉益
一本堂醫事說約　二册　香川
外科上池祕錄　一册　西川國華
傷寒方　一册　中澤養亭
廣惠濟急方　三册　多紀藍溪
醫方挈領　四卷　多紀櫟窗
痲疹心得痲疹輯要方痲疹纂類　各一卷合刻　多紀櫟窗
櫟窗類鈔　八十卷　多紀櫟窗
醫籍考　百卷　多紀柳沜　近日印行者八十卷
疾雅　三卷　多紀柳沜
名醫公案　五十卷　多紀柳沜
名醫彙論　八十卷　多紀茝庭

倭名本草
衞生祕要抄
臟腑拾類抄
覆載萬安方
四花灸法
長生療養法
五體身分集
本草色草抄
丹波氏明堂經
香藥抄
福田方　僧有隣
延壽類抄
遇仙方
悲田方　僧有隣
管蠡備急方　久志常光
續添鴆室祕要抄
典藥拔書　僧一立

鑑幼祕要方　僧景贊
精選祕要方　僧源貞
慈濟軒方書
諸病禁好集
家傳小兒方　板陌鈞閑
換骨祕錄
外科細灤
外科新明集
難經俗解
延壽和方彙函
家珍方　板阪宗慶
天平七年内藥司解
天平十七年典藥寮解
仁安元年施藥院解
仁安二年施藥院解
仁安二十年典藥療解
本朝醫考

本朝醫談
續本朝醫談
醫官進退
皇朝醫史
諸家祕笈
醫官製度考
醫家古籍考
歷世尙藥傳
聿修堂皇朝醫書目錄
醫心方略　十卷　不著撰人
藥帳祕傳集　一卷
傳尸病二十五方
奇疾草子　二卷
大巳貴大神醫綱本紀　八十卷
耳命正傳　一卷
祕傳藥種論　一卷
續添要穴　二卷　和氣氏

救療草　一卷　和氣氏
當療記　三卷　和氣氏
遐年要抄　二卷　丹波氏
臟腑拾類抄　丹波氏
療養方　一卷
醫鐸抄
傳尸病治方　十卷
養生抄　大江維時
古今奇驗連珠方　活民子
金瘡療治抄　一卷
保氣論　二卷
玉林抄　一卷
周監方　車井氏
草全日田奇妙集　一卷
闇目口傳抄　一卷
精英本草
和玉抄　一卷

節用本抄　八卷
新方　車井氏
晞范句解　一卷
香要抄　二卷
藥種抄　二卷
祕傳藥方門
雜藥方　一卷
祕方　一卷
森藥方　一卷
遊擊將軍藥方　一卷
簡易小方　一卷
和氣家傳祕方　五卷
和氣家傳祕書　三卷
醫方分類　一卷
傷寒論津氏微　二卷　津田貴子
祕傳祕藥諸病治方　一卷　細川勝元
雲蘭集　細川勝元

養生祕抄　一卷　細川勝元
十全要方　細川勝元
文龜傳寫古藥方　細川勝元
愛洲方　一卷　永壽軒
古本傷寒論　一卷　吉益東洞
傷寒論分註　二卷　橘春暉
傷寒論爾音　一卷　橘春暉
傷寒論微辭辨　六卷　花井
傷寒論反正　二卷　龜井安貞
傷寒論特解　六卷　尾川卷耆
傷寒論徵　四卷　泰岳
傷寒譯通　一卷　缺名
傷寒藥品體用　二卷　小越多川
傷寒圓機　四卷　缺名
傷寒論張義　伊藤大助
傷寒論實義　四卷　早川宗安
傷寒論考　六卷　乾乾堂主人

傷寒論私考　八卷　了庵今村
傷寒論定本　二卷　高谷德彰
傷寒論類釋　十卷　東軒木間
傷寒論取策　五卷　東軒木間
傷寒論選註　二卷　淺田世賞
標註傷寒論　一卷　小原蘭峽
傷寒六經志　一卷　加藤猶龍
傷寒論義疏　十卷　山田業廣
傷寒考據　一卷　山田正珍
傷寒辨正　四卷　中西殘齋
傷寒後條辨鈔譯　二卷　陶莧廷美
傷寒論解故　七卷　月耕老人
傷寒論撮要解　一卷　河野
傷寒新書　三卷　杉田玄白
復聖正文傷寒論　一卷　淺田
復古傷寒論徵　一卷　天泰嶽
傷寒一家言　二卷　經子常

傷寒脈證式　二卷　正徹大亮
傷寒初步　一卷　宮本叔
傷寒類症鑑別法　一卷　寺尾國平
傷寒正文解　三卷　和田東郭
補正輯光傷寒論　二卷　東洞
醫聖方格　五卷　附錄　一卷　治方珮瑛　一卷　保安玄長
傷寒約言註解　一卷　衡陽先生
雜病遺編附言　一卷　雜病藥錄　一卷　中川
遺逸藥錄　一卷　中川
溫疫論刊誤　淺田宗伯
太素經集註　三十卷　少野藏根
琉璃壺七十二方　曾允能
鴻室祕鈔　曾阪盛方院
揖仙方　曾阪盛方院
遇仙方　八卷　曾阪盛方院
新椅方　三十一卷　曾阪盛方院
本草序例抄　吉田宗恂

修正傷寒全論附論　一卷　中川故其德
傷寒全編附錄　一卷　中川故其德
傷寒藥錄　一卷　中川故其德
傷寒類聚方廣義　東洞
傷寒類聚方集覽　一卷　雉間子炳
傷寒論方　一卷　山田橘井
傷寒論議義　山田橘井
傷寒古訓傳　六卷
傷寒百問　六卷
萬安方　六十二卷　曾性全
溫疫論集覽　十卷　田中内記
攝養要訣　二十卷　物部有廣泉
濟陰方　曾三士奇
達源方　三十二卷　曾淨勝
素問講義　吉田宗恂
難經註疏　吉田宗恂
增補醫經小學　吉田宗恂

藥性纂類　吉田宗恂
醫方大成論抄　吉田宗恂
名醫傳略　吉田宗恂
古今醫案　吉田宗恂
奧義集　久志常辰
家傳通外山野集　久志常辰
藥材撰集　久志常辰
服餌要集　久志常辰
醫學色葉　久志常辰
五急治法　久志常辰
吉田氏方　吉田宗達
醫學類聚　吉田宗達
胃氣辨　裕乘坊瑞翁
緊要方　裕乘坊瑞翁
灸治口訣肥肉傳　裕乘坊瑞翁
醫方聚要　奈須恒昌
藥方彙纂　奈須恒昌

右爲個人耳目所及。陸續錄記。掛一漏萬。自知不免。四方同志。如能匡其不逮。無論既存已佚日本版本書目錄示者。不勝感荷。

裘吉生識